国家药事管理专业质量控制中心
国家静脉用药集中调配专家组 ｜ 组织编写

临床常用静脉输液调配与使用

主　审　吴永佩　颜　青
主　编　董　梅　张建中　刘　炜
编　委　（按姓氏笔画排序）
　　　　朱小红　刘　炜　孙冬婉　张建中
　　　　宗留留　栗　芳　徐勤霞　董　梅

人民卫生出版社
·北京·

图书在版编目（CIP）数据

临床常用静脉输液调配与使用 / 董梅，张建中，刘炜主编 . —北京：人民卫生出版社，2021.6
ISBN 978-7-117-31183-0

Ⅰ. ①临… Ⅱ. ①董…②张…③刘… Ⅲ. ①静脉注射 Ⅳ. ①R452

中国版本图书馆 CIP 数据核字（2021）第 019463 号

| 人卫智网 | www.ipmph.com | 医学教育、学术、考试、健康，购书智慧智能综合服务平台 |
| 人卫官网 | www.pmph.com | 人卫官方资讯发布平台 |

临床常用静脉输液调配与使用

Linchuang Changyong Jingmaishuye Tiaopei yu Shiyong

主　　编：董　梅　张建中　刘　炜
出版发行：人民卫生出版社（中继线 010-59780011）
地　　址：北京市朝阳区潘家园南里 19 号
邮　　编：100021
E - mail：pmph @ pmph.com
购书热线：010-59787592　010-59787584　010-65264830
印　　刷：北京铭成印刷有限公司
经　　销：新华书店
开　　本：710×1000　1/16　印张：32
字　　数：591 千字
版　　次：2021 年 6 月第 1 版
印　　次：2021 年 7 月第 1 次印刷
标准书号：ISBN 978-7-117-31183-0
定　　价：89.00 元

打击盗版举报电话：**010-59787491**　E-mail：**WQ @ pmph.com**
质量问题联系电话：**010-59787234**　E-mail：**zhiliang @ pmph.com**

静脉用药调配是药师的职责,属药品调剂。我国第一家静脉用药调配中心于 1999 年在上海建立。2002 年 1 月 21 日卫生部和国家中医药管理局发布了《医疗机构药事管理暂行规定》,明确静脉用药需要集中调配工作,并制定了相关规定。在《医疗机构药事管理规定》和《静脉用药集中调配质量管理规范》引导下,静脉用药调配中心建设发展迅速。由于静脉用药集中调配模式流程科学,规范了用药医嘱审核和调配操作,因此能大幅节省人力资源,确保成品输液质量,全面提升静脉用药的治疗水平;静脉用药集中调配模式还能解决重大民生问题,降低危害药品对护士的职业暴露和对病区环境的污染,提高护理工作效率。目前我国静脉用药调配中心建设总体发展良好,达到了规划目标,作用显著。

我国卫生行政主管部门十分重视静脉用药集中调配规范化建设,提出要起好头、迈好步,要实行标准化、规范化、同质化建设。2010 年卫生部发布了《静脉用药集中调配质量管理规范》,随后又发布了《静脉用药调配中心建设与管理指南》,这一系列明确而又强有力的措施确保了医院静脉用药调配中心建设得以健康、有序地发展。

中国人口多、医院多且规模大,医院静脉用药调配中心的建设,随着收费问题的逐步解决必将会有更大的发展。静脉输液治疗是危重患者药物治疗的重要手段,药液直接进入人体血液、参与血液循环,虽起效快,但风险也大,易发生药物不良反应。2019 年,全国 151.4 万份不良反应/事件监测报告统计显示,注射给药占 62.8%,其中静脉注射给药占 92.5%。因此,输液治疗对适应证的要求也更严、对成品输液质量要求更高。在确保成品输液质量、保障合理用药方面,主要依靠两点:一是管理与规范,这方面已有相关的规范性管理文件和技术规范;二是药学专业技术人员专业作用的发挥与落实。依据静脉输液治疗的特点,在药物作用、配伍禁忌、相互作用、溶媒选用、相容性、稳定性、用法用量、有关注意事项以及不良反应防范等方面尤为重要。为此,我们邀请了董梅、张建中、刘炜等专家编写了《临床常用静脉输液调配与使用》一书。本书可以作为从事静脉用药治疗、研究与调配工作的药学专业技术人员培训学习的教材和日常工作的案头用书;也可为医师开具用药医嘱和护理人员为患者进行用药护理提供参考。

由于临床药物治疗学的发展和新药的不断发现,本书不足之处在所难免,希望广大读者及时反馈给我们,以便再版时修正不足、扩展内容、提升专业理论和操作技术性。

我们诚挚感谢本书编委的辛勤劳动与付出。

吴永佩

2021 年 5 月

　　静脉用药在临床治疗中具有重要的地位,但在具体输液加药调配和临床使用中有很多问题需要医师、药师和护士重视与解决。静脉滴注用药治疗起效快,但风险也大,一旦出现差错,往往无法挽回,也可能因加药调配错误或使用不当而危及患者生命。近年来"静脉用药调配中心"在各医院逐步建立,对静脉输液实行集中调配与供应的工作模式,为成品输液质量和治疗用药的合理性提供了保障。为了给静脉用药调配中心的药学专业技术人员提供药品调配与使用的系统药学专业知识,同时也为了给医师和护士提供临床治疗与静脉输液使用要点及注意事项,我们编写了《临床常用静脉输液调配与使用》一书。

　　本书中的药品编排顺序与《国家基本药物目录》(2018 年版)一致,但仅涉及静脉使用的 166 个药品,其中西药 156 个、中药 10 个,而不涉及肌内注射、皮下注射、口服或其他途径给药的药品。另增加了目录外国家集中采购谈判品种 28 个(名称前加△表示),其中西药 25 个、中药 3 个。我们在编写时力求提供每个药品完整的信息内容:含药品分类、中文名称、英文名称、药理作用、适应证、成人与儿科常规剂量、剂量调整、溶媒与基础输液选择、稀释度、相容性、用药滴速、注意事项、禁忌证、药物相互作用、不良反应和药物过量解救等。本书不仅是从事静脉用药调配中心和药房调剂工作的药学技术人员的专业培训用书,也是为患者进行治疗的医护人员的参考用书,还可以作为药学类专业院校教学或学生学习的参考用书。

　　我们期望通过查阅本书有关信息,能在静脉输液调配和患者合理使用方面提供更好的服务。最后,衷心感谢国家静脉用药集中调配专家组全体同仁的支持。

　　需要说明的是,由于药物研发和医药学知识的更新以及编者自身认识理解的局限性,本书如有不妥之处,诚请读者提供宝贵意见。

编者

2021 年 5 月

目录

第二部分
中成药部分

第一部分

化学药品和生物制品

一、抗微生物药

（一）青霉素类

青　霉　素

【中文名称】注射用青霉素钠（钾）。

【英文名称】Benzylpenicillin Sodium（Potassium）for Injection。

【性状】本品为白色结晶性粉末。

【pH 值】5.0~7.5（6% 水溶液）。

【储存】密闭，在凉暗干燥处保存。

【药理作用】青霉素通过抑制细菌细胞壁合成而发挥杀菌作用。本品对溶血性链球菌、肺炎链球菌等链球菌属和不产青霉素酶的葡萄球菌具有良好的抗菌作用，对肠球菌有中度抗菌作用。淋病奈瑟球菌、脑膜炎奈瑟菌、白喉棒状杆菌、炭疽杆菌、牛型放线菌、念珠状链杆菌、李斯特菌、钩端螺旋体和梅毒螺旋体对本品敏感。本品对流感嗜血杆菌和百日咳鲍特菌亦具一定抗菌活性，其他革兰氏阴性需氧或兼性厌氧菌对本品敏感性差。本品对梭状芽孢杆菌属、消化链球菌厌氧菌以及产黑色素拟杆菌等具良好的抗菌作用，对脆弱拟杆菌的抗菌作用差。

成人每 2 小时静脉注射青霉素 200 万单位或每 3 小时静脉注射 300 万单位，平均血药浓度约为 19.2mg/L。于 5 分钟内静脉注射 500 万单位青霉素，给药后 5 分钟和 10 分钟的平均血药浓度分别为 400mg/L 和 273mg/L，1 小时后即降至 45mg/L，4 小时后仅有 3.0mg/L。

本品广泛分布于组织液和体液中。胸腔、腹腔和滑液中浓度约为血清浓度的 50%。本品不易透入眼和骨、无血供区域和脓腔中，易透入有炎症的组织。青霉素可通过胎盘，除在妊娠前 3 个月羊水中青霉素浓度较低外，一般在胎儿和羊水中皆可获得有效治疗浓度。本品难以透过血脑屏障，在无炎症脑脊液中的浓度仅为血药浓度的 1%~3%，在有炎症脑脊液中的浓度可达同期血药浓度的 5%~30%。乳汁中可含有少量青霉素，其浓度为血药浓度的 5%~20%。

本品血浆蛋白结合率为 45%~65%，消除半衰期（$t_{1/2}$）约为 30 分钟，肾功能减退者可延长至 2.5~10 小时，老年人和新生儿也可延长。新生儿的 $t_{1/2}$ 与体重、日龄有关，体重低于 2kg 者，日龄 7 天和 8~14 天的 $t_{1/2}$ 分别为 4.9 小时和 2.6 小时；体重高于 2kg 者，日龄 7 天和 8~14 天的 $t_{1/2}$ 则分别为 2.6 小时和 2.1 小时。

本品约 19% 在肝脏代谢。肾功能正常情况下，约 75% 的给药量于 6 小时内自肾脏排出。青霉素主要通过肾小管分泌排泄，健康成年人中经肾小球滤过排泄者仅占 10% 左右，但新生儿则主要经肾小球滤过排泄青霉素。亦有少量青霉素经胆道排泄。由于青霉素可被肠道细菌所产的青霉素酶破坏，粪便中不含或仅含少量青霉素。血液透析可清除本品，而腹膜透析则不能。

【适应证】青霉素适用于敏感细菌所致的各种感染，如脓肿、菌血症、肺炎和心内膜炎等。其中青霉素为以下感染性疾病的首选药物：溶血性链球菌感染，如咽炎、扁桃体炎、猩红热、丹毒、蜂窝织炎和产后发热等；肺炎链球菌感染，如肺炎、中耳炎、脑膜炎和菌血症等；不产青霉素酶葡萄球菌感染；炭疽；破伤风、气性坏疽等梭状芽孢杆菌感染；梅毒（包括先天性梅毒）；钩端螺旋体病；回归热；白喉。青霉素与氨基糖苷类药物联合用于治疗甲型溶血性链球菌心内膜炎。青霉素亦可用于治疗以下疾病：流行性脑脊髓膜炎；放线菌病；淋病；樊尚咽峡炎；莱姆病；多杀巴斯德菌感染；鼠咬热；李斯特菌感染；除脆弱拟杆菌以外的许多厌氧菌感染。

【剂量】

1. 通用剂量　静脉滴注，一日 200 万 ~2 000 万单位，分 2~4 次给药。

2. 儿科剂量

（1）小儿：静脉滴注，每日按体重 5 万 ~20 万单位 /kg 给药，分 2~4 次给药。

（2）足月新生儿：静脉滴注，每次按体重 5 万单位 /kg 给药，出生第一周每 12 小时 1 次，一周以上者每 8 小时 1 次，严重感染者每 6 小时 1 次。

（3）早产儿：静脉滴注，每次按体重 3 万单位 /kg 给药，出生第一周每 12 小时 1 次，2~4 周者每 8 小时 1 次；以后每 6 小时 1 次。

3. 剂量调整　轻、中度肾功能损害者使用常规剂量不需减量，严重肾功能损害者应延长给药间隔或调整剂量。当内生肌酐清除率为 10~50ml/min 时，给药间期自 8 小时延长至 8~12 时或每次剂量减至正常剂量的 75% 而给药间期不变；内生肌酐清除率小于 10ml/min 时，给药间期延长至 12~18 小时或每次剂量减至正常剂量的 25%~50% 而给药间期不变。

【加药调配】

1. 药物溶解　使用 3~5ml 0.9% 氯化钠注射液溶解。

2. 药物稀释　静脉滴注时，将 80 万 ~160 万单位溶于 50~200ml 0.9% 氯化钠注射液，使药物浓度为 1.5 万 ~2.5 万单位 /ml。〔青霉素在 pH 值 6~7 时最为稳定，当 pH 值低于 5.6 或高于 8 时会迅速失去活性。《中华人民共和国药典》（简称《中国药典》）（2020 年版）规定 5% 葡萄糖注射液 pH 值为 3.2~6.5，现医药市场销售的 5% 葡萄糖注射液 pH 值都在 4 左右，故不宜用 5% 葡萄糖注射液作溶媒。〕

3. 成品输液外观检查 检查成品输液的外观,正常状态下应为澄明无异物。

4. 成品输液的储存 置于冰箱冷藏。

5. 成品输液的稳定性 青霉素水溶液不稳定,20 万单位 /ml 青霉素溶液于 30℃放置 24 小时效价下降 56%,青霉烯酸含量增加 200 倍,故本品应当新鲜配制,尽量缩短成品输液放置时间。

【相容性】

1. 相容药物 本品不应与其他静脉注射药物混合使用。

2. 不相容药物

(1)本品与重金属,特别是铜、锌、汞呈配伍禁忌。

(2)青霉素静脉输液中加入头孢噻吩、林可霉素、四环素、万古霉素、琥乙红霉素、两性霉素 B、去甲肾上腺素、间羟胺、苯妥英钠、羟嗪、丙氯拉嗪、异丙嗪、维生素 B 族、维生素 C 等后将出现混浊。

【药物相互作用】

1. 氯霉素、红霉素、四环素类、磺胺类药物可干扰本品的活性,故本品不宜与这些药物合用。

2. 丙磺舒、阿司匹林、吲哚美辛、保泰松和磺胺类药物会减少本品的肾小管分泌而延长本品的血清半衰期。本品可增强华法林的抗凝作用。

3. 本品与氨基糖苷类抗生素同瓶滴注可导致两者抗菌活性降低,因此不能置于同一容器内给药。

【禁忌证】有青霉素类药物过敏史或青霉素皮肤试验阳性患者禁用。

【注意事项】

1. 应用本品前需详细询问药物过敏史并进行青霉素皮肤试验,皮试液为每 1ml 含 500 单位青霉素,皮内注射 0.05~0.1ml,经 20 分钟后,观察皮试结果,呈阳性反应者禁用。必须使用者脱敏后应用,应随时做好过敏反应的急救准备。

2. 对一种青霉素过敏者可能对其他青霉素类药物、青霉胺过敏,有哮喘、湿疹、花粉症、荨麻疹等过敏性疾病患者应慎用本品。

3. 大剂量使用本品时应定期检测电解质。

4. 对诊断的干扰

(1)应用青霉素期间,以硫酸铜法测定尿糖时可能出现假阳性结果,而用葡萄糖酶法则不受影响。

(2)静脉滴注本品可出现血钠测定值增高的现象。

(3)本品可使血清谷丙转氨酶或谷草转氨酶升高。

苯 唑 西 林

【中文名称】注射用苯唑西林钠。

【英文名称】Oxacillin Sodium for Injection。

【性状】本品为白色粉末或结晶性粉末。

【pH 值】5.0~7.0。

【储存】密闭,在干燥处保存。

【药理作用】苯唑西林通过抑制细菌细胞壁合成而发挥杀菌作用。本品是耐酸和耐青霉素酶青霉素。本品对产青霉素酶葡萄球菌具有良好抗菌活性,对各种链球菌及不产青霉素酶的葡萄球菌抗菌活性则逊于青霉素。

静脉滴注苯唑西林 0.25g,滴注结束时血药浓度为 9.7mg/L,2 小时后为 0.16mg/L。苯唑西林血浆蛋白结合率为 93%。在肝脏、肾脏、肠、脾、胸腔积液和关节腔液中均可达到有效治疗浓度,在腹水和痰液中浓度较低。苯唑西林难以透过正常血脑屏障,可透过胎盘进入胎儿体内,亦有少量分泌至乳汁。本品在健康成人中的消除半衰期为 0.4~0.7 小时,出生 8~15 天和 20~21 天的新生儿的消除半衰期分别达 1.6 天和 1.2 天。苯唑西林约 49% 在肝脏代谢,药物原型及其代谢产物通过肾小球滤过及肾小管分泌经尿液排泄。血液透析和腹膜透析均不能清除本品。

【适应证】本品仅适用于治疗产青霉素酶葡萄球菌感染,包括败血症、心内膜炎、肺炎和皮肤、软组织感染等。也可用于化脓性链球菌或肺炎球菌与耐青霉素葡萄球菌所致的混合感染。

【剂量】

1. 通用剂量　静脉滴注,成人一日 4~8g,分 2~4 次给药,严重感染时每日剂量可增加至 12g。

2. 儿科剂量　静脉注射或静脉滴注,小儿体重 40kg 以下者,每 6 小时按体重给予 12.5~25mg/kg,体重超过 40kg 者予以成人剂量。新生儿体重低于 2kg 者、日龄 1~14 天者每 12 小时按体重给予 25mg/kg,日龄 15~30 天者每 8 小时按体重给予 25mg/kg;体重超过 2kg 者、日龄 1~14 天者每 8 小时按体重给予 25mg/kg,日龄 15~30 天者每 6 小时按体重给予 25mg/kg。

3. 剂量调整　轻、中度肾功能减退患者不需调整剂量,严重肾功能减退患者应避免应用大剂量,以防中枢神经系统毒性反应的发生。

【加药调配】

1. 药物溶解　1g 药物溶于 2ml 注射用水。

2. 药物稀释

（1）静脉注射:1g 药物溶于 10~20ml 5% 葡萄糖或 0.9% 氯化钠注射液。

（2）静脉滴注：1g 药物溶于 50~150ml 5% 葡萄糖或 0.9% 氯化钠注射液，使药物浓度为 20~40mg/ml。

3. 成品输液外观检查　检查成品输液的外观，正常状态下应为澄明无异物。

4. 成品输液的储存　储存于密闭容器中，平均温度不得高于 25℃。

5. 成品输液的稳定性　溶解后于冷藏条件下宜 24 小时内使用。

【用法】

1. 给药途径　本品可用于静脉注射或静脉滴注。

2. 滴速　静脉注射应缓慢，用药应超过 10 分钟；静脉滴注时间为 0.5~1 小时。

【相容性】

1. 相容药物　本品不应与其他静脉注射药物混合使用。

2. 不相容药物　本品与氨基糖苷类抗生素、替卡西林、去甲肾上腺素、间羟胺、苯巴比妥、维生素 B 族、维生素 C 等药物存在配伍禁忌，不宜同瓶滴注。

【药物相互作用】

1. 丙磺舒可减少本品的肾小管分泌，延长本品的血清半衰期。

2. 阿司匹林、磺胺类药物可抑制本品对血浆蛋白的结合，提高本品的游离血药浓度。

【禁忌证】有青霉素类药物过敏史者或青霉素皮肤试验阳性患者禁用。

【注意事项】

1. 应用本品前需详细询问药物过敏史并进行青霉素皮肤试验。

2. 对一种青霉素过敏者可能对其他青霉素类药物、青霉胺过敏，有青霉素过敏性休克史者可能对头孢菌素类药物交叉过敏。

3. 有哮喘、湿疹、花粉症、荨麻疹等过敏性疾病及肝病患者应慎用本品。

【不良反应】

1. 过敏反应　荨麻疹等各类皮疹较常见；白细胞减少、间质性肾炎、哮喘发作等和血清病型反应少见；过敏性休克偶见，一旦发生，必须就地抢救，予以保持气道畅通、吸氧及使用肾上腺素、糖皮质激素等治疗措施。

2. 使用本品偶可出现恶心、呕吐和血清转氨酶升高的症状。

3. 大剂量静脉滴注本品可引起抽搐等中枢神经系统毒性反应。

4. 有报道婴儿大剂量使用本品后出现血尿、蛋白尿和尿毒症的症状。

【过量解救】药物过量主要表现是引发中枢神经系统不良反应，应及时停药并予以对症、支持治疗。血液透析不能清除苯唑西林。

氨苄西林

【中文名称】注射用氨苄西林钠。

【英文名称】Ampicillin Sodium for Injection。

【性状】本品为白色或类白色粉末或结晶。

【pH值】3.5~6.0（1% 水溶液）。

【储存】严封,在干燥处保存。

【药理作用】氨苄西林通过抑制细菌细胞壁合成发挥杀菌作用。氨苄西林为广谱半合成青霉素。本品对溶血性链球菌、肺炎链球菌和不产青霉素酶葡萄球菌具有较强抗菌作用,抗菌作用与青霉素相当或稍逊于青霉素。氨苄西林对甲型溶血性链球菌亦有良好抗菌作用,对肠球菌属和李斯特菌属的作用优于青霉素。本品对白喉棒状杆菌、炭疽芽孢杆菌、放线菌属、流感嗜血杆菌、百日咳鲍特菌、奈瑟菌属以及除脆弱拟杆菌外的厌氧菌均具抗菌活性,部分奇异变形杆菌、大肠埃希菌、沙门菌属和志贺菌属细菌对本品敏感。

静脉注射本品 0.5g 后 15 分钟和 4 小时的血药浓度分别为 17mg/L 和 0.6mg/L。孕妇血药浓度明显较非妊娠期低。本品体内分布良好,细菌性脑膜炎患者每日按体重静脉注射 150mg/kg,前 3 天脑脊液中浓度可达 2.9mg/L,以后随着炎症减轻而降低。正常脑脊液中仅含少量氨苄西林。本品可透过胎盘屏障,在羊水中达到一定浓度。肺部感染患者的支气管分泌液中浓度为同期血药浓度的 1/50。胸腔积液、腹水、眼房水、滑液、乳汁中皆有相当量的本品。伤寒带菌者胆汁中浓度一般为血药浓度的 3 倍多,最高可达 17.8 倍。本品血浆蛋白结合率为 20%,消除半衰期为 1~1.5 小时,新生儿消除半衰期为 1.7~4 小时,肾功能不全患者可延长至 720 小时。静脉注射后 24 小时尿中排出的氨苄西林为给药量的 70%,少量在肝脏代谢灭活或经胆汁排泄。本品可通过血液透析清除,而腹膜透析不能清除本品。

【适应证】适用于敏感菌所致的呼吸道感染、胃肠道感染、尿路感染、软组织感染、心内膜炎、脑膜炎、败血症等。

【剂量】

1. 通用剂量　静脉滴注或静脉注射,剂量为一日 4~8g,分 2~4 次给药。重症感染患者一日剂量可以增加至 12g,一日最高剂量为 14g。

2. 儿科剂量

（1）儿童:静脉滴注或静脉注射,每日按体重 100~200mg/kg,分 2~4 次给药。一日最高剂量为按体重 300mg/kg。

（2）足月新生儿:静脉注射,按体重一次 12.5~25mg/kg,出生第 1 日、第 2 日每 12 小时给药 1 次,第 3 日 ~ 第 14 日每 8 小时给药 1 次,以后每 6 小时给药1次。

（3）早产儿：出生第1周、1~4周和4周以上每次按体重12.5~50mg/kg，分别为每12小时、每8小时和每6小时给药1次，静脉滴注给药。

3. 剂量调整　肾功能不全者，内生肌酐清除率为10~50ml/min或小于10ml/min时，给药间期应分别延长至6~12小时和12~24小时。

【加药调配】

1. 药物溶解　本品0.5g溶于5ml 0.9%氯化钠注射液或注射用水。

2. 药物稀释

（1）静脉注射：本品0.5g溶于5~20ml 0.9%氯化钠注射液或注射用水。

（2）静脉滴注：本品1~2g溶于100ml 0.9%氯化钠注射液，使药物浓度为10~20mg/ml。氨苄西林钠静脉滴注液的浓度不宜超过30mg/ml。（本品在弱酸性葡萄糖溶液中分解较快，宜用中性液体作为溶剂。）

3. 成品输液外观检查　检查成品输液的外观，正常状态下应为澄明无异物。

4. 成品输液的储存　推荐在氨苄西林钠注射液配好后24小时内使用，并储存于2~8℃，但不能冷冻储存。

5. 成品输液的稳定性　氨苄西林钠溶液浓度愈高，稳定性愈差。在5℃时1%氨苄西林钠溶液能保持其生物效价7天，但5%的溶液则为24小时。浓度为30mg/ml的氨苄西林钠静脉滴注液在室温放置2~8小时仍能至少保持其90%的效价，放置冰箱内则可保持其90%的效价至72小时。稳定性可因葡萄糖、果糖和乳酸的存在而降低，亦随温度升高而降低。

【用法】

1. 给药途径　静脉滴注或静脉注射。

2. 滴速　静脉注射：缓慢静推3~5分钟；静脉滴注：时间为1小时。

【相容性】

1. 相容药物　本品不应与其他静脉注射药物混合使用。

2. 不相容药物　本品宜单独滴注，不可与下列药物同瓶滴注：氨基糖苷类药物、磷酸克林霉素、盐酸林可霉素、多黏菌素B、氯霉素琥珀酸酯、红霉素、肾上腺素、间羟胺、多巴胺、阿托品、葡萄糖酸钙、维生素B族、维生素C、含有氨基酸的营养注射剂和琥珀酸氢化可的松等。

【药物相互作用】

1. 与丙磺舒合用会延长本品的半衰期。

2. 氨苄西林能刺激雌激素代谢或减少其肝肠循环，因而可降低口服避孕药的效果。

3. 别嘌醇可使氨苄西林皮疹反应发生率增加，尤其多见于高尿酸血症。

4. 氨苄西林与卡那霉素对大肠埃希菌、变形杆菌具有协同抗菌作用。

【禁忌证】有青霉素类药物过敏史者或青霉素皮肤试验阳性患者禁用。

【注意事项】

1. 应用本品前需详细询问药物过敏史并进行青霉素皮肤试验。

2. 传染性单核细胞增多症、巨细胞病毒感染、淋巴细胞白血病、淋巴瘤患者应用本品时易发生皮疹,宜避免使用。

【不良反应】

1. 同青霉素,以过敏反应较为常见。皮疹是最常见的反应,多发生于用药后 5 天,呈荨麻疹或斑丘疹;亦可发生间质性肾炎。

2. 偶见过敏性休克,一旦发生,必须就地抢救,予以保持气道畅通、吸氧及使用肾上腺素、糖皮质激素等治疗措施。

3. 粒细胞和血小板减少偶见于应用氨苄西林的患者。少见抗生素相关性肠炎,少数患者出现血清转氨酶升高。大剂量氨苄西林静脉给药可发生抽搐等神经系统毒性症状,婴儿应用氨苄西林后可出现颅内压增高,表现为前囟隆起。

哌 拉 西 林

【中文名称】注射用哌拉西林钠。

【英文名称】Piperacillin Sodium for Injection。

【性状】本品为白色或类白色粉末或疏松块状物。

【pH 值】5.0~7.0(10% 水溶液)。

【储存】密闭,在凉暗干燥处保存。

【药理作用】哌拉西林的作用机制为通过抑制细菌细胞壁合成发挥杀菌作用。本品是半合成青霉素类抗生素,具有广谱抗菌作用。本品对大肠埃希菌、变形杆菌属、沙雷菌属、克雷伯菌属、肠杆菌属、枸橼酸菌属、沙门菌属和志贺菌属等肠杆菌科细菌,以及铜绿假单胞菌、不动杆菌属、流感嗜血杆菌、奈瑟菌属等其他革兰氏阴性菌均具有良好的抗菌作用。本品对肠球菌属、甲型溶血性链球菌、乙型溶血性链球菌、肺炎链球菌以及不产青霉素酶的葡萄球菌亦具有一定抗菌活性。脆弱拟杆菌、梭状芽孢杆菌等许多厌氧菌也对哌拉西林敏感。

静脉滴注和静脉注射本品 1g 后血药浓度即刻达 58.0mg/L 和 142.1mg/L,6 小时后分别为 0.5mg/L 和 0.6mg/L。给严重肾功能损害(内生肌酐清除率≤5ml/L)患者于 30 分钟内按体重静脉滴注 70mg/kg,1 小时后的血药浓度约为 350mg/L。本品血浆蛋白结合率为 17%~22%,表观分布容积为 0.18~0.3L/kg,分布半衰期为 11~20 分钟,在骨、心脏等的组织和体液中分布良好,当脑膜有炎症时,在脑脊液中也可达到相当浓度。本品系通过肾(肾小球滤过和肾小管分泌)和非肾(主要经胆汁)途径清除。正常肾功能者的哌拉西林消除半衰期为 0.6~1.2 小时,中度以上肾功能不全者可延长至 3.3~5.1 小时,本品在肝内不代谢。静脉注射 1g 后,12 小时内尿中排出给药量的 49%~68%。肝功能正常者有 10%~20% 的药物经胆汁排泄。很少量的药物经乳汁排出。血液透析 4 小时可清除给药量的 30%~50%。

【适应证】 适用于敏感肠杆菌科细菌、铜绿假单胞菌、不动杆菌属所致的败血症、上尿路及复杂性尿路感染、呼吸道感染、胆道感染、腹腔感染、盆腔感染以及皮肤、软组织感染等。哌拉西林与氨基糖苷类药物联合应用亦可用于治疗粒细胞减少症免疫缺陷患者的感染。

【剂量】

1. 通用剂量 成人中度感染时一日给药 8g,分 2 次静脉滴注;严重感染时一次给药 3~4g,每 4~6 小时静脉滴注或静脉注射,一日总剂量不超过 24g。

2. 儿科剂量 婴幼儿和 12 岁以下儿童的剂量为每日按体重 100~200mg/kg 静脉注射或静脉滴注给药。新生儿体重低于 2kg 者,出生后第 1 周每 12 小时给药 50mg/kg,静脉滴注;第 2 周起每 8 小时给药 50mg/kg,静脉滴注。新生儿体重 2kg 以上者,出生后第 1 周每 8 小时 50mg/kg,静脉滴注;1 周以上者每 6 小时 50mg/kg,静脉滴注。

【加药调配】

1. 药物溶解 本品 1g 溶于 4ml 注射用水。

2. 药物稀释

(1) 静脉注射:本品 1g 溶于 5~20ml 0.9% 氯化钠或 5% 葡萄糖注射液。

(2) 静脉滴注:本品 1g 稀释于 50~200ml 0.9% 氯化钠或 5% 葡萄糖注射液。

3. 成品输液外观检查 制备好的溶液为无色或淡黄色,成品溶液发生轻微变暗并不意味着失去药效。

4. 成品输液的储存 于室温下储存。

5. 成品输液的稳定性 在室温下 24 小时内稳定。

【用法】

1. 给药途径 静脉滴注或静脉注射。

2. 滴速 静脉注射为 10~15 分钟;静脉滴注为 1 小时。

【相容性】

1. 相容药物 本品不应与其他静脉注射药物混合使用。

2. 不相容药物 本品不可加入碳酸氢钠溶液中静脉滴注。本品与氨基糖苷类抗生素不能同瓶滴注,否则两者的抗菌活性均减弱。

【药物相互作用】

1. 本品与头孢西丁合用,因后者可诱导细菌产生 β- 内酰胺酶而对铜绿假单胞菌、沙雷菌属、变形杆菌属和肠杆菌属出现拮抗作用。

2. 与肝素、香豆素、茚满二酮等抗凝血药及非甾体抗炎药合用时可增加出血危险,与溶栓剂合用可发生严重出血风险。

【禁忌证】有青霉素类药物过敏史者或青霉素皮肤试验阳性患者禁用。

【注意事项】

1. 使用本品前需详细询问药物过敏史并进行青霉素皮肤试验,呈阳性反应者禁用。

2. 对一种青霉素过敏者可能对本品过敏;对头孢菌素类、头霉素类、灰黄霉素或青霉胺过敏者,对本品也可能过敏。

3. 本品可导致少数患者尤其是肾功能不全患者发生出血现象,发生后应及时停药并予适当治疗;肾功能减退者应适当减量。

4. 对诊断的干扰 应用本品可引起库姆斯试验呈阳性反应,也可出现血尿素氮和血清肌酐升高、高钠血症、低钾血症、血清转氨酶和血清乳酸脱氢酶升高、血清胆红素增多等症状。

5. 有过敏史、出血史、溃疡性结肠炎、克罗恩病或抗生素相关肠炎者应慎用。

【不良反应】

1. 过敏反应 青霉素类药物过敏反应较常见,包括荨麻疹等各类皮疹、白细胞减少、间质性肾炎、哮喘发作和血清病型反应,严重者偶见过敏性休克。过敏性休克一旦发生,必须就地抢救,予以保持气道畅通、吸氧及使用肾上腺素、糖皮质激素等治疗措施。

2. 局部症状 局部注射部位出现疼痛、血栓性静脉炎等症状。

3. 消化道症状 可引起腹泻、稀便、恶心、呕吐等症状;罕见假膜性小肠结肠炎。

4. 个别患者可出现胆汁淤积性黄疸。

5. 中枢神经系统症状 头痛、头晕和疲倦等。

6. 肾功能减退者应用大剂量时,因脑脊液浓度增高,出现青霉素脑病。

7. 其他 念珠菌二重感染、出血等。

【过量解救】应及时停药并予对症、支持治疗。血液透析可清除哌拉西林。

阿莫西林克拉维酸钾

【中文名称】注射用阿莫西林克拉维酸钾。

【英文名称】Amoxicillin and Clavulanate Potassium for Injection。

【性状】本品为白色或类白色粉末。

【pH 值】3.5~6.0(0.2% 水溶液),8.0~10.0(10% 水溶液)。

【储存】密闭,在暗凉干燥处保存。

【药理作用】阿莫西林为广谱 β- 内酰胺类抗生素,克拉维酸钾本身只有微弱的抗菌活性,但具有强大的广谱 β- 内酰胺酶抑制作用,两者合用,可防止阿莫西林被 β- 内酰胺酶水解。本品对产酶金黄色葡萄球菌、表皮葡萄球菌、凝固酶阴性葡萄球菌及肠球菌均具良好抗菌作用,对某些产 β- 内酰胺酶的肠杆菌科细菌、流感嗜血杆菌、卡他莫拉菌、脆弱拟杆菌等也有较好抗菌活性。本品对耐甲氧西林葡萄球菌及肠杆菌属等产染色体介导型酶的肠杆菌科细菌和假单胞菌属无作用。

静脉滴注给予本品 1.2g(含阿莫西林 1g 与克拉维酸 0.2g),阿莫西林和克拉维酸立即达血药峰浓度(C_{max})。药代动力学均符合二室开放模型,阿莫西林的消除半衰期($t_{1/2}$)为(1.03 ± 0.11)小时,克拉维酸的消除半衰期($t_{1/2}$)为(0.838 ± 0.04)小时。这两个药均有较低的血浆蛋白结合率,约 70% 游离状态的本品存于血清中,阿莫西林和克拉维酸均以很高的浓度从尿中排出,给药 8 小时尿中排泄率阿莫西林约为 60%,克拉维酸约为 50%。本品可通过胎盘,脐带血中浓度为母体血药浓度的 1/4~1/3,故孕妇禁用。本品可分泌入乳汁中,可能使婴儿致敏并引起腹泻、皮疹、念球菌属感染等,故哺乳期妇女慎用或用药期间应暂停哺乳。

【适应证】阿莫西林克拉维酸钾适用于①上呼吸道感染性疾病:鼻窦炎、扁桃体炎、咽炎;②下呼吸道感染性疾病:急性支气管炎、慢性支气管炎急性发作、肺炎、肺脓肿和支气管扩张合并感染;③泌尿系统感染性疾病:膀胱炎、尿道炎、肾盂肾炎、前列腺炎、盆腔炎、淋病奈瑟球菌尿路感染;④皮肤和软组织感染性疾病:疖、脓肿、蜂窝织炎、伤口感染、腹内脓毒病等;⑤其他感染性疾病:中耳炎、骨髓炎、败血症、腹膜炎和手术后感染。

【剂量】

1. 通用剂量 成人一次 1.2g,一日 3~4 次,静脉滴注给药,疗程为 10~14 日。

2. 儿科剂量 小儿每次按体重 30mg/kg 静脉滴注给药,一日 3~4 次(新生儿每日 2~3 次)。

3. 剂量调整 老年患者应根据肾功能情况调整用药剂量或用药间期。成人肾功能受损时静脉给药剂量见表 1-1。

表 1-1　成人肾功能受损时阿莫西林克拉维酸钾静脉给药剂量

内生肌酐清除率 /(ml/min)	本品的推荐使用剂量
>30	无须调整
10~30	开始给予本品 1.2g,然后 0.6g/ 次,q.12h.
<10	开始给予本品 1.2g,然后 0.6g/ 次,q.24h.

血液透析可影响本品中阿莫西林的血药浓度,因此在血液透析过程中及结束时应加用本品 0.6g。

【加药调配】

1. 药物溶解　本品可用 20ml 注射用水或 0.9% 氯化钠注射液溶解。

2. 药物稀释

(1) 0.6g 小瓶:用 10ml 注射用水配制成浓溶液,稀释到 50ml 的 0.9% 氯化钠注射液中。

(2) 1.2g 小瓶:用 20ml 注射用水配制成浓溶液,稀释到 100ml 的 0.9% 氯化钠注射液中。

3. 成品输液外观检查　在配制过程中可能会出现短暂的粉红色,配制成的浓溶液通常为类白色或淡黄色。稀释液为无色至淡黄色澄清透明溶液。

4. 成品输液的储存　本品不要冷冻。在 5℃ 条件下,可稳定贮藏 8 小时。

5. 成品输液的稳定性　5℃ 条件下,本品在注射用水和 0.9% 氯化钠注射液中可稳定贮藏 8 小时。当成品输液温度达到室温时应立即用掉。25℃ 条件下,在注射用水、0.9% 氯化钠和 1/6mol/L 乳酸钠输注液中可稳定贮藏 4 小时;在林格注射液、乳酸钠林格注射液中可稳定贮藏 3 小时。

【用法】

1. 给药途径　静脉滴注。

2. 滴速　30~40 分钟内完成静脉滴注。

【相容性】

1. 相容药物　0.9% 氯化钠注射液。

2. 不相容药物　与含有葡萄糖、葡聚糖或碳酸氢盐溶液呈配伍禁忌,且本品注射液不应与血液制品及其他蛋白液(如蛋白水解液或脂质乳液)相混合。此外,若本品与氨基糖苷类药物一起使用,两种药物不可在同一注射器或点滴容器中混合,以防氨基糖苷类药物失活。

【药物相互作用】

1. 有报道某患者使用本品可延长出血时间及凝血酶原时间,故接受抗凝治疗的患者使用本品应慎重。

2. 与其他广谱抗生素一样,本品与口服避孕药合用可降低后者药效,应事先声明。

3. 不推荐本品与阿司匹林、吲哚美辛、保泰松、磺胺药、丙磺舒合用,后者可降低肾小管对阿莫西林的分泌。联合用药可导致阿莫西林血药浓度的增加和半衰期的延长,但不影响克拉维酸的血药浓度。

4. 虽然尚无本品与别嘌醇合用的资料,但阿莫西林与别嘌醇合用可增加过敏性皮肤反应的可能性。

【禁忌证】

1. 青霉素过敏者禁用本品。对其他 β- 内酰胺类抗生素如头孢菌素过敏者禁用本品。

2. 既往曾出现与本品或青霉素类药物相关的黄疸或肝功能改变者禁用本品。

3. 使用本品前需做青霉素钠皮内敏感试验,阳性反应者禁用。

【注意事项】

1. 对于中度或严重肾功能不全的患者,应调整本品的使用剂量。传染性单核细胞增多症患者使用阿莫西林易发生红斑性皮疹。怀疑有传染性单核细胞增多症的患者应避免使用本品。长期使用本品可能会造成耐药菌生长。

2. 尿量减少的患者,特别是肠外给药治疗时,罕见结晶尿。服用高剂量的阿莫西林时,建议患者足量摄入液体并保证足够的尿量排出,以降低发生阿莫西林结晶尿的可能性。

【不良反应】

1. 同阿莫西林一样,本品不良反应不常见,而且多数程度较轻,呈一过性。

2. 偶尔会出皮疹(荨麻疹及红斑疹)。罕见多形性红斑、史 - 约综合征、中毒性表皮坏死松解症、剥脱性皮炎和急性全身性幼儿急疹样脓疱病。一旦出现上述任何一种症状,应立即停药。

【过量解救】阿莫西林因剂量过大、滴速过快、浓度过高等而导致的急性肾衰竭,应立即停药,并采取利尿、碱化尿液等措施,严重者可进行血液透析治疗。

哌拉西林钠他唑巴坦钠

【中文名称】注射用哌拉西林钠他唑巴坦钠。

【英文名称】Piperacillin Sodium and Tazobactam Sodium for Injection。

【性状】本品为白色或类白色疏松块状物或粉末。

【pH 值】5.5~6.8(20% 水溶液)。

【辅料】乙二胺四乙酸二钠(EDTA-2Na)、枸橼酸、碳酸氢钠和注射用水。

【储存】遮光、密闭,在凉暗干燥处保存。

【药理作用】哌拉西林钠是一种广谱半合成 β- 内酰胺类抗生素,通过抑制细菌的隔膜形成和细胞壁的合成发挥杀菌作用,在体外对许多革兰氏阳性和革兰氏阴性的需氧菌及厌氧菌具有抗菌活性。体外研究和临床感染均已证明,哌拉西林 / 他唑巴坦对金黄色葡萄球菌(仅限对甲氧西林敏感的分离株)、不动杆菌、大肠埃希菌、流感嗜血杆菌(β- 内酰胺酶阴性、对氨苄西林产生耐药性的分离株除外)、肺炎克雷伯菌、铜绿假单胞菌(与对该分离株敏感的氨基糖苷类药物联合用药)、脆弱拟杆菌属(脆弱拟杆菌、卵形类杆菌、多形拟杆菌和普通拟杆菌)具有抗菌活性。

本品静脉滴注结束后哌拉西林和他唑巴坦迅速达到血药峰浓度,与单独使用相同剂量的哌拉西林的血药峰浓度相似。本品 2.25g 和 4.5g 用药后的哌拉西林平均血药峰浓度分别约为 134μg/ml 和 298μg/ml。他唑巴坦相应的平均血药峰浓度分别为 15μg/ml 和 34μg/ml。约 30% 哌拉西林和他唑巴坦与血浆蛋白结合,其血浆蛋白结合率均不受其他化合物的影响。哌拉西林和他唑巴坦广泛分布在组织和体液内,包括肠黏膜、胆囊、肺、女性生殖组织(子宫、卵巢和输卵管)、细胞间液和胆汁。平均组织浓度通常为血浆中浓度的 50%~100%。和其他青霉素类药物一样,哌拉西林和他唑巴坦在无脑脊髓膜炎症的受试者脑脊液中分布较低。

哌拉西林和他唑巴坦的血浆半衰期范围为 0.7~1.2 小时,不受剂量和静脉滴注时间的影响。哌拉西林被代谢为有微弱微生物学活性的去乙基代谢产物,他唑巴坦则被代谢为一种没有药理学活性和抗菌活性的代谢产物。哌拉西林和他唑巴坦均通过肾小球滤过和肾小管分泌,经肾脏排泄。哌拉西林给药剂量的 68% 以原型药物通过尿液快速排出。他唑巴坦及其代谢产物主要经肾脏清除,其中给药剂量的 80% 以原型药物排出,其余部分为单一的代谢产物。哌拉西林、他唑巴坦和去乙基哌拉西林亦从胆汁排泄。

【适应证】适用于治疗下列由已检出或疑为敏感细菌所致的全身和 / 或局部细菌感染、下呼吸道感染、泌尿道感染(混合感染或单一细菌感染)、腹腔内感染、皮肤及软组织感染、细菌性败血症、妇科感染。与氨基糖苷类药物联合用于治疗中性粒细胞减少症患者的细菌感染、骨与关节感染、多种细菌混合感染。

【剂量】

1. 通用剂量　肾功能正常的成人和青少年的常用剂量为每 8 小时给予 4.5g 本品。每日的用药总剂量根据感染的严重程度和部位增减,静脉滴注给药剂量范围可每 6 小时、8 小时或 12 小时 1 次,从一次 2.25g 至 4.5g。本品的常规疗程为 7~10 天,但是治疗医院获得性肺炎的推荐疗程为 7~14 天。任何情况下,都应当根据感染的严重程度和患者的临床病情及细菌学进展情况,决定治疗的疗程。

2. 儿科剂量　对于 9 个月龄以上、体重不超过 40kg、肾功能正常的患阑尾炎和 / 或腹膜炎的儿童,本品的推荐剂量为(哌拉西林 100mg/ 他唑巴坦 12.5mg)/kg 体重静脉滴注给药,每 8 小时 1 次。对于在 2~9 个月的儿童患者,基于药代动力学模型,本品的推荐剂量为(哌拉西林 80mg/ 他唑巴坦 10mg)/kg 体重静脉滴注给药,每 8 小时 1 次。体重超过 40kg 肾功能正常的儿童患者应该接受成人剂量。对肾功能损害的儿童患者,本品尚无推荐剂量。

3. 剂量调整 肾功能不全患者(肌酐清除率≤40ml/min)或者血液透析患者,应当根据实际的肾功能损害程度调整本品静脉用药的剂量和间隔时间。合用氨基糖苷类治疗的医院获得性肺炎患者,应当根据药品说明书的建议调整氨基糖苷类的剂量。

成人肾功能受损时使用本品的每日推荐剂量见表1-2。

表1-2 成人肾功能受损时,哌拉西林钠他唑巴坦钠静脉用剂量表

内生肌酐清除率/(ml/min)	本品的每日推荐使用剂量
>40	无须调整
20~40	13.5g/d,分次用药,4.5g/次,q.8h.
<20	9g/d,分次用药,4.5g/次,q.12h.

血液透析的患者,除医院获得性肺炎外,其他所有适应证的最大剂量为2.25g,每12小时1次。医院获得性肺炎的最大剂量为2.25g,每8小时1次。因为血液透析可以清除给药剂量的30%~40%,所以以每次血液透析操作后,需要另外加用本品0.75g。持续不卧床腹膜透析(CAPD)患者不需要另外加用本品。

【加药调配】

1. 药物溶解 每克哌拉西林可选用5ml 0.9% 氯化钠注射液、灭菌注射用水、5% 葡萄糖注射液、抑菌盐水 / 对羟基苯甲酸酯、抑菌水 / 对羟基苯甲酸酯、抑菌盐水 / 苯甲醇、抑菌水 / 苯甲醇来溶解。复溶后的药物应当立即使用,没有使用的部分在室温下(20~25℃)放置24小时后应当丢弃,或冷藏保存(2~8℃)48小时后丢弃。

2. 药物稀释 复溶好的本品可选用0.9% 氯化钠注射液、灭菌注射用水(推荐每次用药的灭菌注射用水最大体积为50ml)、5% 葡萄糖注射液、6% 右旋糖酐氯化钠注射液、乳酸钠林格注射液、哈特曼溶液、醋酸林格注射液、醋酸 / 苹果酸林格注射液进一步稀释(推荐每次给药的体积为50~150ml)。

3. 成品输液外观检查 检查成品输液的外观,正常状态下应为无色澄明液体。

4. 成品输液的储存 本品应在遮光、冷藏下储存。

5. 成品输液的稳定性 药物配制在静脉输液袋后的稳定性研究表明,本品于室温条件下24小时内是稳定的(复溶后药物的效价、溶液的pH值和溶液的澄清度),冷藏条件下在1周内保持稳定。操作时应当采用适当的无菌

技术。

室温条件下,本品在便携式静脉输液泵中 12 小时内能够保持稳定。每剂药物均需溶解稀释到 37.5ml 或 25ml,每日的给药溶液量可通过无菌操作转移到药物储存器(静脉输液袋或药液筒)中。按照药物储存器生产厂的说明将储存器连接到预先设定好程序的便携式静脉输液泵上,使用便携式静脉输液泵给药时本品的稳定性不受影响。

【用法】

1. 给药途径　静脉滴注。

2. 滴速　必须缓慢静脉滴注给药(例如,给药时间 30 分钟以上)。

【相容性】

1. 相容药物　氨茶碱、氨曲南、比伐芦定、硫酸博来霉素、布美他尼、盐酸丁丙诺啡、酒石酸布托啡诺、葡萄糖酸钙、卡铂、卡莫司汀、盐酸头孢吡肟、盐酸西咪替丁、磷酸克林霉素、环磷酰胺、阿糖胞苷、地塞米松磷酸钠、盐酸右美托咪定、盐酸苯海拉明、多西他赛、盐酸多巴胺、依托泊苷、甲磺酸非诺多泮、氟尿嘧啶、呋塞米等。

2. 不相容药物　氨基糖苷类抗生素、阿昔洛韦、盐酸胺碘酮、两性霉素 B、阿奇霉素、盐酸氯丙嗪、顺式苯磺酸阿曲库铵、顺铂、达卡巴嗪、盐酸柔红霉素、盐酸多巴酚丁胺、盐酸多柔比星、盐酸多西环素、氟哌利多、法莫替丁等。

【药物相互作用】

1. β- 内酰胺类药物与氨基糖苷类药物于体外混合可引起氨基糖苷类药物的大幅度失活。然而,在适当的稀释液和特定的浓度条件下,瓶装的含 EDTA 的哌拉西林钠他唑巴坦钠可通过 Y 型管与阿米卡星或庆大霉素同时滴注。但含 EDTA 的哌拉西林钠他唑巴坦钠不能与妥布霉素通过 Y 型管同时给药。

2. 与其他青霉素类药物相似,本品与丙磺舒合并应用可使哌拉西林和他唑巴坦的半衰期延长(哌拉西林的半衰期延长 21%,他唑巴坦的半衰期延长 71%)、肾脏清除率降低。然而两药的血药峰浓度均未受影响。因为丙磺舒可以抑制哌拉西林和他唑巴坦经肾小管分泌。除非益处大于风险,否则丙磺舒不应与本品联合给药。

3. 研究发现,与单独使用万古霉素相比,本品与万古霉素联合使用的患者急性肾损伤发生率上升。本品与万古霉素联合使用的患者需监测肾功能情况。

4. 与肝素、口服抗凝血剂以及其他可能影响凝血系统(包括血小板功能)的药物同时使用时,应更频繁地检测并定期监控凝血参数。

5. 与维库溴铵合用时,哌拉西林可延长维库溴铵对神经肌肉的阻滞作用。由于作用机制相似,合用哌拉西林时可能会延长任何非去极化肌松剂的神经肌肉阻滞作用。

【禁忌证】禁用于对任何 β- 内酰胺类抗生素（包括青霉素类和头孢菌素类）或 β- 内酰胺酶抑制剂过敏的患者。

【注意事项】

1. 注意事项

（1）使用 β- 内酰胺类抗生素（包括哌拉西林）治疗的部分患者可有出血表现。这些反应常与凝血试验（如凝血时间、血小板聚集和凝血酶原时间）异常有关，并多见于肾功能衰竭患者。

（2）本品治疗过程中可出现白细胞减少和中性粒细胞减少症，尤其对于疗程延长者（即≥21 天）。因此，应定期评估患者的造血功能。

（3）和其他青霉素类药物一样，若高于推荐的静脉给药剂量，患者可能会出现惊厥形式的神经系统并发症（特别是患者患有肾功能损害时）。

（4）本品治疗时可能导致耐药菌出现，其可能造成双重感染。

（5）本品每克哌拉西林总共包含 64mg（2.79mEq）的钠，可引起患者钠总摄入量的增加。当需要限制盐摄入量的患者使用本品治疗时应考虑到这一点。钾储备低者或合并应用可降低血钾水平的药物（用细胞毒药物或利尿剂治疗）的患者可发生低钾血症，因此，建议此类患者定期测定血电解质水平。

（6）和其他半合成青霉素类一样，哌拉西林的使用可使囊性纤维化患者发热和皮疹发生率升高。

（7）在缺乏确诊或高度可疑细菌感染的证据或缺乏预防用药的指征下，处方给予哌拉西林和他唑巴坦可能不会使患者受益，反而增加耐药菌发生的风险。

2. 特殊警示

（1）选择本品治疗患者时，应根据感染严重程度和对其他合适的抗菌药物耐药普遍性等因素，考虑使用广谱半合成青霉素的适当性。

（2）开始本品治疗前，应仔细询问既往对青霉素、其他 β- 内酰胺类药物（例如头孢菌素、单酰胺菌素或碳青霉烯）和其他过敏原的超敏反应情况。

（3）任何抗生素诱导的假膜性小肠结肠炎可能表现为轻度至危及生命的严重、持续性腹泻。假膜性小肠结肠炎症状可在抗菌治疗期间或抗菌治疗之后出现。因此，使用抗菌药物后发生腹泻的患者应当注意考虑这一诊断。

【不良反应】

1. 严重过敏反应需要中止抗生素治疗，并可能需要应用肾上腺素及采取其他紧急措施，如给予吸氧、静脉用皮质激素、气道处理（包括气管插管）等治疗。

2. 假膜性小肠结肠炎被确诊后，应当开始采取治疗措施。轻度患者只需停用抗生素即可,中、重度患者需要考虑保持体液和电解质平衡、补充蛋白质、使用临床上对艰难梭菌结肠炎有效的抗菌药物治疗。

3. 如果有出血的情况,应当停用抗生素治疗,并采取相应的治疗措施。

4. 本品会引起严重的皮肤不良反应,例如,史 - 约综合征、中毒性表皮坏死松解症、药物反应伴嗜酸性粒细胞增多等全身性症状和急性全身疱疹样脓疱病。若患者出现皮疹,应密切观察,若损伤加重,则停用本品。

【过量解救】目前已有哌拉西林 / 他唑巴坦使用过量的上市后报告。这些事件(包括恶心、呕吐和腹泻)中的大部分也在常规建议剂量下报告过。若高于建议的静脉给药剂量,患者可能会出现神经肌肉兴奋或惊厥(特别是患者患有肾衰竭时)。出现用药过量时,应停止哌拉西林 / 他唑巴坦治疗。

目前尚无治疗本品过量的专用解毒剂。应根据患者的临床表现给予支持和对症治疗。可通过血液透析降低血清中过高的哌拉西林或他唑巴坦浓度。本品单剂 3.375g 给药后,血液透析清除的哌拉西林和他唑巴坦分别相当于给药剂量中哌拉西林和他唑巴坦成分的 31% 和 39%。

(二)头孢菌素类

头 孢 唑 林

【中文名称】注射用头孢唑林钠。

【英文名称】Cefazolin Sodium for Injection。

【性状】本品为白色或类白色的粉末或结晶性粉末,无臭。

【pH 值】4.0~6.0(10% 水溶液)。

【储存】密闭,在凉暗(避光并且不超过 20℃)干燥处保存。

【药理作用】头孢唑林为第一代头孢菌素,抗菌谱广。除肠球菌属、耐甲氧西林葡萄球菌属外,本品对其他革兰氏阳性球菌均有良好的抗菌活性,肺炎链球菌和溶血性链球菌对本品高度敏感。白喉棒状杆菌、炭疽杆菌、李斯特菌和梭状芽孢杆菌对本品也甚敏感。本品对部分大肠埃希菌、奇异变形杆菌和肺炎克雷伯菌具有良好的抗菌活性,但对金黄色葡萄球菌的抗菌作用较差。伤寒杆菌、志贺菌属和奈瑟菌属对本品敏感,革兰氏阳性厌氧菌和某些革兰氏阴性厌氧菌对本品多敏感,流感嗜血杆菌仅中度敏感。其他肠杆菌科细菌、不动杆菌和铜绿假单胞菌对本品耐药,产酶淋球菌、脆弱拟杆菌对本品耐药。

20 分钟内静脉滴注本品 0.5g,血药峰浓度为 118mg/L,有效浓度维持 8 小时。本品难以透过血脑屏障,脑脊液中不能测出药物浓度。头孢唑林在胸腔积液、腹水、心包积液和滑液中可达到较高浓度。炎症渗出液中的药物浓度基本与血清浓度相等;胆汁中浓度等于或略超过同期血药浓度。胎儿血药浓度为母体血药浓度的 70%~90%,乳汁中含量低。本品血浆蛋白结合率为 74%~86%。正常成人的消除半衰期($t_{1/2}$)为 1.5~2 小时,老年人的 $t_{1/2}$ 可延长至 2.5 小时。肾衰竭患者的 $t_{1/2}$ 可延长,内生肌酐清除率在 12~17ml/min 和低于 5ml/min 时,$t_{1/2}$ 分别为 12 小时和 57 小时。出生 1 周内的新生儿 $t_{1/2}$ 为 4.5~5 小时。本品在体内不代谢;原型药通过肾小球滤过,部分通过肾小管分泌自尿中排出。24 小时内可排出给药量的 80%~90%。丙磺舒可延迟头孢唑林排泄。血液透析 6 小时后血药浓度减少 40%~50%;腹膜透析一般不能清除本品。

【适应证】适用于治疗敏感细菌所致的中耳炎、支气管炎、肺炎等呼吸道感染以及尿路感染、皮肤软组织感染、骨和关节感染、败血症、感染性心内膜炎、肝胆系统感染及眼、耳、鼻、喉等感染。本品也可作为外科手术前的预防用药。本品不宜用于中枢神经系统感染。对慢性尿路感染,尤其伴有尿路解剖异常者的疗效较差。本品不宜用于治疗淋病和梅毒。

【剂量】

1. 通用剂量　一次 0.5~1g,一日 2~4 次,严重感染可增加至一日 6g,分 2~4 次,静脉滴注给予。本品用于预防外科手术后感染时,一般为术前 0.5~1 小时静脉滴注给药 1g,手术时间超过 6 小时者术中加用 0.5~1g,术后每 6~8 小时给药 0.5~1g,至手术后 24 小时止。

2. 儿科剂量　一日 50~100mg/kg,分 2~3 次静脉缓慢注射、静脉滴注。早产儿及 1 个月以下的新生儿不推荐应用本品。

3. 剂量调整　肾功能减退者的内生肌酐清除率大于 50ml/min 时,仍可按正常剂量静脉滴注给药。内生肌酐清除率为 20~50ml/min 时,每 8 小时静脉滴注给药 0.5g;内生肌酐清除率为 11~34ml/min 时,每 12 小时静脉滴注给药 0.25g;内生肌酐清除率小于 10ml/min 时,每 18~24 小时静脉滴注给药 0.25g。所有不同程度肾功能减退者的首次剂量为 0.5g。小儿肾功能减退者应用头孢唑林时,先给予 12.5mg/kg,继以维持量,内生肌酐清除率在 70ml/min 以上时,仍可按正常剂量给予;内生肌酐清除率为 40~70ml/min 时,每 12 小时按体重 12.5~30mg/kg 给药;内生肌酐清除率为 20~40ml/min 时,每 12 小时按体重 3.1~12.5mg/kg 给药;内生肌酐清除率为 5~20ml/min 时,每 24 小时按体重 2.5~10mg/kg 给药。

【加药调配】

1. 药物溶解　加适量注射用水溶解。常温不溶时,可置 37℃加温使其溶解。

2. 药物稀释　用 100ml 0.9% 氯化钠或 5% 葡萄糖注射液稀释。

3. 成品输液外观检查　检查成品输液的外观,正常状态下应为无色的澄明液体。

4. 成品输液的储存　本品配制后请避光保存。室温保存不得超过 48 小时。

5. 成品输液的稳定性　溶液 pH 对头孢唑林稳定性影响较大,当溶液 pH 超过 8.5 时会发生水解,低于 4.5 时则产生不溶性头孢唑林沉淀。

研究表明头孢唑林在 5% 葡萄糖注射液、0.9% 氯化钠注射液、5% 葡萄糖氯化钠注射液中比较稳定,在不避光条件下 24 小时内质量分数、下降小于 3%。若在冰箱(4℃)放置,可保存 72 小时甚至更长时间。

注射用头孢唑林钠与乳酸钠林格注射液配伍,在 25℃ 和 5℃ 条件下放置时,24 小时内,其含量和 pH 稳定性良好。与 10% 葡萄糖注射液和 5% 碳酸氢钠注射液配伍后,pH 上升明显,均已超过《美国药典》规定,建议不与 10% 葡萄糖注射液和 5% 碳酸氢钠注射液配伍使用。

【用法】

1. 给药途径　静脉注射、静脉滴注。

2. 滴速　静脉注射:静脉缓慢推注;静脉滴注:100ml 输液滴注 0.5~1 小时。

【相容性】

1. 相容药物　氯化钠溶液、5% 葡萄糖注射液、葡萄糖氯化钠注射液、5% 果糖注射液、木糖醇、苯唑西林钠、氯唑西林钠、羧苄西林钠、阿莫西林克拉维酸钾、氨苄西林舒巴坦钠、甲硝唑等。

2. 不相容药物　与下列药物有配伍禁忌,不可同瓶滴注:硫酸阿米卡星、庆大霉素、卡那霉素、妥布霉素、新霉素、盐酸金霉素、盐酸四环素、盐酸土霉素、黏菌素甲磺酸钠、硫酸多黏菌素 B、葡萄糖酸红霉素、乳糖酸红霉素、林可霉素、磺胺甲噁唑、氨茶碱、可溶性巴比妥类、氯化钙、葡萄糖酸钙、盐酸苯海拉明和其他抗组胺药、利多卡因、去甲肾上腺素、间羟胺、哌甲酯、琥珀胆碱等。

【药物相互作用】

1. 本品与庆大霉素或阿米卡星联合应用,在体外能增强抗菌作用。

2. 本品与强利尿药合用有增加肾毒性的可能,与氨基糖苷类抗生素合用可能增加后者的肾毒性。

3. 丙磺舒可使本品血药浓度提高,血半衰期延长。

【禁忌证】对头孢菌素过敏者及有青霉素过敏性休克或即刻反应史者禁用本品。

【注意事项】

1. 对青霉素过敏者或过敏体质者慎用。

2. 约 1% 的用药患者可出现库姆斯试验阳性及尿糖假阳性反应(硫酸铜法)。

3. 早产儿及 1 个月以下的新生儿不推荐应用本品。

【不良反应】

1. 静脉注射发生的血栓性静脉炎症状较使用头孢噻吩少而轻。

2. 药疹发生率为 1.1%,嗜酸性粒细胞增多的发生率为 1.7%,偶有药物热。

3. 个别患者可出现暂时性血清转氨酶、碱性磷酸酶升高。

4. 肾功能减退患者应用高剂量(每日 12g)的本品时可出现脑病反应。

5. 偶见白念珠菌二重感染。

【过量解救】本品无特效拮抗药,药物过量时主要给予对症治疗和大量饮水及补液等。

△头 孢 西 酮

【中文名称】注射用头孢西酮钠。

【英文名称】Cefazedone Sodium for Injection。

【性状】本品为白色或淡黄色粉末,无臭。

【储存】遮光、密闭,在阴凉(不超过 20℃)干燥处保存。

【药理作用】本品为第一代头孢菌素类抗生素,通过干扰和阻止细菌细胞壁的合成发挥抑菌和杀菌作用。对革兰氏阳性菌如金黄色葡萄球菌、肺炎球菌、链球菌等有效。对一些革兰氏阴性菌有效,其作用与头孢唑林相似。但变形杆菌、沙雷菌属、铜绿假单胞菌等对本品不敏感。对厌氧菌中流感嗜血杆菌、卡他莫拉菌、不产超广谱 β- 内酰胺酶(ESBLs)的大肠埃希菌、肺炎克雷伯菌等有抗菌活性。

本品仅供注射使用。单剂量 1.0g 静脉注射,5 分钟后血液药物峰浓度为 144.4μg/ml,30 分钟后为 78.4μg/ml,8 小时后为 1.6μg/ml。单剂量 2.0g 静脉注射,血液药物峰浓度是单剂量静脉注射 1.0g 头孢西酮钠的两倍,8 小时后大约为 5.57μg/ml。单剂量 2.0g 静脉滴注超过 30 分钟,静脉滴注结束后最大血药浓度为 184μg/ml,8 小时后为 5.4μg/ml。

本品在体内分布良好,在肾、心肌、前列腺、胆囊、皮肤、肺、支气管分泌腺以及骨骼组织中均有较高的浓度,但不能穿透血脑屏障。血浆蛋白结合率为 93%。

主要从肾脏代谢排出,肾功能正常的 20 岁至 40 岁成人的血浆半衰期为 1.6 小时,其余为 2.3 小时。血清肌酐正常的 60~80 岁患者血浆半衰期明显延长至 3.2 小时,24 小时内大约用药剂量的 80% 以原型从尿中排出。

【适应证】本品对金黄色葡萄球菌、凝固酶阴性葡萄球菌、肺炎链球菌、乙型溶血性链球菌等革兰氏阳性菌具有良好的抗菌活性。对革兰氏阴性菌的作用与头孢唑林相似。用于敏感菌所致的呼吸系统、消化系统(胆道感染、腹膜炎)、泌尿系统、生殖系统、皮肤与软组织、骨与关节感染;本品也可作为外科手术前的预防用药。

【剂量】

1. 通用剂量　通常,成人一日 1~4g,分 2~3 次,静脉注射或静脉滴注。可随年龄和症状的不同适当增减用量,严重感染时可增加至一日 6g。4 周以上儿童一日 50mg/kg,分 2~3 次,静脉注射或静脉滴注。

2. 剂量调整　肾功能异常者,根据肾功能程度适当调整用药量及用药间隔。如同时伴有肝功能损伤者更应加以注意,适当调整剂量。

【加药调配】

1. 药物溶解　本品 1g 溶解于 5ml 注射用水中。

2. 药物稀释　用 0.9% 氯化钠注射液或 5% 葡萄糖溶液 100ml 稀释本品。

3. 成品输液外观检查　检查成品输液的外观,正常状态下应为澄明无异物。

4. 成品输液的储存　本品配制后宜立即使用,若必须储存可置于冰箱冷藏。

5. 成品输液的稳定性　本品对光不稳定,溶解后的药液宜立即使用;若置冰箱冷藏,24 小时内应用完。

【用法】

1. 给药途径　静脉注射或静脉滴注给药。

2. 滴速　静脉注射时,在 2~3 分钟内缓慢注射;静脉滴注时,滴注时间最少持续 30 分钟。

【相容性】

1. 相容药物　氯化钠溶液、5% 葡萄糖注射液。

2. 不相容药物　氨基糖苷类抗生素。

【药物相互作用】

1. 与氨基糖苷类抗生素合用有增加肾毒性的可能,故应慎用。另外本品与氨基糖苷类抗生素有配伍禁忌,两者不能混合于同一注射器中给药或同瓶滴注。

2. 与多黏菌素 B、多黏菌素 E、大剂量利尿药合用有增加肾毒性的可能,故应慎用。

3. 与大剂量口服抗凝血药(肝素等)合用,可干扰凝血功能,应注意观察。

【禁忌证】

1. 对本品或对头孢类抗生素有过敏史者禁用。

2. 早产儿及新生儿禁用。

【注意事项】

1. 由于有发生休克的可能,给药前应详细问诊,最好在用药前进行皮肤敏感试验。

2. 应事先做好发生休克的急救处置准备,应让用药患者保持安静状态,充分观察。

3. 以下患者慎用本品 对青霉素类抗生素有过敏既往史者;本人或父母为易引起变态反应性疾病体质者;肾、肝功能障碍者;血友病、血小板减少者;胃肠道溃疡者;经口摄取不良的患者或采取非经口营养的患者、高龄者、全身状态不佳者因可能出现维生素 K 缺乏症,要进行充分观察。

4. 为防止耐药菌的产生,建议进行细菌敏感性试验。

5. 药物对检验值或诊断的影响 库姆斯试验呈阳性反应,以非酶法测定尿糖可呈假阳性。

【不良反应】

1. 过敏反应 主要表现为发热、皮疹、红斑等过敏反应,如出现应立刻停药,并注意观察。罕见休克发生,应于给药后注意观察,若发生舌头喉咙肿胀、支气管痉挛、呼吸困难、低血压等症状,应立即停药,必要时抢救。

2. 消化系统 偶见恶心、呕吐、食欲缺乏等症状。注射速度过快可引起恶心,通过减慢注射速度可以避免。罕见假膜性小肠结肠炎等伴有血便的重症肠炎,若因应用本品而出现腹痛或频繁腹泻时,应立即停药并做适当处置。肠梗阻患者忌用本品。

3. 神经系统 偶见头痛、头晕等症状。

4. 血液循环系统 偶见凝血功能障碍,有致出血的报道。极少数情况下可出现白细胞、血小板和中性粒细胞减少,贫血等症状。

5. 泌尿生殖系统 偶见血清肌酐和血尿素氮一过性升高症状,罕见间质性肾炎。

6. 肝和胆管 偶见碱性磷酸酶、谷草转氨酶、谷丙转氨酶升高症状,罕见胆汁淤积性黄疸型肝炎。

7. 局部反应 偶可引起注射部位淤血红肿。极个别情况下,可以引起血栓。

8. 其他 长期用药可致菌群失调,发生二重感染;也有引起维生素 K 缺乏的报道。

头 孢 呋 辛

【中文名称】注射用头孢呋辛钠。

【英文名称】Cefuroxime Sodium for Injection。

【性状】本品为白色至微黄色粉末或结晶性粉末。

【pH 值】6.0~8.5（10% 水溶液）。

【储存】25℃以下避光保存。

【药理作用】头孢呋辛是一种杀菌性的头孢菌素类抗生素，可抵抗大多数的 β- 内酰胺酶，并对多种革兰氏阳性和革兰氏阴性细菌有效。头孢呋辛对金黄色葡萄球菌，包括耐青霉素的菌株（但不包括罕见的耐甲氧西林的菌株）、表皮葡萄球菌、流感嗜血杆菌、肺炎克雷伯菌、肠杆菌、化脓性链球菌、大肠埃希菌、缓症链球菌（草绿色种）、梭状芽孢杆菌、奇异变形杆菌、雷特格氏变形杆菌、伤寒沙门菌、鼠伤寒沙门门菌和其他沙门菌属、志贺菌属、奈瑟菌属（包括产β- 内酰胺酶的淋病奈瑟球菌）和百日咳鲍特菌具有高度的活性。同时也对普通变形杆菌、摩氏摩根菌和脆弱拟杆菌具有中度活性。体外试验证明头孢呋辛与氨基糖苷类抗生素联合应用时至少有疗效增加的作用，并有时表现为协同作用。

头孢呋辛静脉给予 0.75g 和 1.5g 剂量后，15 分钟时的血药浓度分别达到 50μg/ml 和 100μg/ml 左右，并分别能维持 5.3 小时和 8 小时或更长时间或更高的有效血药浓度，本品半衰期约为 70 分钟。若同时给予苯磺胺，则可延长头孢呋辛排泄时间，并使血药浓度升高。在给药 24 小时内，几乎所有的头孢呋辛以原型从尿中排出，大部分是在前 6 小时内排出的。其中大约有 50% 是通过肾小管分泌，而另外 50% 是通过肾小球滤过。在骨骼、滑液和眼房水中头孢呋辛的浓度可超过大多数常见病原菌的最低抑菌浓度。当脑膜有炎症时，头孢呋辛可通过血脑屏障。本品可随乳汁排出，哺乳期妇女应用头孢菌素类虽尚无发生问题的报告，但其应用仍须权衡利弊后决定。

【适应证】本品用于敏感菌所致的以下病症：

1. 呼吸道感染性疾病　急性、慢性支气管炎，感染性支气管扩张症，细菌性肺炎，肺脓肿和术后胸腔感染。

2. 耳、鼻、喉科感染性疾病　鼻窦炎、扁桃体炎、咽炎。

3. 泌尿道感染性疾病　急性、慢性肾盂肾炎，膀胱炎及无症状的菌尿症。

4. 皮肤和软组织感染性疾病　蜂窝织炎、丹毒、腹膜炎及创伤感染。

5. 骨和关节感染性疾病　骨髓炎及脓毒性关节炎。

6. 产科和妇科感染性疾病　盆腔炎、淋病性疾病（尤其适用于不宜用青霉素治疗者）。

7. 其他感染性疾病　包括败血症、脑膜炎、腹部骨盆及矫形外科手术、心脏、肺部、食管及血管手术、全关节置换手术中预防感染。

【剂量】

1. 通用剂量　静脉滴注或静脉注射：每次 0.75~1.5g，每 8 小时给药，疗程

5~10 天。对于生命受到威胁的感染或罕见敏感菌所引起的感染,应每 6 小时使用 1.5g;对于细菌性脑膜炎,使用剂量应为每 8 小时不超过 3.0g;预防手术感染,可术前 0.5~1.5 小时静脉注射本品 1.5g,若手术时间过长,则每隔 8 小时静脉注射。若为开胸手术,应随着麻醉剂的引入,静脉注射本品 1.5g;以后每 12 小时给药 1 次,总剂量为 6g。

2. 儿科剂量 静脉滴注或静脉注射:3 个月以上的患儿,每日按体重 50~100mg/kg 给药,分 3~4 次给药。重症感染者,每日按体重,用量不低于 0.1g/kg,但不能超过成人使用的最高剂量。骨和关节感染者,每日按体重 0.15g/kg 给药(不超过成人使用的最高剂量),分 3 次给药。脑膜炎患者每日按体重 0.2~0.24g/kg,分 3~4 次给药。

3. 剂量调整 肾功能不全者,应根据肾功能损害的程度来调整用法与用量,推荐调整方法见表 1-3。

表 1-3 肾功能不全者使用头孢呋辛的推荐使用剂量表

内生肌酐清除率 /(ml/min)	本品的推荐使用剂量
>20	0.75~1.5g/ 次,q.8h.
10~20	0.75g/ 次,b.i.d.
<10	0.75g/ 次,q.d.

透析患者,在每次透析结束时再静脉滴注给予本品 0.75g。对于连续腹膜透析患者,适宜的剂量为每日 2 次,每次 0.75g。

【加药调配】

1. 药物溶解 将本品溶于注射用水中,0.75g 本品最少需用 6ml 注射用水溶解,1.5g 本品最少需用 15ml 注射用水溶解。

2. 药物稀释 可将 1.5g 注射用头孢呋辛钠溶于 50ml 注射用水中或与大多数常用的静脉注射液配伍(氨基糖苷类除外)。

3. 成品输液外观检查 检查成品输液的外观,正常状态下应为淡黄色或淡琥珀色的澄明液体。

4. 成品输液的储存 应避光、于室温下储存。

5. 成品输液的稳定性 注射用头孢呋辛钠 0.75g 加入 3ml 注射用水中制成混悬液在室温下放置 5 小时内稳定,在 4℃ 低温下放置,可保持 48 小时的含量稳定;注射用头孢呋辛钠与 5% 葡萄糖注射液及 0.9% 氯化钠注射液配伍,在室温下放置时,两者都能保持药效长达 24 小时,除颜色稍微加深外,其他指标皆无明显变化。

【用法】

1. 给药途径　静脉滴注、静脉注射。

2. 滴速　静脉注射:6~12ml 注射 15 分钟;100ml 静脉滴注 0.5~1 小时。

【相容性】

1. 相容药物　可以与盐酸氨溴索注射液、克林霉素注射液等多种药物配伍。

2. 不相容药物　不宜与硫酸阿米卡星、庆大霉素、卡那霉素、妥布霉素、新霉素、盐酸金霉素、盐酸四环素、盐酸土霉素、黏菌素甲磺酸钠、硫酸多黏菌素 B、葡萄糖酸红霉素、乳糖酸红霉素、林可霉素、磺胺甲噁唑、氨茶碱、可溶性巴比妥类、氯化钙、葡萄糖酸钙、盐酸苯海拉明和其他抗组胺药、利多卡因、去甲肾上腺素、间羟胺、哌甲酯、琥珀胆碱、利巴韦林注射液、酚磺乙胺、地塞米松磷酸钠、肌苷、呋塞米、氨茶碱、葛根素配伍。

【药物相互作用】

1. 碳酸氢钠的 pH 值对本品溶液的颜色影响很大,故不推荐合用。

2. 不应在注射器内与氨基糖苷类抗生素混合。

【禁忌证】对本品及头孢菌素类抗生素过敏者禁用。

【注意事项】

1. 交叉过敏反应　对一种头孢菌素或头霉素过敏者对其他头孢菌素或头霉素也可能过敏。对青霉素类、青霉素衍生物或青霉胺过敏者也可能对头孢菌素或头霉素过敏。对青霉素过敏患者应用头孢菌素时发生过敏反应者达 5%~10%;如作免疫反应测定时,则对青霉素过敏患者对头孢菌素过敏者达 20%。

2. 对青霉素过敏患者应用本品时应根据患者情况充分权衡利弊后决定。有青霉素过敏性休克或即刻反应者,不宜再选用头孢菌素类。

3. 有胃肠道疾病史者,特别是溃疡性结肠炎、局限性肠炎或抗生素相关性结肠炎(头孢菌素类很少产生假膜性小肠结肠炎)者,和有肾功能减退者应慎用。

4. 如溶液发生混浊或有沉淀,不能使用。

5. 不同浓度的溶液可呈微黄色至琥珀色,本品粉末、悬液和溶液在不同的存放条件下颜色可变深,但不影响其效价。

6. 对诊断的干扰　应用本品的患者,库姆斯试验可出现阳性反应;本品可致高铁氰化物血糖试验呈假阴性反应,故应用本品期间,应以葡萄糖酶法或抗坏血酸氧化酶试验测定血糖浓度;本品可使硫酸铜尿糖试验呈假阳性,但葡萄糖酶法则不受影响。

【不良反应】

1. 偶见皮疹及血清转氨酶升高症状,停药后症状消失。

2. 与青霉素有交叉过敏反应。

3. 长期使用本品可导致非敏感菌的增殖、胃肠道失调,包括治疗中期、后期甚至出现假膜性小肠结肠炎。

4. 罕见短暂性的血红蛋白浓度降低、嗜酸性粒细胞增多、白细胞和中性粒细胞减少等症状,停药后症状消失。

【过量解救】可引起神经系统异常继而导致惊厥。可经血液透析或腹膜透析减少本品的血药浓度。

△头孢孟多酯钠

【中文名称】注射用头孢孟多酯钠。

【英文名称】Cefamandole Nafate for Injection。

【性状】本品为白色或类白色结晶粉末;无臭、味微苦,有引湿性。

【pH 值】4.0~6.5(10% 的水溶液)。

【储存】密闭,在凉暗干燥处保存。

【药理作用】本品为第二代头孢菌素类抗生素。对多数革兰氏阳性球菌有较强的抗菌作用,其活性与头孢噻吩和头孢唑林相当,肠球菌属和耐甲氧西林金黄色葡萄球菌对本品耐药。本品对白喉棒状杆菌和革兰氏阳性厌氧菌(厌氧球菌和梭状芽孢杆菌)均有良好作用,对大肠埃希菌、奇异变形杆菌、肺炎克雷伯菌和流感嗜血杆菌的活性较头孢噻吩和头孢唑林强,部分产气肠杆菌、吲哚阳性变形杆菌和普鲁威登菌均对本品敏感。伤寒沙门菌、志贺菌属、淋病奈瑟球菌和脑膜炎奈瑟菌对本品也甚敏感,对脆弱拟杆菌的抗菌作用差。沙雷菌属、产碱杆菌属、不动杆菌属和铜绿假单胞菌对本品耐药。

本品经静脉给药在体内迅速水解为头孢孟多。正常人分别静脉给药 1g、2g、3g 后,10 分钟内其体内的血药浓度分别为 139μg/ml、240μg/ml、533μg/ml,在 4 小时后其血药浓度分别递减为 0.8μg/ml、2.2μg/ml、2.9μg/ml。每 6 小时给药 4g,不会在体内产生药物蓄积。头孢孟多静脉注射的半衰期为 32 分钟。表观分布容积(V_d)为 0.16L/kg。动物注射本品后,药物迅速分布于全身各组织器官中,心、肺、肝、脾、胃、肠、生殖器官等脏器中的浓度为血药浓度的 8%~24%,肾、胆汁和尿中的药物浓度分别为血药浓度的 2 倍、4.6 倍和 145 倍。胆汁中的药物浓度为 141~325μg/ml,腹水、心包积液和滑液中的药物浓度为 5.5~25μg/ml。当脑膜有炎症时,本品可透过血脑屏障,其在脑脊液中的浓度与蛋白量有关。细菌性脑膜炎患者按体重静脉注射本品 33mg/kg,脑脊液蛋白低于或高于 100mg/ml 时,药物浓度分别为 0~0.62μg/ml 和 0.57~7.4μg/ml。血浆蛋白结合率为 78%。

给药 8 小时后 65%~85% 的本品从肾排泄,导致尿中的药物浓度增高。分别静脉注射 1g 和 2g 的本品后,尿中的药物浓度分别为 750μg/ml 和 1 380μg/ml。肾功能中度和重度减退患者的消除半衰期($t_{1/2}$)分别延长至 3 小时和 10 小时以上。本品在体内不代谢,经肾小球滤过和肾小管分泌,自尿中以原型排出。少量(0.08%)可经胆汁中排泄,胆汁中可达有效治疗浓度。口服丙磺舒可增加本品的血药浓度并延长半衰期。腹膜透析清除本品的效能差,透析 12 小时只能清除给药量的 3.9%;血液透析的清除率较高,重度肾功能损害经血液透析后,半衰期可缩短至 6.2 小时。

【适应证】适用于敏感细菌所致的肺部感染、尿路感染、胆道感染、皮肤软组织感染、骨和关节感染以及败血症、腹腔感染等。

临床微生物学显示,女性的非淋球菌性盆腔炎、下呼吸道感染以及皮肤感染都是由需氧菌和厌氧菌所引起的感染。头孢孟多仍有较好的疗效。

本品在治疗乙型溶血性链球菌感染时疗程不得少于 10 天。

本品能够减少术前、术中、术后感染。可有效防止患者术后的感染或潜伏感染(例如,胃肠手术、剖宫产术、子宫切除术及高危胆囊切除患者如急性胆囊炎、黄疸或胆结石)。

【剂量】

1. 成人剂量 本品的通常剂量是每次 0.5~1.0g,每 4~8 小时静脉注射或静脉滴注给药。

皮肤及其软组织感染、无并发症肺炎,适当剂量为每次 0.5g,每 6 小时静脉给药;无并发症泌尿道感染,必要剂量为每次 0.5g,每 8 小时静脉给药;严重的泌尿道感染,静脉滴注每次 1.0g,每 4~6 小时给药;重症感染性疾病用量为每次 1.0g,每 4~6 小时静脉给药;危及生命的感染或由非敏感性细菌所引起的感染,剂量为每次 2.0g,每 4 小时静脉给药(或给药剂量为 12g/d)。

成人外科手术前 0.5~1 小时,静脉滴注/静脉注射 1~2g,术后每 6 小时给药 1~2g,持续 24~48 小时。

2. 婴幼儿(1 个月以上)剂量 本品治疗常规感染的剂量为 50mg/(kg·d)~0.1g/(kg·d),每隔 4~8 小时静脉滴注或静脉注射 1 次。对于敏感的细菌是有效的,重症感染时给药剂量可增至 0.15g/kg(但不能超过成人最大用药剂量)。

3. 剂量调整 肾功能损害患者应减少剂量,且应密切监控血药浓度,在首次剂量 1~2g 后(依靠感染的严重程度而定),维持剂量应该视肾脏的损害程度、感染程度和细菌对药物的敏感程度而定。

注意:与一般抗生素使用原则相同,使用本品应在患者无症状或细菌根除后,用药要持续至 48~72 小时。对于化脓性链球菌引起的感染,为防止引起风湿热和肾小球肾炎并发症,应用本品的最小剂量应最少持续 10 天。对于关节弥补造形术的患者,建议持续给药 72 小时;在剖宫产手术时,必须在手术前开始用药,或者剪断脐带后立刻用药。在治疗慢性尿道感染时,应经常做细菌学及临床效果评估,在患者愈后数个月之内,仍需进行细菌学和临床效果评估。在这期间若有重复持续感染,仍应以较高的剂量治疗数周。

【加药调配】

1. 药物溶解　每 1g 本品应加 10ml 灭菌注射用水溶解。

2. 药物稀释　本品 1g 可使用以下溶液 100ml 稀释:0.9% 氯化钠注射液、5% 葡萄糖注射液、10% 葡萄糖注射液、5% 葡萄糖和 0.9% 氯化钠混合注射液、5% 葡萄糖和 0.45% 氯化钠混合注射液、5% 葡萄糖和 0.2% 氯化钠混合注射液或 11.2% 乳酸钠注射液。

3. 成品输液外观检查　检查成品输液的外观,正常状态下应为澄清无色,无可见异物。

4. 成品输液的储存　于室温(25℃)下或冷藏(5℃)储存。

5. 成品输液的稳定性　调配好的本品于室温(25℃)下,可维持 24 小时保持稳定;如冷藏(5℃),可保持 96 小时。本品的无菌水溶液、5% 葡萄糖注射液或 0.9% 氯化钠注射液调配好后立即放入 –20℃下冷冻,可维持 6 个月稳定。如果加温于注射液(最高温度 37℃),应注意注射液完全溶解后,立刻停止加温。注射液解冻后不能再行冷冻。

【用法】

1. 给药途径　静脉注射、静脉滴注。

2. 滴速　静脉注射:10ml 液体注射 3~5 分钟;100~250ml 静脉滴注 0.5~1 小时。

【相容性】

1. 相容药物　0.9% 氯化钠注射液、5% 葡萄糖注射液、10% 葡萄糖注射液、乳酸钠注射液、葡萄糖氯化钠注射液;阿莫西林克拉维酸钾、替卡西林钠克拉维酸钾。

2. 不相容药物　本品制剂中含有碳酸钠,因而与含有钙、钠或镁的溶液(包括氯化钙注射液、复方氯化钠注射液、葡萄糖酸钙、门冬氨酸钾镁、乳酸钠林格注射液)有配伍禁忌,两者不能混合在同一容器中。此外,与以下药物存在配伍禁忌:头孢拉定、头孢西丁钠、头孢呋辛钠、头孢地嗪钠、亚胺培南西司他丁、哌拉西林他唑巴坦、红霉素、氯霉素、林可霉素、两性霉素 B、阿昔洛韦。

【药物相互作用】

1. 头孢孟多与产生低凝血酶原血症、血小板减少症或胃肠道溃疡的药物同用,将干扰凝血功能和增加出血危险。

2. 头孢孟多与氨基糖苷类、多黏菌素类、呋塞米、依他尼酸合用,可增加肾毒性的可能。

3. 丙磺舒可抑制头孢菌素类的肾小管分泌,两者同时应用将增加头孢菌素类的血药浓度和延长其半衰期。

4. 红霉素可增加本品对脆弱拟杆菌的体外抗菌活性达 100 倍以上。与庆大霉素或阿米卡星合用,在体外对某些革兰氏阴性杆菌有协同作用。

【禁忌证】 对头孢菌素类抗生素过敏者禁用。

【注意事项】

1. 交叉过敏反应　对一种头孢菌素或头霉素过敏者对其他头孢菌素或头霉素也可能过敏。对青霉素类、青霉素衍生物或青霉胺过敏者也可能对头孢菌素或头霉素过敏。对青霉素过敏患者应用头孢菌素时,发生过敏反应者达 5%~10%;如作免疫反应测定时,则对青霉素过敏患者对头孢菌素过敏者达 20%。

2. 对青霉素过敏患者应用本品时,应根据患者情况充分权衡利弊后决定。有青霉素过敏性休克或即刻反应者,不宜再选用头孢菌素类。出现严重过敏反应时,立即注射肾上腺素或采取其他急救措施。

3. 有胃肠道疾病史者,特别是溃疡性结肠炎、局限性肠炎或抗生素相关性结肠炎(头孢菌素类很少产生假膜性小肠结肠炎)者应慎用。有报道称,在所有广谱抗生素(如大环内酯类、青霉素类、头孢菌素类)中都可以使患者产生假膜性小肠结肠炎,因此,在抗生素的治疗中伴有腹泻的患者考虑是因抗生素使用引起的,假膜性小肠结肠炎可由轻度发展至具有致命性,广谱抗生素使用改变了正常菌群,引起厌氧芽孢杆菌的扩增。研究表明有厌氧芽孢杆菌产生的毒素是产生抗生素性结肠炎的主要原因。

只要停止用药,轻度的假膜性小肠结肠炎就可自动治愈,中至重度的抗生素性结肠炎需采用乙状结肠镜检查,用微生物法治疗的同时需加液体、蛋白质和电解质补充。当停药后症状仍未缓解或加重时,需口服万古霉素,用于治疗抗生素性假膜性小肠结肠炎(因厌氧芽孢杆菌引起),其他原因引起的结肠炎应被排除。

4. 肾功能减退患者应减少剂量,并须注意出血并发症的发生。若应用大剂量时,偶可发生低凝血酶原血症,有时可伴出血,因此在治疗前和治疗过程中应测定出血时间。虽然本品罕见引起肾功能改变,但必须推荐监测肾功能状况,尤其针对使用最大剂量的严重患者。

5. 应用本品期间饮酒可出现双硫仑样反应,故在应用本品期间和以后数天内,避免饮酒和含酒精饮料。

6. 对诊断的干扰　应用本品时可出现库姆斯试验阳性反应;以硫酸铜

法测定尿糖时发生假阳性反应,采用葡萄糖酶法测定尿糖,其结果不受影响;以磺基水杨酸检测尿蛋白时可出现假阳性反应;应用本品期间可出现暂时性碱性磷酸酶、血清谷丙转氨酶、血清谷草转氨酶、血清肌酐和血尿素氮升高的现象。

7. 长期使用本品,可能会促使耐药菌株的增加,故在治疗期间,如发现有再度感染时,需重做药敏试验。

8. 有报告指出同时使用氨基糖苷类及头孢菌素类抗生素可能发生肾毒性。

【不良反应】不良反应发生率约为7.8%,可有血栓性静脉炎不良反应的发生,较头孢噻吩重。过敏反应表现为药疹、嗜酸性粒细胞增多、库姆斯试验反应阳性等,偶见药物热。少数患者出现血清谷草转氨酶、血清谷丙转氨酶、碱性磷酸酶、血清肌酐升高症状,多系暂时性。头孢孟多所致的可逆性肾病也有报告。

少数患者应用大剂量时,可出现凝血功能障碍所致的出血倾向,凝血酶原时间和出血时间延长,多见于肾功能减退患者,系由于本品干扰维生素K在肝中的代谢,导致低凝血酶原血症。因此,在停药和注射维生素K后,凝血功能即可恢复正常,同时给予维生素K可预防此反应的发生。

【过量解救】大剂量给药时,头孢菌素会引起癫痫发作,患者的肾脏甚至会受到损害。当患者的肾脏功能受到损害时,必须将剂量减少。如果癫痫发作,应立即停止给药;若出现临床症状,应给予抗惊厥药治疗;在无法治疗这种过量反应的情况下应考虑使用血液透析治疗。

△头孢替安

【中文名称】注射用盐酸头孢替安。

【英文名称】Cefotiam Hydrochloride for Injection。

【性状】本品为白色至淡黄色结晶性粉末,无臭。

【pH值】1.2~1.7(1%水溶液)

【储存】密封,在凉暗(避光并不超过20℃)干燥处储存。

【药理作用】本品为第二代头孢菌素类抗生素。对革兰氏阳性菌的作用与头孢唑林相接近,而对革兰氏阴性菌,如嗜血杆菌、大肠埃希菌、肺炎克雷伯菌、奇异变形杆菌等作用较优,对肠杆菌、枸橼酸杆菌、吲哚阳性变形杆菌等也有抗菌作用。其作用机制为与细菌细胞膜上的青霉素结合蛋白(PBPs)结合,使转肽酶酰化,抑制细菌中隔和细胞壁的合成,影响细胞壁黏肽成分的交叉连结,使细胞分裂和生长受到抑制,细菌形态变长,最后溶解和死亡。

静脉注射本品0.5g后,即刻血药浓度为65mg/L,0.5小时后为20mg/L。内脏器官中药物浓度以肺中为最高,在其他内脏和肌肉组织中也有一定浓度。

不易进入脑脊液中。以原型自肾排泄,消除半衰期约为 0.5 小时。

【适应证】本品适用于对本品敏感的葡萄球菌属、链球菌属(肠球菌除外)、肺炎球菌、流感杆菌、大肠埃希菌、克雷伯菌属、肠道菌属、枸橼酸杆菌属、奇异变形杆菌、普通变形杆菌、雷特格氏变形杆菌、摩氏摩根菌等所致下列感染:

1. 败血症。

2. 深部皮肤感染、慢性脓皮症、外伤或烧伤或术后继发感染。

3. 骨髓炎、关节炎。

4. 扁桃体炎(扁桃体周围炎及扁桃体周围脓肿)、急性支气管炎、肺炎、肺脓肿、脓胸及慢性呼吸系统疾病继发感染。

5. 膀胱炎、肾盂肾炎、急性前列腺炎、慢性前列腺炎。

6. 腹膜炎、胆管炎、胆囊炎。

7. 前庭大腺炎、子宫内膜炎、附件炎、子宫旁组织炎。

8. 中耳炎、化脓性副鼻窦炎。

【剂量】

1. 通用剂量　一日 1~2g,分 2~4 次静脉注射或静脉滴注给药。严重感染者,如败血症也可用至一日 4g。

2. 儿科剂量　按体重一日 40~80mg/kg 静脉注射或静脉滴注给药,病重时可增至按体重一日 160mg/kg,分 3~4 次给药。

【加药调配】

1. 药物溶解

(1)静脉注射时,用灭菌注射用水、0.9% 氯化钠注射液或 5% 葡萄糖注射液溶解,每 0.5g 药物稀释成约 20ml。

(2)静脉滴注时,本品 1g 用 5ml 相容的稀释溶液溶解进行初溶。

2. 药物稀释

(1)静脉注射无须稀释。

(2)静脉滴注时,本品 1g 用 100ml 0.9% 氯化钠注射液或 5% 葡萄糖注射液稀释(不可用注射用水稀释,因不能成等渗溶液)。

3. 成品输液外观检查　溶液颜色呈淡黄色至琥珀色,根据浓度、稀释液及贮藏条件而定。按照建议使用时,产品的药效于 8 小时内不会因颜色差异而受影响(此时微黄色的药液可能随着时间的延长而加深)。

4. 成品输液的储存　为了符合制剂的管理要求,最好使用新配制的注射液。如果不能实现,存放在 2~8℃冰箱中保存 8 小时可保持药效。

5. 成品输液的稳定性

(1)建议头孢替安尽量用氯化钠溶液为溶媒。以 5% 葡萄糖注射液、氯化钠葡萄糖注射液、10% 葡萄糖注射液为溶媒时,应现配现用。

（2）头孢替安在氯化钠注射液及转化糖注射液中的稳定性较在其他注射液中的稳定性好。

【用法】

1. 给药途径　静脉注射或静脉滴注。

2. 滴速　静脉注射:10ml 液体注射时间为 3~5 分钟;静脉滴注:本品 0.25~2g 配制的输液于 30 分钟至 2 小时内滴注完成,对小儿则可参看前面所述给药量,添加到补液中后于 30 分钟至 1 小时内静脉滴注完成。

【相容性】

1. 相容药物　相容药物包括 0.9% 氯化钠注射液、复方氯化钠溶液、5% 葡萄糖注射液、葡萄糖氯化钠注射液、葡萄糖氯化钾注射液、10% 葡萄糖注射液、果糖注射液、转化糖注射液。

2. 不相容药物　与下列药物存在配伍禁忌:氨苄西林钠、头孢拉定、头孢西丁钠、头孢呋辛钠、头孢地嗪、亚胺培南西司他丁钠、哌拉西林钠他唑巴坦钠、乳糖酸红霉素、氯霉素、琥珀氯霉素。

【药物相互作用】

1. 与氨基糖苷类抗生素合用,一般认为有协同作用,但可能加重肾损害,同置于一个容器中给药可影响药物效价。

2. 与呋塞米等强利尿药合用可造成肾损害。

【禁忌证】

1. 对本品有休克既往史者禁用。

2. 对本品或对头孢类抗生素过敏或有过敏史者禁用。

【注意事项】

1. 应用前需做过敏试验。

2. 交叉过敏反应　对一种头孢菌素或头霉素过敏者对其他头孢菌素或头霉素也可能过敏。对青霉素类、青霉素衍生物或青霉胺过敏者也可能对头孢菌素或头霉素过敏。对青霉素过敏患者应用头孢菌素时发生过敏反应者达 5%~10%;如作免疫反应测定时,则对青霉素过敏患者对头孢菌素过敏者达 20%。

3. 对青霉素过敏患者应用本品时,应根据患者情况充分权衡利弊后决定。有青霉素过敏性休克或即刻反应者,不宜再选用头孢菌素类。

4. 有胃肠道疾病史者,特别是溃疡性结肠炎、局限性肠炎或抗生素相关性结肠炎(头孢菌素类很少产生假膜性小肠结肠炎)者应慎用。

5. 肾功能不全者应减量并慎用　用药期间应进行尿液化验,如果损及肾功能,则应停药。

6. 本品可引起血象改变,严重时应立即停药。

7. 本品溶解后应立即使用,否则药液色泽会变深。

8. 对诊断的干扰　使用本品期间,用碱性酒石酸铜试液进行尿糖实验时,可有假阳性反应;库姆斯试验可出现假阳性反应。

【不良反应】偶见过敏反应、胃肠道反应、血象改变及一过性血清转氨酶升高症状。可致肠道菌群改变,造成维生素 B 和维生素 K 缺乏。偶可致继发感染。大量静脉注射后,可致血管疼痛和血栓性静脉炎。

【过量解救】如发生药物过量,应立即停用本品,必要时可进行血液透析或腹膜透析。

头 孢 曲 松

【中文名称】注射用头孢曲松钠。

【英文名称】Ceftriaxone Sodium for Injection。

【性状】本品为白色或类白色结晶性粉末。

【pH 值】6.0~8.0(12% 的水溶液)。

【储存】遮光、密闭,在阴凉干燥处保存。

【药理作用】本品为第三代头孢菌素类抗生素。对肠杆菌科细菌有强大的活性。对大肠埃希菌、肺炎克雷伯菌、产气肠杆菌、枸橼酸杆菌、吲哚阳性变形杆菌、普鲁威登菌属和沙雷菌属的 MIC_{90} 介于 0.12~0.25mg/L 之间。阴沟肠杆菌、不动杆菌属和铜绿假单胞菌对本品的敏感性差。对流感嗜血杆菌、淋病奈瑟球菌和脑膜炎奈瑟菌有较强抗菌作用,对溶血性链球菌和肺炎球菌亦有良好作用。对金黄色葡萄球菌的 MIC 为 2~4mg/L。耐甲氧西林葡萄球菌和肠球菌对本品耐药。多数脆弱拟杆菌对本品耐药。

30 分钟内静脉滴注本品 1g,滴注结束时的即刻血药峰浓度(C_{max})为 150.7mg/L,24 小时的血药浓度为 9.3mg/L。静脉滴注本品 1g 后 5 小时和 14 小时胆汁中浓度分别为 1 600mg/L 和 13.5mg/L。血浆蛋白结合率为 95%。

头孢曲松在人体内不被代谢,约 40% 的药物以原型自胆道和肠道排出,60% 自尿中排出。丙磺舒不能增高本品血药浓度或延长本品半衰期。

【适应证】对本品敏感的致病菌引起的感染,如脓毒血症;脑膜炎;播散性莱姆病(早期、晚期);腹部感染(腹膜炎、胆道及胃肠道感染);骨、关节、软组织、皮肤及伤口感染;免疫机制低下患者之感染;肾脏及泌尿道感染;呼吸道感染,尤其是肺炎、耳鼻喉感染;生殖系统感染,包括淋病;术前预防感染。

【剂量】

1. 通用剂量(成人及 12 岁以上儿童)　静脉注射或静脉滴注:每次 1~2g,每日 1 次(每 24 小时)。危重病例或由中度敏感菌引起的感染,剂量可增至 4g,每日 1 次。

2. 儿科剂量（新生儿、婴儿及 12 岁以下儿童） 建议按以下剂量每日使用 1 次静脉注射或静脉滴注给药。新生儿（14 天以下）每日剂量为按体重 20~ 50mg/kg，不超过 50mg/kg，无须区分早产儿及足月婴儿。新生儿（出生体重小于 2kg 者）的用药安全尚未确定。有黄疸的新生儿或有黄疸严重倾向的新生儿应慎用或避免使用本品。婴儿及儿童（15 天至 12 岁）每日剂量按体重 20~ 80mg/kg 给药。体重 50kg 或以上的儿童，应使用通常成人剂量。

3. 剂量调整

（1）老年患者：除非老年患者有虚弱、营养不良或有重度肾功能损害时，应用头孢曲松一般不须调整剂量。

（2）肝、肾功能不全患者：如其肝功能无受损则无须减少本品用量，仅对末期前肾功能衰竭患者（内生肌酐清除率 <10ml/min），每日本品用量不能超过 2g。由于头孢菌素类毒性低，所以有慢性肝病患者应用本品时无须调整剂量。肝功能受损患者，如肾功能完好，亦无须减少剂量。患者有严重肝、肾损害或者肝硬化，应调整剂量。

（3）脑膜炎婴儿及儿童细菌性脑膜炎：开始治疗剂量为 100mg/kg（不超过 4g），每日 1 次，一旦确认了致病菌及药敏试验结果，则可酌情减量。以下疗程已被证实是有效的：脑膜炎奈瑟菌，疗程为 4 天；流感嗜血杆菌，疗程为 6 天；肺炎链球菌，疗程为 7 天。

（4）莱姆病儿童及成人：按体重 50mg/kg 给药，最大剂量为 2g，每日 1 次，共 14 天。

（5）术前预防性用药：预防污染或非污染手术的术后感染，根据感染的危险程度，推荐在术前 30~90 分钟，注射本品 1~2g 单剂。对结直肠手术者以本品单独使用或与 5- 硝基咪唑（如甲硝唑）联合用药（但分开使用）已被证实是有效的。

（6）血液透析者：血液透析清除本品的量不多，透析后无须增补剂量，但由于这类患者的药物清除率可能会降低，故应进行血药浓度监测，以决定是否需要调整剂量。

【加药调配】

1. 药物溶解

（1）静脉注射，0.25g 或 0.5g 本品溶于 5ml 灭菌注射用水中，1g 本品溶于 10ml 中以供注射；

（2）静脉滴注，2g 本品溶于 10ml 无钙静脉注射液（0.9% 氯化钠溶液、0.45% 氯化钠 +2.5% 葡萄糖注射液、5% 葡萄糖注射液、10% 葡萄糖注射液、5% 葡萄糖中加 6% 葡聚糖、6%~10% 羟乙基淀粉静脉注射液、灭菌注射用水）中进行初溶。

2. 药物稀释

（1）静脉注射，无须稀释；

（2）静脉滴注，用 5% 葡萄糖注射液或氯化钠注射液 100~250ml 稀释后静脉滴注。

3. 成品输液外观检查　依其浓度及保存时间的不同，溶液呈现为淡黄色到琥珀色。

4. 成品输液的储存　按一般原则，新配制的溶液应立刻使用，但在室温下或在 2~8℃环境可保存。

5. 成品输液的稳定性　配制后的头孢曲松溶液，其理化稳定性可在室温下保持 6 小时，或在 2~8℃条件下保持 24 小时。

【用法】

1. 给药途径　静脉注射、静脉滴注。

2. 滴速　静脉注射的时间不能少于 2~4 分钟；静脉滴注的时间至少要 30 分钟。

3. 冲管　除了新生儿，其他患者可进行头孢曲松钠和含钙输液的序贯给药，在两次输液之间必须用相容液体充分冲洗输液管。

【相容性】

1. 相容药物　可与 0.9% 氯化钠溶液、0.45% 氯化钠 +2.5% 葡萄糖注射液、5% 葡萄糖注射液、10% 葡萄糖注射液、5% 葡萄糖中加 6% 葡聚糖注射液、6%~10% 羟乙基淀粉静脉注射液、灭菌注射用水相容。

2. 不相容药物　头孢曲松不能加入到哈特曼以及林格等含有钙的溶液中使用。不能将头孢曲松混合或加入含有其他抗菌药物的溶液中如氨苯喋啶、万古霉素、氟康唑以及氨基糖苷类抗生素。本品的配伍禁忌药物甚多，静脉输液中不可加入红霉素、四环素、两性霉素 B、血管活性药（间羟胺、去甲肾上腺素等）、苯妥英钠、氯丙嗪、异丙嗪、维生素 B 族、维生素 C 等药物，避免出现混浊。

【药物相互作用】

1. 应用本品期间饮酒或服含酒精药物时，个别患者可出现双硫仑样反应（头孢曲松有 N- 甲硫三嗪侧链，可能会增强抗凝剂的作用），故在应用本品期间和以后数天内，应避免饮酒和服含酒精的药物。

2. 与很多头孢菌素不同，丙磺舒并不能影响头孢曲松的肾排泄。

【禁忌证】

1. 已知对头孢菌素类抗生素过敏者禁用。对青霉素过敏者也可能对头孢曲松过敏。

2. 头孢曲松不得用于高胆红素血的新生儿和早产儿的治疗。体外研究表明头孢曲松能取代胆红素与血清白蛋白结合,导致这些患者有可能发生胆红素脑病的风险。

3. 如果新生儿(≤28 天)需要(或预期需要)使用含钙的静脉输液包括静脉滴注营养液治疗,则禁止使用头孢曲松,因为有产生头孢曲松-钙沉淀物的风险。

【注意事项】

1. 给药前需进行过敏试验。

2. 交叉过敏反应 对一种头孢菌素或头霉素过敏者对其他头孢菌素或头霉素也可能过敏。对青霉素类、青霉素衍生物或青霉胺过敏者也可能对头孢菌素或头霉素过敏。对青霉素过敏患者应用头孢菌素时发生过敏反应者达 5%~10%;如作免疫反应测定时,则对青霉素过敏患者对头孢菌素过敏者达 20%。

3. 对青霉素过敏患者应用本品时应根据患者情况充分权衡利弊后决定。有青霉素过敏性休克或即刻反应者,不宜再选用头孢菌素类。

4. 有胃肠道疾病史者,特别是溃疡性结肠炎、局限性肠炎或抗生素相关性结肠炎(头孢菌素类很少产生假膜性小肠结肠炎)者应慎用。

5. 对诊断的干扰 应用本品的患者以硫酸铜法测尿糖时可获得假阳性反应,以葡萄糖酶法则不受影响;血尿素氮和血清肌酐可有暂时性升高;血清胆红素、碱性磷酸酶、谷丙转氨酶(GPT)和谷草转氨酶(GOT)皆可升高。

【不良反应】不良反应与治疗的剂量、疗程有关。局部反应有静脉炎(1.86%),此外可有皮疹、瘙痒、发热、支气管痉挛和血清病等过敏反应(2.77%),头痛或头晕(0.27%),腹泻、恶心、呕吐、腹痛、结肠炎、黄疸、胀气、味觉障碍和消化不良等消化道反应(3.45%)。实验室检查异常约 19%,其中血液学检查异常占 14%,包括嗜酸性粒细胞增多、血小板增多或减少、白细胞减少等症状。肝、肾功能异常者为 5% 和 1.4%。

【过量解救】一旦发生药物过量,血液透析或腹膜透析方法不会降低血药浓度,亦无特殊解毒剂,应给予对症治疗。

头 孢 他 啶

【中文名称】注射用头孢他啶。

【英文名称】Ceftazidime for Injection。

【性状】本品为白色或类白色结晶性粉末。

【pH 值】3.0~4.0(0.5% 水溶液)。

【储存】25℃以下,避光保存。

【药理作用】本品为第三代头孢菌素类抗生素。对大肠埃希菌、肺炎杆菌等肠杆菌科细菌和流感嗜血杆菌、铜绿假单胞菌等有高度抗菌活性。对硝酸盐阴性杆菌、产碱杆菌等亦有良好抗菌作用。对于细菌产生的大多数 β- 内酰胺酶高度稳定,故其对上述革兰氏阴性杆菌中多重耐药菌株仍具有抗菌活性。肺炎球菌、溶血性链球菌等革兰氏阳性球菌对本品高度敏感,但本品对葡萄球菌仅具中度活性,肠球菌和耐甲氧西林葡萄球菌则往往对本品耐药。本品对消化球菌和消化链球菌等厌氧菌具一定抗菌活性,但对脆弱拟杆菌抗菌作用差。

其作用机制为与细菌细胞膜上的青霉素结合蛋白(PBPs)结合,使转肽酶酰化,抑制细菌中隔和细胞壁的合成,影响细胞壁黏肽成分的交叉连结,使细胞分裂和生长受到抑制,细菌形态变长,最后溶解和死亡。

成人单次静脉滴注和静脉注射头孢他啶 1g 后,血药峰浓度(C_{max})分别可达 70~72mg/L 和 120~146mg/L。消除半衰期($t_{1/2}$)为 1.5~2.3 小时。给药后在多种组织和体液中分布良好,也可透过血脑屏障,脑膜有炎症时,脑脊液内药物浓度可达同期血药浓度的 17%~30%。血浆蛋白结合率为 5%~23%。

本品主要自肾小球滤过排出,静脉给药后 24 小时内以原型自尿中排出给药量的 84%~87%,胆汁中排出量少于给药量的 1%。

中度、重度肾功能损害者本品的消除半衰期延长,当内生肌酐清除率≤2ml/min 时,消除半衰期可延长至 14~30 小时。在新生儿中的半衰期稍延长(平均 4~5 小时)。本品可通过血液透析清除。

低浓度的头孢他啶可经乳腺排入乳汁中,哺乳期妇女应用头孢他啶时应谨慎。

【**适应证**】用于敏感革兰氏阴性杆菌所致的败血症、下呼吸道感染、腹腔和胆道感染、复杂性尿路感染和严重皮肤软组织感染等。对于由多种耐药革兰氏阴性杆菌引起的免疫缺陷者感染、医院内感染以及革兰氏阴性杆菌或铜绿假单胞菌所致中枢神经系统感染尤为适用。

【**剂量**】

1. 通用剂量 头孢他啶的成人剂量范围是每日 1~6g,分每 8 小时或每 12 小时作静脉滴注给药。对于大多数的感染,应使用每 8 小时 1g 或每 12 小时 2g 的剂量;对于尿路感染及许多较轻的感染,一般每 12 小时给药 500mg 或 1g 剂量已足够;对于非常严重的感染,特别是免疫抑制的患者,包括那些患有中性粒细胞减少症的患者,应给予每 8 小时或每 12 小时 2g 的剂量或每 12 小时 3g 的剂量;当用作前列腺手术预防治疗时,1g 的剂量(从 1g 瓶中)应用于诱导麻醉期间,第二次的剂量应考虑应用于撤除导管时。

2. 儿科剂量 对于 2 个月以上的儿童。一般的剂量范围是按体重每日 30~100mg/kg,分两次或三次静脉滴注;对于免疫抑制或患有纤维化囊肿感染的患儿或患有脑膜炎的儿童，每日可给予剂量高至按体重 150mg/kg（最高剂量每日 6g），分三次静脉滴注；对于新生儿至两个月龄的婴儿，临床经验有限，一般剂量为按体重每日 25~60mg/kg，分两次给药被证实是有效的。新生儿的头孢他啶血清半衰期是成人的三至四倍。

3. 剂量调整

（1）老年患者：鉴于急性患病老年人的头孢他啶清除率有所降低，尤其对年龄大于 80 岁的患者，每日剂量一般不能超过 3g。

（2）囊肿纤维化症：对于肾功能正常而患有假单孢菌类肺部感染的纤维囊性成年患者，应给予按体重每日 100~150mg/kg 的高剂量，分三次给药。对于肾功能正常的成年人，每日剂量可达 9g。

（3）在肾功能损害情况下的剂量：头孢他啶几乎全部通过肾小球滤过而从肾脏排泄。因此，对患有肾功能损害的患者，应降低剂量以代偿其减慢的排泄功能。肾功能轻度损害（即肾小球滤过率 GFR>50ml/min）的患者除外。对于怀疑为肾功能不全的患者，可给予 1g 的首次负荷剂量，然后，应根据肾小球滤过率来决定合适的维持剂量。

正在监护室接受连续动静脉或高流量血液透析的肾衰竭患者，推荐剂量为每日 1g，分次给药。对于低流量血液透析法的患者，应参照肾功能不全的推荐剂量，见表 1-4。

表 1-4　肾功能不全时，头孢他啶的推荐维持剂量表

肌酐清除率 /（ml/min）	血清肌酐大约值 /［μmol/L（mg/dl）］	头孢他啶单次剂量 /g	给药频率
31~50	150~200（1.7~2.3）	1	每 12 小时一次
16~30	200~350（2.3~4.0）	1	每 24 小时一次
6~15	350~500（4.0~5.6）	0.5	每 24 小时一次
≤5	>500（>5.6）	0.5	每 48 小时一次

注：以上列出的数值并不能准确预见所有患者的肾功能情况，特别是对于血清肌酐清除率可能过高评估肾功能的老年患者。

对于严重感染的患者，特别是中性粒细胞减少症的患者，一般每日接受 6g 的头孢他啶的剂量，但不能用于肾功能不全的患者。表 1-4 所列的单次剂量可以增加 50% 或适当增加给药频率。对这些患者，建议监测头孢他啶的血清浓度，而谷浓度不应超过 40mg/L。

当仅有血清肌酐浓度时，可用公式（Cockcroft 公式）估计肌酐清除率。血清肌酐清除率代表肾功能的稳定状态：成年男性肌酐清除率（ml/min）=［（140- 年

龄）× 标准体重（kg）]/[（72× 患者血肌酐浓度（mg/dl）]；成年女性肌酐清除率（ml/min）=0.85× 以上数值。（血清肌酐除以 88.4，可从 μmol/L 转换为 mg/dl。）

儿童的肌酐清除率应根据体表面积或无脂体重作调整。对于肾功能不全的患儿应与成人一样减少给药频率。

（4）在血液透析过程中，头孢他啶的血清半衰期为 3~5 小时。每次血液透析结束后，应重复给予适当的头孢他啶维持剂量。

（5）腹膜透析的剂量：头孢他啶可用于腹膜透析和持续不卧床腹膜透析（CAPD）。同头孢他啶静脉注射一样，它可加入到透析液中（一般 2L 透析液中加入本品 125mg 或 250mg）。

【加药调配】

1. 药物溶解

（1）静脉注射，本品 0.5g、1g，分别用 5ml、10ml 灭菌注射用水溶解。

（2）静脉滴注，本品 1g 用 5ml 相容的稀释溶液（灭菌注射用水）溶解进行初溶。

2. 药物稀释

（1）静脉注射，无须稀释。

（2）静脉滴注，用 100ml 氯化钠注射液或 5% 葡萄糖注射液稀释。

3. 成品输液外观检查　溶液颜色呈淡黄色至琥珀色，根据浓度、稀释液及贮藏条件而定。按照建议使用时，产品的药效不会因颜色差异而影响。

4. 成品输液的储存　为了符合制剂的管理要求，最好使用新配制的注射液。如果不能实现，存放在 2~8℃冰箱中 24 小时可保持药效。

5. 成品输液的稳定性

（1）溶液的稳定性因不同品牌药品而不同。不同品牌药品用灭菌注射用水配制成 95~280mg/ml 的注射液，在室温下 24 小时内保持稳定，但冷藏时间存在差异。

（2）头孢他啶配制溶液的稳定性随温度而变化，温度越高，含量越低。

（3）头孢他啶可与木糖醇注射液配伍，配伍溶液在 6 小时保持稳定。

（4）以 0.9% 氯化钠注射液、5% 葡萄糖注射液或乳酸钠稀释成的静脉注射液（20mg/ml）在室温存放不宜超过 24 小时。

（5）头孢他啶在碳酸氢钠注射液内的稳定性较次于其他的静脉注射用液体，所以并不推荐用此注射液作稀释液。

【用法】

1. 给药途径　静脉注射、静脉滴注。

2. 滴速　静脉注射 10ml 液体时，注射时间为 3~5 分钟；静脉滴注 100ml 液体时，输液滴注时间为 0.5 小时。

3. 冲管 当万古霉素加入已制成的头孢他啶注射液后,会出现沉淀。因此,在先后给予两种药物的过程中,必须谨慎冲洗给药系统和静脉系统。

【相容性】

1. 相容药物 相容药物包括 0.9% 氯化钠注射液、M/6 乳酸钠注射液、复合乳酸钠注射液(哈特曼溶液)、5% 葡萄糖注射液、0.225% 氯化钠和 5% 葡萄糖注射液、0.45% 氯化钠和 5% 葡萄糖注射液、0.9% 氯化钠和 5% 葡萄糖注射液、0.18% 氯化钠和 4% 葡萄糖注射液、10% 葡萄糖注射液、右旋糖酐 40 注射液 10% 于 0.9% 氯化钠注射液内、右旋糖酐 40 注射液 10% 于 5% 葡萄糖注射液内、右旋糖酐 70 注射液 6% 于 0.9% 氯化钠注射液内、右旋糖酐 70 注射液 6% 于 5% 葡萄糖注射液内。

2. 不相容药物 该品不可与氨基糖苷类抗生素在同一容器中给药。与万古霉素混合可发生沉淀。此外,与下列药物有配伍禁忌:硫酸阿米卡星、庆大霉素、卡那霉素、妥布霉素、新霉素、盐酸金霉素、盐酸四环素、盐酸土霉素、黏菌素甲磺酸钠、硫酸多黏菌素 B、葡萄糖酸红霉素、乳糖酸红霉素、林可霉素、磺胺异噁唑、氨茶碱、可溶性巴比妥类、氯化钙、葡庚糖酸钙、盐酸苯海拉明和其他抗组胺药、利多卡因、去甲肾上腺素、间羟胺、哌甲酯、琥珀胆碱等。偶亦可能与下列药物发生配伍禁忌:青霉素、甲氧西林、琥珀酸氢化可的松、苯妥英钠、丙氯拉嗪、维生素 B 族、维生素 C 和水解蛋白。

【药物相互作用】

该品与氨基糖苷类抗生素或速尿等强利尿剂合用时需严密观察肾功能情况,以避免肾损害的发生。

【禁忌证】

1. 头孢他啶禁用于对头孢菌素类抗生素过敏的患者。

2. 禁用于对头孢他啶五水合物或本注射剂任一辅料过敏的患者。

【注意事项】

1. 交叉过敏反应 对一种头孢菌素或头霉素(Cephamycin)过敏者对其他头孢菌素或头霉素也可能过敏。对青霉素类、青霉素衍生物或青霉胺过敏者也可能对头孢菌素或头霉素过敏。对青霉素过敏患者应用头孢菌素时发生过敏反应者达 5%~10%;如作免疫反应测定时,则对青霉素过敏患者对头孢菌素过敏者达 20%。

2. 对青霉素过敏患者应用本品时,应根据患者情况充分权衡利弊后决定。有青霉素过敏性休克或即刻反应者,不宜再选用头孢菌素类。

3. 有胃肠道疾病史者,特别是溃疡性结肠炎、局限性肠炎或抗生素相关性结肠炎者应慎用。

4. 肾功能明显减退者应用本品时,需根据肾功能损害程度减量。

5. 对重症革兰氏阳性球菌感染,本品为非首选品种。

6. 在不同存放条件下,本品粉末的颜色可变暗,但不影响其活性。

7. 对诊断的干扰　应用本品的患者库姆斯试验可出现阳性反应;本品可使硫酸铜尿糖试验呈假阳性反应;血清谷丙转氨酶(GPT)、谷草转氨酶(GOT)、碱性磷酸酶、血尿素氮和血清肌酐皆可升高。

【不良反应】

1. 以皮疹、荨麻疹、红斑、药物热、支气管痉挛和血清病等过敏反应多见,少见过敏性休克。

2. 胃肠道　少数患者有恶心、呕吐、食欲减退、腹痛、腹泻、胀气、味觉障碍等胃肠道症状,偶见假膜性小肠结肠炎。

3. 中枢神经　用药后偶见头痛、眩晕、感觉异常等中枢神经反应的症状;少见癫痫发作。

4. 二重感染　少数患者长期用药可导致耐药菌的大量繁殖,引起菌群失调,发生二重感染。偶见念珠菌病(包括鹅口疮、阴道炎)等。

5. 少数患者长期用药可能引起维生素 K、维生素 B 缺乏。

6. 静脉给药时,如剂量过大或速度过快可产生血管灼热感、血管疼痛,严重者可致血栓性静脉炎。

【过量解救】过量应用头孢菌素可能会导致神经系统后遗症,包括脑病、抽搐和昏迷。可通过透析法降低血清头孢他啶浓度。

△头孢哌酮钠舒巴坦钠

【中文名称】注射用头孢哌酮钠舒巴坦钠。

【英文名称】Cefoperazone Sodium and Sulbactam Sodium for Injection。

【性状】本品为白色或类白色粉末。

【pH 值】3.5~6.5(12.5% 的水溶液)。

【储存】密闭,在凉暗干燥处保存。

【药理作用】本品对大肠埃希菌、克雷伯菌属、变形杆菌属、伤寒沙门菌、志贺菌属、枸橼酸杆菌属等肠杆菌科细菌和铜绿假单胞菌有良好抗菌作用。流感嗜血杆菌、淋病奈瑟菌和脑膜炎奈瑟菌对本品高度敏感。本品对各种链球菌、肺炎球菌亦有良好作用,对葡萄球菌(甲氧西林敏感株)仅具有中度作用。头孢哌酮对多数革兰氏阳性厌氧菌和某些革兰氏阴性厌氧菌有良好作用。

头孢哌酮主要抑制细菌细胞壁的合成。舒巴坦本身抑菌作用较弱,是一种竞争性、不可逆的 β- 内酰胺酶抑制药,与头孢哌酮联合应用后,可增加头孢哌酮抵抗多种 β- 内酰胺酶降解的能力,对头孢哌酮产生明显的增效作用。

静脉注射本品(1g 头孢哌酮、1g 舒巴坦)5 分钟后,头孢哌酮和舒巴坦的平均血药峰浓度（C_{max}）分别为 236.8mg/L 和 130.2mg/L，血浆蛋白结合率分别为 70%~93% 和 38%，消除半衰期（$t_{1/2}$）分别为 1.7 小时和 1 小时。

本品广泛分布于体内各组织体液中，包括胆汁、皮肤、阑尾、输卵管、卵巢、子宫等。该药主要经肾排泄，所给剂量约 25% 头孢哌酮和 84% 舒巴坦随尿排泄，余下的大部分头孢哌酮经胆汁排泄。多次给药后两种成分的药动学参数无明显变化，每 8~12 小时给药 1 次，未发现药物蓄积作用。

【适应证】用于敏感菌所致的呼吸道感染、泌尿道感染、腹膜炎、胆囊炎、胆管炎和其他腹腔内感染、败血症、脑膜炎、皮肤软组织感染、骨骼及关节感染、盆腔炎、子宫内膜炎、淋病及其他生殖系统感染。

【剂量】

1. 通用剂量　常用量一日 2~4g，严重或难治性感染可增至一日 8g。分等量每 12 小时静脉滴注 1 次。舒巴坦每日最高剂量不超过 4g。

2. 儿科剂量　常用量一日 40~80mg/kg，等分 2~4 次静脉滴注。严重或难治性感染可增至一日 160mg/kg。等分 2~4 次静脉滴注。新生儿出生第一周内，应每隔 12 小时给药 1 次。舒巴坦每日最高剂量不超过 80mg/kg。

3. 剂量调整　头孢哌酮主要经胆汁排泄。当患者有肝脏疾病和 / 或胆道梗阻时，头孢哌酮的血清半衰期通常延长并且由尿中排出的药量会增加。即使患者有严重肝功能障碍时，头孢哌酮在胆汁中仍能达到治疗浓度并且其半衰期仅延长 2~4 倍。遇到严重胆道梗阻、严重肝脏疾病或同时合并肾功能障碍时，可能需要调整用药剂量。同时合并有肝功能障碍和肾功能损害的患者，应监测头孢哌酮的血清浓度，根据需要调整用药剂量。对这些患者如未密切监测本品的血清浓度，头孢哌酮的每日剂量不应超过 2g。

肾功能明显降低的患者（内生肌酐清除率 <30ml/min）舒巴坦清除减少，应调整头孢哌酮 / 舒巴坦的用药方案。内生肌酐清除率为 15~30ml/min 的患者每日舒巴坦的最高剂量为 2g，分等量，每 12 小时注射 1 次。内生肌酐清除率 <15ml/min 的患者每日舒巴坦的最高剂量为 1g，分等量，每 12 小时注射 1 次。遇严重感染，必要时可单独增加头孢哌酮的用量。在血液透析患者中，舒巴坦的药代动力学特性有明显改变。头孢哌酮在血液透析患者中的血清半衰期轻微缩短。因此，应在血液透析结束后给药。

【加药调配】

1. 药物溶解　每瓶头孢哌酮 / 舒巴坦 1.0g 可用 3.4ml 稀释液溶解，然后再用上述相同溶液稀释至 20ml，最高终浓度为 250mg/ml（以头孢哌酮计）。

2. 药物稀释　用同一溶媒稀释至 50~100ml 供静脉滴注。

3. 成品输液外观检查　应澄清无色，无可见异物。

4. 成品输液的储存　本品宜新鲜配制，溶解后置于冷处保存。

5. 成品输液的稳定性　置于冷处可保存 24 小时。

【用法】

1. 给药途径　本品应单独静脉滴注。

2. 滴速　0.5~1 小时。

3. 冲管　如需与氨基糖苷类抗生素联合使用,可按顺序分别静脉滴注这两种药物。滴注时应使用不同的静脉输液管,或用稀释液充分冲洗使用过的静脉输液管。

【相容性】

1. 相容药物　本品在头孢哌酮和舒巴坦分别为 10~250mg/ml 和 5~125mg/ml 浓度范围内,可与注射用水、5% 葡萄糖注射液、0.9% 氯化钠注射液、5% 葡萄糖和 0.225% 氯化钠注射液、5% 葡萄糖和 0.9% 氯化钠注射液等配伍。相容药物还包括呋塞米、阿托品、东莨菪碱等。

2. 不相容药物　本品与下列药物存在配伍禁忌:乳酸钠林格注射液、10% 葡萄糖注射液、氨甲苯酸、地西泮、盐酸利多卡因注射液、多西环素、甲氯芬酯、阿马林、盐酸羟嗪、普鲁卡因胺、氨茶碱、丙氯拉嗪、细胞色素 C、喷他佐辛、抑肽酶等。

【药物相互作用】

1. 与氨基糖苷类抗生素(庆大霉素和妥布霉素)联合应用对肠杆菌科细菌和铜绿假单胞菌的某些敏感菌株有协同作用。

2. 与下列药物同时应用时,可能引起出血。抗凝药肝素、香豆素、溶栓药、非甾体抗炎镇痛药(尤其是阿司匹林、二氟尼柳或其他水杨酸制剂)及磺吡酮等。

【禁忌证】已知对青霉素类、舒巴坦、头孢哌酮及其他头孢菌素类抗生素过敏或对本品成分有休克史者禁用。对本品成分或头孢类药品有超敏反应史的患者,一般情况下,禁止使用本品,如果确实需要使用,应谨慎给药。

【注意事项】

1. 如应用本品时,一旦发生过敏反应,需立即停药。如发生过敏性休克,需立即就地抢救,保持呼吸道通畅并予以肾上腺素、吸氧、糖皮质激素及抗组胺药等紧急措施。

2. 肝、肾功能减退及严重胆道梗阻的患者,使用本品时需调整用药剂量与给药间期,并应监测血药浓度。

3. 部分患者用本品治疗可引起维生素 K 缺乏和低凝血酶原血症,用药期间应进行出血时间、凝血酶原时间监测。同时应用维生素 K_1 可防止出血现象的发生。

4. 在使用本品进行较长时间治疗时,应定期检查患者肝、肾、血液等系统功能。对于新生儿,尤其是早产儿和其他婴儿特别重要。同时也应防止引起二重感染。

5. 患者在应用本品时应避免饮用含有酒精的饮料,也应避免如鼻饲等胃肠外给予含酒精成分的高营养制剂。

6. 与氨基糖苷类抗生素联合应用时,应注意监测肾功能变化。

7. 对诊断的干扰 用硫酸铜法进行尿糖测定时可出现假阳性反应,直接库姆斯试验阳性反应。产妇临产前应用本品,新生儿此试验亦可为阳性。偶有碱性磷酸酶、血清谷丙转氨酶、血清谷草转氨酶、血清肌酐和血尿素氮增高症状。

【不良反应】

1. 胃肠道反应 如稀便或轻度腹泻、恶心、呕吐等。

2. 过敏反应 斑丘疹、荨麻疹、嗜酸性粒细胞增多、药物热。这些过敏反应易发生在有过敏史,特别是对青霉素过敏的患者中。

3. 血液系统 中性粒细胞减少症、血红蛋白减少、血小板减少、低凝血酶原血症、嗜酸性粒细胞增多等。

4. 实验室检查 谷丙转氨酶、谷草转氨酶、碱性磷酸酶和血胆红素增高,尿素氮或肌酐升高,多呈一过性。

5. 其他反应 头痛、发热、寒战、注射部位疼痛及静脉炎、菌落失调等。

【过量解救】有关人体发生头孢哌酮钠和舒巴坦钠急性中毒的资料很少。预期本品药物过量所出现的临床表现主要是那些已被报道的不良反应的扩大。脑脊液中高浓度的 β- 内酰胺类抗生素可引起中枢神经系统不良反应,如抽搐等。由于头孢哌酮和舒巴坦均可通过血液透析从血循环中被清除,因此如肾功能损害的患者发生药物过量情况,血液透析治疗可增加本品从体内的排出。

△头孢米诺

【中文名称】注射用头孢米诺钠。

【英文名称】Cefminox Sodium for Injection。

【性状】本品为白色至微黄色结晶性粉末。

【pH 值】4.5~6.0(50mg/ml)。

【储存】25℃以下,避光保存。

【药理作用】头孢米诺对革兰氏阳性菌及革兰氏阴性菌显示广泛抗菌活性,尤其对大肠埃希菌、克雷伯菌属、流感杆菌、变形杆菌属及脆弱拟杆菌有很强抗菌力。对细菌增殖期及稳定期初期均显示具有抗菌作用,低于 MIC 浓度也有杀菌作用,短时间内溶菌。体内抗菌力比 MIC 的预测更强。对大肠埃希菌、变形杆菌、脆弱拟杆菌等各种细菌产生的 β- 内酰胺酶稳定。

本品对 β- 内酰胺类抗生素通常作用点的青霉素结合蛋白显示很强亲和性，不仅抑制细胞壁合成，并与肽聚糖结合，抑制肽聚糖与脂蛋白结合以促进溶菌，在短时间内显示很强杀菌力。

本品对肾功能正常成人显示剂量依赖性，其平均血浆消除半衰期为 2.5 小时。本品在慢性支气管炎患者的咳痰中，腹膜炎患者的腹水中及其他患者的胆汁、子宫内膜、卵巢、输卵管中均能达到治疗浓度。

本品在人体内未见具有抗菌活性的代谢物。主要从肾排泄，12 小时内尿中排泄率约为 90%。不同程度的肾功能不全患者其消除半衰期延长，肾功能重度损害者（Ccr<10ml/min）24 小时内约为 10%，中度损害者（Ccr=48ml/min）6 小时内约为 50%、12 小时内约为 63%。

【适应证】本品可用于治疗敏感细菌引起的感染。①呼吸系统感染：扁桃体炎、扁桃体周围脓肿、支气管炎、细支气管炎、支气管扩张症（感染时）、慢性呼吸道疾患继发感染、肺炎、肺化脓症；②泌尿系统感染：肾盂肾炎、膀胱炎；③腹腔感染：胆囊炎、胆管炎、腹膜炎；④盆腔感染：盆腔腹膜炎、子宫附件炎、子宫内感染、盆腔死腔炎、子宫旁组织炎；⑤败血症。

【剂量】

1. 通用剂量　成人每次 1g（效价），1 日 2 次静脉注射或静脉滴注给药，可随年龄及症状适宜增减；对于败血症、难治性或重症感染症，1 日可增至 6g（效价），分 3~4 次静脉给药。

2. 儿科剂量　儿童按体重计每次 20mg（效价）/kg，1 日 3~4 次静脉注射或静脉滴注给药。

【加药调配】

1. 药物溶解　每 0.25g 药物可用 5ml 灭菌注射用水、5%~10% 葡萄糖注射液或 0.9% 氯化钠注射液溶解。

2. 药物稀释

（1）静脉注射，无须稀释。

（2）静脉滴注，用 100~500ml 5%~10% 葡萄糖注射液或 0.9% 氯化钠注射液稀释。

3. 成品输液外观检查　溶液颜色为无色澄清液体。

4. 成品输液的储存　为了符合制剂的管理要求，本品应临用时配制，溶解后应尽快使用。如果不能实现，可于室温或冰箱保存。

5. 成品输液的稳定性　室温保存应在 12 小时以内使用；冰箱保存在 24 小时以内使用。

【用法】

1. 给药途径 静脉注射、静脉滴注。

2. 滴速 静脉注射为 5 分钟;静脉滴注为 1~2 小时。

【相容性】

1. 相容药物 葡萄糖溶液或电解质溶液。

2. 不相容药物 与氨茶碱水合物、磷酸吡哆醛水合物配伍,会降低效价或着色,故不得配伍。另外,与呋喃硫胺、硫辛酸、氢化可的松琥珀酸钠及腺苷钴胺配伍,随时间延长会发生改变,故配伍后应尽快使用。

【药物相互作用】

1. 利尿剂(呋塞米等) 有可能增加肾毒性。

2. 酒精 有可能出现双硫仑样反应(颜面潮红、心悸、眩晕、头痛、恶心等),故给药期间及给药后至少 1 周内应避免饮酒。

【禁忌证】

1. 对本品或成分或头孢烯类抗生素过敏者禁用。

2. 对本品或成分或头孢烯类抗生素有过敏既往史者,建议禁用,必要时慎用。

【注意事项】

1. 注意事项

(1)对青霉素类抗生素有过敏症既往史患者慎用。

(2)本人或双亲、兄弟有易引起支气管哮喘、皮疹、荨麻疹等过敏症状体质患者慎用。

(3)严重肾损害患者(持续高血药浓度)慎用。

(4)对于高龄者,应注意下述内容及用量和给药间隔,并观察患者状态,慎重给药:①高龄者多见生理功能降低,易出现副作用。②高龄者会出现维生素 K 缺乏引起的出血倾向。

(5)经口摄食不足患者或非经口维持营养患者、全身状态不良患者(有时会出现维生素 K 缺乏症状,故应注意观察)慎用。

2. 特殊警示 有可能引起休克,故应仔细问诊。事前应做皮肤试敏反应;应做好出现休克时的急救处置准备。另外,给药后应使患者保持安静状态并注意观察。饮酒有时会引起颜面潮红、心悸、眩晕、头痛、恶心等,故给药期间及给药后至少 1 周内应避免饮酒。

【不良反应】

1. 严重不良反应 ①休克;②全血细胞减少症;③假膜性小肠结肠炎等伴有血便的严重大肠炎。

2. 其他不良反应 ①过敏症;②肾脏:BUN 上升、血肌酐上升、少尿、蛋白尿等肾损害现象;③血液:粒细胞减少、嗜酸性粒细胞增多、红细胞减少、血细胞比容值降低、血红蛋白减少、血小板减少、凝血酶原时间延长等;④肝脏:GOT、GPT、ALP 上升,偶出现 γ-GTP、LAP、LDH、胆红素上升等及黄疸;⑤消化道:腹泻、恶心、呕吐、食欲缺乏等;⑥菌群交替症;⑦维生素缺乏症;⑧其他。

△头孢唑肟

【中文名称】注射用头孢唑肟钠。

【英文名称】Ceftizoxime Sodium for Injection。

【性状】本品为白色至淡黄色结晶、结晶性或颗粒状粉末。

【pH 值】6.0~8.0(0.1g/ml 的水溶液)。

【储存】密封,在凉暗(避光并不超过 20℃)干燥处保存。

【药理作用】本品属第三代头孢菌素,具广谱抗菌作用,对多种革兰氏阳性菌和革兰氏阴性菌产生的广谱 β-内酰胺酶(包括青霉素酶和头孢菌素酶)稳定。本品对大肠埃希菌、肺炎克雷伯菌、奇异变形杆菌等肠杆菌科细菌有强大抗菌作用,铜绿假单胞菌等假单胞菌属和不动杆菌属对本品敏感性差。头孢唑肟对流感嗜血杆菌和淋病奈瑟球菌有良好抗菌作用。本品对金黄色葡萄球菌和表皮葡萄球菌的作用较第一代、第二代头孢菌素为差,耐甲氧西林金黄色葡萄球菌和肠球菌属对本品耐药,各种链球菌对本品均高度敏感。消化球菌、消化链球菌和部分拟杆菌属等厌氧菌对本品多呈敏感,艰难梭菌对本品耐药。

本品作用机制为通过抑制细菌细胞壁黏肽的生物合成而达到杀菌作用。

静脉注射本品 2g 或 3g,5 分钟后血药峰浓度(C_{max})分别为 131.8mg/L 和 221.1mg/L。头孢唑肟广泛分布于全身各种组织和体液中,包括胸腔积液、腹水、胆汁、胆囊壁、脑脊液(脑膜有炎症时)、前列腺液和骨组织中均可达治疗浓度。血浆蛋白结合率为 30%。本品消除半衰期($t_{1/2}$)为 1.7 小时。在体内不代谢,24 小时内给药量的 80% 以上以原型经肾排泄,因此,尿液中药物浓度高。丙磺舒可使头孢唑肟的肾清除减少、血药浓度增高。

【适应证】用于治疗敏感菌所致的下呼吸道感染、尿路感染、腹腔感染、盆腔感染、败血症、皮肤软组织感染、骨和关节感染、肺炎链球菌或流感嗜血杆菌所致脑膜炎和单纯性淋病。

【剂量】

1. 通用剂量 一次 1~2g,每 8~12 小时 1 次静脉注射或静脉滴注给药;严重感染者的剂量可增至一次 3~4g,每 8 小时 1 次静脉注射或静脉滴注给药。治疗非复杂性尿路感染时,一次 0.5g,每 12 小时 1 次静脉注射或静脉滴注给药。

2. 儿科剂量 6 个月及 6 个月以上的婴儿和儿童常用量为按体重一次

50mg/kg,每 6~8 小时 1 次静脉注射或静脉滴注给药。

3. 剂量调整 肾功能损害的患者需根据其损害程度调整剂量。在给予 0.5~1g 的首次负荷剂量后,肾功能轻度损害的患者(内生肌酐清除率 Ccr 为 50~79ml/min)常用剂量为一次 0.5g,每 8 小时 1 次,严重感染时一次 0.75~1.5g,每 8 小时 1 次;肾功能中度损害的患者(Ccr 为 5~49ml/min)常用剂量为一次 0.25~0.5g,每 12 小时 1 次,严重感染时一次 0.5~1g,每 12 小时 1 次;肾功能重度损害需透析的患者(Ccr 为 0~4ml/min)常用剂量为一次 0.5g,每 48 小时 1 次或一次 0.25g,每 24 小时 1 次,严重感染时一次 0.5~1g,每 48 小时 1 次或一次 0.5g,每 24 小时 1 次。血液透析患者透析后可不追加剂量,但需按上述给药剂量和时间,在透析结束时给药。

【加药调配】

1. 药物溶解 本品 0.75g 用注射用水、0.9% 氯化钠注射液、5% 葡萄糖注射液 3ml 溶解。

2. 药物稀释 本品可用 0.9% 氯化钠注射液、5% 葡萄糖注射液、10% 葡萄糖注射液、电解质注射液或氨基酸注射液稀释至 100ml。

3. 成品输液外观检查 配制好的溶液呈无色至琥珀色。

4. 成品输液的储存 避光储存。

5. 成品输液的稳定性 用相容的溶液稀释成的静脉滴注液在室温下 24 小时内保持稳定。

【用法】

1. 给药途径 静脉注射、静脉滴注。

2. 滴速 静脉注射为 3~5 分钟;静脉滴注为 0.5~2 小时。

【相容性】

1. 相容药物 0.9% 氯化钠注射液、5% 葡萄糖注射液、葡萄糖氯化钠注射液、林格注射液。

2. 不相容药物 阿米卡星、庆大霉素、呋塞米、兰索拉唑。

【药物相互作用】虽然尚无本品与其他药物相互作用的报道,但有其他头孢菌素与氨基糖苷类抗生素联合应用时出现肾毒性的报道。

【禁忌证】对本品及其他头孢菌素过敏者禁用。

【注意事项】

1. 拟用本品前必须详细询问患者先前是否有对本品、其他头孢菌素类、青霉素类或其他药物的过敏史,因为在青霉素类和头孢菌素类等 β- 内酰胺类抗生素之间已证实存在交叉过敏反应。在青霉素类抗生素过敏患者中 5%~10% 可对头孢菌素出现交叉过敏反应。因此,有青霉素类过敏史的患者,有指征应用本品时,必须充分权衡利弊后在严密观察下慎用。如以往发生过青霉素休克的患者,则不宜再选用本品。如应用本品时,一旦发生过敏反应,需立即停药。如发生过敏性休克,需立即就地抢救,给予肾上腺素、保持呼吸道通畅、吸氧、给予糖皮质激素及抗组胺药等紧急措施。

2. 对诊断的干扰　库姆斯试验可出现阳性反应。用 Benedict、Fehling 及 Clinitest 试剂检查尿糖可呈假阳性。血清碱性磷酸酶、血尿素氮、谷丙转氨酶、谷草转氨酶或血清乳酸脱氢酶值可增高。

3. 几乎所有的抗生素都可引起假膜性小肠结肠炎,包括头孢唑肟。如在应用过程中发生抗生素相关性肠炎,必须立即停药,采取相应措施。

4. 有胃肠道疾病病史者,特别是结肠炎患者应慎用。易发生支气管哮喘、皮疹、荨麻疹等过敏性体质者慎用。不能很好进食或非经口摄取营养者、高龄者、恶液质等患者应慎用,因为有出现维生素 K 缺乏症的情况。

5. 虽然本品未显示出对肾功能的影响,应用本品时仍应注意肾功能变化,特别对于接受大剂量治疗的重症患者更应注意。

6. 与其他抗生素相仿,过长时间应用本品可能导致不敏感微生物的过度繁殖,需要严密观察,一旦发生二重感染,需采取相应措施。

7. 单次大剂量静脉注射时可引起血管痛、血栓性静脉炎,应尽量减慢注射速度以防其发生。

8. 本品溶解后在室温下放置不宜超过 7 小时,冰箱中放置不宜超过 48 小时。

【不良反应】

1. 有皮疹、瘙痒和药物热等过敏反应,以及腹泻、恶心、呕吐、食欲缺乏等。

2. 碱性磷酸酶、血清转氨酶轻度升高,暂时性血胆红素、血尿素氮和肌酐升高等。

3. 少见贫血(包括溶血性贫血)、白细胞减少、嗜酸性粒细胞增多或血小板减少。

4. 偶见头痛、麻木、眩晕、维生素 K 和维生素 B 缺乏症、过敏性休克。

5. 极少数患者可发生黏膜念珠菌病。

6. 注射部位烧灼感、蜂窝织炎、静脉炎(静脉注射者)、疼痛、硬化和感觉异常等。

△头 孢 吡 肟

【中文名称】注射用盐酸头孢吡肟。

【英文名称】Cefepime Hydrochloride for Injection。

【性状】本品为呈白色或微黄色粉末。

【pH 值】4.0~6.0(100mg/ml 水溶液)。

【储存】遮光、密闭,在干燥凉暗处保存。

【药理作用】头孢吡肟为第四代广谱抗菌药物,其作用机制是抑制细菌细胞壁合成。体外试验表明头孢吡肟对革兰氏阳性和阴性菌均有作用。头孢吡肟对细菌染色体编码的 β- 内酰胺酶亲和力低,高度耐受多数 β- 内酰胺酶的水解,并可迅速渗入革兰氏阴性菌细胞内。在菌体细胞内,头孢吡肟的靶分子为青霉素结合蛋白(PBPs)。

头孢吡肟对各种细菌均呈杀菌作用。体外试验证明头孢吡肟与氨基糖苷类抗生素有协同作用。

1. 头孢吡肟对需氧革兰氏阴性菌中的肠杆菌具有强大抗菌作用,对除肺炎克雷伯菌外的其他克雷伯菌属细菌也有良好抗菌活性,而对除铜绿假单胞菌外的其他假单胞菌和产碱杆菌、硝酸盐阴性杆菌等均具有一定抗菌活性。但嗜麦芽窄食单胞菌对头孢吡肟耐药。

2. 头孢吡肟对多数革兰氏阳性球菌有良好抗菌作用,但对耐甲氧西林的葡萄球菌作用较差。多数肠球菌(如粪肠球菌)和耐甲氧西林葡萄球菌对头孢吡肟耐药。

3. 厌氧菌中的类杆菌(包括产黑色素类杆菌和其他经口感染的类杆菌)、产气荚膜梭状菌、梭状菌、动弯杆菌、消化链球菌和丙酸杆菌对头孢吡肟敏感,但脆弱拟杆菌和艰难梭菌对头孢吡肟耐药。

本品 0.25~2g 静脉单剂量输注,呈线性药代动力学特征,头孢吡肟的平均血浆消除半衰期为(2.0 ± 0.3)小时,机体总清除率为(120.0 ± 8.0)ml/min。头孢吡肟与血浆蛋白的结合率约为 20%,且与血药浓度无关。头孢吡肟平均稳态分布容积为(18.0 ± 2.0)L,在尿液、胆汁、腹膜液、水疱、气管黏膜、痰液、前列腺液、阑尾、胆囊中均能达到治疗浓度,并可通过炎性血脑屏障。

头孢吡肟主要经肾分泌排出。在体内有少量亦可经转化为 N- 甲基吡咯烷(NMP)最后代谢为 N- 甲基吡咯烷氧化物(NMP-N- 氧化物)。头孢吡肟和其代谢产物主要经肾排泄,尿液中头孢吡肟原型为摄入量的 85%,NMP 不足 1%,NMP 氧化物约为 6.8%,头孢吡肟异构体约为 2.5%。亦有少量头孢吡肟可自人体乳腺分泌排出。

2 月龄至 11 岁单剂静脉注射头孢吡肟,机体总清除率和稳态分布容积分别为(3.3 ± 1.0)ml/(min·kg)和(0.3 ± 0.1)L/kg,尿液中头孢吡肟原型为给药量的(60.4 ± 30.4)%,平均肾清除率为(2.0 ± 1.1)ml/(min·kg)。按体重校正,药物清除率和分布容积在儿童性别和年龄间无差异。儿童按体重 50mg/kg,每 12 小时给药 1 次,未见药物蓄积,而每 8 小时给药 1 次,稳态时的 C_{max}、AUC 和半衰期约增加 15%。儿童按体重 50mg/kg 静脉注射的 AUC 与成人 2g 静脉给药的暴露量相当。

65 岁和 65 岁以上的老年人给予头孢吡肟,药物总清除率下降。肾功能不全患者中头孢吡肟的总清除率与肾肌酐清除率相关。需接受血液透析的患者中,头孢吡肟的平均消除半衰期为（13.5±2.7）小时,需持续腹膜透析的患者中,半衰期为（19.0±2.0）小时。因此,肾功能不全患者使用本品应注意调整剂量或/和给药间期。

肝功能不全患者中,头孢吡肟药代动力学无改变,这些患者无须调整剂量。

【适应证】本品可用于治疗成人和 2 月龄至 16 岁儿童患有上述敏感细菌引起的中度至重度感染。包括下呼吸道感染（肺炎和支气管炎）、单纯性和复杂性尿路感染（包括肾盂肾炎）、非复杂性皮肤和皮肤软组织感染、复杂性腹腔内感染（包括腹膜炎和胆道感染）、妇产科感染、败血症、中性粒细胞减少症伴发热患者的经验治疗、腹腔手术患者的预防性用药、儿童细菌性脑脊髓膜炎。

怀疑有细菌感染时应进行细菌培养和药敏试验,但是因为头孢吡肟是革兰氏阳性和革兰氏阴性菌的广谱杀菌剂,故在药敏试验结果揭晓前可开始头孢吡肟单药治疗。对疑有厌氧菌混合感染时,建议合用其他抗厌氧菌药物,如甲硝唑进行初始治疗。一旦细菌培养和药敏试验结果揭晓,应及时调整治疗方案。

【剂量】

1. 通用剂量　成人和 16 岁以上儿童或体重为 40kg 或 40kg 以上儿童患者,可根据病情,每次 1~2g,每 12 小时 1 次,静脉滴注,疗程为 7~10 天;轻度及中度尿路感染,每次 0.5~1g,静脉滴注,疗程为 7~10 天;重度尿路感染,每次 2g,每 12 小时 1 次,静脉滴注,疗程为 10 天;对于严重感染并危及生命时,可以每 8 小时 2g,静脉滴注;用于中性粒细胞减少伴发热的经验治疗,每次 2g,每 8 小时 1 次,静脉滴注,疗程为 7~10 天或至中性粒细胞减少缓解。

2. 儿科剂量　2 月龄至 12 岁儿童,最大剂量不可超过成人的剂量（即每次 2g 剂量）。体重超过 40kg 的儿童剂量,可使用成人剂量。一般可按体重 40mg/kg 给药,每 12 小时 1 次,静脉滴注,疗程为 7~14 天;对细菌性脑脊髓膜炎儿童患者,可按体重 50mg/kg 给药,每 8 小时 1 次,静脉滴注;对儿童中性粒细胞减少伴发热经验治疗的常用剂量为按体重 50mg/kg 给药,每 12 小时 1 次（中性粒细胞减少伴发热的治疗为每 8 小时 1 次）,疗程与成人相同。对于 2 月龄以下的婴儿经验有限,可按体重 50mg/kg 给药。然而 2 月龄以上的婴儿及儿童患者的资料表明按体重 30mg/kg,每 8 小时或每 12 小时给药 1 次对于 1~2 月龄婴儿患者已经足够。对 2 月龄以下婴儿应谨慎使用本品。

3. 剂量调整

（1）对肾功能不全患者,如内生肌酐清除率低于（含）60ml/min,则应调节本品用量,弥补这些患者减慢的肾清除速率。这些患者使用头孢吡肟的初始剂量与肾功能正常的患者相同,维持剂量和给药间隔时间见表1-5。

表1-5 肾功能不全成人患者头孢吡肟的推荐维持给药方案

内生肌酐清除率 / (ml/min)	头孢吡肟的推荐维持给药方案			
>60,正常给药方案	每次 0.5g, 每 12 小时 1 次	每次 1g, 每 12 小时 1 次	每次 2g, 每 12 小时 1 次	每次 2g, 每 8 小时 1 次
30~60	每次 0.5g, 每 24 小时 1 次	每次 1g, 每 24 小时 1 次	每次 2g, 每 24 小时 1 次	每次 2g, 每 12 小时 1 次
11~29	每次 0.5g, 每 24 小时 1 次	每次 0.5g, 每 24 小时 1 次	每次 1g, 每 24 小时 1 次	每次 2g, 每 24 小时 1 次
<11	每次 0.25g, 每 24 小时 1 次	每次 0.25g, 每 24 小时 1 次	每次 0.5g, 每 24 小时 1 次	每次 1g, 每 24 小时 1 次
血液透析患者	每次 0.5g, 每 24 小时 1 次	每次 0.5g, 每 24 小时 1 次	每次 0.5g, 每 24 小时 1 次	每次 0.5g, 每 24 小时 1 次

血液透析患者在治疗第一天可给予负荷剂量 1g,以后每日 0.5g。透析日,头孢吡肟应在透析结束后使用。每日给药时间尽可能相同。头孢吡肟治疗同时需进行血液透析的患者,在透析开始 3 小时,约 68% 药物可被清除。血液透析患者的头孢吡肟剂量见表1-5。接受持续性腹膜透析患者应每隔 48 小时给予常规剂量。尚无肾功能不全的儿童患者使用头孢吡肟的资料。但是,由于成人和儿童的头孢吡肟药代动力学相似,肾功能不全儿童患者头孢吡肟的用法与成人类似。

(2)术前预防性给药(成年人)进行腹腔手术的患者在术前给予本品,预防术后感染发生,推荐剂量为,在手术开始前 60 分钟,单次静脉滴注 2g(经 30 分钟滴注完毕)。在滴注完成后,应立即单次静脉滴注 500mg 甲硝唑。甲硝唑输液的配制应参照该产品的药品说明书。如果距离预防性给药的时间已经超过了 12 小时,但手术仍在继续,则应该在首次预防性给药 12 小时后第 2 次给予本品,之后再次给予甲硝唑。

【加药调配】

1. 药物溶解 本品每 0.5g 用 5ml 相容溶液溶解(灭菌注射用水、5% 葡萄糖注射液或 0.9% 氯化钠注射液)溶解。

2. 药物稀释

(1)静脉注射,无须稀释;

(2)静脉滴注,本品 1~2g 用下列注射液,如 0.9% 氯化钠注射液、5% 或

10% 葡萄糖注射液、M/6 乳酸钠注射液、5% 葡萄糖和 0.9% 氯化钠混合注射液、乳酸钠林格注射液 50~100ml 稀释。药物浓度不应超过 40mg/ml。

3. 成品输液外观检查　溶液颜色呈无色至琥珀色,根据浓度、稀释液及贮藏条件而定。按照建议使用时,产品的药效不会受颜色差异的影响。

4. 成品输液的储存　为了符合制剂的管理要求,最好使用新配制的注射液。如果不能实现,可在室温(20~25℃)或 2~8℃冰箱里保存。

5. 成品输液的稳定性　配制好的注射剂在室温可存放 24 小时保持药效;存放在 2~8℃冰箱中保存 7 天可保持药效。

【用法】

1. 给药途径　静脉注射、静脉滴注。

2. 滴速　静脉注射的注射时间为 3~5 分钟;静脉滴注的输液滴注时间为 0.5 小时。

3. 冲管　由于存在配伍禁忌,本品和甲硝唑不能在同一输液容器中混合,建议在输注甲硝唑前,先用可以与之配伍的液体冲洗输液管。

【相容性】

1. 相容药物　0.9% 氯化钠注射液、5% 或 10% 葡萄糖注射液、M/6 乳酸钠注射液、5% 葡萄糖和 0.9% 氯化钠混合注射液、乳酸钠林格和 5% 葡萄糖混合注射液中。

2. 不相容药物　头孢吡肟忌与下列药物配伍:氨苄西林、氨苄西林钠氯唑西林钠、头孢拉定、头孢西丁、头孢呋辛、头孢地嗪、亚胺培南西司他丁钠、哌拉西林钠他唑巴坦钠、硫酸妥布霉素、硫酸西索米星、硫酸依替米星、乳糖酸红霉素、盐酸四环素、氯霉素、琥珀氯霉素、盐酸林可霉素、盐酸去甲万古霉素、氧氟沙星、乳酸环丙沙星、甲硝唑、甲硝唑葡萄糖、两性霉素 B、硝酸咪康唑、阿昔洛韦、更昔洛韦、氯化钙、葡萄糖酸钙、碳酸氢钠、氨丁三醇。

【药物相互作用】和多数 β- 内酰胺类抗生素一样,由于药物的相互作用,头孢吡肟溶液不可加至甲硝唑、万古霉素、庆大霉素、妥布霉素或硫酸奈替米星、氨茶碱溶液中。头孢吡肟浓度超过 40mg/ml 时,不可加至氨苄青霉素溶液中。

【禁忌证】本品禁用于对头孢吡肟或 L- 精氨酸、头孢菌素类药物、青霉素或其他 β- 内酰胺类抗菌药有即刻过敏反应的患者。

【注意事项】

1. 使用本品前,应该确定患者是否有头孢吡肟、其他头孢菌素类药物、青霉素或其他 β- 内酰胺类抗菌药过敏史。对于任何有过敏史,特别是药物过敏史的患者应谨慎。若有过敏反应发生,需立即停药并给予适当的治疗。

2. 与其他头孢菌素类抗生素类似,头孢吡肟可能会引起凝血酶原活性下降。对于存在引起凝血酶原活性下降危险因素的患者,如肝、肾功能不全,营养不良以及延长抗菌治疗的患者应监测凝血酶原时间,必要时给予外源性维生素 K。

3. 本品所含精氨酸,在所用剂量为最大推荐剂量的 33 倍时会引起葡萄糖代谢紊乱和一过性血钾升高,较低剂量时精氨酸的影响尚不明确。

4. 对肾功能不全(内生肌酐清除率≤60ml/min)或其他可能损害肾功能的疾病而导致尿量减少的患者,应根据肾功能调整本品剂量或给药间隔时间,以弥补这些患者减慢的肾清除速率。对于肾功能不全或患有其他可能损伤肾功能疾病的患者,当给予正常剂量的本品后,会出现血清中抗生素浓度升高和存在时间延长,因此应降低维持剂量。应根据肾功能损伤的程度、感染的严重程度以及致病微生物的敏感性确定连续用药的剂量。在上市后的监测期间,报告的危及生命或致死的严重不良事件包括脑病(包括意识模糊、幻觉、木僵和昏迷在内的意识障碍)、肌痉挛和癫痫。这些不良事件大部分发生在肾功能不全的患者中,患者接受头孢吡肟的剂量超过了推荐剂量。但是,有少数的患者按照肾功能进行了剂量调整后,在治疗过程中仍发生了上述的不良事件。一般而言,患者出现的神经毒性症状在停用头孢吡肟和 / 或血液透析后均可缓解,但仍有少数病例出现致命的结果。

5. 本品与氨基糖苷类药物或强效利尿剂合用时,应加强临床观察,并监测肾功能,避免引发氨基糖苷类药物的肾毒性或耳毒性作用。

6. 与其他的抗微生物药物一样,长期使用本品可能会导致不敏感微生物的过度生长。因此,必须对患者的状况进行反复的评价。一旦在治疗期间发生双重感染,应该采取适当的措施。

7. 包括注射用头孢吡肟在内的几乎所有的抗生素在应用中都曾有过艰难梭菌相关性腹泻(Clostridium difficile associated diarrhea,CDAD)的报道,其严重程度从轻度腹泻到致死性的结肠炎不等。抗菌药物治疗会改变患者结肠部位的正常菌群,导致艰难梭菌过度生长。

艰难梭菌产生的毒素 A 和毒素 B 是导致艰难梭菌相关性腹泻(CDAD)发生的原因。艰难梭菌中产生高水平毒素的菌株可引起 CDAD 发病率和死亡率升高,由于这些感染属于抗微生物药物难治性感染,所以可能需要对此类患者进行结肠切除术。

凡在使用抗生素后出现腹泻的患者,都必须考虑发生 CDAD 的可能性。曾有文献报告,在抗菌药物治疗结束 2 个月后发生 CDAD,因此,在进行 CDAD 鉴别时需要认真了解患者的病史。一旦怀疑或者确认患者发生了 CDAD,可能需要停止患者正在接受的抗生素治疗(对艰难梭菌有直接抑制作用的抗生素除外)。同时应根据临床指征,对患者进行适当的液体和电解质管理,补充蛋白的同时使用抗生素治疗艰难梭菌感染并进行手术评估。

【不良反应】通常本品耐受性良好,不良反应轻微且多为短暂性,因不良反应而终止治疗者少见。

临床试验中报告的最常见不良事件是过敏反应(皮疹、瘙痒和荨麻疹)、胃肠道症状(如恶心、呕吐、口腔念珠菌感染、腹泻和肠炎)、中枢神经症状(如头痛)、其他症状(如发热、阴道炎和红斑)。

不良反应还包括腹痛、便秘、血管扩张、呼吸困难、头晕、感觉异常、外阴瘙痒、味觉异常、寒战和念珠菌病(未特指)、癫痫、静脉炎和炎症。

婴儿和儿童的安全性资料与成人相似。临床试验中报告频率最高的不良事件是皮疹。

与其他同类药物一样,本品在上市后,也曾报告过脑病(包括意识模糊、幻觉、木僵和昏迷在内的意识障碍)、癫痫、肌痉挛和 / 或肾功能衰竭等不良反应。这些不良事件大部分发生在肾功能不全的患者中且接受头孢吡肟的剂量超过了推荐剂量。如发生与治疗有关的癫痫,应停止用药,必要时,应进行抗惊厥治疗。本品治疗儿童脑膜炎患者,偶有惊厥、嗜睡、神经紧张和头痛,这些症状主要是因脑膜炎引起,与本品无明显关系。

与其他头孢菌素类抗生素类似,本品上市后,也曾报告过过敏反应(包括过敏性休克)一过性的白细胞减少、粒细胞减少、血小板减少的病例。

实验室检查基线值正常的患者在临床试验期间发生检查值异常为一过性。包括谷丙转氨酶升高、谷草转氨酶升高、碱性磷酸酶水平升高、总胆红素水平升高、贫血、嗜酸性粒细胞增多、凝血酶原时间延长、部分凝血活酶时间延长、未发生溶血情况下的库姆斯试验阳性、血钾升高、血钙降低、血磷升高或减少。有 0.5%~1% 的患者发生了暂时性的血尿素氮和 / 或血清肌酐水平升高以及暂时性的血小板减少。此外还发生了一过性的粒细胞减少症和中性粒细胞减少症。

头孢菌素类抗生素还可引起史 - 约综合征、多形性红斑、毒性表皮坏死、肾功能紊乱、毒性肾病、再生障碍性贫血、溶血性贫血、出血及假阳性糖尿。

【过量解救】用药过量患者,应仔细观察并使用支持疗法,并用血液透析治疗促进药物的排出,而不宜采用腹膜透析。在血液透析开始的 3 小时内,体内 68% 的头孢吡肟可排出。

(三)其他 β- 内酰胺类

△拉 氧 头 孢

【中文名称】注射用拉氧头孢钠。

【英文名称】Latamoxef Sodium for Injection。

【性状】本品为白色至淡黄色粉末或块状物;无臭,有引湿性。

【pH 值】5.0~7.0(0.1g/ml 的水溶液)。

【储存】遮光、密封,在阴凉干燥处保存。

【药理作用】拉氧头孢是一种氧头孢菌素抗菌药,以二钠盐形式采用肌内注射或静脉滴注方式治疗敏感菌感染。它与头孢菌素的区别在于 7- 氨基头孢烷酸核的硫原子由氧原子替代。类似于头孢孟多,具有 N- 甲基硫四氮唑侧链,可导致血中凝血酶原降低。拉氧头孢的抗菌活性类似于第三代头孢菌素头孢噻肟,对革兰氏阳性菌的作用稍弱,对脆弱拟杆菌的作用更强。

据国外文献报道,肾功能正常成人静脉注射 0.5g 本品,半衰期为 95 分钟,静脉注射 1g 的半衰期为 87 分钟;静脉滴注 0.5g/2h 的半衰期为 154 分钟,静脉滴注 1g/h 的半衰期为 111 分钟,1g/2h 的半衰期为 119 分钟。成人血药浓度:0.5g、1g 本品静脉注射 145 分钟后分别为 44.3μg/ml 和 105.2μg/ml,给药后主要经肾排泄,静脉注射和静脉滴注后 2 小时尿排泄率基本为 40%~60%,12 小时为 93%~99%。给药后药物可分布到胆汁、腹水、脑脊液、痰、脐带血、羊水、子宫及附件等各种体液及各脏器组织中,乳汁中基本不出现。本品在体内不被代谢。

【适应证】用于敏感菌引起的各种感染症,如败血症,脑膜炎,呼吸系统感染症(肺炎、支气管炎、支气管扩张症、肺化脓症、脓胸等),消化系统感染症(胆道炎、胆囊炎等),腹腔内感染症(肝脓疡、腹膜炎等),泌尿系统及生殖系统感染症(肾盂肾炎、膀胱炎、尿道炎、淋病、副睾炎、子宫内感染、子宫附件炎、盆腔炎等),皮肤及软组织感染,骨和关节感染及创伤感染。

【剂量】

1. 通用剂量 成人每日 1~2g,分 2 次静脉注射或静脉滴注给药。

2. 儿科剂量 儿童每日 40~80mg/kg,分 2~4 次静脉注射或静脉滴注给药,并依年龄、体重、症状适当增减。低体重初生儿慎用。

3. 剂量调整 难治性或严重感染时,成人增加至每日 4g,儿童每日 150mg/kg,分 2~4 次给药。

【加药调配】

1. 药物溶解

(1)静脉注射,本品 0.5g 以 4ml 以上的灭菌注射用水、5% 葡萄糖注射液或 0.9% 氯化钠注射液充分摇匀,使之完全溶解;

(2)静脉滴注,1g 溶于 4ml 注射用水中。

2. 药物稀释

(1)静脉注射,无须稀释;

（2）静脉滴注,稀释于 100~250ml 0.9% 的氯化钠注射液或 5%~10% 的葡萄糖注射液。

3. 成品输液外观检查　检查成品输液的外观,正常状态下应为澄明无异物。

4. 成品输液的储存　溶解后,尽快使用,需保存时,可室温或冰箱保存。

5. 成品输液的稳定性　冰箱内保存于 72 小时以内,室温保存于 24 小时以内使用。

【用法】

1. 给药途径　静脉注射、静脉滴注。

2. 滴速　静脉注射为 5~10 分钟;静脉滴注为 0.5~1 小时。

【相容性】

1. 相容药物　0.9% 氯化钠溶液、5% 葡萄糖注射液、10% 葡萄糖注射液、复方氨基酸和灭菌注射用水。

2. 不相容药物　阿米卡星、氯霉素、哌拉西林、庆大霉素、拉贝洛尔。

【药物相互作用】

1. 本品与抗凝血药物如肝素等,以及影响血小板聚集药物如阿司匹林、二氟尼柳（Diflunisal）等合用可增加出血倾向。

2. 本品不宜与强效利尿剂同时应用,以免增加肾毒性。

【禁忌证】对本品及头孢菌素类有过敏反应史者禁用。

【注意事项】

1. 对青霉素过敏者、肾功能损害者慎用。

2. 静脉内大量注射,应选择合适部位,并缓慢注射,以减轻对管壁的刺激及减少静脉炎的发生。

【不良反应】

1. 本品不良反应轻微,很少发生过敏性休克,主要有发疹、荨麻疹、瘙痒、恶心、呕吐、腹泻、腹痛等症状,偶有转氨酶（GPT、GOT）升高现象,停药后均可自行消失。

2. 严重出血偶有报道,可予维生素 K 预防,推荐治疗过程中监测出血时间。除降低凝血酶原之外,血小板功能的抑制及罕见的免疫介导的血小板减少症可能对止血治疗有干扰。

3. 与含甲硫四唑的头孢菌素相似,拉氧头孢与酒精合用也可引起双硫仑样反应。

△头 孢 美 唑

【中文名称】注射用头孢美唑钠。

【英文名称】Cefmetazole Sodium for Injection。

【性状】本品为白色至微黄色粉末。

【pH 值】4.2~6.2（10% 的水溶液）。

【储存】密封，在凉暗（避光且不超过 20℃）干燥处保存。

【药理作用】头孢美唑钠对 β- 内酰胺酶高度稳定，对产 β- 内酰胺酶以及不产 β- 内酰胺酶的敏感菌具有相同的强的抗菌活性。对金黄色葡萄球菌、大肠埃希菌、肺炎杆菌、奇异变形杆菌属有良好的抗菌作用，而且对耐头孢菌素及耐青霉素类抗生素的普通变形杆菌、摩氏摩根菌、斯氏普鲁威登菌也有很强的抗菌活性。另外对消化链球菌及拟杆菌属、普雷沃菌属（双路普雷沃菌除外）等厌氧菌也显示出很强的抗菌作用。

健康成人静脉滴注头孢美唑钠 1g/h，血药浓度在滴注结束时达峰值，平均值为 76.2μg/ml，6 小时后为 2.7μg/ml，血药浓度半衰期为 1.2 小时左右、血药浓度和给药剂量呈相关性。当头孢美唑钠血药浓度为 100μg/ml 时，其血浆蛋白结合率是 84.8%，高浓度分布于痰液、腹水、腹腔渗出液、胆囊壁、胆汁、子宫、卵巢、输卵管、盆腔积液、颌骨、上颌窦黏膜、牙龈等。另外，也分布于羊水、脐带血、肾（皮质及髓质），但几乎不分布于乳汁中。头孢美唑钠在体内不代谢，大部分以具有抗菌活性的原型状态从尿中排泄。6 小时内尿中回收率为 85%~92%，代谢率高。

【适应证】本品适用于治疗由对头孢美唑钠敏感的金黄色葡萄球菌、大肠埃希菌、肺炎克雷伯菌、变形杆菌属、摩氏摩根菌、斯氏普鲁威登菌、消化链球菌属、拟杆菌属、普雷沃菌属（双路普雷沃菌除外）所引起的感染，如败血症、急性支气管炎、肺炎、肺脓肿、脓胸、慢性呼吸道疾病继发感染、膀胱炎、肾盂肾炎、腹膜炎、胆囊炎、胆管炎、前庭大腺炎、子宫内感染、子宫附件炎、子宫旁组织炎、颌骨周围蜂窝织炎、颌炎。

【剂量】

1. 通用剂量　成人每日 1~2g，分 2 次静脉注射或静脉滴注给药。

2. 儿科剂量　按体重每日 25~100mg/kg，分 2~4 次静脉注射或静脉滴注给药。

另外，难治性或严重感染，可随症状不同将每日剂量成人增至 4g、儿童增至 150mg/kg（按体重），分 2~4 次给药。

3. 剂量调整　严重肾功能损害患者，应适当调节给药剂量及给药间隔等，慎重用药。

【加药调配】

1. 药物溶解

（1）静脉注射，本品 1g 溶于 10ml 注射用蒸馏水、0.9% 氯化钠注射液或葡萄糖注射液中。

（2）静脉滴注,本品 1g 溶于 5ml 注射用蒸馏水、0.9% 氯化钠注射液或葡萄糖注射液中。

2. 药物稀释

（1）静脉注射,无须稀释。

（2）静脉滴注,初溶液加入 5% 葡萄糖注射液或 0.9% 氯化钠注射液 50~100ml 稀释,此时不得用注射用蒸馏水溶解,因溶液渗透压不等张。

3. 成品输液外观检查　应澄清无色,无可见异物。

4. 成品输液的储存　室温保存。

5. 成品输液的稳定性　本品遇光会逐渐变色,故开启后应避光,溶解后尽快使用,室温保存不宜超过 24 小时。

【用法】

1. 给药途径　静脉注射、静脉滴注。

2. 滴速　静脉注射:10ml 液体注射时间为 6 分钟,缓慢注入;静脉滴注:100ml 输液滴注时间为 0.5 小时。

【相容性】

1. 相容药物　氯化钠溶液、葡萄糖注射液、阿糖胞苷、氨茶碱、胞磷胆碱、地塞米松、法莫替丁等。

2. 不相容药物　鱼精蛋白、异丙嗪、硝普钠、庆大霉素、利多卡因、红霉素、苯巴比妥钠、阿米卡星等。

【药物相互作用】

1. 饮酒会出现双硫仑样作用(颜面潮红、心悸、眩晕、头痛、欲吐等),给药期间及给药后至少 1 周避免饮酒。

2. 与利尿剂,如呋塞米等合用,有可能增强肾损害。

【禁忌证】对本品成分有过敏性休克史的患者禁用;对本品所含成分或头孢类抗生素有过敏史的患者原则上不给药,不得不使用时应慎用。

【注意事项】

1. 经口摄食不足患者或非经口维持营养患者、全身状态不良患者(通过摄食不能补充维生素 K 的患者,会出现维生素 K 缺乏),应慎重用药。

2. 给药期间及给药后至少 1 周避免饮酒。

3. 对老年患者,因生理机能降低,易发生不良反应;因维生素 K 缺乏可能引起出血倾向,应考虑用量和给药间隔等因素,慎重给药。

4. 对临床检验结果的影响

（1）除了用检尿糖用试纸反应以外,用本尼迪克特试剂、费林试剂及硫酸铜片状试剂进行的尿糖检查有时呈假阳性,应注意。

（2）用雅费氏反应进行肌酐检查时,表现肌酐值有可能示高值,应注意。

（3）直接库姆斯试验,有时呈阳性。

【不良反应】不良反应主要有 GOT 升高、GPT 升高、皮疹、恶心及呕吐等症状。

【过量解救】未进行该项实验且无可靠参考文献。

△头 孢 西 丁

【中文名称】注射用头孢西丁钠。

【英文名称】Cefoxitin Sodium for Injection。

【性状】本品为白色或类白色粉末,吸湿性强。

【pH 值】4.2~7.0（1g/ml 的水溶液）。

【储存】密封,在凉暗（避光且不超过 20℃ ）干燥处保存。

【药理作用】注射用头孢西丁钠通过抑制细菌细胞壁合成而杀灭细菌,且由于本品结构上的特点使其对细菌产生的 β- 内酰胺酶具有很高的抵抗性,下列临床常见革兰氏阳性、阴性需氧及厌氧致病菌对本品高度敏感。

1. 需氧菌　①革兰氏阳性球菌:葡萄球菌（包括凝固酶阳性阴性和产青霉素酶的菌株）、A 组乙型溶血性链球菌、B 组乙型溶血性链球菌、肺炎链球菌、其他链球菌中 D 组链球菌;②革兰氏阴性球菌:淋病奈瑟球菌、脑膜炎奈瑟菌;③革兰氏阴性杆菌:大肠埃希菌、肺炎克雷伯菌、克雷伯杆菌属、奇异变形杆菌、吲哚阳性变形杆菌;④普通变形杆菌;⑤摩氏摩根菌、流感嗜血杆菌、沙雷菌、普鲁威登菌、沙门菌及志贺菌。

2. 厌氧菌　①革兰氏阳性球菌:肠球菌、粪链球菌、微需氧链球菌;②革兰氏阳性杆菌:产气荚膜梭状芽孢杆菌、梭状芽孢杆菌、真杆菌、痤疮丙酸杆菌;③革兰氏阴性球菌:韦永氏球菌;④尚有下列革兰氏阴性菌:脆弱拟杆菌、黑色素拟杆菌、类杆菌（包括青霉素敏感和青霉素耐药菌株）、梭杆菌。

注射用头孢西丁钠对下列细菌敏感度视菌株需作药敏试验而定。如不动杆菌属硝酸盐阴性杆菌、粪产碱杆菌、枸橼酸杆菌、肠杆菌。

注射用头孢西丁钠对绿脓杆菌、肠球菌大多数菌株及阴沟杆菌等耐药。

健康志愿者静脉注射 1g 本品后,5 分钟血药浓度达峰值为 110μg/ml,4 小时后血药浓度低于 1μg/ml。静脉注射后,本品半衰期为 41~59 分钟。6 小时后约 85% 药物以原型经肾脏排泄。

本品在体内分布广泛,给药后可迅速进入各种体液,包括胸腔积液、腹水、胆汁,但脑脊液穿透率较低,血浆蛋白结合率为 80.7%。

注射用头孢西丁钠主要以原型从肾脏排泄,肾清除率包括肾小球滤过和肾小管排泄,给药后 6 小时相当于所给剂量 85% 经肾从尿液中排出,血浆消除半衰期为 1 小时。

【适应证】 适用于对本品敏感的细菌引起的感染：上下呼吸道感染；泌尿道感染包括无并发症的淋病；腹膜炎以及其他腹腔内、盆腔内感染；败血症（包括伤寒）；妇科感染；骨、关节软组织感染；心内膜炎。由于本品对厌氧菌有效及对 β- 内酰胺酶稳定，故特别适用需氧及厌氧菌混合感染，以及对于产 β- 内酰胺酶而对本品敏感细菌引起的感染。

【剂量】

1. 通用剂量　成人常用量为每次 1~2g，每 6~8 小时 1 次静脉滴注给药。或根据致病菌的敏感程度及病情调整剂量，见表 1-6。

表 1-6　根据致病菌的敏感程度及病情调整剂量表

感染类型	每日总剂量 /g	用法
单纯性感染（肺炎、泌尿系统感染、皮肤感染）	3~4	每 6~8 小时 1g，静脉滴注
中度、重度感染	6~8	每 4 小时 1g 或每 6~8 小时 2g，静脉滴注
需大剂量抗生素治疗的感染（例如气性坏疽）	12	每 4 小时 2g 或每 6 小时 3g，静脉滴注

2. 儿科剂量　3 个月以内婴儿不宜使用；3 个月以上婴儿及儿童每次 13.3~26.7mg/kg，每 6 小时静脉滴注给药 1 次或每次 20~40mg/kg，每 8 小时静脉滴注给药 1 次。

3. 剂量调整　肾功能不全者则需按内生肌酐清除率调整剂量，见表 1-7。

表 1-7　肾功能不全者的推荐使用剂量表

肾功能	内生肌酐清除率 /（ml/min）	剂量 /g	用药次数 /（小时一次）
轻度损害	50~30	1~2	8~12
中度损害	29~10	1~2	12~24
重度损害	9~5	0.5~1.0	12~24
肾衰竭	<5	0.5~1.0	24~48

围产期预防感染，剖宫产：脐带夹住时 2g 静脉注射，4 小时和 8 小时后各追加一次剂量。其他外科手术：术前 1~1.5 小时 2g 静脉注射，以后 24 小时以内，每 6 小时用药 1 次，每次 1g。

【加药调配】

1. 药物溶解

（1）静脉注射时,每克溶于 10ml 无菌注射用水。

（2）静脉滴注时,用适量的 0.9% 氯化钠注射液或 5% 葡萄糖注射液或 10% 葡萄糖注射液溶解。

2. 药物稀释

（1）静脉注射,无须稀释。

（2）静脉滴注,1~2g 头孢西丁钠溶于 50ml 或 100ml 0.9% 氯化钠注射液或 5% 或 10% 葡萄糖注射液中。

3. 成品输液外观检查　药物颜色呈无色到琥珀色之间,储存期间有变暗趋势,但并不影响使用。

4. 成品输液的储存　室温、冷藏或冷冻储存。

5. 成品输液的稳定性　配制后的注射液在室温下 48 小时内保持稳定,冷藏至少 7 天内保持稳定,冷冻溶液至少 26 周内保持药效。

【用法】

1. 给药途径　静脉注射、静脉滴注。

2. 滴速　静脉注射为 5 分钟;静脉滴注为 0.5~1 小时。

【相容性】

1. 相容药物　氯化钠溶液、葡萄糖氯化钠注射液、5% 葡萄糖注射液、10% 葡萄糖注射液、5% 葡萄糖乳酸盐林格注射液、乳酸盐林格注射液、林格注射液、5% 或 10% 转化糖注射液。

2. 不相容药物　羟乙基淀粉氯化钠注射液、兰索拉唑、泮托拉唑、法莫替丁、培美曲塞二钠、阿米卡星、氨曲南、非格司亭、红霉素、甲硝唑、链霉素、卡那霉素、庆大霉素、去甲肾上腺素、氢化可的松。

【药物相互作用】头孢菌素类药物与氨基糖苷类药物同时应用可增加肾毒性。本品高浓度时可引起血浆与尿中肌酐水平,尿液中 7- 羟基 - 氢化可的松水平呈假性轻微升高,可能引起尿糖的假阳性反应。

【禁忌证】对本品及头孢菌素类抗生素过敏者禁用。避免用于有青霉素过敏性休克病史者。

【注意事项】

1. 青霉素过敏者慎用。

2. 肾功能损害者及有胃肠疾病史(特别是结肠炎)者慎用。

3. 头孢西丁可使血及尿肌酐、尿 17- 羟皮质类固醇出现假性升高,铜还原法尿糖检测出现假阳性反应。

【不良反应】本品耐受性良好。最常见的不良反应为静脉注射后可发生血栓性静脉炎,另外偶见过敏反应(如皮疹、荨麻疹、瘙痒、药物热等症状)、消化道反应(肠炎、恶心、呕吐等症状)、高血压、重症肌无力患者症状加重、血细胞减少、贫血、一过性 GPT、GOT、ALP、LDH、胆红素、BUN、Ccr 升高,偶有尿素氮和血肌酐升高。

△氨 曲 南

【中文名称】注射用氨曲南。

【英文名称】Aztreonam for Injection。

【性状】本品为白色或类白色粉末或疏松块状物。

【pH 值】4.5~7.5(100mg/ml 水溶液)。

【储存】遮光、密闭保存。

【药理作用】氨曲南对大多数需氧革兰氏阴性菌具有高度的抗菌活性,其对铜绿假单胞菌也具有良好的抗菌作用,对某些除铜绿假单胞菌以外的假单胞菌属和不动杆菌属的抗菌作用较差,对葡萄球菌属、链球菌属等需氧革兰氏阳性菌以及厌氧菌无抗菌活性。

氨曲南通过与敏感需氧革兰氏阴性菌细胞膜上的青霉素结合蛋白(PBPs)高度亲和而抑制细菌细胞壁的合成。与大多数 β- 内酰胺类抗生素不同的是它不诱导细菌产生 β- 内酰胺酶,同时对细菌产生的大多数 β- 内酰胺酶高度稳定。单次静脉滴注(30 分钟)0.5g、1g 及 2g 后,血清峰浓度分别为 54mg/L、90mg/L 和 204mg/L,8 小时后分别为 1mg/L、3mg/L 和 6mg/L。以相同剂量改用 3 分钟静脉推注,血清峰浓度分别为 58mg/L、125mg/L 和 242mg/L。

在体内广泛分布于各种组织和体液中,其分布容积成人为 20L。在肾、肝、肺、心、胆囊、骨、输卵管、卵巢、子宫内膜和前列腺等组织,以及胆汁、胸腹膜液、心包积液、支气管液、羊水、唾液和脑脊液等体液中均可达有效治疗浓度。给药后 60%~70% 以原型随尿液排泄,12% 随粪便排出,以单次 0.5g、1g 和 2g 静脉滴注(30 分钟)给药后 2 小时,尿中浓度可达 1 100mg/L、3 500mg/L 和 6 600mg/L,8~12 小时仍可维持在 25~120mg/L,以单次 0.5g 和 1g 肌内注射给药后 2 小时,尿中浓度分别为 500mg/L 和 1 200mg/L,6~8 小时后降至 180~470mg/L。

本品血浆蛋白结合率为 40%~65%、血清消除半衰期为 1.5~2 小时,肾功能不全者血清消除半衰期明显延长,肝功能不全者则略有延长。

【适应证】适用于治疗敏感需氧革兰氏阴性菌所致的各种感染,如尿路感染,下呼吸道感染,败血症,腹腔内感染,妇科感染,术后伤口及烧伤、溃疡等皮肤软组织感染等。亦用于治疗医院内感染中的上述类型感染(如免疫缺陷患者的医院内感染)。

【剂量】

1. 通用剂量 根据感染类型的不同,推荐使用剂量见表1-8。

表1-8 根据感染类型的不同,推荐使用剂量表

感染类型	单剂量/g	间隔时间/h
尿路感染	0.5 或 1	8 或 12
中度、重度感染	1 或 2	8 或 12
危及生命或铜绿假单胞菌严重感染	2	6 或 8

患者单次剂量大于1g或患败血症、其他全身严重感染或危及生命的感染时应静脉注射或静脉滴注给药,最高剂量每日8g。

2. 剂量调整 患者有短暂或持续肾功能减退时,宜根据肾功能情况,酌情减量。

对内生肌酐清除率小于 $10\sim30ml/(min\cdot1.73m^2)$ 的肾功能损害者,首次用量1g或2g,以后用量减半;对内生肌酐清除率小于 $10ml/(min\cdot1.73m^2)$ 者,如依靠血液透析的肾功能严重衰竭者,首次用量0.5g、1g或2g,维持量为首次剂量的1/4,间隔时间为6小时、8小时或12小时;对严重或危及生命的感染者,每次血液透析后,在原有的维持量上增加首次用量的1/8。

【加药调配】

1. 药物溶解

(1)静脉注射,本品0.5g、1g,分别用6~10ml灭菌注射用水溶解。

(2)静脉滴注,本品1g至少用3ml相容的稀释溶液(灭菌注射用水)进行初溶。

2. 药物稀释

(1)静脉注射,无须稀释。

(2)静脉滴注,用适当输液(0.9%氯化钠注射液、5%或10%葡萄糖注射液或林格注射液)稀释,氨曲南浓度不得超过2%。

3. 成品输液外观检查 溶液颜色呈无色至黄色,根据浓度、稀释液及贮藏条件而定。按照建议使用时,产品的药效不会受颜色差异的影响。此外,如出现淡粉红色,不影响效力。

4. 成品输液的储存 为了符合制剂的管理要求,最好使用新配制的注射液。如果不能实现,2%及其以下的氨曲南溶液、用灭菌注射用水或0.9%氯化钠溶液溶解的高浓度溶液可在室温或2~8℃冰箱中保存。

5. 成品输液的稳定性 2%及其以下的氨曲南溶液、用灭菌注射用水或

0.9% 氯化钠溶液溶解的高浓度溶液可在室温保存 48 小时,在 2~8℃冰箱中保存 7 天,可保持药效。其他配制的高浓度溶液应立即使用。

【用法】

1. 给药途径　静脉注射、静脉滴注。

2. 滴速　静脉注射为 3~5 分钟内缓慢注入静脉;静脉滴注的滴注时间为 20~60 分钟。

【相容性】

1. 相容药物　相容药物包括氯唑西林钠、氨苄西林钠氯唑西林钠、氯化钠、氯化钾、复方氯化钠溶液、5% 或 10% 葡萄糖注射液、葡萄糖氯化钠注射液、5% 果糖注射液、10% 果糖注射液、果糖氯化钠注射液、复方电解质葡萄糖注射液、葡萄糖酸钙、乳酸钠注射液、乳酸钠林格注射液。

2. 不相容药物　氨曲南忌与下列药物配伍:阿昔洛韦钠、更昔洛韦钠、两性霉素 B、两性霉素 B 硫酸胆甾醇酯复合物、阿奇霉素、盐酸氯丙嗪、盐酸柔红霉素、兰索拉唑、劳拉西泮、甲硝唑、丝裂霉素、盐酸米托蒽醌、萘夫西林、乙二磺酸丙氯拉嗪、链脲霉素。

【药物相互作用】

1. 本品与氨基糖苷类(庆大霉素、妥布霉素、阿米卡星等)联合,对铜绿假单胞菌、不动杆菌、沙雷杆菌、肺炎克雷伯菌、普鲁威登菌、肠杆菌属、大肠埃希菌、摩氏摩根菌等起协同抗菌作用。

2. 本品与头孢西丁合用时,在体外与体内均起拮抗作用。

3. 与萘夫西林、氯唑西林、红霉素、万古霉素等,在药效方面不发生相互干扰作用。

【禁忌证】对氨曲南有过敏史者禁用。

【注意事项】

1. 过敏体质及对其他 β- 内酰胺类抗生素(如青霉素、头孢菌素)有过敏反应者慎用。

2. 肝、肾功能受损的患者,在治疗期间应观察其动态变化。

3. 氨曲南与氨基糖苷类抗生素联合使用,特别是氨基糖苷类药品使用量大或治疗期长时,应监测肾功能。

4. 本品能通过胎盘进入胎儿循环,虽然动物实验显示其对胎儿无影响、无毒性和无致畸作用,但缺乏在孕妇中进行充分良好对照的临床研究,对孕妇或有妊娠可能的妇女,仅在必要时方可给药。

5. 本品可经乳汁分泌,浓度不及母体血药浓度的 1%,哺乳期妇女使用本品时应暂停哺乳。

【不良反应】

1. 静脉给药可发生静脉炎或血栓性静脉炎。

2. 全身性不良反应,包括恶心、呕吐、腹泻及皮疹。发生率小于 1% 的不良反应按系统分类如下:

(1) 过敏反应:过敏性休克、血管神经性水肿、支气管痉挛、过敏样反应。皮肤及其附件发生中毒性表皮坏死松解症、紫癜、多形性红斑、剥脱性皮炎、荨麻疹、瘙痒症状。

(2) 呼吸系统:咳嗽、哮喘、胸闷、呼吸困难、胸痛、喉水肿。

(3) 消化系统:口腔溃疡、舌头麻木、味觉改变、腹痛、罕见艰难梭菌相关性腹泻,包括假膜性小肠结肠炎和消化道出血。

(4) 全身性损害:寒战、发热、乏力、不适、出汗、面部潮红。

(5) 神经系统及精神障碍:头晕、头痛、眩晕、失眠、癫痫、精神错乱、感觉异常、震颤。

(6) 血液系统:血小板减少、白细胞减少、中性粒细胞减少、贫血。

(7) 心血管系统:心悸、低血压、一过性心电图变化(室性二联和 PVC)。

(8) 肝胆系统:肝功能异常、GOT 升高、GPT 升高、黄疸、肝炎。

(9) 其他:肌肉疼痛、肌酐升高、耳鸣、复视、视力异常。

【过量解救】尚未见使用本品过量的报道,血液透析和腹膜透析将有助于本品从血清中清除。

△比 阿 培 南

【中文名称】注射用比阿培南。

【英文名称】Biapenem for Injection。

【性状】本品为白色至微黄色结晶性粉末。

【pH 值】4.5~5.8(1.5% 的水溶液)。

【储存】遮光、密封,干燥处保存。

【药理作用】比阿培南为碳青霉烯类抗生素,通过抑制细菌细胞壁的合成而发挥抗菌作用,对革兰氏阳性、革兰氏阴性的需氧和厌氧菌有广谱抗菌活性。比阿培南对人肾脱氢肽酶 I(DHP-I)稳定,可单独给药而不需与 DHP-I 抑制剂合用。

健康受试者进行三次静脉滴注比阿培南,每次 60 分钟,剂量分别为 150mg、300mg 及 600mg,血药浓度与给药剂量呈线性关系。反复多次进行静脉滴注时,药代动力学结果显示,与单次静脉滴注的结果几乎相同,没有观察到蓄积性。30 分钟或 60 分钟单次静脉滴注比阿培南 300mg 时,骨盆死腔液中最高浓度为 9.6μg/ml。用药 6 小时后痰液中药物浓度为 0.1~2.5μg/ml。健康成人 60 分钟单次静脉滴注比阿培南 150mg、300mg 及 600mg 时,在给药后 8~12 小时尿中药物浓度分别为 2.4μg/ml、4.7μg/ml 和 21.4μg/ml。0~12 小时累计排泄率分别为 62.1%、63.4% 和 64.0%。对于肌酐清除率为 50ml/min 的中度肾功能障碍患者,静脉滴注本品 300mg,每日 2 次,共 7 日,14 次,每次 30 分钟,在血中、尿液中均未见药物蓄积。血液透析的严重肾功能不全患者,用本品 300mg,在不进行血液透析期间使用,每次 60 分钟,结果表明本品半衰期延长。

【适应证】对本品敏感的菌株有:葡萄球菌属、链球菌属、肺炎球菌、肠球菌属(粪肠球菌除外)、莫拉菌属、大肠埃希菌、柠檬酸菌属、克雷伯菌属、肠杆菌属、沙雷菌属、变形杆菌属、流感嗜血杆菌、绿脓杆菌、放线菌属、消化链球菌属、拟杆菌属、普氏菌属、梭形杆菌属等。

本品适用于治疗由敏感细菌所引起的败血症、肺炎、肺部脓肿、慢性呼吸道疾病引起的二次感染、难治性膀胱炎、肾盂肾炎、腹膜炎、妇科附件炎等。

【剂量】成人每日 0.6g,分 2 次静脉滴注。可根据患者年龄、病情程度适当增减给药剂量,但每日最大剂量不得超过 1.2g。

【加药调配】

1. 药物溶解　本品 0.3g 使用 0.9% 氯化钠注射液或 5% 葡萄糖注射液 20ml 溶解。

2. 药物稀释　每 0.3g 比阿培南溶解于 100ml 0.9% 氯化钠注射液或 5% 葡萄糖注射液中。注射用水溶液必须是等张溶液。

3. 成品输液外观检查　应澄清,无色至微黄色,无可见异物。

4. 成品输液的储存　室温或冷藏(8℃)条件下储存。

5. 成品输液的稳定性　室温条件下,本品溶解后应在 6 小时内静脉滴注完毕。冷藏条件(8℃)下,本品应在 24 小时内完成静脉滴注。

【用法】

1. 给药途径　本品仅供静脉滴注给药。

2. 滴速　静脉滴注时间为 0.5~1 小时。

【相容性】

1. 相容药物　氯化钠溶液、5% 葡萄糖注射液。

2. 不相容药物　含有 L- 半胱氨酸及 L- 胱氨酸的氨基酸制剂。

【药物相互作用】本品与丙戊酸、丙戊酸钠等合用时,可降低丙戊酸血药浓度,可能导致癫痫发作。因此,本品禁与丙戊酸、丙戊酸钠类药物合用。

【禁忌证】

1. 对本品成分既往有休克史者禁用。

2. 正在服用丙戊酸、丙戊酸钠类药物的患者禁用(有可能导致癫痫的再次发作)。

3. 对本品成分既往有过敏史者禁用。

【注意事项】

1. 注意事项

（1）以下患者应慎重给药：对碳青霉烯类、青霉素类及头孢菌素类抗生素药物有过敏史的患者；本人或直系亲属有易发支气管哮喘、皮疹、荨麻疹等过敏体质的患者；严重肾功能不全的患者（容易引起痉挛、意识障碍等中枢神经系统障碍）；进食困难或正接受非口服营养剂的患者、全身状态恶化的患者（可能引起维生素 K 缺乏症状）；有癫痫史或中枢神经系统障碍患者慎用（容易引起痉挛、意识障碍等中枢神经障碍）；心脏、循环系统障碍的患者（存在引起循环血量增多，增加心脏负担，使症状加重的隐患）；肾功能障碍的患者（水分、氯化钠的过量可能会引起症状恶化）。

（2）对于临床检查结果的影响：除尿潜血反应外，应注意在应用本尼迪克特试剂、费林试剂以及试纸法检测尿糖时可能出现假阳性结果；应注意直接库姆斯试验有时呈现阳性结果。

2. 特殊警示　对于本品导致的休克、过敏反应等没有可预知的方法，所以使用前应先执行以下措施：

（1）使用前应充分了解患者既往史，务必确认是否有抗生素药物过敏史。

（2）在药物使用时，必须备有对于产生休克等症状处理的急救措施。

（3）药物开始使用至结束，要让患者保持安静状态，密切观察，特别是开始使用阶段。

【不良反应】国外文献报道，最为常见的不良反应为皮疹 / 皮肤瘙痒、恶心、呕吐、腹泻、临床检测指标异常（主要表现为 GPT 上升、GOT 上升、嗜酸性粒细胞增多等症状）。

本品严重不良反应包括：休克、过敏；间质性肺炎、PIE 综合征；假膜性小肠结肠炎等严重肠炎；肌痉挛、精神障碍；肝功能损伤、黄疸；急性肾功能不全。

【过量解救】未见有关本品人体过量使用的报道。如发现患者过量使用本品，可采用常规的监护及对症治疗。

△亚胺培南西司他丁钠

【中文名称】注射用亚胺培南西司他丁钠。

【英文名称】Imipenem and Cilastatin Sodium for Injection。

【性状】本品为白色或浅茶色结晶性粉末。

【pH 值】6.5~8.5。

【储存】密闭，25℃以下保存。

【药理作用】本品为碳青霉烯类抗生素。亚胺培南对革兰氏阳性、革兰氏阴性的需氧和厌氧菌具有抗菌作用。本品对肺炎链球菌、化脓性链球菌、金黄色葡萄球菌(包括产酶株)、大肠埃希菌、肺炎克雷伯菌、不动杆菌部分菌株、脆弱拟杆菌及其他拟杆菌、消化球菌和消化链球菌的部分菌株很敏感。本品对粪链球菌、表皮链球菌、流感嗜血杆菌、奇异变形杆菌、沙雷杆菌、产气肠杆菌、阴沟肠杆菌、铜绿假单胞菌、气性坏疽梭菌、艰难梭菌等也相当敏感。本品有较好的耐酶性能,与其他 β- 内酰胺类药物间较少出现交叉耐药性。

静脉注射本品 250mg、500mg 或 1 000mg(均按亚胺培南计量)后 20 分钟,血药峰浓度分别为 20μg/ml、35μg/ml 或 66μg/ml,血浆蛋白结合率约为 20%。本品体内分布广泛,以细胞间液、肾脏、上颌窦、子宫颈、卵巢、盆腔、肺等部位浓度最高,在胆汁、前列腺、扁桃体、痰中浓度也较高,能通过胎盘而难以通过血脑屏障。半衰期约为 1 小时,主要经肾排泄。肾功能减退时,排泄量减少,血药浓度上升,半衰期延长。

亚胺培南单独应用,80% 可被肾肽酶水解,在尿液中只能回收少量的原型药物。西司他丁是肾肽酶抑制剂,保护亚胺培南在肾脏中不受破坏,因此,在尿液中回收的原型药物可达 70%。且西司他丁能抑制亚胺培南进入肾小管上皮组织,因而减少亚胺培南的排泄并减轻药物的肾毒性。

【适应证】本品(注射用亚胺培南西司他丁钠)为广谱的抗生素,特别适用于多种病原体所致和需氧菌 / 厌氧菌引起的混合感染,以及在病原菌未确定前的早期治疗。本品适用于由敏感细菌所引起的下列感染:腹腔内感染、下呼吸道感染、妇科感染、败血症、泌尿生殖道感染、骨关节感染、皮肤软组织感染、心内膜炎。

本品适用于治疗由敏感的需氧菌 / 厌氧菌株所引起的混合感染。这些混合感染主要与粪便、阴道、皮肤及口腔的菌株污染有关。脆弱拟杆菌是这些混合感染中最常见的厌氧菌,它们通常对氨基糖苷类、头孢菌素类和青霉素类抗生素耐药,而对本品敏感。

已经证明本品对许多耐头孢菌素类的细菌,包括需氧和厌氧的革兰氏阳性及革兰氏阴性细菌所引起的感染仍具有强效的抗菌活性,这些细菌耐药的头孢菌素类抗生素包括头孢唑啉、头孢哌酮、头孢噻吩、头孢西丁、头孢噻肟、拉氧头孢、头孢孟多、头孢他啶和头孢曲松。

同样,许多由耐氨基糖苷类抗生素(如庆大霉素、阿米卡星、妥布霉素)和 / 或青霉素类(氨苄西林、羧苄西林、青霉素、替卡西林、哌拉西林、阿洛西林、美洛西林)的细菌引起的感染,使用本品仍有效。

本品不适用于脑膜炎的治疗。

预防:本品适用于预防对那些已经污染或具有潜在污染性外科手术的患者或术后感染一旦发生将会引发特别严重的后果的患者。

【剂量】

1. 通用剂量 本品的推荐剂量是以亚胺培南的使用量表示,也表示同等剂量的西司他丁。本品的每日总剂量根据感染的类型和严重程度而定,并按照病原菌的敏感性、患者的肾功能和体重情况,考虑将一天的总剂量等量分次给予患者。

(1)治疗:肾功能正常的成年患者的剂量安排如表 1-9。

表 1-9 肾功能正常和体重 ≥70kg* 的成年患者使用本品静脉滴注的剂量安排

感染程度	剂量 /mg (以亚胺培南的 使用量表示)	给药间隔时间 /h	每日总剂量 /g
轻度 +	250	6	1.0
中度	500	8	1.5
	1 000	12	2.0
严重的敏感细菌感染	500	6	2.0
由不太敏感的病原菌所引起的 严重和 / 或威胁生命的感染(主 要为某绿脓杆菌株)	1 000	8	3.0
	1 000	6	4.0

* 对体重 <70kg 的患者,给药剂量须进一步按比例降低。

+ 常用于免疫力低下的移植患者、肿瘤化疗患者以及年老体衰患者的轻度感染。

表 1-9 列出的剂量是根据患者的肾功能正常[内生肌酐清除率 >70ml/(min·1.73m^2)]和体重 ≥70kg 而定的。内生肌酐清除率 ≤70ml/(min·1.73m^2)且体重 ≥70kg 者和 / 或体重 <70kg 的患者必须减少剂量。

内生肌酐清除率 ≤70ml/(min·1.73m^2)且体重 ≥70kg 的患者使用本品静脉滴注的剂量安排见表 1-10。对体重很轻和 / 或中度至严重肾功能不全的患者来说,减少本品剂量尤为重要。

表 1-10 肾功能损害和体重 ≥70kg* 的成年患者使用本品静脉滴注的剂量安排

表 1-9 所示的每日 总剂量 /g	内生肌酐清除率 /[ml/(min·1.73m^2)]		
	41~70	21~40	6~20
1.0	250mg,每 8 小时	250mg,每 12 小时	250mg,每 12 小时
1.5	250mg,每 6 小时	250mg,每 8 小时	250mg,每 12 小时
2.0	500mg,每 8 小时	250mg,每 6 小时	250mg,每 12 小时

续表

表 1-9 所示的每日	内生肌酐清除率 /[ml/(min·1.73m^2)]		
总剂量 /g	41~70	21~40	6~20
3.0	500mg, 每 6 小时	500mg, 每 8 小时	500mg, 每 12 小时
4.0	750mg, 每 8 小时	500mg, 每 6 小时	500mg, 每 12 小时

*对体重 <70kg 的患者, 给药剂量须进一步按比例降低。

对大多数感染患者的推荐治疗剂量为每日 1~2g, 分 3~4 次静脉滴注。对中度感染也可采用每次 1g、每日 2 次的方案。对不敏感病原菌引起的感染, 本品静脉滴注的剂量最多可以增至每日 4g, 或按体重每日 50mg/kg, 两者中择较低剂量使用。

由于本品有高度的抗菌作用, 推荐的每日最高总剂量不超过每日 50mg/kg 或每日 4g, 并择较低剂量使用。然而, 在治疗肾功能正常的囊性纤维化患者时, 本品的剂量可用至每日 90mg/kg, 分次给药, 但每日不超过 4g。本品作为单一用药, 已成功治疗了免疫力低下癌症患者中已确定或可疑的感染, 如脓毒症。

（2）预防: 为预防成人的手术后感染, 可在诱导麻醉时给予本品, 静脉滴注 1 000mg, 3 小时后再给予 1 000mg。对预防高危性 (如结肠直肠) 外科手术的感染, 可在诱导后 8 小时和 16 小时分别再给予 500mg, 静脉滴注。

2. 儿科剂量

（1）儿童体重 ≥40kg, 可按成人剂量给予。

（2）儿童和婴儿体重 <40kg 者, 可按 15mg/kg, 每 6 小时给药 1 次。总剂量不超过 2g。

（3）对 3 个月以内的婴儿或肾功能损害的儿科患者 (血清肌酐 > 176.8umol/L)。尚无足够的临床资料作为推荐依据。

本品不推荐用于治疗脑膜炎。若怀疑患有脑膜炎者, 应选用其他合适的抗生素。对患脓毒症的儿童, 只要排除脑膜炎的可能, 仍然可以使用本品。

3. 剂量调整

（1）肾功能损害的成年患者的剂量安排: 对治疗肾功能损害的成年患者, 可用下列步骤来决定本品减少的剂量。

1）根据感染的特征从表 1-9 中选定每日总剂量。

2）根据表 1-9 的每日总剂量和患者内生肌酐清除率范围, 再从表 1-10 中选择合适的剂量。

当患者的肌酐清除率为 6~20ml/(min·1.73m^2) 时, 使用 500mg 剂量, 引起癫痫的危险性可能增加。

若患者的肌酐清除率≤5ml/(min·1.73m²)时,除非患者在48小时内进行血液透析否则不应给予本品静脉滴注。

(2)血液透析:对治疗肌酐清除率≤5ml/(min·1.73m²)且正在进行血液透析的患者,可使用对肌酐清除率为6~20ml/(min·1.73m²)患者的推荐剂量。

亚胺培南和西司他丁在血液透析时从循环中清除。患者在血液透析后应予以本品静脉滴注,并于血液透析后以每12小时间隔给药1次。尤其是患有中枢神经系统疾病的透析患者,应注意监护。对进行血液透析的患者,只有在使用本品静脉滴注治疗的益处大于诱发癫痫发作的危险性时,才推荐使用本品。

目前尚无足够资料推荐本品静脉滴注用于腹膜透析的患者。

由于老年患者的肾功能情况不能单靠血清尿素氮或肌酐浓度来精确判断,因此,可通过测定肌酐清除率来作为这些患者给药剂量的指导。

(3)预防:对肌酐清除率≤70ml/(min·1.73m²)的患者推荐预防剂量尚无足够的资料。

【加药调配】

1. 药物溶解　本品20ml无菌粉末用10ml稀释液溶解,配制成混悬液。

2. 药物稀释　将混悬液转移至输注容器中。重复溶解步骤一次以保证20ml玻璃瓶中的内容物完全转移至输注溶液中。混悬液至少用100ml的输注溶液稀释(等渗氯化钠溶液、5%葡萄糖注射液、10%葡萄糖注射液、5%葡萄糖和0.9%氯化钠溶液、5%葡萄糖和0.225%氯化钠溶液、5%葡萄糖和0.15%氯化钠溶液、5%和10%甘露醇注射液),并充分振摇输注容器直至溶液澄清。

3. 成品输液外观检查　检查成品输液的外观,正常状态下应为澄明无异物。

4. 成品输液的储存　置于室温或冰箱冷藏。

5. 成品输液的稳定性　在上述输注溶液中,本品在室温(25℃)下可保存4小时;冷藏(4℃)下可保存24小时。

【用法】

1. 给药途径　静脉滴注给药。

2. 滴速　当本品静脉滴注的剂量低于或等于500mg时,滴注时间应不小于20分钟;如剂量大于500mg时,滴注时间应不小于40分钟。如患者在滴注过程中出现恶心症状,应减慢滴注速度。

【相容性】

1. 相容药物　氯化钠注射液、葡萄糖注射液、葡萄糖氯化钠注射液、甘露醇注射液。

2. 不相容药物　碳酸氢钠、胰岛素、含乳酸盐的稀释液(本品化学特性与乳酸盐不相容）和其他抗生素。

【药物相互作用】

1. 已有使用更昔洛韦和本品静脉滴注引起患者癫痫发作的报道。对于这种情况除非其益处大于危险,否则不应伴随使用。

2. 有文献表明,合并碳青霉烯类用药,包括亚胺培南,患者接受丙戊酸或双丙戊酸钠会导致丙戊酸浓度降低。因为药物相互作用,丙戊酸浓度会低于治疗范围,因此,癫痫发作的风险增加。尽管药物相互作用的机制尚不明确,体外和动物研究数据表明,碳青霉烯类药物会抑制丙戊酸葡萄糖苷酸代谢(VPA-g)成丙戊酸的水解,降低丙戊酸的血清浓度。

【禁忌证】禁用于对本品任何成分过敏的患者。

【注意事项】

1. 一般使用　一些临床和实验室资料表明,本品与其他 β- 内酰胺类抗生素、青霉素类和头孢菌素类抗生素有部分交叉过敏反应。已报道,大多数 β- 内酰胺类抗生素可引起严重的反应(包括过敏性反应)。因此,在使用本品前,应详细询问患者过去有无对 β- 内酰胺类抗菌药的过敏史。若在使用本品时出现过敏反应,应立即停药并作相应处理。

事实上,已有报告几乎所有抗生素都可引起假膜性小肠结肠炎,其严重程度由轻度至危及生命不等。因此,对曾患过胃肠道疾病尤其是结肠炎的患者,均需小心使用抗生素,对在使用抗菌药过程中出现腹泻的患者,应考虑诊断假膜性小肠结肠炎的可能。有研究显示,梭状芽孢杆菌所产生的毒素是在使用抗菌药期间引起结肠炎的主要原因,但也应予以考虑其他原因。

2. 中枢神经系统　本品与其他 β- 内酰胺类抗生素一样,可产生中枢神经系统的不良反应,如肌肉阵挛、精神错乱或癫痫发作。尤其当使用剂量超过了根据体重和肾功能状态所推荐的剂量时,但这些副作用大多发生于已有中枢神经系统疾患的患者(如脑损害或有癫痫病史)和 / 或肾功能损害者中,因为这些患者会发生药物蓄积。因此,需严格按照推荐剂量安排使用。已有癫痫发作的患者,应继续使用抗惊厥药物来治疗。

如发生病灶性震颤、肌阵挛或癫痫时,应作神经病学检查评价;如原来未进行抗惊厥治疗,应给予治疗。如中枢神经系统症状持续存在,应减少本品的剂量或停药。

肌酐清除率 $\leqslant 5\text{ml}/(\text{min}\cdot 1.73\text{m}^2)$ 的患者不应使用本品,除非在 48 小时内进行血液透析。血液透析患者亦仅在使用本品的益处大于癫痫发作的危险性时才可考虑。

【不良反应】

一般来说,本品的耐受性良好。临床对照研究显示,本品的耐受性与头孢唑啉、头孢噻吩和头孢噻肟一样良好。不良反应大多轻微而短暂，很少需要停药，极少出现严重的不良反应。最常见的不良反应是一些局部反应。以下为临床研究和上市后经验报告的不良反应：

1. 局部反应　红斑、局部疼痛和硬结以及血栓性静脉炎。

2. 过敏反应 / 皮肤　皮疹、瘙痒、荨麻疹、多形性红斑、史 - 约综合征、血管性水肿、中毒性表皮坏死松解症（罕见）、表皮脱落性皮炎（罕见）、念珠菌病，发热包括药物热及过敏反应。

3. 胃肠道反应　恶心、呕吐、腹泻、牙齿和 / 或舌色斑。与使用其他所有广谱抗生素一样，已有报道本品可引起假膜性小肠结肠炎。

4. 血液　嗜酸细胞增多综合征、白细胞减少症、中性白细胞减少症，粒细胞缺乏症、血小板减少症、血小板增多症、血红蛋白降低和全血细胞减少症，以及凝血酶原时间延长均有报道。部分患者可能出现库姆斯试验阳性反应。

5. 肝功能　血清转氨酶、胆红素和 / 或血清碱性磷酶升高、肝衰竭（罕见）、肝炎（罕见）和暴发性肝炎（极罕见）。

6. 肾功能　少尿、无尿、多尿，急性肾功能衰竭（罕见）。由于这些患者通常已有导致肾前性氮质血症或肾功能损害的因素，因此，难以评估本品对肾功能改变的作用。已观察到本品可引起血清肌酐和血尿毒氮升高的现象，尿液变色的情况是无害的，不应与血尿混淆。

7. 神经系统 / 精神疾病　与其他 β- 内酰胺类抗生素一样，已有本品可引起中枢神经系统的副作用的报道，如肌阵挛、精神障碍，包括幻觉、错乱状态或癫痫发作，感觉异常和脑病亦有报道。

8. 特殊感觉　听觉丧失，味觉异常。

9. 粒细胞减少的患者　与无粒细胞减少症的患者相比，在粒细胞减少的患者中静脉滴注本品更常出现药物相关性的恶心和 / 或呕吐症状。

【过量解救】尚无处理本品治疗过量的有关特殊资料。亚胺培南西司他丁钠盐可通过血液透析清除，但在剂量过大时这种措施是否有用尚不得而知。

△美 罗 培 南

【中文名称】注射用美罗培南。

【英文名称】Meropenem for Injection。

【性状】本品为白色至淡黄白色结晶性粉末。

【pH 值】7.0~8.5（5mg/ml，水溶液）。

【储存】密闭，室温（10~30℃）保存。

【药理作用】美罗培南通过其共价键与参与细胞壁合成的青霉素结合蛋白（PBPs）结合，从而抑制细菌细胞壁的合成，起抗菌作用。美罗培南对革兰氏阳性菌、革兰氏阴性菌均敏感,尤其对革兰氏阴性菌有很强的抗菌活性。对约 90% 肠杆菌属的最小抑菌浓度(MIC)为 0.08~0.15mg/L;90% 以上的铜绿假单胞菌菌株对其高度敏感,最小抑菌浓度(MIC)<4mg/L;全部嗜血菌(包括耐氨苄西林菌株)对其高度敏感,最小抑菌浓度(MIC)为 0.06~1mg/L;淋球菌对美罗培南也高度敏感,其活性强于亚胺培南 15 倍;表皮葡萄球菌、腐生葡萄球菌和其他凝固酶阴性葡萄球菌对美罗培南敏感;粪肠球菌的大多数菌株对美罗培南高度或中度敏感;美罗培南可抑制几乎全部的脆弱拟杆菌;厌氧菌如消化链球菌属、丙酸杆菌属、放线菌属等也对美罗培南敏感。

健康成人静脉滴注本品后,其在血浆中的浓度随剂量不同而变化,30 分钟内静脉注射 0.5g,血药峰浓度为 21~30mg/L。药物吸收后在痰液、肺组织、胆汁、胆囊、腹腔内渗出液中分布良好,且可以透过患者血脑屏障至脑脊液。美罗培南主要从肾脏排泄,健康成人无论给药剂量多少,经 30 分钟静脉滴注后,8 小时以内的尿中排泄率为 60%~65%,其半衰期($t_{1/2}$)约为 1 小时,连续给药与单次给药时几乎相同,药物无蓄积作用。肾功能降低时,尿中排泄速度下降,血中半衰期($t_{1/2}$)延长。

【适应证】美罗培南适用于成人及儿童由单一或多种敏感细菌引起的感染:肺炎(如医院内肺炎)、尿路感染、腹腔内感染、妇科感染(例如子宫内膜炎)、皮肤及软组织感染、脑膜炎、败血症。对于被推断患有感染的伴中性粒细胞减低的发热患者(成人),可用美罗培南作为单方经验性治疗或联合应用抗病毒或抗真菌药物治疗。

已经证实,单独应用美罗培南或联合应用其他抗微生物制剂治疗多重感染有效。目前,尚缺乏在患有中性粒细胞降低或原发/继发免疫功能缺陷的儿科患者中应用本品的经验。

【剂量】

1. 通用剂量 治疗的剂量和疗程需根据感染的类型和严重程度及患者的情况决定。治疗肺炎、尿路感染、妇科感染,例如子宫内膜炎、皮肤及附属器感染,推荐每日剂量为 0.5g/次,每 8 小时 1 次静脉注射或静脉滴注给药;治疗医院内肺炎、腹膜炎、推定有感染的中性粒细胞降低患者及败血症,推荐每日剂量为 1g/次,每 8 小时 1 次静脉给药;治疗脑膜炎推荐的每日剂量为 2g/次,每 8 小时 1 次静脉注射或静脉滴注给药。

2. 儿科剂量 对于 3 个月至 12 岁的儿童,根据所患感染的类型和严重程度、致病菌的敏感程度及患者的状况,推荐剂量为每次 10~20mg/kg,每 8 小时 1 次静脉注射或静脉滴注给药。治疗脑膜炎的推荐剂量为每次 40mg/kg,每 8 小时 1 次静脉注射或静脉滴注给药。对于体重大于 50kg 的儿童,按照成人剂量给药。目前,尚无在肾功能不全的儿童中应用本品的经验。

3. 剂量调整

（1）对伴有肾功能障碍成人患者的剂量安排：对于肌酐清除率小于 50ml/min 的严重肾功能障碍患者，应采取减少给药剂量或延长给药间隔等措施，随时观察患者的情况。肌酐清除率为 26~50ml/min 时者，每 12 小时给药 1.0g；肌酐清除率为 10~25ml/min 者，每 12 小时给药 0.5g；肌酐清除率小于 10ml/min 者，每 24 小时给药 0.5g。

（2）对伴肝功能不全成人患者的剂量安排：对肝功能不全的患者无须调整剂量。

（3）老年患者的剂量安排：老年人因半衰期延长，应减少剂量。

【加药调配】

1. 药物溶解

（1）静脉注射：本品每 0.25g 用 5ml 灭菌注射用水溶解。

（2）静脉滴注：本品 0.25g 用 5ml 相容的稀释溶液或灭菌注射用水进行初溶。

2. 药物稀释

（1）静脉注射：无须稀释。

（2）静脉滴注：可使用 100ml 下列输液溶解稀释：0.9% 氯化钠注射液、5% 或 10% 葡萄糖注射液、葡萄糖氯化钠注射液。

3. 成品输液外观检查　本品溶解时，溶液呈无色或微黄色透明状液体，颜色的浓淡不影响本品的效果。

4. 成品输液的储存　为了符合制剂的管理要求，配制好的静脉滴注液应立即使用。如有特殊情况需放置，可室温或冷藏保存，但本品溶液不可冷冻。

5. 成品输液的稳定性

（1）制备好的浓度为 50mg/ml 的注射液（初溶液）在室温下 2 小时内保持稳定，冷藏 12 小时内保持稳定。

（2）成品输液用 0.9% 氯化钠注射液溶解时，室温下应于 6 小时以内使用，5℃保存时应于 24 小时以内使用。

（3）本品在 5% 葡萄糖溶液中的稳定性较在 0.9% 氯化钠溶液中差。

【用法】

1. 给药途径　静脉注射、静脉滴注。

2. 滴速　静脉注射，注射时间应大于 5 分钟；静脉滴注，100ml 输液滴注时间应大于 15 分钟。

【相容性】

1. 相容药物　0.9% 氯化钠注射液、5% 或 10% 葡萄糖注射液、5% 葡萄糖加 0.02% 碳酸氢钠注射液、5% 葡萄糖加 0.9% 氯化钠注射液、5% 葡萄糖加

0.225% 氯化钠注射液、5% 葡萄糖加 0.15% 氯化钾注射液、2.5% 或 10% 甘露醇注射液。

2. 不相容药物　本品与齐多夫定、昂丹司琼、多种维生素、多西环素、地西泮、葡萄糖酸钙和阿昔洛韦等药物有配伍禁忌。

【药物相互作用】

1. 丙磺舒和本品联合用药可降低本品的血浆清除率,同时延长本品的半衰期。

2. 本品与伤寒活疫苗同用,可能会干扰伤寒活疫苗的免疫反应。

3. 有报道抗癫痫药与本品合用可使抗癫痫药的血浆浓度降低。

【禁忌证】不得用于下列患者:

1. 对本品成分及其他碳青霉烯类抗生素有过敏史的患者。

2. 使用丙戊酸钠的患者。

【注意事项】

1. 下列患者应慎用:

(1) 对 β- 内酰胺类抗生素过敏患者。

(2) 严重肝、肾功能障碍者。

(3) 支气管哮喘、皮疹、荨麻疹等过敏体质患者。

(4) 癫痫、潜在神经疾患患者。

2. 药物对检验值或诊断的影响　少数患者用药后可出现谷丙转氨酶、谷草转氨酶升高的现象。

3. 长期用药时应注意监测肝、肾功能和血象。

4. 由于本品有广谱抗菌活性,因此,在尚未确定致病菌前,本品可单独使用。

【不良反应】

1. 过敏反应　主要有皮疹、瘙痒、药物热等过敏反应;偶见过敏性休克。

2. 消化系统　主要有腹泻、恶心、呕吐、便秘等胃肠道症状。

3. 肝脏　偶见肝功异常、胆汁淤积性黄疸等。

4. 肾脏　偶见排尿困难和急性肾衰竭。

5. 中枢神经系统　偶见失眠、焦虑、意识模糊、眩晕、神经过敏、感觉异常、幻觉、抑郁、痉挛、意识障碍等中枢神经系统症状。国外有报道,用药后偶可诱发癫痫发作。

6. 血液系统　偶见胃肠道出血、鼻出血和腹腔积血等出血症状。

7. 注射给药时可到局部疼痛、红肿、硬结,严重者可致血栓性静脉炎。

【过量解救】在治疗过程中若出现过量,特别对肾功能损害的患者,应及时处理产生的症状,通常药物可通过肾脏迅速排泄;肾功能不全的患者可通过血液透析清除美罗培南及其代谢物。

△厄他培南

【中文名称】注射用厄他培南。

【英文名称】Ertapenem for Injection。

【性状】本品为白色或类白色的冻干块状物。

【pH 值】7.5（10% 溶液）。

【储存】密封，不超过25℃保存。

【药理作用】厄他培南对需氧革兰氏阳性细菌，如金黄色葡萄球菌（仅指对甲氧西林敏感菌株）、无乳链球菌、肺炎链球菌（仅指对青霉素敏感菌株）、化脓性链球菌和革兰氏阴性细菌[大肠埃希菌、流感嗜血杆菌（仅指 β- 内酰胺酶阴性菌株）、肺炎克雷伯菌、卡他莫拉球菌、奇异变形杆菌]以及厌氧菌（脆弱拟杆菌、吉氏拟杆菌、卵形拟杆菌、多形拟杆菌、单形拟杆菌、梭状芽孢杆菌属、迟缓真杆菌、消化链球菌属、不解糖卟啉单胞菌、双路普雷沃菌）都有效。值得注意的是，对甲氧西林耐药的葡萄球菌和肠球菌菌属对本品也有耐药性。厄他培南的杀菌活性的机制是抑制细菌细胞壁的合成，此作用是通过厄他培南与青霉素结合蛋白（PBPs）结合而介导。

30 分钟内静脉滴注本品 1g，滴注结束时的即刻血药峰浓度（C_{max}）为 155mg/L，24 小时的血药浓度为 1mg/L。厄他培南能与人的血浆蛋白高度结合，主要是白蛋白。在健康的年轻成人中，当血浆浓度增高时，厄他培南与蛋白的结合则降低，从血浆浓度近似值小于 100mg/L 时的结合率为 95% 左右下降至血浆浓度近似值为 300mg/L 时的 85% 左右。厄他培南主要通过肾脏清除。在健康年轻成人和 13~17 岁的患者中，平均血浆半衰期大约为 4 小时，在 3 个月 ~12 岁的儿童患者中平均血浆半衰期约为 2.5 小时。给健康的年轻成人静脉滴注放射性同位素标记的厄他培南 1g 后，大约 80% 本品从尿中排出，其中约 38% 以原型排泄，37% 以开环的代谢产物排泄。另有 10% 从粪中排出。给健康年轻成人静脉滴注厄他培南 1g，给药后 0~2 小时，经尿液排出的厄他培南数量占用药剂量的 17.4%，给药后 4~6 小时为 5.4%，给药后 12~24 小时为 2.4%。

【适应证】本品适用于治疗患者由下述细菌的敏感菌株引起的中度至重度感染。

1. 继发性腹腔感染　适用于由大肠埃希菌、梭状芽孢杆菌、迟缓真杆菌、消化链球菌属、脆弱拟杆菌、吉氏拟杆菌、卵形拟杆菌、多形拟杆菌或单形拟杆菌引起的感染。

2. 复杂性皮肤及附属器感染　适用于由金黄色葡萄球菌（仅指对甲氧西

林敏感菌株）、化脓性链球菌、大肠埃希菌、消化链球菌属引起的感染。

3. 社区获得性肺炎 适用于由肺炎链球菌（仅指对青霉素敏感的菌株，包括合并菌血症的病例）、流感嗜血杆菌（仅指 β- 内酰胺酶阴性菌株）或卡他莫拉球菌引起的感染。

4. 复杂性尿道感染（包括肾盂肾炎） 由大肠埃希菌或肺炎克雷伯菌引起的感染。

5. 急性盆腔感染（包括产后子宫内膜炎、流产感染和妇产科术后感染）由无乳链球菌、大肠埃希菌、脆弱拟杆菌、不解糖卟啉单胞菌、消化链球菌属或双路普雷沃菌属引起的感染。

6. 菌血症 本品可用于成人患者择期结直肠术后手术部位感染的预防。

【剂量】

1. 通用剂量（13 岁及以上患者） 静脉滴注：常用剂量为 1g，每日 1 次。

2. 儿科剂量（3 个月至 12 岁患者） 静脉滴注用量按体重 15mg/kg，每日 2 次（每日不超过 1g）。

3. 剂量调整

（1）对于患有重度肾功能不全[肌酐清除率≤30ml/(min·1.73m^2)]以及终末期肾功能不全[肌酐清除率 <10ml/(min·1.73m^2)]的成年患者，需将剂量调整为每日 500mg。

（2）对于接受血液透析的患者，若在血液透析前 6 小时内按推荐剂量每日 500mg 给予本品时，建议血液透析结束后补充输注本品 150mg。如果给予本品至少 6 小时后才开始接受血液透析，则无须调整剂量。

【加药调配】

1. 药物溶解 可使用 10ml 下列溶剂溶解 1g 本品：注射用水、0.9% 氯化钠注射液。

2. 药物稀释

（1）13 岁或 13 岁以上患者静脉滴注液的稀释：将小瓶中溶解的溶液移至 50ml 0.9% 氯化钠注射液中。

（2）3 个月到 12 岁的儿科患者静脉滴注液的稀释：抽取相当于 15mg/kg 体重的容量（不要超过 1g/ 天的剂量），然后溶解于 0.9% 氯化钠注射液中，使最终浓度小于或等于 20mg/ml。不得使用含有葡萄糖（α-D- 葡萄糖）的稀释液。

3. 成品输液外观检查 应为澄清、无色至淡黄色，无可见异物。

4. 成品输液的储存 在室温或冰箱（5℃）中储存。本品的溶液不得冷冻。

5. 成品输液的稳定性 在室温（25℃）下保存并在 6 小时内使用，也可在冰箱（5℃）中储存 24 小时，并在移出冰箱后 4 小时内使用。

【用法】

1. 给药途径　静脉滴注。

2. 滴速　静脉滴注时间应超过30分钟。

【相容性】

1. 相容药物　右旋糖酐40溶液、右旋糖酐70溶液、羟乙基淀粉0.9%氯化钠溶液、肝素钠溶液、氯化钾溶液。

2. 不相容药物　5%葡萄糖注射液、甘露醇溶液、乳酸盐林格注射液、5%碳酸氢钠溶液、1/6M乳酸钠溶液。

【药物相互作用】当厄他培南与丙磺舒同时给药时,丙磺舒与厄他培南竞争肾小管主动分泌,从而抑制后者的肾脏排泄。这会导致小的但有统计学意义的清除半衰期延长(19%),并增加全身性药物暴露的程度(25%)。当与丙磺舒同时给药时,无须调整厄他培南的剂量。由于对半衰期的影响小,建议不要采用同时给予丙磺舒的方法来延长厄他培南的半衰期。体外研究表明,厄他培南对P-糖蛋白介导的地高辛或长春碱的转运没有抑制作用,并且厄他培南也不是P-糖蛋白介导转运的底物。在人肝微粒体中进行的体外研究表明厄他培南对细胞色素6种主要P450(CYP)同工酶(IA2、2C9、2C19、2D6、2EI和3A4)介导的代谢没有抑制作用。厄他培南不太可能通过抑制P-糖蛋白或CYP介导的药物清除引起药物间相互作用。除了丙磺舒以外,尚未研究过与特定的临床药物间的相互作用。

有厄他培南合并丙戊酸或双丙戊酸钠用药会导致丙戊酸浓度降低,丙戊酸浓度会低于治疗范围,颠痫发作的风险增加。增加丙戊酸或双丙戊酸钠的剂量并不足以克服该类相互作用。一般不推荐厄他培南与丙戊酸/双丙戊酸钠同时给药。当癫痫发作经丙戊酸或双丙戊酸钠良好控制后,应考虑非碳青霉烯类的其他抗生素用于治疗感染。如果必需使用本品,应考虑补充抗惊厥药物治疗。

【禁忌证】禁止用于对本品中任何成分或对同类的其他药物过敏者。

【注意事项】

1. 在接受β-内酰胺类抗生素治疗的患者中,已有严重的和偶发的致死性过敏反应的报道。有对多种过敏原过敏的既往史的患者,发生这些反应的可能性比较大。曾有报道指出,有青霉素过敏史的患者使用另一种β-内酰胺类抗生素治疗时发生了严重的过敏反应。开始本品治疗以前,必须向患者仔细询问有关对青霉素、头孢菌素、其他β-内酰胺类抗生素以及其他过敏原过敏的情况。如果发生对本品的过敏反应,须立即停药。严重的过敏反应需要立即进行急救处理。

2. 与其他抗生素一样,延长本品的使用时间可能会导致非敏感细菌的过量生长。有必要反复评估患者的状况。如在治疗期间发生了二重感染,应采取适当的措施。

3. 包括厄他培南在内的几乎所有抗菌药都有引发假膜性小肠结肠炎的报道,其严重程度可以从轻度至危及生命不等。因此,对于给予抗菌药物后出现腹泻的患者考虑这一诊断是重要的。研究表明,艰难梭菌产生的毒素是引发"抗生素相关的结肠炎"的主要原因。

4. 不考虑与药物相关性的前提下,临床研究中接受厄他培南治疗(1g,每日 1 次)的成人患者中有 0.2% 出现了癫痫发作。这种现象在患有神经系统疾患(如脑部病变或有癫痫发作史)和 / 或肾功能受到损害的患者中最常发生。应严格遵循推荐的给药方案,这对于那些具备已知的惊厥诱发因素的患者尤为重要。

【不良反应】厄他培南经肠外给药对患者进行治疗期间,最常见的与药物有关的不良事件为腹泻、输药静脉的并发症、恶心和头痛。

【过量解救】对本品药物过量的处理尚无特定的资料。在健康成人志愿者中,静脉滴注本品每日 3g,共 8 天没有导致明显的毒性。在成人临床研究中,不慎在一天内给予高达 3g 的本品没有发生具有临床重要性的不良事件。在儿童临床研究中,单剂量静脉滴注本品按体重 40mg/kg,达最大剂量 2g,没有导致毒性。当发生药物过量时,应停止使用本品并给予一般的支持性治疗,直到肾脏的清除功能发挥作用。本品可通过血液透析清除。但尚无使用血液透析治疗药物过量的资料。

(四)糖肽类

△万 古 霉 素

【中文名称】注射用盐酸万古霉素。

【英文名称】Vancomycin Hydrochloride for Injection。

【性状】本品为白色粉末或冻干之块状物。

【pH 值】2.5~4.5(50mg/ml 的水溶液)。

【储存】密闭,室温(1~30℃)下保存。

【药理作用】在体外药敏实验中,万古霉素对耐甲氧西林金黄色葡萄球菌(MRSA)有效,与其他种类的抗菌药物无交叉耐药,另外用 MRSA 在试管内进行传代培养试验,其对万古霉素的诱导耐药性也很低。在体外药敏实验中,万古霉素对革兰氏阴性菌无效。作用机制为万古霉素能够抑制细菌细胞壁的合成,具有杀菌作用,另外还可以改变细菌细胞膜的通透性,阻碍细菌 RNA 的合成。

为确保药物有效性,避免副作用的产生,对长期使用本品患者、低出生体重儿、新生儿和幼儿,以及与可引起肾、听力损害的药物(氨基糖苷类抗生素等)联用的患者最好能够监测其血药浓度。静脉滴注结束 1~2 小时后血中浓度为 25~40μg/ml,最低血药浓度(谷间值,下次给药前值)要超过 10μg/ml,有报道指出静脉滴注结束 1~2 小时后血中浓度为 60μg/ml 以上,最低血药浓度持续超过 30μg/ml 以上,可出现肾、听力损害等不良反应。肾功能损害患者同健康人相比,血中药物浓度的半衰期延长,有必要对其用药量加以修正。本品能渗透进入骨髓、骨、滑液和腹水中,另外,脑膜炎时本品也能渗透进入脑脊液。静脉滴注后 72 小时,90% 以上本品未经变化从尿中排出,本品的代谢产物不明。本品主要经肾小球滤过排出,健康成年人以 500mg(效价)、1.0g(效价)(各 $n=6$)经 60 分钟静脉滴注,在静脉滴注结束后 24 小时其累积尿中排泄率约为给药量的 85%,静脉滴注后 72 小时为给药量的 90% 以上,总的清除率为 10ml/min。健康成年人以 1.0g(效价)本品静脉滴注时,用离心滤过法测定其血浆蛋白结合率为 34.3%。

【适应证】本品适用于耐甲氧西林金黄色葡萄球菌及其他细菌所致的感染:败血症、感染性心内膜炎、骨髓炎、关节炎、灼伤、手术创伤等浅表性继发感染、肺炎、肺脓肿、脓胸、腹膜炎、脑膜炎。

【剂量】

1. 通用剂量 通常用盐酸万古霉素每日 2g(效价),可分为每 6 小时静脉滴注给药 500mg 或每 12 小时静脉滴注给药 1g。

2. 儿科剂量 儿童、婴儿每日 40mg/kg,分 2~4 次静脉滴注,每次静脉滴注在 60 分钟以上。新生儿每次给药量 10~15mg/kg,出生一周内的新生儿每 12 小时给药 1 次,出生一周至一个月的新生儿每 8 小时给药 1 次,每次静脉滴注在 60 分钟以上。

3. 剂量调整 可根据年龄、体重、症状适量增减。老年人每 12 小时给药 500mg 或每 24 小时给药 1g,每次静脉滴注在 60 分钟以上。

【加药调配】

1. 药物溶解 在含有本品 0.5g 的小瓶中加入 10ml 注射用水溶解。

2. 药物稀释 以至少 100ml 的 0.9% 氯化钠注射液或 5% 葡萄糖注射液稀释。

3. 成品输液外观检查 检查成品输液的外观,正常状态下应澄明、无异物。

4. 成品输液的储存 配制后的溶液应尽早使用,若必须保存,则可保存于室温、冰箱内。

5. 成品输液的稳定性 保存于室温、冰箱内,在 24 小时内使用。

【用法】

1. 给药途径 静脉滴注。

2. 滴速 静脉滴注时间在 60 分钟以上。

【相容性】

1. 相容药物 氯化钠溶液、葡萄糖氯化钠注射液、葡萄糖注射液。

2. 不相容药物 苯巴比妥、乙酰水杨酸、地塞米松、多黏菌素 B（硫酸盐）、青霉素、两性霉素 B、氯化钾、氨茶碱、氟尿嘧啶。

【药物相互作用】

1. 全身麻醉药 硫喷妥钠等。同时给药时可出现红斑、组胺样潮红、过敏反应等不良反应（全身麻醉有致过敏释放组胺的作用，本品也有释放组胺的作用，但其相互作用的机理不明），在全身麻醉开始前 1 小时停止静脉滴注本品。

2. 有肾毒性和耳毒性的药物 氨基糖苷类抗生素，如阿米卡星、妥布霉素等；含铂抗肿瘤药物，如顺氯氨铂等。可引起肾功能、听觉的损害及加重（两种药均具有肾毒性和耳毒性，其相互作用的机理不明。肾功能损害者、老年人及长期用药患者应注意），所以应避免联用，若必须合并用药应慎重给药。

3. 有肾毒性药物 两性霉素 B、环孢素。可引起肾功能的损害及加重（两种药均具有肾毒性，其相互作用的机理不明。肾功能损害者、老年人及长期用药患者应注意），所以应避免联用，若必须合并用药应慎重给药。

【禁忌证】

1. 对本品有既往过敏性休克史的患者禁用。

2. 下列患者原则上不予给药，若有特殊需要需慎重。

（1）对本品、替考拉宁及糖肽类抗生素、氨基糖苷类抗生素有既往过敏史患者。

（2）因糖肽类抗生素、替考拉宁或氨基糖苷类抗生素所致耳聋及其他耳聋患者（可使耳聋加重）。

【注意事项】

1. 本品对耐甲氧西林金黄色葡萄球菌所致感染明确有效，但对葡萄球菌肠炎非口服用药，其有效性尚未明确。

2. 用药期间希望能监测血药浓度。

3. 有关用法和用量。

（1）快速推注或短时内静脉滴注本品可使组胺释放出现红人综合征（面部、颈、躯干红斑性充血，瘙痒等）、低血压等不良反应，所以每次静脉滴注应维持在 60 分钟以上。

（2）肾功能损害及老年患者应调节用药量和用药间隔，监测血中药物浓度慎重给药。

（3）为防止使用本品后产生耐药菌，原则上应明确细菌的敏感性，治疗时应在必要的最小剂量内用药。

4. 给药。

（1）因可引起血栓性静脉炎，所以应十分注意药液的浓度和静脉滴注的速度，再次静脉滴注时应更换静脉滴注部位。

（2）药液渗漏于血管外可引起坏死，所以在给药时应慎重，不要渗漏于血管外。

（3）肌内注射可伴有疼痛，所以不能肌内注射。

5. 其他注意事项　国外有快速静脉滴注本品引起心搏骤停的报道。

6. 下列患者应慎重给药。

（1）肾功能损害患者（因排泄延迟、药物蓄积，所以应监测血中药物浓度、慎重给药）。

（2）肝功能损害患者（可加重肝功能损害）。

（3）老年患者。

（4）低体重儿及新生儿。

【不良反应】

（1）休克、过敏样症状：因为可产生休克、过敏样症状（呼吸困难、全身潮红、浮肿等），所以应留心观察，若出现症状则停止给药，采取适当处理措施。

（2）急性肾功能不全、间质性肾炎（频率不明）：因可出现急性肾功能不全、间质性肾炎等重要的肾功能损害，所以有必要进行定期检查，若出现异常最好停止给药，若必须继续用药，则应减少药量慎重给药。

（3）多种血细胞减少、无粒细胞血症、血小板减少（频率不明）：因可出现再生障碍性贫血、无粒细胞血症、血小板减少，若发现异常则停止给药，采取适当处理措施。

（4）皮肤黏膜综合征（史 - 约综合征）、中毒性表皮坏死松解症、脱落性皮炎（频率不明）：因可出现皮肤黏膜综合征（史 - 约综合征）、中毒性表皮坏死松解症、脱落性皮炎，所以应留心观察，若出现此种症状则停止给药，采取适当处理措施。

（5）第 8 脑神经损伤：因可出现眩晕、耳鸣、听力低下等第 8 脑神经损伤症状，所以有必要进行听力检查，而且若上述症状出现最好停止给药，若必须继续用药，则应慎重给药。

（6）假膜性大肠炎（频率不明）：因可出现伴有血便的假膜性大肠炎等严重的肠炎，所以在出现腹痛、腹泻症状时应停止给药，采取适当处理措施。

（7）肝功能损害、黄疸（频率不明）：因可出现 GOT、GPT、AFP 的上升及黄疸，所以有必要进行定期检查，若出现异常应停止给药，采取适当处理措施。

△替 考 拉 宁

【中文名称】注射用替考拉宁。

【英文名称】Teicoplanin for Injection。

【性状】本品为类白色至淡黄色冻干块状物和粉末。

【pH 值】7.2~7.8（67mg/ml，水溶液）。

【储存】密闭，在冷处保存。

【药理作用】替考拉宁是由放线菌发酵产生的糖肽类杀菌性抗生素。作用机制为抑制细胞壁的合成，干扰肽聚糖中新的部分的合成过程；药物与处于分裂繁殖期细菌细胞壁黏肽结合，结合点在黏肽末端的氨基酰 -D- 丙氨酰 -D-丙氨酸，从而阻止细菌细胞壁膜的合成，达到抑制与杀灭细菌作用。

本品对厌氧的及需氧的革兰氏阳性菌均有抗菌活性。敏感菌有金黄色葡萄球菌和凝固酶阴性葡萄球菌（包括对甲氧西林敏感及耐药菌）、链球菌、肠球菌、单核细胞增多性李斯特菌、细球菌、棒状杆菌和革兰氏阳性厌氧菌，后者包括艰难梭菌和消化球菌。其活性谱范围同万古霉素相似。由于替考拉宁独特的作用机制，很少出现耐替考拉宁的菌株。所以对青霉素类及头孢菌素类、大环内酯类、四环素和氯霉素、氨基糖苷类和利福平耐药的革兰氏阳性菌，仍对替考拉宁敏感。

对人静脉注射后其血清浓度显示出两相的分布（一相快速的分布，紧接着是一相较慢的分布），其半衰期分别为 0.3 小时和 3 小时左右。该相分布跟随一个缓慢的排泄，其半衰期为 70~100 小时。单剂量给药方式为给予健康人 36mg/kg 或 6mg/kg 本品静脉注射 5 分钟后，其血清浓度分别为 53.4mg/L 和 111.8mg/L。24 小时后血清残留浓度分别为 2.1mg/L 和 4.2mg/L。重复剂量为每 12 个小时给予健康者 400mg 本品，持续 30 分钟静脉注射，连续 5 天后，第一次和第二次静脉注射后的血清残留浓度平均分别为（5.6 ± 0.7）mg/L 和（9.4 ± 1.5）mg/L。继续静脉注射后的第 12 个小时的血清浓度均超过 10mg/L。给予中性粒细胞减少的患者第一次的治疗是每 12 个小时静脉注射 400mg；第二次静脉注射后 24 小时后的残留浓度为（10.8 ± 5.7）mg/L。

本品与血清蛋白的结合率为 90%~95%。

在稳态期时，有明显的分布量变化为 0.6~1.2L/kg。注射放射标记替考拉宁后，药物很迅速地分布在组织（尤其是皮肤和骨）中并发生作用，随后在肾、支气管、肺和肾上腺达到很高的浓度。替考拉宁似乎可以进入白细胞及提高其抗菌活性。替考拉宁不进入红细胞、脑脊液和脂肪。单剂量给予人 400mg 静脉注射后，其组织浓度为：注射 0.5 小时和 24 小时后松质骨中的浓度分别为 10.8μg/g 和 7.1μg/g。注射 0.5 小时和 24 小时后密质骨中的浓度分别为 6.1μg/g

和4.9μg/g。注射6小时和24小时后发炎滑液中的浓度分别为4mg/L和1.4mg/L。注射30分钟和60分钟后肺组织中的浓度分别为7.9μg/g和4.5μg/g。注射6小时后胸膜液中药物浓度达到高峰,其平均浓度为2.8mg/L。注射的一个小时后腹膜液浓度就达到27.9mg/L。

无任何替考拉宁代谢产物被鉴别出来。超过80%所给予的量在16天内以原型从尿液中排出。

对于肾功能正常的患者,几乎全部所给予的替考拉宁以原型从尿液中排出。最终半衰期为70~100小时。对于肾功能不全的患者,替考拉宁的排出要比肾功能正常的患者慢。它存在着一个最终半衰期和肌酐清除率的相关性;对于老年人,替考拉宁排出的改变只不过是和年龄相关的肾功能衰退的一种反映。

【适应证】本品可用于治疗各种严重的革兰氏阳性菌感染,包括不能用青霉素类和头孢菌素类抗生素治疗者。可用于治疗不能用青霉素类及头孢菌素类抗生素治疗或用上述抗生素治疗失败的严重葡萄球菌感染,或对其他抗生素耐药的葡萄球菌感染。

已证明替考拉宁对下列感染有效:皮肤和软组织感染、泌尿道感染、呼吸道感染、骨和关节感染、败血症、心内膜炎及持续不卧床腹膜透析相关性腹膜炎。在骨科手术具有革兰氏阳性菌感染的高危因素时,本品也可作预防用。

【剂量】

1. 通用剂量(肾功能正常的成人和老年人)

(1)骨科手术预防感染、麻醉诱导期单剂量静脉注射400mg。

(2)中度感染:用于治疗皮肤和软组织感染、泌尿系统感染、呼吸道感染。负荷量为第一天只一次静脉注射剂量400mg;维持量为静脉注射200mg,每日1次。

(3)严重感染:用于治疗骨和关节感染、败血症、心内膜炎。负荷量为前三剂静脉注射400mg,每12小时给药1次;维持量为静脉注射400mg,每日一次。

2. 某些临床情况,如严重烧伤感染或金黄色葡萄球菌心内膜炎患者,替考拉宁维持量可能需要达到12mg/kg。

3. 儿科剂量

(1)2个月以上儿童革兰氏阳性菌感染可用替考拉宁治疗。

(2)严重感染和中性粒细胞减少的患儿,推荐剂量为10mg/kg,前三剂负荷剂量为10mg/kg,每12小时静脉注射1次,随后剂量为10mg/kg,静脉注射,每日1次。

(3)对中度感染,推荐剂量为10mg/kg,前三剂负荷剂量为10mg/kg,每12

小时静脉注射 1 次,随后维持剂量为 6mg/kg,静脉注射,每日 1 次。

(4)小于 2 个月的婴儿,第一天的推荐负荷剂量为 16mg/kg,只用一剂,随后为 8mg/kg,每日 1 次。静脉滴注时间不少于 30 分钟。

3. 剂量调整

(1)肾功能不全的成人和老年人:肾功能受损患者,前三天仍然按常规剂量给药,第四天开始根据血药浓度的测定结果调节治疗用量。疗程第四天的用量为轻度肾功能不全者,肌酐清除率在 40~60ml/min 之间,本品剂量减半。方法是或按常规剂量,每隔一天给药 1 次;或剂量减半,每日 1 次。对于严重肾功能不全者,肌酐清除率少于 40ml/min,或血液透析者,本品剂量应为常规剂量的三分之一,或按常规剂量给药,每 3 日 1 次;或按常规剂量三分之一给药,每日 1 次。本品不能被血液透析清除。

(2)持续不卧床腹膜透析引起的腹膜炎:第一次负荷剂量为 400mg,静脉给药,然后推荐在第一周中每袋透析液内按 20mg/L 的剂量加入本品,在第二周中于交替的透析液袋中按 20mg/L 的剂量给药,在第三周中仅在夜间的透析液袋内按 20mg/L 的剂量给药。(本品 200mg 及 400mg 标准剂量分别相当于 3mg/kg 及 6mg/kg 平均剂量,如患者体重超过 85kg 建议用相同治疗方案按体重给药,即中度感染为 3mg/kg,严重感染为 6mg/kg。)

【加药调配】

1. 药物溶解

(1)静脉注射,本品 0.5g 用 5ml 灭菌注射用水溶解。

(2)静脉滴注,本品 1g 用 5ml 相容的稀释溶液或灭菌注射用水进行初溶。

2. 药物稀释

(1)静脉注射,无须稀释。

(2)静脉滴注,可用 100ml 0.9% 氯化钠注射液、复方乳酸钠溶液(乳酸钠林格溶液、哈特曼溶液)、5% 葡萄糖注射液、0.18% 氯化钠和 4% 葡萄糖注射液、含 1.36% 或 3.86% 葡萄糖的腹膜透析液稀释药物。

3. 成品输液外观检查　溶液颜色呈淡黄色至琥珀色,根据浓度、稀释液及贮藏条件而定。按照建议使用时,产品的药效不会受颜色差异的影响。

4. 成品输液的储存　储存于 25℃ 以下,配制好的替考拉宁溶液应立即使用,未用完部分应丢弃。少数情况下配制好如不能立即使用,则将配制好的替考拉宁溶液在 4℃ 条件下保存,但不得超过 24 小时。

5. 成品输液的稳定性

(1)配制好的替考拉宁输液在室温(21~25℃)下 2 小时内稳定。

(2)配制好的替考拉宁输液在 4℃ 条件下保存 24 小时内稳定。

【用法】

1. 给药途径 静脉注射、静脉滴注。

2. 滴速 静脉注射时间为 3~5 分钟;静脉滴注时间不少于 0.5 小时。

3. 操作指导 具体操作如下:

(1) 用注射器从安瓿中抽取全部注射用水。

(2) 轻轻向上推盖,就可取下彩色塑料瓶盖。

(3) 慢慢将全部注射用水沿瓶壁注入小瓶中,大约有 0.2ml 水将会留在注射器中。

(4) 用双手轻轻滚动小瓶直至药粉完全溶解。注意避免产生泡沫。要保证所有药粉,特别是瓶塞附近的药粉都完全溶解。

(5) 慢慢从小瓶中抽出替考拉宁溶液,为了吸取更多的溶液,要将注射针头插在瓶塞中央。如此细心制备的替考拉宁注射液浓度应为 100mg/1.5ml。振摇会产生泡沫,以至不能获得足够的药液,然而如果替考拉宁完全溶解,泡沫不会改变 100mg/1.5ml 的药液浓度。如果出现泡沫,可将溶液静置 15 分钟,待其消泡。

【相容性】

1. 相容药物 0.9% 氯化钠注射液、复方乳酸钠溶液(乳酸钠林格溶液、哈特曼溶液)、5% 葡萄糖溶液、0.18% 氯化钠和 4% 葡萄糖注射液、含 1.36% 或 3.86% 葡萄糖的腹膜透析液。

2. 不相容药物 替考拉宁和氨基糖苷类抗生素两种溶液直接混合是不相容的,因此,注射前不能混合。本品与卡泊芬净注射液及前列地尔注射液存在配伍禁忌。

【药物相互作用】 由于存在加重不良反应的潜在可能,对正在接受肾毒性或耳毒性药物(如氨基糖苷类抗生素、两性霉素 B、环孢素、呋塞米)治疗的患者,应小心使用替考拉宁。

【禁忌证】 对替考拉宁有过敏史者不可使用本品。

【注意事项】

1. 本品与万古霉素可能有交叉过敏反应,故对万古霉素过敏者慎用。但用万古霉素后所致"红人综合征"者仍可使用本品。

2. 治疗期间应定期作血液学和肝、肾功能检查。

3. 有下列情况者应对肾、耳功能进行监测:

(1) 肾功能不全且长时间用药者。

(2) 使用神经毒或肾毒性药物之后或与这两类药物联合应用时。如氨基糖苷类抗生素、多黏菌素 E、两性霉素 B、环孢素、顺铂、呋塞米(速尿)和依他尼酸(利尿酸)。

4. 非常重要的是要正确地配制溶液,并用注射器小心抽出;配制不小心将会导致给药剂量低于50%。配制好的溶液为pH7.5的等渗液。配制好的溶液可直接注射。

5. 本品动物实验未发现引起不育或致畸现象,也没有本品在乳汁中分泌和透过胎盘的研究资料,但高剂量时可增加大鼠的死胎率和新生鼠的死亡率,因此,在怀孕期间以及哺乳期间一般不应用。

【不良反应】

人们对替考拉宁耐受性良好,不良反应一般轻微且短暂,很少需要中断治疗,严重不良反应罕见,已报道主要有以下不良反应:

(1)局部反应:红斑、局部疼痛、血栓性静脉炎,也可能会引起肌内注射部位脓肿。

(2)变态反应:皮疹、瘙痒、发热、僵直、支气管痉挛、过敏反应(过敏性休克、荨麻疹)、血管神经性水肿,极少报告发生剥脱性皮炎、中毒性表皮溶解坏死、多形性红斑、史-约综合征。另外,罕有报道在先前无替考拉宁暴露史者输注时可发生输液相关事件,如红斑或上身潮红。这类事件在降低输液速率和/或降低药物浓度后,重新与药物接触时没有再出现。

(3)胃肠道症状:恶心、呕吐、腹泻。

(4)血液学:罕见可逆的粒细胞缺乏、白细胞减少、中性粒细胞减少、血小板减少、嗜酸性粒细胞增多等症状。

(5)肝功能:血清转氨酶和/或血清碱性磷酸酶增高症状。

(6)肾功能:血清肌酐升高、肾衰竭症状。

(7)中枢神经系统:头晕、头痛,心室内注射时癫痫发作。

(8)听觉及前庭功能:听力丧失、耳鸣和前庭功能紊乱。

(9)其他:二重感染(不敏感菌生长过度)。

【过量解救】药物过量的治疗是对症治疗。有报道2例中性粒细胞减少的儿童(年龄分别为4岁和8岁),因用药不慎,几次过量使用本品,剂量高达100mg/(kg·d),尽管替考拉宁血药浓度高达300mg/L,但未出现临床症状和实验室检验值异常。替考拉宁不能被血液透析清除。

(五)氨基糖苷类

阿 米 卡 星

【中文名称】硫酸阿米卡星注射液。

【英文名称】Amikacin Sulfate Injection。

【性状】本品为无色或微黄色的澄明液体。

【pH 值】3.5~5.5。

【储存】密闭,在凉暗处保存。

【药理作用】硫酸阿米卡星是一种氨基糖苷类抗生素。本品作用机制为作用于细菌核糖体的 30S 亚单位,抑制细菌合成蛋白质。阿米卡星与半合成青霉素类或头孢菌素类合用常可获协同抗菌作用。

静脉滴注 500mg 阿米卡星,给药时间 30 分钟,血药浓度可达 38μg/ml。1 小时后降至 18μg/ml。注射给药后可在器官组织和体液内检测到阿米卡星,主要分布于细胞外液,部分药物可分布到各种组织,并可在肾脏皮质细胞和内耳液中积蓄。蛋白结合率低。在体内不代谢,成人消除半衰期($t_{1/2}$)为 2~2.5 小时。主要经肾小球滤过排出,给药后 24 小时内排出 90% 以上。

它可透过胎盘进入胎儿组织,脑脊液中浓度低。

儿童患脑膜炎时药物可以足量穿透血脑屏障。

【适应证】本品适用于铜绿假单胞菌及部分其他假单胞菌、大肠埃希菌、变形杆菌属、克雷伯菌属、肠杆菌属、沙雷菌属、不动杆菌属等敏感革兰氏阴性杆菌与葡萄球菌属(甲氧西林敏感株)所致严重感染,如菌血症或败血症、细菌性心内膜炎、下呼吸道感染、骨关节感染、胆道感染、腹腔感染、复杂性尿路感染、皮肤软组织感染等。

本品最突出的优点是对许多肠道革兰阴性杆菌所产生的氨基糖苷类钝化酶稳定,不会为此类酶钝化而失去抗菌活性。故尤其适用于治疗对卡那霉素、庆大霉素或妥布霉素耐药革兰氏阴性杆菌菌株所致的严重感染。

【剂量】

1. 通用剂量　硫酸阿米卡星的剂量以阿米卡星的量计算,1.3g 的硫酸阿米卡星相当于 1g 的阿米卡星。①成人单纯性尿路感染对常用抗菌药耐药者每 12 小时静脉滴注给药 0.2g。②用于其他全身感染每 12 小时给药 7.5mg/kg,或每 24 小时静脉滴注给药 15mg/kg。成人一日不超过 1.5g,疗程不超过 10 天。

2. 儿科剂量　小儿首剂按体重 10mg/kg,继以每 12 小时静脉滴注给药 7.5mg/kg,或每 24 小时静脉滴注给药 15mg/kg。

3. 剂量调整

(1)肾功能减退患者:肌酐清除率为 50~90ml/min 者每 12 小时给予正常剂量(7.5mg/kg)的 60%~90%;肌酐清除率为 10~50ml/min 者每 24~48 小时用 7.5mg/kg 的 20%~30%。

肌酐清除率可直接测定或从血肌酐值按下式计算:

成年男性肌酐清除率 =[(140- 年龄)× 标准体重(kg)]/[72* 患者血肌酐浓度(mg/dl)]或成年男性肌酐清除率 =[(140- 年龄)× 标准体重(kg)]/[50* 患者血肌酐浓度(mg/dl)];成年女性肌酐清除率 = 上述公式 ×0.85。

（2）老年人：老年患者的肾功能有一定程度的生理性减退，即使肾功能的测定值在正常范围内，仍应采用较小治疗量。老年患者应用本品后较易产生各种毒性反应，应尽可能在疗程中监测血药浓度。

【加药调配】

1. 药物稀释　静脉滴注，成人量为将 500mg 阿米卡星稀释于 100~200ml 稀释液中。儿童及婴儿剂量需按比例减少。

2. 成品输液外观检查　硫酸阿米卡星溶液为无色、淡黄色或浅米色溶液。由于空气的氧化作用，溶液颜色可能变深，但不影响其效力。

3. 成品输液的储存　水溶液在室温（21~25℃）下可保存 24 小时，可冷冻保存 30 天。

4. 成品输液的稳定性　药液宜现配现用，水溶液在室温（21~25℃）下 24 小时内稳定。塑料制品不吸附本品。

【用法】

1. 给药途径　静脉滴注。

2. 滴速　静脉滴注为推荐成人 30~60 分钟内缓慢滴注，新生儿为 1~2 小时。

【相容性】

1. 相容药物　酒石酸吉他霉素、磷霉素钠、氯化钠、复方氯化钠溶液、5% 葡萄糖注射液、10% 葡萄糖注射液、葡萄糖氯化钠、5% 果糖注射液、果糖氯化钠注射液、乳酸钠注射液、复方乳酸钠注射液、维生素 B_6 注射液。

2. 不相容药物　本品不宜与两性霉素 B、头孢噻吩、磺胺嘧啶和四环素等注射剂配伍，不能在同一个瓶中滴注。

【药物相互作用】

1. 本品与其他氨基糖苷类抗生素合用或先后连续局部或全身应用，可增加耳毒性、肾毒性及神经肌肉阻滞作用。

2. 本品与神经肌肉阻断药合用可加重神经肌肉阻滞作用，导致肌肉无力、呼吸抑制等症状。

3. 本品与卷曲霉素、顺铂、依他尼酸、呋塞米或万古霉素（或去甲万古霉素）等合用，或先后连续局部或全身应用，可能增加耳毒性与肾毒性。

4. 本品与头孢噻吩或头孢唑林局部或全身合用可能增加肾毒性。

5. 本品不宜与两性霉素 B、头孢噻吩、磺胺嘧啶和四环素等注射剂配伍，不在同一瓶中滴注。

6. 本品与多黏菌素类注射剂合用或先后连续局部或全身应用，可增加肾毒性和神经肌肉阻滞作用。

7. 其他肾毒性药物及耳毒性药物均不宜与本品合用或先后应用，以免加重肾毒性或耳毒性。

【禁忌证】对阿米卡星或其他氨基糖苷类过敏的患者禁用。

【注意事项】

1. 交叉过敏 对一种氨基糖苷类过敏的患者可能对其他氨基糖苷也过敏。

2. 在用药过程中应注意进行下列检查：

（1）尿常规和肾功能测定,以防止出现严重肾毒性反应。

（2）听力检查或听电图检查,尤其注意高频听力损害,这对老年患者尤为重要。

3. 疗程中有条件时应监测血药浓度,尤其新生儿、老年和肾功能减退患者。每 12 小时给药 7.5mg/kg 者血药峰浓度（C_{max}）应保持在 15~30μg/ml,谷浓度为 5~10μg/ml；一日 1 次给药 15mg/kg 者血药峰浓度应维持在 56~64μg/ml,谷浓度应为 <1μg/ml。

4. 下列情况应慎用本品：

（1）失水：可使血药浓度增高,易产生毒性反应。

（2）第 8 对脑神经损害：因本品可导致前庭神经和听神经损害。

（3）重症肌无力或帕金森病：因本病可引起神经肌肉阻滞作用,导致骨骼肌软弱。

（4）肾功能损害者：因本品具有肾毒性。

5. 对诊断的干扰 本品可使谷丙转氨酶（GPT）、谷草转氨酶（GOT）、血清胆红素浓度及乳酸脱氢酶浓度的测定值增高；血钙、血镁、血钾、血钠浓度的测定值可能降低。

6. 氨基糖苷类与 β- 内酰胺类抗生素（头孢菌素类与青霉素类）混合时可导致相互失活。本品与上述抗生素联合应用时必须分瓶滴注。阿米卡星亦不宜与其他药物同瓶滴注。

7. 应给予患者足够的水分,以减少肾小管损害。

【不良反应】

1. 患者可发生听力减退、耳鸣或耳部饱满感；少数患者亦可发生眩晕、步履不稳等症状。听力减退一般于停药后症状不再加重,但个别在停药后可能继续发展至耳聋。

2. 本品有一定肾毒性,患者可出现血尿,排尿次数减少或尿量减少,血尿素氮、血肌酐值增高等症状。大多系可逆性,停药后即见减轻,但亦有个别报道出现肾功能衰竭。

3. 少见软弱无力、嗜睡、呼吸困难等神经肌肉阻滞作用。

4. 其他不良反应有头痛、麻木、针刺感染、震颤、抽搐、关节痛、药物热、嗜酸性粒细胞增多、肝功能异常、视力模糊等。

【过量解救】由于缺少特异性拮抗剂,本品过量或引起毒性反应时,主要用对症疗法和支持疗法,同时补充大量水分。血液透析或腹膜透析有助于从血中清除阿米卡星。

庆 大 霉 素

【中文名称】硫酸庆大霉素注射液。

【英文名称】Gentamycin Sulfate Injection。

【性状】本品为无色至微黄色或微黄绿色的澄明液体。

【pH 值】3.5~6.0。

【储存】密闭,在凉暗处保存。

【药理作用】本品为氨基糖苷类抗生素。作用机制是与细菌核糖体 30S 亚单位结合,抑制细菌蛋白质的合成。

静脉注射后吸收迅速而完全,在 0.5~1 小时达到血药峰浓度(C_{max})。消除半衰期($t_{1/2}$)为 2~3 小时,新生儿和肾功能减退者更长。血浆蛋白结合率低。在体内可分布于各种组织和体液中,在肾皮质细胞中积聚,也可通过胎盘屏障进入胎儿体内,不易透过血脑屏障进入脑组织和脑脊液中。在体内不代谢,以原型经肾小球滤过随尿排出,在稳态时给药后 24 小时内排出给药量的 70%。

【适应证】

1. 适用于治疗敏感革兰氏阴性杆菌,如大肠埃希菌、克雷伯菌属、肠杆菌属、变形杆菌属、沙雷菌属、铜绿假单胞菌以及葡萄球菌甲氧西林敏感株所致的严重感染,如败血症、下呼吸道感染、肠道感染、盆腔感染、腹腔感染、皮肤软组织感染、复杂性尿路感染等。治疗腹腔感染及盆腔感染时应与抗厌氧菌药物合用,临床上多采用庆大霉素与其他抗菌药联合应用。与青霉素(或氨苄西林)合用可治疗肠球菌属感染。

2. 用于敏感细菌所致中枢神经系统感染,如脑膜炎、脑室炎时,可同时用本品鞘内注射作为辅助治疗。

【剂量】

1. 通用剂量 成人稀释后静脉滴注,一次 80mg(8 万单位),或按体重一次 1~1.7mg/kg,每 8 小时给药 1 次;或一次 5mg/kg,每 24 小时给药 1 次。疗程通常为 7~14 日。

2. 儿科剂量 一次 2.5mg/kg,每 12 小时静脉滴注给药 1 次;或一次 1.7mg/kg,每 8 小时静脉滴注给药 1 次。疗程为 7~14 日,期间应尽可能监测血药浓度,尤其是新生儿或婴儿。

3. 剂量调整

(1)肾功能减退患者的用量:肌酐清除率≥50ml/min 时,按肾功能正常者每 8 小时 1 次,一次的正常剂量为 1~1.7mg/kg;肌酐清除率为 10~50ml/min 时,每 12 小时 1 次,一次为正常剂量的 30%~70%;肌酐清除率 <10ml/min 时,每 24~48 小时给予正常剂量的 20%~30%。

肌酐清除率可直接测定或从患者血肌酐值按下式计算:

成年男性肌酐清除率(ml/min)=[(140- 年龄)× 标准体重(kg)]/[72* 患者血肌酐浓度(mg/dl)];女性为 0.85× 以上数值。

(2)血液透析后患者用量:可按感染严重程度,成人按体重一次补给剂量 1~1.7mg/kg,小儿(3 个月以上)一次补给 2~2.5mg/kg。

【加药调配】

1. 药物溶解 无须溶解。

2. 药物稀释 将推荐剂量加入 50~200ml 的 0.9% 氯化钠注射液或 5% 葡萄糖注射液中,一日 1 次静脉滴注时加入的液体量应不少于 300ml,使药液浓度不超过 0.1%。

3. 成品输液外观检查 注射液颜色为无色至浅黄色。

4. 成品输液的储存 在室温下、冷藏、-20℃均可保存。

5. 成品输液的稳定性

(1)加药后输液在室温下至少可在 24 小时内保持稳定;冷藏 17 天内保持稳定;在 -20℃的冷冻条件下 30 天内保持稳定。

(2)过滤或吸附作用不会影响其药效。

(3)储藏容器会影响药物稳定,玻璃容器要优于塑料容器。

【用法】

1. 给药途径 静脉滴注。

2. 滴速 静脉滴注时间控制在 30 分钟至 2 小时。建议 100ml 液体输注时间应不超过 30 分钟。

【相容性】

1. 相容药物 与酒石酸吉他霉素、磷霉素钠、氯化钠溶液、复方氯化钠溶液、5% 葡萄糖注射液、10% 葡萄糖注射液、葡萄糖氯化钠注射液、葡萄糖氯化钠乳酸钠注射液(3:2:1)、5% 果糖注射液、果糖氯化钠注射液、乳酸钠注射液、乳酸钠林格注射液、木糖醇可容。

2. 不相容药物 不能将庆大霉素混合或加入含有其他抗菌药物的溶液中。

【药物相互作用】

1. 与其他氨基糖苷类抗生素合用或先后连续局部或全身应用,可能增加其产生耳毒性、肾毒性及神经肌肉阻滞作用的可能性。

2. 与神经肌肉阻滞剂合用,可加重神经肌肉阻滞作用,导致肌肉软弱、呼吸抑制等症状。

3. 与卷曲霉素、顺铂、依他尼酸、呋塞米或万古霉素（或去甲万古霉素）等合用，或先后连续局部或全身应用，可能增加耳毒性与肾毒性的可能。

4. 与头孢噻吩、头孢唑林局部或全身合用可能增加肾毒性的可能。

5. 与多黏菌素类注射剂合用或先后连续局部或全身应用，可增加肾毒性和神经肌肉阻滞作用的可能性。

6. 其他肾毒性及耳毒性药物均不宜与本品合用或先后连续应用，以免加重肾毒性或耳毒性风险。

7. 氨基糖苷类与β-内酰胺类（头孢菌素类与青霉素类）混合时可导致相互失活。本品与上述抗生素联合应用时必须分瓶滴注。本品亦不宜与其他药物同瓶滴注。

【禁忌证】对本品或其他氨基糖苷类过敏者禁用。

【注意事项】

1. 下列情况应慎用本品　失水、第 8 对脑神经损害、重症肌无力或帕金森病及肾功能损害患者。

2. 交叉过敏　对一种氨基糖苷类抗生素如链霉素、阿米卡星过敏的患者，可能对本品过敏。

3. 在用药前、用药过程中应定期进行尿常规和肾功能测定，以防止出现严重肾毒性反应。必要时作听力检查或听电图尤其高频听力测定以及温度刺激试验，以检测前庭毒性。

4. 有条件时在疗程中应监测血药浓度，并据以调整剂量，尤其对新生儿、老年和肾功能减退患者。每 8 小时给药 1 次者有效血药浓度应保持在 4~10μg/ml，避免峰浓度超过 12μg/ml，谷浓度保持在 1~2μg/ml；每 24 小时给药 1 次者血药峰浓度应保持在 16~24μg/ml，谷浓度应 <1μg/ml。接受鞘内注射者应同时监测脑脊液内药物浓度。

5. 不能测定血药浓度时，应根据测得的肌酐清除率调整剂量。

6. 给予首次饱和剂量 1~2mg/kg 后，有肾功能不全、前庭功能或听力减退的患者所用维持量应酌减。

7. 应给予患者足够的水分，以减少对肾小管的损害。

8. 长期应用可能导致耐药菌过度生长。

9. 不宜用于皮下注射。

10. 对诊断的干扰　本品可使谷丙转氨酶（GPT）、谷草转氨酶（GOT）、血清胆红素浓度及乳酸脱氢酶浓度的测定值增高；血钙、血镁、血钾、血钠浓度的测定值可能降低。

【不良反应】

1. 用药过程中可能引起听力减退、耳鸣或耳部饱满感等耳毒性反应，影响前庭功能时可发生步履不稳、眩晕。也可能发生血尿、排尿次数显著减少或尿量减少、食欲减退、极度口渴等肾毒性反应。发生率较低的有因神经肌肉阻滞或肾毒性引起的呼吸困难、嗜睡、软弱无力等。偶有皮疹、恶心、呕吐、肝功能减退、白细胞减少、粒细胞减少、贫血、低血压等症状。

2. 少数患者停药后可发生听力减退、耳鸣或耳部饱满感等耳毒性症状，应引起注意。

【过量解救】本品无特异性拮抗药，过量或引起毒性反应时，主要用对症疗法和支持疗法，同时补充大量水分。血液透析或腹膜透析有助于从血中清除庆大霉素。

（六）四环素类

△替 加 环 素

【中文名称】注射用替加环素。

【英文名称】Tigecycline for Injection。

【性状】本品为橙色冻干块状物或粉末。

【pH 值】7.7~8.2（10mg/ml 的水溶液）。

【储存】密闭，25℃以下保存。

【药理作用】替加环素通过与核糖体 30S 亚单位结合、阻止氨酰化 tRNA 分子进入核糖体 A 位而抑制细菌蛋白质合成。替加环素为抑菌剂，对下列细菌的大多数菌株具有抗菌活性①革兰氏阳性菌：如粪肠球菌（仅限万古霉素敏感菌株）、金黄色葡萄球菌（甲氧西林敏感及耐药菌株）、无乳链球菌、咽峡炎链球菌族（包括咽峡炎链球菌、中间链球菌和星座链球菌）、肺炎链球菌（青霉素敏感菌株）、化脓性链球菌；②革兰氏阴性菌：弗劳地枸橼酸杆菌、阴沟肠杆菌、大肠埃希菌、流感嗜血杆菌、产酸克雷伯菌、肺炎克雷伯菌、嗜肺军团菌；③厌氧菌：脆弱拟杆菌、多形拟杆菌、单形拟杆菌、普通拟杆菌、产气荚膜梭菌、微小消化链球菌。

替加环素单剂量100mg静脉滴注30分钟（或60分钟）后的 C_{max} 为 1.45μg/ml（或 0.90μg/ml）。根据临床研究（0.1~1.0μg/ml）观察，替加环素的体外血浆蛋白结合率范围为71%~89%。替加环素的稳态分布容积为500~700L（7~9L/kg），提示替加环素组织分布广泛，其分布超过其血浆容积。替加环素的代谢并不广泛。应用人肝微粒体、肝脏切片和肝细胞进行替加环素体外研究，结果仅产生痕量代谢产物。替加环素排泄的主要途径为替加环素原型及其代谢产物的胆汁分泌。葡萄苷酸化和替加环素原型的肾脏排泄为次要途径。

【适应证】

1. 本品适用于18岁及以上患者在下列情况下由特定细菌的敏感菌株所致的感染,包括:

(1)复杂性腹腔内感染(cIAI):由敏感的弗劳地枸橼酸杆菌、阴沟肠杆菌、大肠埃希菌、产酸克雷伯菌、肺炎克雷伯菌、粪肠球菌(仅限于万古霉素敏感菌株)、金黄色葡萄球菌(甲氧西林敏感菌株和甲氧西林耐药菌株)、咽峡炎链球菌族(包括咽峡炎链球菌、中间链球菌和星座链球菌)、脆弱拟杆菌、多形拟杆菌、单形拟杆菌、普通拟杆菌、产气荚膜梭菌和微小消化链球菌等引起的复杂性腹腔内感染。

(2)复杂性皮肤和皮肤软组织感染(cSSSI):由敏感的大肠埃希菌、粪肠球菌(万古霉素敏感菌株)、金黄色葡萄球菌(甲氧西林敏感菌株及耐药菌株)、无乳链球菌、咽峡炎链球菌族(包括咽峡炎链球菌、中间链球菌和星座链球菌)、化脓性链球菌、阴沟肠杆菌、肺炎克雷伯菌和脆弱拟杆菌等引起的复杂性皮肤和皮肤软组织感染。

(3)社区获得性细菌性肺炎:由敏感的肺炎链球菌(青霉素敏感菌株),包括伴发菌血症者、流感嗜血杆菌和嗜肺军团菌等引起的社区获得性细菌性肺炎。

由于在成年患者的研究中观察到接受替加环素治疗者的死亡率增加,未进一步评价儿童应用替加环素的疗效与安全性,因此,不推荐18岁以下儿童使用。

2. 对于无其他药物可用的感染,经有经验的感染科医师或临床医师讨论后,本品适用于治疗8岁及以上儿童患者在下列情况下由特定细菌的敏感菌株所致感染:

(1)复杂性腹腔内感染(cIAI):由敏感的弗劳地枸橼酸杆菌、阴沟肠杆菌、大肠埃希菌、产酸克雷伯菌、肺炎克雷伯菌、粪肠球菌(仅限于万古霉素敏感菌株)、金黄色葡萄球菌(甲氧西林敏感菌株和甲氧西林耐药菌株)、咽峡炎链球菌族(包括咽峡炎链球菌、中间链球菌和星座链球菌)、脆弱拟杆菌、多形拟杆菌、单形拟杆菌、普通拟杆菌、产气荚膜梭菌和微小消化链球菌等引起的复杂性腹腔内感染。

(2)复杂性皮肤和皮肤软组织感染(cSSSI):由敏感的大肠埃希菌、粪肠球菌(万古霉素敏感菌株)、金黄色葡萄球菌(甲氧西林敏感菌株及耐药菌株)、无乳链球菌、咽峡炎链球菌族(包括咽峡炎链球菌、中间链球菌和星座链球菌)、化脓性链球菌、阴沟肠杆菌、肺炎克雷伯菌和脆弱拟杆菌等引起的复杂性皮肤和皮肤软组织感染。

【剂量】

1. 通用剂量　静脉滴注,推荐的给药方案为首剂 100mg,然后每 12 小时给药 50mg。替加环素的静脉滴注时间应该每 12 小时给药 1 次。

2. 儿科剂量(8 岁及以上儿童患者)

(1) 8~11 岁儿童患者应每 12 小时静脉滴注 1.2mg/kg 替加环素,最大剂量为每 12 小时输注 50mg 替加环素,疗程为 5~14 日。

(2) 12~17 岁儿童患者应每 12 小时静脉滴注 50mg 替加环素,疗程为 5~14 日。

3. 剂量调整　根据重度肝功能损害患者包括儿童(Child Pugh 分级 C 级)的药代动力学特征,替加环素的剂量应降低 50%。成人调整为起始剂量 100mg,然后维持剂量降低为每 12 小时 25mg。重度肝功能损害患者(Child Pugh 分级 C 级)应谨慎用药并监测治疗反应。

【加药调配】

1. 药物溶解　本品每瓶应该以 5.3ml 0.9% 氯化钠注射液、5% 葡萄糖注射液或者乳酸钠林格注射液进行复溶,复溶后替加环素溶液浓度为 10mg/ml(注:每瓶超量 6%,因此,5ml 的配制溶液相当于 50mg 药物)。

2. 药物稀释　从药瓶中抽取 5ml 溶液加入含 100ml 液体的静脉输液袋中(100mg 剂量配制 2 瓶,50mg 剂量配制 1 瓶)。静脉输液袋中药物的最高浓度应为 1mg/ml。

3. 成品输液外观检查　应呈黄色至橙色,无可见异物。

4. 成品输液的储存　低于 25℃ 或冷藏储存。

5. 成品输液的稳定性　以 0.9% 氯化钠注射液或 5% 葡萄糖注射液复溶后立即转移至静脉输液袋,在 2~8℃ 冷藏条件下可贮藏 48 小时。

【用法】

1. 给药途径　静脉滴注。

2. 滴速　成人每次 30~60 分钟;在儿童患者中,替加环素输注时间至少 60 分钟。

此外,本品可通过专用输液管或 Y 型管静脉给药。如果同一输液管连续用于输注多种药物,应该在输注本品前后应用 0.9% 氯化钠注射液或 5% 葡萄糖注射液冲洗管线。经共用管线给药应该使用与替加环素及其他任何药物相容的注射溶液。

【相容性】

1. 相容药物　0.9% 氯化钠注射液、5% 葡萄糖注射液和乳酸钠林格注射液。当使用 0.9% 氯化钠注射液或 5% 葡萄糖注射液通过 Y 型管给药时,本品与下列药物或稀释液相容:阿米卡星、多巴酚丁胺、盐酸多巴胺、庆大霉素、氟哌啶醇、乳酸林格注射液、盐酸利多卡因、甲氧氯普胺、吗啡、去甲肾上腺素、哌拉西林/他唑巴坦（EDTA 制剂）、氯化钾、异丙酚、盐酸雷尼替丁、茶碱和妥布霉素。

2. 不相容药物　下列药物不应通过同一 Y 型管与替加环素同时给药：两性霉素 B、两性霉素 B 脂质体复合物、地西泮、艾美拉唑和奥美拉唑。

【药物相互作用】

1. 健康受试者同时应用本品（首剂 100mg，然后每 12 小时 50mg）和华法林（单剂量 25mg）可导致 R- 华法林和 S- 华法林的清除率分别减少 40% 和 23%，C_{max} 分别升高 38% 和 43%，AUC 分别增加 68% 和 29%。替加环素未显著改变华法林对国际标准化比值（International normalized ratio，INR）的影响。另外，华法林未对替加环素的药代动力学特性造成影响。然而，替加环素与华法林合并用药应该监测凝血酶原时间或其他合适的抗凝试验。

2. 使用过量表达 P- 糖蛋白（P-gp）的细胞系进行的一项体外研究显示，替加环素是 P-gp 的底物。对于 P-gp 介导的转运在替加环素体内处置过程中的潜在作用，目前尚不清楚。与 P-gp 抑制剂（例如环孢素）或 P-gp 诱导剂（例如利福平）合用可能会影响替加环素的药代动力学。

3. 抗生素与口服避孕药同时使用可导致口服避孕药作用降低。

【禁忌证】

1. 禁用于已知的对本品任何成分过敏的患者。药物反应包括过敏反应。

2. 对四环素类抗生素过敏的患者可能对替加环素过敏。

【注意事项】

1. 在复杂性皮肤和皮肤软组织感染（cSSSI）、复杂性腹腔内感染（cIAI）、糖尿病足感染、医院获得性肺炎临床研究以及耐药性病原体研究中，观察到接受替加环素治疗的患者的死亡率在数值上高于对照治疗。这些结果的原因仍然未知，但不能排除疗效和安全性比对照药物差。

2. 在医院获得性肺炎中的死亡率不均衡和治愈率较低。

3. 几乎所有的抗菌药物（包括替加环素）都曾报道有过敏反应，并且可危及生命。替加环素在结构上与四环素类抗生素相似，因此，对四环素类抗生素过敏的患者应避免使用替加环素。

4. 在接受替加环素治疗的患者中报告的肝脏损伤病例，主要为胆汁淤积性，包括一些致死性肝功能衰竭病例。

5. 已有与替加环素给药相关的急性胰腺炎，包括致死性病例的报道。对服用替加环素并出现提示急性胰腺炎的临床症状、指征或实验室检测指标异常的患者需考虑诊断为急性胰腺炎。绝大多数报告的病例在至少治疗 1 周后发生。在无已知胰腺炎危险因素的患者中已有相关病例报道。患者通常在停用替加环素后症状改善。对怀疑出现胰腺炎的患者应考虑停止替加环素治疗。

6. 孕妇应用本品时可导致胎儿受到伤害。如果患者在应用替加环素期间妊娠,应该告知患者其对胎儿的潜在危害。动物研究结果提示,替加环素可透过胎盘在胎儿组织中被发现。替加环素可致胎鼠和胎兔体重减轻(合并相应的骨化延迟)、家兔死胎。

7. 在大鼠中进行的替加环素研究显示骨变色。在牙齿发育期间(妊娠后半期、婴儿期以及 8 岁以下儿童期)使用本品可导致牙齿永久性变色(黄色 - 灰色 - 棕色)。大鼠研究结果显示替加环素可致骨骼变色。因此,在牙齿发育期间,除非其他药物无效或禁忌使用,否则不应使用本品。

8. 几乎所有的抗生素使用中均有发生艰难梭菌相关性腹泻(CDAD)的报道,包括替加环素。严重程度从轻度腹泻到致死性结肠炎。抗生素治疗会改变肠道正常菌群,导致艰难梭菌的过度繁殖。

【不良反应】替加环素常见不良反应为恶心、呕吐、腹泻。其他不良反应包括败血症 / 感染性休克、肺炎、脓肿、感染、活化部分凝血活酶时间(aPTT)延长、凝血酶原时间(PT)延长、低血糖、低蛋白血症、眩晕、静脉炎、腹痛、消化不良、厌食、血清 GOT 升高、血清 GPT 升高、高胆红素血症、瘙痒、皮疹、愈合能力下降、注射部位反应、头痛、血清淀粉酶升高、血尿素氮(BUN)升高等。

【过量解救】替加环素过量尚无特殊治疗措施。单剂量静脉给予健康志愿者替加环素 300mg(60 分钟以上)可导致恶心和呕吐的发生率增加。血液透析不能显著清除替加环素。

(七) 大环内酯类

红　霉　素

【中文名称】注射用红霉素。

【英文名称】Erythromycin for Injection。

【性状】本品为白色或类白色的结晶或粉末或疏松块状物。

【pH 值】6.0~7.5(8.5% 水溶液);6.5~7.5(5% 水溶液)。

【储存】密闭,在干燥处保存。

【药理作用】本品属大环内酯类抗生素,为水溶性的红霉素乳糖醛酸酯。对葡萄球菌属、各组链球菌和革兰氏阳性杆菌均具抗菌活性。奈瑟菌属、流感嗜血杆菌、百日咳鲍特菌等也可对本品呈现敏感性。本品对除脆弱拟杆菌和梭杆菌属以外的各种厌氧菌亦具抗菌活性;对军团菌属、胎儿弯曲菌、某些螺旋体、肺炎支原体、立克次体属和衣原体属也有抑制作用。

本品系抑菌剂,但在高浓度时对某些细菌也具杀菌作用。本品可透过细菌细胞膜,在接近供位("P"位)处与细菌核糖体的 50S 亚基成可逆性结合,阻断了转移核糖核酸(t-RNA)结合至"P"位上,同时也阻断了多肽链自受位("A"位)至"P"位的位移,因而,细菌蛋白质合成受抑制。红霉素仅对分裂活跃的细菌有效。

静脉滴注后立即达血药浓度峰值,24 小时内静脉滴注 2g,平均血药浓度为 2.3~6.8mg/L,但个体差异较大。每 12 小时连续静脉滴注本品 1g,则 8 小时后的血药浓度可维持于 4~6mg/L。乳糖酸红霉素除脑脊液和脑组织外,广泛分布于各组织和体液中,尤以肝、胆汁和脾中的浓度为最高,在肾、肺等组织中的浓度可高出血药浓度数倍,在胆汁中的浓度可达血药浓度的 10~40 倍。在皮下组织、痰及支气管分泌物中的浓度也较高,痰中浓度与血药浓度相仿;在胸、腹水、脓液等中的浓度可达有效水平。本品有一定量(约为血药浓度的 33%)进入前列腺及精囊中,但不易透过血脑屏障,脑膜有炎症时脑脊液中浓度仅为血药浓度的 10% 左右。可进入胎血和排入母乳中,胎儿血药浓度为母体血药浓度的 5%~20%,母乳中药物浓度可达血药浓度的 50% 以上。表观分布容积(V_d)为 0.9L/kg。蛋白结合率为 70%~90%。游离红霉素在肝内代谢,消除半衰期($t_{1/2}$)为 1.4~2 小时,无尿患者的血半衰期可延长至 4.8~6 小时。红霉素主要在肝中浓缩和从胆汁排出,并进行肠肝循环,10%~15% 的注入量自肾小球滤过排出,尿中浓度可达 10~100mg/L。粪便中也含有一定量。血液透析或腹膜透析后极少被清除,故透析后无须加用。

【适应证】

1. 本品作为青霉素过敏患者治疗下列感染的替代用药 溶血性链球菌、肺炎链球菌等所致的急性扁桃体炎、急性咽炎、鼻窦炎;溶血性链球菌所致的猩红热、蜂窝织炎;白喉及白喉带菌者;气性坏疽、炭疽、破伤风;放线菌病;梅毒;单核细胞增多性李斯特菌病等。

2. 还适用于以下疾病 军团菌病、肺炎支原体肺炎、肺炎衣原体肺炎、其他衣原体属和支原体属所致泌尿生殖系感染、沙眼衣原体结膜炎、厌氧菌所致口腔感染、空肠弯曲菌肠炎、百日咳。

【剂量】

1. 通用剂量 成人一次 0.5~1.0g,一日 2~3 次滴注。治疗军团菌病剂量需增加至一日 3~4g,分 4 次滴注。

2. 儿科剂量 每日按体重 20~30mg/kg,分 2~3 次滴注。

【加药调配】

1. 药物溶解 加适量注射用水用力震摇至溶解。初始溶液浓度应不超过 5%(0.5g 乳糖酸红霉素至少需加入 10ml 注射用水)。

2. 药物稀释　用 0.9% 氯化钠溶液稀释,本品输注浓度为 1~5mg/ml。药物稳定性跟 pH 值密切相关,当高于 10 或低于 5.5 时,会快速降解。当用含葡萄糖的溶液稀释时,必须每 100ml 溶液中加入 4% 碳酸氢钠 1ml,否则应在 2 小时内使用完。

3. 成品输液外观检查　应为无色至淡黄色澄明液体。

4. 成品输液的储存　可室温或冷藏储存。

5. 成品输液的稳定性　本品稀释液在室温下可保持 24 小时稳定,冷藏条件下保持 14 日稳定。配制的便携输液装置包装在室温下可保持 8 小时稳定。

【用法】

1. 给药途径　静脉滴注。

2. 滴速　100~200ml 输液滴注 1~2 小时。

【相容性】

1. 相容药物　阿托品、氨基丁酸、氨基己酸、博来霉素、东莨菪碱、毒毛花苷 K、对氨基水杨酸钠、二甲弗林、放线菌素 D、氟尿嘧啶、复方醋酸钠注射液、谷氨酸钾、环磷酰胺、肌苷、肌醇、精氨酸等。

2. 不相容药物　青霉素钠、苯唑西林钠、氨苄西林钠、氯唑西林钠、阿莫西林钠、羧苄西林钠、磺苄西林钠、哌拉西林钠、头孢孟多酯钠、头孢西丁钠、头孢呋辛钠、头孢美唑钠、头孢他啶、头孢曲松钠、氨曲南、美罗培南、左氧氟沙星、阿昔洛韦、利巴韦林、双黄连、氯化钾、氯化钙、维生素 C 注射液、维生素 B_6 注射液等。

【药物相互作用】

1. 本品可抑制卡马西平和丙戊酸等抗癫痫药的代谢,导致后者血药浓度增高而发生毒性反应。本品与阿芬太尼合用可抑制后者的代谢,延长其作用时间。本品与阿司咪唑或特非那定等抗组胺药合用可增加心脏毒性,与环孢素合用可使后者血药浓度增加而产生肾毒性。

2. 本品与氯霉素和林可酰胺类药物有拮抗作用,不推荐合用。

3. 本品为抑菌剂,可干扰青霉素的杀菌效能,故当需要快速杀菌作用如治疗脑膜炎时,两者不宜合用。

4. 长期服用华法林的患者应用本品时可导致凝血酶原时间延长,从而增加出血的危险性,老年患者尤应注意。两者必须合用时,华法林的剂量宜适当调整,并严密观察凝血酶原时间。

5. 除二羟丙茶碱外,本品与黄嘌呤类合用可使氨茶碱的肝清除减少,导致血清氨茶碱浓度升高和 / 或毒性反应增加。这一现象在合用 6 日后较易发生,氨茶碱清除的减少幅度与本品血清峰值成正比。因此,在两者合用疗程中和疗程后,黄嘌呤类的剂量应予调整。

6. 本品与其他肝毒性药物合用可能增强肝毒性。

7. 大剂量本品与耳毒性药物合用,尤其对于肾功能减退患者可能增加耳毒性的可能。

8. 本品与洛伐他汀合用时可抑制其代谢而使血药浓度上升,可能引起横纹肌溶解,与咪达唑仑或三唑仑合用时可减少二者的清除而增强其作用。

【禁忌证】对红霉素类药物过敏者禁用。

【注意事项】

1. 溶血性链球菌感染用本品治疗时,至少需持续 10 日,以防止急性风湿热的发生。

2. 肾功能减退患者一般无须减少用量。

3. 用药期间定期随访肝功能。肝病患者和严重肾功能损害者红霉素的剂量应适当减少。

4. 患者对一种红霉素制剂过敏或不能耐受时,对其他红霉素制剂也可过敏或不能耐受。

5. 因不同细菌对红霉素的敏感性存在一定差异,故应做药敏测定。

【不良反应】

1. 多见胃肠道反应,有腹泻、恶心、呕吐、中上腹痛、口舌疼痛、胃纳差等,其发生率与剂量大小有关。

2. 少见肝毒性,患者可有乏力、恶心、呕吐、腹痛、发热及肝功能异常,偶见黄疸等。

3. 大剂量(≥4g/日)应用时,尤其对于肝、肾疾病患者或老年患者,可能引起听力减退,主要与血药浓度过高(>12mg/L)有关,停药后大多可恢复。

4. 过敏反应表现为药物热、皮疹、嗜酸性粒细胞增多等,发生率为 0.5%~1%。

5. 其他 偶有心律失常、口腔或阴道念珠菌感染

【过量解救】应及时停药,给予对症和支持治疗。红霉素不能被血液透析或腹膜透析消除。

阿 奇 霉 素

【中文名称】注射用阿奇霉素。

【英文名称】Azithromycin for Injection。

【性状】本品为白色或类白色疏松块状物或粉末。

【pH 值】5.5~7.5(2.5% 水溶液)。

【储存】遮光、密闭,在干燥处保存。

【药理作用】阿奇霉素为 15 元环大环内酯类抗生素,主要与细菌核糖体

的 50S 亚单位结合,抑制依赖于 RNA 的蛋白合成。

体外试验证明阿奇霉素对临床上多种常见致病菌有抗菌作用。①革兰氏阳性需氧菌:金黄色葡萄球菌、酿脓链球菌(A 组乙型溶血性链球菌)、肺炎链球菌、甲型溶血性链球菌和其他链球菌、白喉(棒状)杆菌。本品对于耐红霉素的革兰氏阳性细菌,包括粪链球菌(肠球菌)以及耐甲氧西林的多种葡萄球菌菌株呈现交叉耐药性。②革兰氏阴性需氧菌:流感嗜血杆菌、副流感嗜血杆菌、卡他莫拉菌、不动杆菌属、耶尔森菌属、嗜肺军团菌、百日咳杆菌、副百日咳杆菌、志贺菌属、巴斯德菌属、霍乱弧菌、副溶血性杆菌、类志贺吡邻单胞菌。③对下列革兰氏阴性菌的活性视菌株而定,并需作敏感性测定:大肠埃希菌、伤寒沙门菌、肠肝菌属、亲水性单胞菌、克雷伯菌属。④厌氧菌:脆弱拟杆菌、类杆菌属、产气荚膜杆菌、消化链球菌属、坏死梭杆菌、痤疮丙酸杆菌。⑤性传播疾病微生物:梅毒螺旋体、淋病奈瑟球菌、杜克雷嗜血杆菌。⑥其他微生物:肺炎支原体、人型支原体、解脲交原体、沙眼衣原体、卡氏肺孢菌属、鸟分枝杆菌属、弯曲菌属、单核细胞增多性李斯特杆菌。

下列革兰氏阴性菌通常是耐药的:变形杆菌属、沙雷菌属、摩氏摩根菌、假单胞菌。

每日静脉滴注阿奇霉素 0.5g,连续 2~5 日,平均血药峰浓度(C_{max})为$(3.63 \pm 1.60)\mu g/ml$,平均血浆谷浓度(C_{min})为$(0.20 \pm 0.15)\mu g/ml$,AUC 为$(9.60 \pm 4.80)(\mu g \cdot h)/ml$。单次静脉滴注阿奇霉素 1~4g,滴注时间大于 2 小时,其清除率(Cl)和表观分布体积(V_d)分别为 10.18ml/(min·kg)和 33.3L/kg。阿奇霉素在体内分布广泛,在各组织内浓度可达同期血浓度的 10~100 倍,在巨噬细胞及纤维母细胞内浓度高,前者能将阿奇霉素转运至炎症部位。每日静脉滴注阿奇霉素 0.5g,连续 5 日,第 1 次给药后的 24 小时内约 11% 的给药量以原型从尿液中排出,第 5 次给药后排到尿液中的阿奇霉素约为 14%。此外,阿奇霉素可经胆道以原型(胆汁内可见高浓度的阿奇霉素)及 10 种代谢物排出。阿奇霉素的血浆蛋白结合率随血药浓度的增加而减低,当血药浓度为 0.02μg/ml时,血浆蛋白结合率为 15%;当血药浓度为 2μg/ml 时,血浆蛋白结合率为 7%。阿奇霉素单剂给药后的消除半衰期($t_{1/2}$)为 35~48 小时。

本品在 FDA 妊娠药物分类中属 B 类,因此,妊娠时应用阿奇霉素需有确切的指征。目前尚不知阿奇霉素是否经乳汁分泌。因许多药物经乳汁分泌,故哺乳期妇女应用阿奇霉素时应予注意。

【适应证】本品适用于敏感致病菌株所引起的下列感染:

1. 由肺炎衣原体、流感嗜血杆菌、嗜肺军团菌、卡他莫拉菌、肺炎支原体、金黄色葡萄球菌或肺炎链球菌引起的需要首先采取静脉滴注治疗的社区获得性肺炎。

2. 由沙眼衣原体、淋病奈瑟球菌、人型支原体引起的需要首先采取静脉滴注治疗的盆腔炎。

【剂量】

1. 通用剂量

（1）治疗社区获得性肺炎：成人一次 0.5g，一日 1 次，至少连续静脉滴注用药 2 日，继之换用阿奇霉素口服制剂一日 0.5g，7~10 日为一个疗程。转为口服治疗时间应由医师根据临床治疗反应确定。

（2）治疗盆腔炎：成人一次 0.5g，一日 1 次，静脉滴注用药 1 日或 2 日后，改用阿奇霉素口服制剂一日 0.25g，7 日为一个疗程。转为口服治疗时间应由医师根据临床治疗反应确定。

2. 儿科剂量 本品在 16 岁以下儿童和青少年中应用的疗效与安全性尚未证实。

3. 剂量调整

（1）对于肾功能损害：GFR≥80ml/min 的患者，建议无须调整剂量；GFR10~80ml/min 的患者中平均 $AUC_{0~120}$ 与肾功能正常的患者相似；而 GFR<10ml/min 的患者与肾功能正常的患者相比升高 35%，重度肾损害的患者应慎用阿奇霉素。

（2）肝损害的患者中阿奇霉素的药代动力学尚未确定。对于肝功能损害的患者，尚无剂量调整的建议无须根据年龄或性别调整剂量。

【加药调配】

1. 药物溶解 向 500mg 本品中加 4.8ml 灭菌注射用水，振荡直至药物完全溶解，制成 100mg/ml 的药品原液。该溶液在 30℃以下可保存 24 小时。

2. 药物稀释 将 5ml 的 100mg/ml 阿奇霉素溶液加入以下任何一种溶液中，制备成 1.0~2.0mg/ml 的阿奇霉素溶液：0.9% 氯化钠注射液（0.9% 氯化钠）、1/2 0.9% 氯化钠注射液（0.45% 氯化钠）、5% 葡萄糖溶液、乳酸钠林格注射液、5% 葡萄糖 +1/2 0.9% 氯化钠注射液（0.45% 氯化钠）含 20mmol/L 的氯化钾、5% 葡萄糖 + 乳酸钠林格注射液、5% 葡萄糖 +1/3 0.9% 氯化钠注射液（0.3% 氯化钠）、5% 葡萄糖 +1/2 0.9% 氯化钠注射液（0.45% 氯化钠）、Normosol-M5% 葡萄糖溶液、Normosol-R5% 葡萄糖溶液。

3. 成品输液外观检查 应为无色澄明液体。

4. 成品输液的储存 在室温 30℃下或冰箱 5℃储存。

5. 成品输液的稳定性 本品稀释成浓度为 1.0~2.0mg/ml 时，在室温 30℃下或低于室温可保存 24 小时，冰箱 5℃中可保存 7 天。

【用法】

1. 给药途径 静脉滴注。

2. 滴速　浓度为 1.0mg/ml,滴注时间为 3 小时;浓度为 2.0mg/ml,滴注时间为 1 小时。根据国内临床试验结果,本品静脉滴注不宜过快,每 500mg/500ml 滴注时间以 4 小时为宜。

【相容性】

1. 相容药物　林格注射液、5% 或 10% 葡萄糖注射液、0.9% 氯化钠注射液、葡萄糖氯化钠注射液。

2. 不相容药物　青霉素钠、苯唑西林钠、氯唑西林钠、氨苄西林钠、羧苄西林钠、头孢拉定、头孢呋辛钠、氨曲南、亚胺培南 - 西司他丁、阿莫西林钠 - 舒巴坦钠、氯霉素、盐酸克林霉素、左氧氟沙星、乳酸环丙沙星、双黄连、木糖醇。

【药物相互作用】

1. 含铝和镁的制酸剂会降低阿奇霉素的血清峰浓度(即吸收速率),但不影响口服阿奇霉素后的浓度 - 时间曲线下面积(即吸收程度)。

2. 已知大环内酯类与茶碱合用可使茶碱的血浓度升高。为慎重起见,阿奇霉素与茶碱合用时应注意监测茶碱的血浆浓度。

3. 与华法林合用时,须注意监测凝血酶原时间。临床上阿奇霉素与华法林合用可增强后者的抗凝作用。

4. 阿奇霉素与以下药物合用时宜对患者进行严密观察:

(1) 地高辛:阿奇霉素会使地高辛的血浓度升高。

(2) 麦角胺或双氢麦角胺:会造成急性麦角中毒,表现为严重外周血管痉挛和感觉迟钝。

(3) 三唑仑:通过减少三唑仑的清除而增强药理作用。

【禁忌证】对阿奇霉素、红霉素或其他任何一种大环内酯类药物过敏者禁用。

【注意事项】

1. 由于阿奇霉素主要经肝脏清除,故肝功能损害的患者应慎用阿奇霉素。目前尚无肾功能损害患者应用阿奇霉素的资料,这类患者也应慎用阿奇霉素。

2. 本品静脉滴注的时间不能少于 60 分钟。有报道静脉应用阿奇霉素时注射局部可出现不良反应。给予阿奇霉素 500mg,配制成浓度 2mg/ml、250ml 的溶液在 1 小时内滴完;配成 1mg/ml、500ml 的溶液在 3 小时内滴完。所有接受阿奇霉素药液浓度大于 2.0mg/ml 的志愿者均出现注射局部反应,所以静脉滴注时的药液浓度不能太高。

3. 据报道应用大环内酯类药物时可出现室性心律失常,包括室性心动过速以及 Q-T 间期延长尖端扭转型室性心动过速等。

4. **特殊警示**　采用阿奇霉素治疗引起严重过敏反应,包括血管神经性水肿、过敏休克样反应、史 - 约综合征及中毒性表皮坏死松解症等的报告非常少见。虽然有极少数死亡的报道。某些患者出现过敏症状时，起初给予对症治疗有效，若过早停止治疗，即使未再用阿奇霉素，过敏症状仍可迅速复发。对这类患者需延长对症治疗和观察的时间。目前尚不知这些事件的发生是否与阿奇霉素在组织中的半衰期长，因而机体暴露于抗原的时间较长有关。如发生过敏反应，应立即停药并给予适当的治疗。医师应知道，停止对症治疗后，过敏症状可能再次出现。

据报道，几乎所有抗菌药物均可引起假膜性小肠结肠炎，病情可轻微，也可重至威胁生命。因而，当患者接受抗菌药物治疗后出现腹泻时须注意该病。假膜性小肠结肠炎的诊断一经确立，应立即开始相应的治疗措施。症状轻微者只需停用抗菌药物即可恢复。

【不良反应】
1. 胃肠道反应　腹泻、腹痛、稀便、恶心、呕吐等。
2. 局部反应　注射部位疼痛、局部炎症等。
3. 皮肤反应　皮疹、瘙痒。
4. 其他反应　如畏食、头晕或呼吸困难等。

（八）其他抗生素

克 林 霉 素

【中文名称】盐酸克林霉素注射液、注射用盐酸克林霉素。
【英文名称】Clindamycin Hydrochloride（for）Injection。
【性状】水针剂：无色或几乎无色的澄明液体；粉针剂：白色或类白色的疏松块状物。
【pH 值】水针剂：3.5~5.5；粉针剂：3.0~5.5（10% 水溶液）。
【储存】密闭，在阴凉处保存。
【药理作用】本品属林可霉素类抗生素。为林可霉素的衍生物，抗菌谱与林可霉素相同，抗菌活性较林可霉素强 4~8 倍。对革兰氏阳性菌如葡萄球菌属（包括耐青霉素株）、链球菌属、白喉棒状杆菌、炭疽杆菌等有较高抗菌活性。对革兰氏阴性厌氧菌也有良好抗菌活性，拟杆菌属包括脆弱拟杆菌、梭杆菌属、消化球菌、消化链球菌、产气荚膜杆菌等大多对本品高度敏感。革兰氏阴性需氧菌包括流感嗜血杆菌、奈瑟菌属及支原体属均对本品耐药。本品与青霉素、氯霉素、头孢菌素类和四环素类之间无交叉耐药，与大环内酯类有部分交叉耐药，与林可霉素有完全交叉耐药性。本品的作用机制是与细菌核糖体50S 亚基结合，阻止肽链的延长，从而抑制细菌细胞的蛋白质合成。本品系抑菌药,但在高浓度时,对某些细菌也具有杀菌作用。

静脉注射本品300mg,10分钟血药浓度为7mg/L。表观分布容积(V_d)约为94L。本品的血浆蛋白结合率高,为92%~94%。本品体内分布广泛,可进入唾液、痰、呼吸系统、胸腔积液、胆汁、前列腺、肝脏、膀胱、阑尾、精液、软组织、骨和关节等,也可透过胎盘,但不易进入脑脊液中。在骨组织、胆汁及尿液中可达高浓度。本品在肝脏代谢,部分代谢物可保留抗菌活性。代谢物由胆汁和尿液排泄。约10%给药量以活性成分由尿排出,其余以不具活性的代谢产物排出。消除半衰期($t_{1/2}$)约为3小时,肝、肾功能不全者$t_{1/2}$可略有延长。血液透析及腹膜透析不能清除本品。

【适应证】本品适用于链球菌属、葡萄球菌属及厌氧菌(包括脆弱拟杆菌、产气荚膜杆菌、放线菌等)所致的中度、重度感染,如吸入性肺炎、脓胸、肺脓肿、骨髓炎、腹腔感染、盆腔感染及败血症等。

【剂量】

1. 通用剂量 一日0.6~1.2g,分2~4次静脉滴注;严重感染:一日1.2~2.4g,分2~4次静脉滴注。

2. 儿科剂量

(1)4周及4周以上小儿:一日15~25mg/kg,分3~4次静脉滴注给药;严重感染者一日25~40mg/kg,分3~4次静脉滴注给药。

(2)出生4周以内的婴儿禁用本品。其他小儿服用本品时应注意观察重要器官的功能。

3. 剂量调整 患有严重基础疾病的老年人易发生腹泻或假膜性小肠结肠炎等不良反应,用药时需密切观察。

【加药调配】

1. 药物溶解 注射液无须溶解;无菌粉末0.3g用2ml注射用水初溶。

2. 药物稀释 600mg的本品应加入不少于100ml的输液(0.9%氯化钠或5%葡萄糖注射液)。

3. 成品输液外观检查 应为无色澄明液体。

4. 成品输液的储存 可室温储存。

5. 成品输液的稳定性 宜现用现配,室温6小时内稳定。

【用法】

1. 给药途径 静脉滴注。

2. 滴速 静脉给药速度不宜过快,本品100ml的加药输液滴注0.5~1小时(至少滴注20分钟),1小时内输入的药量不能超过1 200mg。

【相容性】

1. 相容药物 甲硝唑、氯化钠溶液、氯化钾注射液、复方氯化钠注射液、

5％葡萄糖注射液、10％葡萄糖注射液、葡萄糖氯化钠注射液、葡萄糖氯化钠乳酸钠（3∶2∶1）、5％果糖注射液、果糖氯化钠注射液、复方电解质葡萄糖 MG3 注射液、乳酸钠注射液、乳酸钠林格注射液、复方醋酸钠注射液等。

2. 不相容药物 苯唑西林钠、氨苄西林钠、阿莫西林钠、头孢拉定、头孢呋辛钠、头孢噻肟钠、头孢曲松钠、头孢地嗪钠、亚胺培南西司他丁钠、哌拉西林钠他唑巴坦钠、氨苄西林钠舒巴坦钠、乳糖酸红霉素、乳糖酸阿奇霉素、氯霉素、磷霉素钠、盐酸林可霉素、盐酸去甲万古霉素、硫酸多黏菌素 B、乳酸环丙沙星、磺胺嘧啶钠、两性霉素 B、阿昔洛韦、氯化钙、葡萄糖酸钙、氨丁三醇等。

【药物相互作用】

1. 本品可增强吸入性麻醉药的神经肌肉阻断现象，导致骨骼肌软弱和呼吸抑制或麻痹（呼吸暂停），在手术中或术后合用时应注意。以抗胆碱酯酶药物或钙盐治疗可望有效。

2. 本品与抗蠕动止泻药、含白陶土止泻药合用，在疗程中甚至在疗程后数周有引起伴严重水样腹泻的假膜性小肠结肠炎可能。因可使结肠内毒素延迟排出，从而导致腹泻延长和加剧，故本品不宜与抗蠕动止泻药合用。与含白陶土止泻药合用时，本品的吸收将显著减少，故两者不宜同时服用，需间隔一定时间（至少 2 小时）。

3. 本品具神经肌肉阻断作用，可增强神经肌肉阻断药的作用，两者应避免合用。本品与抗肌无力药合用时将导致后者对骨骼肌的效果减弱，为控制重症肌无力的症状，在合用时抗肌无力药的剂量应予调整。

4. 氯霉素或红霉素在靶位上均可置换本品，或阻抑本品与细菌核糖体 50S 亚基的结合，体外试验显示本品与红霉素具拮抗作用，故本品不宜与氯霉素或红霉素合用。

5. 与阿片类镇痛药合用时，本品的呼吸抑制作用与阿片类的中枢呼吸抑制作用可因相加而有导致呼吸抑制延长或引起呼吸麻痹（呼吸暂停）的可能，故必须对患者进行密切观察或监护。

6. 本品不宜加入组分复杂的输液中，以免发生配伍禁忌。

【禁忌证】对本品和林可霉素类过敏者禁用。

【注意事项】

1. 下列情况应慎用：

（1）有胃肠道疾病或有既往史者，特别如溃疡性结肠炎、局限性肠炎或抗生素相关肠炎（本品可引起假膜性小肠结肠炎）。

（2）肝功能减退者。

（3）肾功能严重减退者。

（4）有哮喘或其他过敏史者。

2. 对本品过敏时有可能对其他克林霉素类也过敏。

3. 对实验室检查指标的干扰 服药后血清谷丙转氨酶和谷草转氨酶可有增高。

4. 用药期间需密切注意大便次数,如出现排便次数增多,应注意假膜性小肠结肠炎的可能,需及时停药并作适当处理。轻症患者停药后即可恢复;中等至重症患者需补充水、电解质和蛋白质。如经上述处理无效,则应口服甲硝唑 250~500mg,一日 3 次。如复发,可再次口服甲硝唑,仍无效时可改用万古霉素(或者去甲万古霉素)口服,一次 125~500mg,每 6 小时 1 次,疗程 5~10 日。

5. 为防止急性风湿热的发生,用本品治疗溶血性链球菌感染时,疗程至少为 10 日。

6. 本品偶尔会导致不敏感微生物的过度繁殖或引起二重感染,一旦发生二重感染,应立即停药并采取相应措施。

7. 疗程长者,需定期检测肝、肾功能和血常规。

8. 严重肾功能减退和 / 或严重肝功能减退,伴严重代谢异常者,采用高剂量治疗时需进行血药浓度监测。

9. 本品不能透过血脑屏障,故不能用于脑膜炎。

10. 不同细菌对本品的敏感性可有相当大的差异,故药敏试验有重要意义。

【不良反应】

1. 胃肠道反应 常见恶心、呕吐、腹痛、腹泻等;严重者有腹绞痛、腹部压痛、严重腹泻(水样或脓血样),伴发热、异常口渴和疲乏(假膜性小肠结肠炎)。腹泻、肠炎和假膜性小肠结肠炎可发生在用药初期,也可发生在停药后数周。

2. 血液系统 偶可发生白细胞减少、中性粒细胞减少、嗜酸性粒细胞增多和血小板减少等症状;罕见再生障碍性贫血症状。

3. 过敏反应 可见皮疹、瘙痒等症状,偶见荨麻疹、血管性水肿和血清病反应等症状,罕见剥脱性皮炎、大疱性皮炎、多形性红斑和史 - 约综合征症状。

4. 可发生肝、肾功能异常,如血清转氨酶升高、黄疸等。

5. 静脉滴注可能引起静脉炎。

6. 其他 耳鸣、眩晕、念珠菌感染等症状。

【过量解救】本品过量可引起全身症状,应对症支持治疗。血液透析和腹膜透析不能有效清除。

磷 霉 素

【中文名称】注射用磷霉素。

【英文名称】Fosfomycin for Injection。

【性状】本品为白色结晶性粉末。

【pH 值】6.5~8.5（5% 水溶液）。

【储存】密闭，在阴凉干燥处保存。

【药理作用】磷霉素对金黄色葡萄球菌、表皮葡萄球菌等革兰氏阳性球菌具抗菌作用。对大肠埃希菌、沙雷菌属、志贺菌属、耶尔森菌、铜绿假单胞菌、肺炎克雷伯菌、产气肠杆菌、弧菌属和产气单胞菌属等革兰氏阴性菌也具有较强的抗菌活性。

磷霉素可抑制细菌细胞壁的早期合成，其分子结构与磷酸烯醇丙酮酸相似，因此，可与细菌竞争同一转移酶，使细菌细胞壁合成受到抑制而导致细菌死亡。

单次静脉滴注磷霉素钠 0.5g、1.0g、2.0g 后的血药峰浓度（C_{max}）分别为 28mg/L、46mg/L、90mg/L，1 小时后即下降至 50% 左右。每 6 小时静脉注射磷霉素钠 0.5g，稳态血药浓度为 36mg/L。血浆蛋白结合率小于 5%。消除半衰期（$t_{1/2}$）为 3~5 小时。

在体内各组织体液中分布广泛。组织中浓度以肾为最高，其次为心、肺、肝等。可通过胎盘和血脑屏障。磷霉素也可分布至胸、腹腔、支气管分泌物和眼房水中。该药主要经肾排泄，静脉给药后 24 小时内约 90% 自尿排出。也可随粪便和乳汁排泄。

【适应证】本品用于敏感菌所致的呼吸道感染、尿路感染、皮肤软组织感染等。也可与其他抗生素联合应用治疗由敏感菌所致重症感染，如败血症、腹膜炎、骨髓炎等。

【剂量】

1. 通用剂量　一日 4~12g，严重感染可增至一日 16g。分 2~3 次静脉滴注。

2. 儿科剂量　儿童应用本品的安全性尚缺乏资料，5 岁以下小儿应禁用。5 岁以上儿童应慎用并减量使用。一日 0.1~0.3g/kg，分 2~3 次滴注。

3. 剂量调整　由于本品主要自肾排泄，老年人肝、肾功能常呈生理性减退，因此，老年人应慎用，并需根据患者情况减量用药。

【加药调配】

1. 药物溶解　用灭菌注射用水适量溶解。

2. 药物稀释　用 250~500ml 的 5% 葡萄糖注射液或氯化钠注射液稀释。

3. 加药输液外观检查　应为无色澄明液体。

4. 加药输液的储存　宜现用现配。

【用法】

1. 给药途径　静脉滴注。

2. 滴速　本品静脉滴注速度宜缓慢，每次静脉滴注时间应在 1~2 小时。

【相容性】

1. 相容药物 硫酸庆大霉素、硫酸阿米卡星、硫酸妥布霉素、氯霉素、氯化钠、5% 葡萄糖注射液、10% 葡萄糖注射液、葡萄糖氯化钠注射液、维生素 B_6 注射液、维生素 C 注射液。

2. 不相容药物 青霉素钠、苯唑西林钠、氨苄西林钠、氯唑西林钠、羧苄西林钠、复方氨基酸、头孢拉定、头孢呋辛钠、头孢美唑钠、头孢噻肟钠、头孢他啶、亚胺培南 - 西司他丁、硫酸卡那霉素、硫酸克林霉素、盐酸去甲万古霉素、氧氟沙星、阿昔洛韦、氯化钙、葡萄糖酸钙、门冬氨酸钾镁、乳酸钠、碳酸氢钠等。

【药物相互作用】

1. 与 β- 内酰胺类抗生素合用对金黄色葡萄球菌（包括甲氧西林耐药的金黄色葡萄球菌）、铜绿假单胞菌具有协同作用。

2. 与氨基糖苷类抗生素合用时具协同作用。

3. 本品的体外抗菌活性易受培养基中葡萄糖和 / 或磷酸盐的干扰而减弱，加入少量葡萄糖 -6- 磷酸盐则可增强本品的作用。

【禁忌证】对本品过敏患者禁用。

【注意事项】

1. 肝、肾功能减退者慎用。

2. 用于严重感染时除需应用较大剂量外，尚需与其他抗生素如 β- 内酰胺类或氨基糖苷类联合应用。用于金黄色葡萄球菌感染时，也宜与其他抗生素联合应用。

3. 应用较大剂量时应监测肝功能。

4. 本品在体外对二磷酸腺苷（ADP）介导的血小板凝集有抑制作用，剂量加大时更为显著，但临床应用中尚未见引起出血的报道。

【不良反应】

1. 主要为轻度的胃肠道反应，如恶心、纳差、中上腹不适、稀便或轻度腹泻，一般不影响继续用药。

2. 偶可发生皮疹、嗜酸性粒细胞增多、周围血象红细胞、血小板一过性降低、白细胞降低、血清转氨酶一过性升高、头晕、头痛等反应。

3. 注射部位静脉炎。

4. 极个别患者可能出现休克。

△多黏菌素 B

【中文名称】注射用硫酸多黏菌素 B。

【英文名称】Polymyxin B Sulfate for Injection。

【**性状**】本品为白色或类白色粉末或疏松块状物。

【**pH 值**】5.0~7.0（20mg/ml 的水溶液）。

【**储存**】遮光密闭,冷处保存。

【**药理作用**】本品为多黏芽孢杆菌产生的多肽类抗生素,为碱性多肽类物质,是以氨基酸等连接而成的环形结构。本品含有带正电荷的游离氨基,能与革兰氏阴性菌细胞膜磷脂中带负电荷的磷酸根结合,使细菌细胞膜面积扩大,通透性增加,细胞内的磷酸盐、核苷酸等成分外漏,导致细菌死亡。本品也可通过替代膜脂质中带负电荷磷酸基团中的钙和镁,影响静息电位从而破坏细胞膜。细菌对本品的敏感性与其细胞壁中磷脂的含量有关。

本品对铜绿假单胞菌、大肠埃希菌、肺炎克雷伯菌、嗜血杆菌、肠杆菌属、沙门菌、志贺菌、百日咳杆菌、巴斯德菌等革兰氏阴性菌有良好的抗菌作用。本品对变形杆菌、奈瑟菌属、沙雷菌、普鲁威登菌、革兰氏阳性菌及专性厌氧菌抗菌活性差。本品与多黏菌素 E 存在交叉耐药。

本品在体内可分布于肝、肾等部位。可通过胎盘,不易进入胸腔、腹腔、关节腔,在脑脊液中的浓度也较低。本品血浆总蛋白结合率较低。60% 的药物经肾缓慢排泄（尿中药物浓度可达到 20~100mg/L）,未见本品从胆汁排泄,尚不明确本品是否经乳汁排泄。本品消除半衰期约为 6 小时,肾功能不全者消除半衰期可延到 2~3 日。腹膜透析不能清除本品,血液透析能清除部分药物。

【**适应证**】

1. 用于铜绿假单胞菌感染　目前在多数情况下,铜绿假单胞菌感染的治疗已被其他毒性较低的抗感染药物所替代,偶有对其他药物均耐药的菌株所致严重感染仍可考虑选用本品。治疗铜绿假单胞菌所致的严重感染,必要时可与其他抗感染药物联合使用。

2. 对其他需氧革兰氏阴性杆菌感染,多重耐药的大肠埃希菌、肺炎克雷伯菌等革兰氏阴性菌严重感染,当无其他有效抗感染药物时,可选用本品治疗。

【**剂量**】

1. 通用剂量　每日 1.5~2.5mg/kg,2~3 次静脉滴注。

2. 儿科剂量　每日 1.5~2.5mg/kg,2~3 次静脉滴注。

【**加药调配**】

1. 药物溶解　将本品 50mg 用 5ml 灭菌注射用水溶解。

2. 药物稀释　再用 5% 葡萄糖注射液 500ml 稀释。

3. 成品输液外观检查　检查成品输液的外观,正常状态下应为澄明无异物。

4. 成品输液的储存　置于冷暗处储存。

5. 成品输液的稳定性　药液宜现用现配。在冷暗处较稳定,可保存 14 日。

【用法】

1. 给药途径　静脉滴注。

2. 滴速　500ml 输液滴注时间为 1~2 小时。

【相容性】

1. 相容药物　5% 葡萄糖注射液、10% 葡萄糖注射液、葡萄糖氯化钠乳酸钠(3∶2∶1)注射液、5% 果糖注射液、复方醋酸钠注射液、维生素 B_6 注射液、维生素 C 注射液。

2. 不相容药物

(1)多黏菌素 B 与多种药物包括抗生素存在不相容性。

(2)本品与酸性液体、碱性液体、含金属的盐(钙、铁、钴等)溶液为配伍禁忌。

(3)本品与氯噻嗪、肝素、泼尼松等为配伍禁忌。

【药物相互作用】

1. 避免与具肾毒性药物合用。

2. 不应与骨骼肌松弛剂、氨基糖苷类抗生素、肌肉松弛作用明显的麻醉药(如恩氟烷)等合用。

3. 亦不可同时静脉应用奎宁、镁剂等。与磺胺类药物、利福平、半合成青霉素等合用,用于治疗严重耐药革兰氏阴性菌感染,效果优于单独应用。

【禁忌证】对本品或黏菌素(多黏菌素 E)过敏者禁用。

【注意事项】

1. 妊娠期及哺乳期妇女、小儿、严重肾功能不全患者慎用。

2. 本品毒性较大,对深部组织感染疗效差,对任何感染均非首选药物。

3. 日剂量中至少有一半需静脉滴注,不可一次迅速推注,以免发生广泛性神经肌肉阻滞。

【不良反应】

1. 具有肾毒性,可使血尿素氮和血清肌酐增高,偶有肾衰竭和急性肾小管坏死症状。

2. 神经毒性亦常见,暂时性神经系统改变如头晕、眩晕、共济失调、口齿迟钝、视力模糊、嗜睡、精神错乱、肢体麻木、口感异常等。

3. 大剂量可致神经肌肉阻滞,造成呼吸停顿。

4. 亦可发生变态反应,出现瘙痒、皮疹、药物热等症状,严重者出现休克症状。

5. 偶可引起白细胞减少和肝毒性反应等。

△达托霉素

【中文名称】注射用达托霉素。

【英文名称】Daptomycin for Injection。

【性状】本品为浅黄色至淡褐色冻干之块状物。

【pH 值】4.0~5.0；5.8（10% 的水溶液）。

【储存】2~8℃冰箱中原包装保存，避免受热。

【药理作用】达托霉素属于环脂肽类抗生素，在临床上用于治疗因需氧革兰氏阳性菌导致的感染。达托霉素的体外抗菌谱覆盖大多数与临床有关的革兰氏阳性病原菌，对革兰氏阳性菌显示出快速、浓度依赖性的杀菌活性。

达托霉素的药代动力学在剂量为每 24 小时给药 4~12mg/kg 至 14 日时总体呈线性和非时间依赖性。用药至第 3 天剂量时，达到药物稳态波谷浓度。给予健康青年成人每 24 小时静脉推注 4mg/kg、6mg/kg、8mg/kg、10mg/kg 和 12mg/kg 本品（30 分钟给药）后，达稳态时，达托霉素的血药峰浓度分别为 57.8μg/ml、93.9μg/ml、123.3μg/ml、141.1μg/ml、183.7μg/ml，平均稳态波谷浓度分别为 5.9μg/ml、6.7μg/ml、10.3μg/ml、12.9μg/ml 和 13.7μg/ml。在健康成人受试者中，达托霉素的稳态分布容积（V_{ss}）约为 0.1L/kg，并且与用药剂量不相关。可与人血浆蛋白（主要是血清白蛋白）可逆性结合，并且与血药浓度不相关。总平均蛋白结合率范围为 90%~93%。在 Ccr<30ml/min 的受试者中，包括接受血液透析（86%）和 CAPD（84%）的受试者，其血清蛋白结合率有降低的趋势（88%）。在体外研究中，达托霉素并不被人肝脏微粒体所代谢，主要经肾脏排泄。

【适应证】本品应用于治疗已证明的或基于临床资料可推断由对本品敏感细菌引起的感染。适用于治疗下列感染：

1. 复杂性皮肤和皮肤软组织感染（cSSSI） 治疗由对本品敏感的金黄色葡萄球菌（包括甲氧西林耐药菌株）、化脓性链球菌、无乳链球菌、停乳链球菌似马亚种及粪肠球菌（仅用于万古霉素敏感的菌株）导致的复杂性皮肤和皮肤软组织感染。

2. 金黄色葡萄球菌（包括甲氧西林敏感和甲氧西林耐药） 金黄色葡萄球菌导致的血流感染（菌血症），以及伴发的右侧感染性心内膜炎。

本品不用于治疗肺炎。不用于治疗由金黄色葡萄球菌导致的左侧感染性心内膜炎。本品在左侧感染性心内膜炎合并金黄色葡萄球菌血流感染患者中进行的临床试验数据表明，本品对这些患者疗效欠佳。尚未在人工瓣膜心内膜炎患者中对本品进行评价。

【剂量】

1. 通用剂量

（1）复杂性皮肤和皮肤软组织感染：按 4mg/kg 剂量将本品溶解在 0.9% 氯化钠注射液中，每 24 小时静脉注射或静脉滴注给药 1 次，共 7~14 日。

（2）金黄色葡萄球菌（包括甲氧西林敏感和甲氧西林耐药）血流感染（菌血症），以及伴发的右侧感染性心内膜炎：按 6mg/kg 剂量将本品溶解在 0.9% 氯化钠注射液中，每 24 小时静脉注射或静脉滴注给药 1 次，疗程为 2~6 周。使用本品超过 28 日的安全数据有限。在国外完成的 III 期临床试验中，共有 14 名患者接受了超过 28 日的本品治疗。

2. 儿科剂量　尚未在 18 岁以下的患者中确立本品的安全性和有效性。

3. 剂量调整　对内生肌酐清除率（Ccr）<30ml/min 的患者，包括接受血液透析或持续不卧床腹膜透析（CAPD）的患者推荐的给药方案为每 48 小时静脉给予本品 4mg/kg（复杂性皮肤和皮肤软组织感染）或 6mg/kg（金黄色葡萄球菌血流感染）。如可能，在血液透析日完成血液透析后再给予本品。

【加药调配】

1. 药物溶解　0.5g 达托霉素无菌冻干粉末用 0.9% 氯化钠注射液 10ml 溶解。

药物稀释　静脉注射，无须稀释，溶解后的本品（浓度为 50mg/ml）可以直接用于 2 分钟静脉注射给药；静脉滴注，用 50ml 0.9% 氯化钠注射液稀释。

3. 成品输液外观检查　应为浅黄色澄清溶液，无可见异物。

4. 成品输液的储存　室温或冰箱冷藏储存。

5. 成品输液的稳定性

（1）稀释后的溶液以输液袋保存时，室温下 12 小时内稳定；在冰箱中保存 48 小时内稳定。在室温下总保存时间（在小瓶中的复溶溶液及输液袋中的稀释溶液）不超过 12 小时；在冰箱中总保存时间（在小瓶中的复溶溶液及输液袋中的稀释溶液）不超过 48 小时。

（2）本品不应使用弹性输液泵输注。对保存在弹性输液泵中的本品溶液进行稳定性研究时，发现一种杂质（2-巯基苯并噻唑）从泵系统中渗透至本品溶液中。

【用法】

1. 给药途径　静脉注射、静脉滴注。

2. 滴速　静脉注射的注射持续时间应为 2 分钟；静脉滴注时，滴注持续时间应为 30 分钟。

3. 药品调配操作指导　去掉瓶上的聚丙烯瓶盖，暴露胶塞的中间部分；通过胶塞中部缓缓将 0.9% 氯化钠注射液 10ml 注入本品瓶中，请注意将注射器针头靠在瓶壁上;轻轻转动瓶子,确保本品粉末全部浸入;将润湿的产品静置 10 分钟;轻轻转动或晃动瓶子数分钟,直到完全溶解。需要注意,为了避免产生泡沫,在溶解时、溶解后避免剧烈搅动或晃动瓶子。

4. 冲管 本品与其他静脉给药药物的相容性数据有限,所以在本品单次使用小瓶中或输液袋中不得加入添加剂和其他药物或通过同一输液管进行给药。如果采用同一输液管连续输注不同的药物,应在输注本品前后以合适的静脉溶液冲洗输液管。

【相容性】

1. 相容药物 0.9% 氯化钠注射液、乳酸盐林格注射液。

2. 不相容药物 含右旋糖的稀释液、5% 葡萄糖注射液。

【药物相互作用】在健康受试者中,本品和辛伐他汀联合给药对辛伐他汀的血浆谷浓度没有影响,而且没有导致骨骼肌病的报告。但是,HMG-CoA 还原酶抑制剂可能引起肌病,表现为与肌酸磷酸激酶(CPK)水平升高相关的肌痛和肌无力。在Ⅲ期金黄色葡萄球菌菌血症/心内膜炎试验中,之前或伴随使用 HMG-CoA 还原酶抑制剂的患者接受本品治疗时 CPK 水平升高。由于 HMG-CoA 还原酶抑制剂与本品伴随用药在患者中的应用经验有限,因此,对于正暂时接受本品治疗的患者,应考虑停止使用 HMG-CoA 还原酶抑制剂。

【禁忌证】已知对达托霉素有过敏反应的患者禁用本品。

【注意事项】

1. 速发过敏反应/超敏反应 已有报道使用抗菌剂(包括本品)引起可能危及生命的速发过敏反应/超敏反应。如果本品引起过敏反应,应中止给药并采取对症治疗。

2. 对于接受本品治疗的患者,应对其肌痛或肌无力,尤其是肢体远端症状的发展进行监测。对于接受本品治疗的患者,应在基线时及其后的每周监测其 CPK 水平,并且对于最近或伴随使用 HMG-CoA 还原酶抑制剂进行治疗或者使用本品治疗期间 CPK 升高的患者,应进行更频繁地监测。对于肾损害的患者,应每周对其肾功能和 CPK 水平进行更频繁地监测。

3. 给予本品的患者已报告出现嗜酸细胞性肺炎。在与本品相关的报告病例中,患者出现发热、伴有低氧性呼吸功能不全的呼吸困难和弥散性肺浸润。一般情况下,患者在开始给予本品后 2~4 周出现嗜酸细胞性肺炎,并在中止本品并启动类固醇治疗后改善。已报告重新给予本品后出现嗜酸细胞性肺炎复发的可能。在给予本品的过程中如出现上述体征和症状的患者应进行快速的医学评价,并立即中止本品。推荐应用全身类固醇治疗方法。

4. 本品上市后,已经有因使用本品而发生周围神经病变病例的报道。因此,对于接受本品治疗的患者,医师应警惕和监测他们出现神经病变体征和症状。

5. 研究已经发现,当使用特定的重组凝血活酶试剂进行检测时,达托霉素临床相关血药浓度可造成凝血酶原时间(PT)显著的、浓度依赖性的假延长和国际标准化比值(INR)升高。

6. 患有持续或反复发作性金黄色葡萄球菌菌血症 / 心内膜炎或临床疗效欠佳的患者,应重复进行血培养。如果血培养为金黄色葡萄球菌阳性,则应按照标准操作规程进行该菌株的最小抑菌浓度(MIC)药敏试验,并且应对患者进行诊断评价以排除罕见病灶存在。可能需要适当的外科干预(例如清创术、去除假体装置、瓣膜置换术)和 / 或考虑改变抗菌药物治疗方案。对因持续或反复发作性金黄色葡萄球菌引起的菌血症 / 心内膜炎治疗的失败,可能是由于细菌对达托霉素的敏感性降低,表现为金黄色葡萄球菌的 MIC 升高。

【不良反应】以下为本品获得上市批准后在使用中的不良反应。由于这些反应是由数量不定的人群中自发报告的,故无法可靠地估算其发生率或确立这些事件与药物暴露的因果关系。

1. 免疫系统 速发型过敏反应及超敏反应,包括瘙痒、荨麻疹、呼吸急促、吞咽困难、躯干红斑、肺嗜酸细胞增多。

2. 感染及侵染 艰难梭菌相关性腹泻。

3. 肌肉骨骼系统 肌红蛋白升高、横纹肌溶解(一些报告来自同时接受本品和羟甲基戊二酰辅酶 A 还原酶抑制剂治疗的患者)。

4. 呼吸、胸腔和纵隔 咳嗽、嗜酸性粒细胞性肺炎。

5. 神经系统 周围神经病变。

6. 皮肤和皮肤软组织 严重皮肤反应,包括史 - 约综合征和水泡大疱样皮疹(累及或不累及黏膜)。

7. 胃肠道系统 恶心、呕吐。

【过量解救】药物过量时,建议进行支持治疗以维持肾小球滤过作用。通过血液透析(4 小时以上可消除相当于所给剂量约 15% 的药物)或腹膜透析(48 小时以上可消除相当于所给剂量约 11% 的药物),达托霉素能从体内缓慢清除。在进行血液透析的 4 小时内使用高通量透析膜比使用低通量膜更可以增加清除的药物量。

(九)磺胺类

磺 胺 嘧 啶

【中文名称】磺胺嘧啶钠注射液;注射用磺胺嘧啶钠。

【英文名称】Sulfadiazine Sodium Injection。

【**性状**】水针剂:本品为无色或微黄色的澄明液体,遇光易变质;粉针剂:本品为白色结晶性粉末。

【**pH 值**】水针剂:9.5~11.0;粉针剂 9.6~10.5(20% 水溶液)。

【**储存**】遮光、密闭保存。

【**药理作用**】本品属中效磺胺嘧啶类药物,在结构上类似对氨基苯甲酸(PABA),可与 PABA 竞争性作用于细菌体内的二氢叶酸合成酶,从而阻止 PABA 作为原料合成细菌所需的叶酸,减少了具有代谢活性的四氢叶酸的量,而后者则是细菌合成嘌呤、胸腺嘧啶核苷和脱氧核糖核酸(DNA)的必需物质,因此,抑制了细菌的生长繁殖。

本品注射后广泛分布于全身组织和体液,后者包括胸膜液、腹膜液、滑膜液和房水等,易透过血脑屏障,脑膜无炎症时,脑脊液中药物浓度约为血药浓度的 50%,脑膜有炎症时,脑脊液中药物浓度可达血药浓度的 50%~80%,也易进入胎儿血循环。本品的消除半衰期在正常肾功能者约为 10 小时,肾功能衰竭者可达 34 小时。给药后 48~72 小时内以原型药物自尿中排出给药量的 60%~85%。本品的血浆蛋白结合率为 38%~48%。本品可穿过胎盘屏障至胎儿体内,动物实验发现有致畸作用。人类研究缺乏充足资料,孕妇宜避免应用。本品可自乳汁中分泌,乳汁中浓度约可达母体血药浓度的 50%~100%,药物可能对乳儿产生影响。

【**适应证**】

1. 本品主要用于敏感脑膜炎球菌所致的脑膜炎患者的治疗。

2. 也可用于治疗:①对其敏感的流感嗜血杆菌、肺炎链球菌和其他链球菌所致的急性支气管炎、轻症肺炎。②星形奴卡菌病。③对氯喹耐药的恶性疟疾治疗的辅助用药。④与乙胺嘧啶联合用药治疗鼠弓形虫引起的弓形虫病。

【**剂量**】

1. 通用剂量　治疗严重感染如流行性脑脊髓膜炎时,成人静脉注射剂量为首剂 50mg/kg,继以每日 100mg/kg,分 3~4 次静脉滴注或缓慢静脉注射。

2. 儿科剂量　2 个月以上小儿一般感染,本品剂量为每日 50~75mg/kg,分 2 次静脉滴注或缓慢静脉注射。流行性脑脊髓膜炎者剂量为每日 100~150mg/kg,分 3~4 次静脉滴注或缓慢静脉注射。

【**加药调配**】

1. 药物溶解　无菌注射用水或 0.9% 氯化钠注射液溶解。

2. 药物稀释　静脉注射,需用无菌注射用水或 0.9% 氯化钠注射液稀释成 5% 的溶液。静脉滴注,需用无菌注射用水或 0.9% 氯化钠注射液稀释成浓度≤1%(稀释 20 倍)的溶液。

3. 成品输液外观检查　本品为无色或微黄色的澄明液体。

4. 成品输液的稳定性 加药后输液遇光易变质,应遮光保存。

【用法】

1. 给药途径 静脉注射、静脉滴注。

2. 滴速 静脉注射的注射时间不得少于 10 分钟;静脉滴注的滴注时间不得少于 30 分钟。

【相容性】

1. 相容药物 氯化钠溶液、乳酸钠林格注射液、木糖醇注射液。

2. 不相容药物

(1)磺胺嘧啶钠盐溶液是碱性,与酸性药物和在高 pH 不稳定的制剂不相容。

(2)与果糖、铁盐和重金属盐不相容。

【药物相互作用】

1. 合用尿碱化药可增加本品在碱性尿中的溶解度,使排泄增多。

2. 不能与对氨基苯甲酸同用,对氨基苯甲酸可代替本品被细菌摄取,两者相互拮抗。也不宜与含对氨苯甲酰基的局麻药如普鲁卡因、苯佐卡因、丁卡因等合用。

3. 与口服抗凝药、口服降血糖药、甲氨蝶呤、苯妥英钠和硫喷妥钠同用时,上述药物需调整剂量,因本品可取代这些药物的蛋白结合部位,或抑制其代谢,以致药物作用时间延长或毒性发生。

4. 与骨髓抑制药同用时可能增强此类药物潜在的毒副作用。如有指征需两类药物同用时,应严密观察可能发生的毒性反应。

5. 与避孕药(雌激素类)长时间合用可导致避孕的可靠性减小,并增加经期外出血的风险。

6. 与溶栓药合用时可能增大其潜在的毒性作用。

7. 与肝毒性药物合用时可能引起肝毒性发生率的增高。对此类患者尤其是用药时间较长及以往有肝病史者应进行严密的监测。

8. 与光敏感药物合用时可能发生不敏感的相互作用。

9. 接受本品治疗者对维生素 K 的需要量增加。

10. 不宜与乌洛托品合用,因乌洛托品在酸性尿中可分解产生甲醛,后者可与本品形成不溶性沉淀物,使发生结晶尿的危险性增加。

11. 本品可取代保泰松的血浆蛋白结合部位,两者合用时可增加保泰松的作用。

12. 因本品有可能干扰青霉素类药物的杀菌作用,最好避免与此类药物同时应用。

13. 磺吡酮与本品合用时可减少本品自肾小管的分泌,导致血药浓度升高而持久或产生毒性,因此,在应用磺吡酮期间或应用其治疗后可能需要调整本品的剂量。

【禁忌证】

1. 对磺胺类药物过敏者禁用。

2. 孕妇、哺乳期妇女禁用。

3. 2 个月以下婴儿禁用。

4. 严重肝、肾功能不良者禁用。

【注意事项】

1. 交叉过敏反应 对一种磺胺药呈现过敏的患者对其他磺胺药也可能过敏。

2. 下列情况应慎用 缺乏葡萄糖 -6- 磷酸脱氢酶、卟啉症、失水、艾滋病、休克和老年患者应慎用。

3. 对呋塞米、矾类、噻嗪类利尿药、磺脲类、碳酸酐酶抑制药呈现过敏的患者,对磺胺药亦可过敏。

4. 应用磺胺药期间应多饮水,保持高尿流量,以防结晶尿的发生,必要时亦可服药碱化尿液。

5. 治疗中须注意检查 ①全血象检查,对接受较长疗程的患者尤为重要。②治疗中定期尿液检查(每 2~3 日查尿常规 1 次)以发现长疗程或高剂量治疗时可能发生的结晶尿。③肝、肾功能检查。

6. 严重感染者应监测血药浓度,对大多数感染性疾患体内游离磺胺浓度达 50~150μg/ml(严重感染 120~150μg/ml)可有效。总磺胺血药浓度不应超过 200μg/ml,如超过此浓度,不良反应发生率增高。

7. 新生儿患者和 2 个月以内婴儿除治疗先天性弓形虫病时可作为乙胺嘧啶联合用药外,应属禁忌。

8. 不可任意加大剂量、增加用药次数或延长疗程,以防蓄积中毒。

9. 由于本品能抑制大肠埃希菌的生长,妨碍 B 族维生素在肠内的合成,故使用本品超过一周以上者,应同时给予维生素 B 以预防其缺乏。

10. 本品仅供重患者应用,病情改善后应尽早改为口服给药,不宜做皮下与鞘内注射。

【不良反应】本品所致的严重不良反应虽少见,但可致命,如渗出性多形性红斑、剥脱性皮炎、大疱性表皮松解萎缩性皮炎、暴发性肝坏死、粒细胞缺乏症、再生障碍性贫血等血液系统异常。治疗时应严密观察,当皮疹或其他反应早期征兆出现时即应立即停药。

【过量解救】磺胺血浓度不应超过 200μg/ml,如超过此浓度,不良反应发生率增高,毒性增强。

（十）喹诺酮类

环 丙 沙 星

【中文名称】注射用乳酸环丙沙星；乳酸环丙沙星注射液。

【英文名称】Ciprofloxacin Lactate（for）Injection。

【性状】水针剂：本品为无色或几乎无色的澄明液体。粉针剂：本品为白色或微黄色结晶性粉末。

【pH 值】3.9~4.5（2.5% 的水溶液的）。

【储存】遮光，在阴凉处（不超过 20℃）保存。

【药理作用】环丙沙星为杀菌剂，通过作用于细菌 DNA 螺旋酶的 A 亚单位，抑制 DNA 的合成和复制而导致细菌死亡。

静脉滴注本品 0.2g 和 0.4g 后，其血药峰浓度（C_{max}）分别为 2.1μg/ml 和 4.6μg/ml。广泛分布至各组织、体液（包括脑脊液）中，组织中的浓度常超过血药浓度，血浆蛋白结合率为 20%~40%，静脉给药后排出给药量的 50%~70%，以代谢物形式排出约 15%，同时亦有相当数量的药物经胆汁和粪便排泄。24 小时内排出给药量 90% 以上。消除半衰期为 5~6 小时，肾功能减退者可使之延长。

【适应证】

1. 用于敏感菌引起的感染

（1）泌尿生殖系统感染：包括单纯性尿路感染、复杂性尿路感染、细菌性前列腺炎、淋病奈瑟球菌尿道炎或宫颈炎（包括产酶株所致者）。

（2）呼吸道感染：包括敏感革兰氏阴性杆菌所致支气管感染急性发作及肺部感染。

（3）胃肠道感染：由志贺菌属、沙门菌属、产肠毒素大肠埃希菌、亲水气单胞菌、副溶血弧菌等所致。

（4）伤寒。

（5）骨和关节感染。

（6）皮肤软组织感染。

（7）败血症等全身感染。

2. 超说明书用法　用于儿童痢疾和耐药伤寒的治疗。

【剂量】

1. 通用剂量　成人常用量一日 0.2g，每 12 小时静脉滴注 1 次。严重感染或铜绿假单胞菌感染可加大剂量至一日 0.8g，分 2 次静脉滴注。疗程为①尿路感染：急性单纯性下尿路感染为 5~7 日；复杂性尿路感染为 7~14 日。

②肺炎和皮肤软组织感染:7~14 日。③肠道感染:5~7 日。④骨和关节感染:4~6 周或更长。⑤伤寒:10~14 日。

2. 儿科剂量　本品在婴幼儿及 18 岁以下青少年的安全性尚未确立。但本品用于数种幼龄动物时,可致关节病变。因此,不宜用于 18 岁以下的小儿及青少年。

3. 剂量调整　老年患者常有肾功能减退,因本品部分经肾排出,需减量应用。

4. 对于儿童痢疾和耐药伤寒的治疗。静脉滴注,每日 10~15mg/kg,分两次,疗程为 10~14 日。

【加药调配】

1. 药物溶解　0.9% 氯化钠注射液或 5% 葡萄糖注射液溶解。

2. 药物稀释　本品 0.1~0.2g,稀释于 250~500ml 的 0.9% 氯化钠注射液或 5% 葡萄糖注射液中。

3. 成品输液外观检查　应为无色或几乎无色的澄明液体。

4. 成品输液的储存　由于微生物学及光敏性的原因,溶液应在混合后立即使用。

5. 成品输液的稳定性　环丙沙星溶液暴露在紫外线下会丧失活性,需注意。日光下,效力可保持 3 天。

【用法】

1. 给药途径　静脉滴注。

2. 滴速　静脉滴注需大于 60 分钟,且缓慢输注。若输注时间小于 30 分钟,在输注部位易出现不良反应。

【相容性】

1. 相容药物　0.9% 氯化钠注射液、林格注射液、乳酸林格注射液、5% 和 10% 葡萄糖注射液、10% 果糖注射液、含 0.225% 或 0.45% 氯化钠的 5% 葡萄糖注射液。

2. 不相容药物

(1) 与理化特征 pH 值不稳定的溶液和药物不相容:青霉素、肝素溶液。

(2) 与碱性溶液不相容。

【药物相互作用】

1. 尿碱化剂可减低本品在尿中的溶解度,导致结晶尿和肾毒性。

2. 本品与茶碱类合用时可能由于与细胞色素 P450 结合部位的竞争性抑制,导致茶碱类的肝清除明显减少,消除半衰期($t_{1/2}$)延长,血药浓度升高,出现茶碱中毒症状,如恶心、呕吐、震颤、不安、激动、抽搐、心悸等症状,故合用时应测定茶碱类血药浓度和调整剂量。

3. 环孢素与本品合用,可使前者的血药浓度升高,必须监测环孢素血浓度,并调整剂量。

4. 本品与抗凝药华法林合用时可增强后者的抗凝作用,合用时应严密监测患者的凝血酶原时间。

5. 丙磺舒可减少本品自肾小管分泌约 50%,合用时可因本品血浓度增高而产生毒性。

6. 本品可干扰咖啡因的代谢,从而导致咖啡因清除减少,消除半衰期($t_{1/2}$)延长,并可能产生中枢神经系统毒性。

【禁忌证】对本品及氟喹诺酮类药过敏的患者禁用。

【注意事项】

1. 由于目前大肠埃希菌对氟喹诺酮类药物耐药者多见,应在给药前留取尿培养标本,参考细菌药敏结果调整用药。

2. 本品大剂量应用或尿 pH 值在 7 以上时可发生结晶尿。为避免结晶尿的发生,宜多饮水,保持 24 小时排尿量在 1 200ml 以上。

3. 肾功能减退者,需根据肾功能调整给药剂量。

4. 应用氟喹诺酮类药物可发生中度、重度光敏反应。应用本品时应避免过度暴露于阳光,如发生光敏反应需停药。

5. 肝功能减退时,如属重度(肝硬化腹水)可减少药物清除,血药浓度增高,肝、肾功能均减退者尤为明显,均需权衡利弊后应用,并调整剂量。

6. 原有中枢神经系统疾患者,例如癫痫及癫痫病史者均应避免应用,有指征时需仔细权衡利弊后应用。

【不良反应】

1. 胃肠道反应　较为常见,可表现为腹部不适或疼痛、腹泻、恶心或呕吐症状。

2. 中枢神经系统反应　可有头昏、头痛、嗜睡或失眠。

3. 过敏反应　皮疹、皮肤瘙痒,偶可发生渗出性多形性红斑及血管神经性水肿。少数患者有光敏反应。

4. 偶可发生　癫痫发作、精神异常、烦躁不安、意识混乱、幻觉、震颤等症状;血尿、发热、皮疹等间质性肾炎表现;静脉炎;结晶尿,多见于高剂量应用时;关节疼痛。

5. 少数患者可发生血清转氨酶升高、血尿素氮增高及周围血象白细胞降低现象,多属轻度,并呈一过性。

【过量解救】急性药物过量时应仔细观察病情变化,予以对症处理及支持疗法,并维持适当的补液量。血液透析或腹膜透析时只有少量药物(<10%)排出体外。

左氧氟沙星

【中文名称】注射用盐酸左氧氟沙星;盐酸左氧氟沙星注射液。

【英文名称】Levofloxacin Hydrochloride(for)Injection。

【性状】水针剂:本品为淡黄绿色至黄绿色澄明液体。粉针剂:本品为类白色或淡黄色的冻干块状物或粉末。

【pH 值】粉针剂制备后溶液 pH 为 5.0~8.0。

【储存】密闭,在凉暗处保存。

【药理作用】本品为氧氟沙星的左旋体,其体外抗菌活性约为氧氟沙星的两倍。其作用机制是通过抑制细菌 DNA 旋转酶的活性,阻止细菌 DNA 的合成和复制而导致细菌死亡。

单次静脉注射 0.3g 后,血药峰浓度(C_{max})约为 6.3mg/L,消除半衰期($t_{1/2}$)约为 6 小时。多剂量给药(一次 0.3g,一日 2 次静脉滴注,连续 6 日),其血药浓度于 24~48 小时达稳态。首次与末次剂量后的血药峰浓度(C_{max})分别约为 5.4mg/L 和 6.1mg/L。血浆蛋白结合率为 30%~40%。

本品吸收后广泛分布至各组织、体液,在扁桃体、前列腺组织、痰液、泪液、妇女生殖道组织、皮肤和唾液等组织和体液中的浓度与血药浓度之比在 1.1~2.1 之间。

本品主要以原型药自肾排泄,在体内代谢甚少。口服 48 小时内尿中排出量为给药量的 80%~90%。本品以原型自粪便中排出少量,给药后 72 小时内累积排出量少于给药量的 4%。

【适应证】适用于敏感菌引起的:①泌尿生殖系统感染,包括单纯性尿路感染、复杂性尿路感染、细菌性前列腺炎、淋病奈瑟球菌尿道炎或宫颈炎(包括产酶株所致者);②呼吸道感染,包括敏感革兰氏阴性杆菌所致支气管感染急性发作及肺部感染;③胃肠道感染,由志贺菌属、沙门菌属、产肠毒素大肠埃希菌、亲水气单胞菌、副溶血弧菌等所致的感染;④伤寒;⑤骨和关节感染;⑥皮肤软组织感染;⑦败血症等全身感染。

【剂量】

1. 通用剂量　成人一日 0.4g,分 2 次静脉滴注。重度感染患者或病原菌对本品敏感性较差者(如铜绿假单胞菌),一日剂量可增至 0.6g,分 2 次静脉滴注。

2. 儿科剂量

(1)本品在婴幼儿及 18 岁以下青少年的安全性尚未确定。但本品用于数种幼龄动物时,可致关节病变。因此,不宜用于 18 岁以下的小儿及青少年。

(2)仅用于 6 个月龄以上患儿肺炭疽的治疗和暴露后预防,按体重给药,不足 50kg,每日 8mg/kg(最大剂量 250mg),每 12 小时 1 次。体重大于 50kg 者,每次 500mg,每 24 小时 1 次。

3. 剂量调整 老年患者常有肾功能减退,因本品部分经肾排出,需减量应用。

【加药调配】

1. 药物溶解 用适量灭菌注射用水溶解。

2. 药物稀释 用 5% 葡萄糖注射液或 0.9% 氯化钠注射液稀释,最终稀释浓度应为 5mg/ml。

3. 成品输液外观检查 溶液应为淡黄绿色的澄明液体,内无颗粒杂质。

4. 成品输液的储存 在 25℃ 或低于 25℃ 条件下可以保存 72 小时,在 5℃ 冰箱中置于静脉滴注用的塑料容器中可保存 14 天。用可配伍的静脉注射液稀释的溶液,冷冻于玻璃瓶或静脉滴注用的塑料容器中,储存于 −20℃,在 6 个月内可以保持稳定。

5. 成品输液的稳定性

(1) 加药输液在上述储存条件下可以保持稳定。

(2) 但室温 25℃ 或置于 8℃ 冰箱中融解已冷冻的溶液不要用微波或水浴加速其溶解。融解一次后不要再反复冻融。

【用法】

1. 给药途径 静脉滴注。不可用于肌内、鞘内、腹膜内或皮下给药。

2. 滴速 静脉滴注时间为每 100ml 不得少于 60 分钟。

3. 冲管 如果使用同一条静脉通路连续输注一些不同的药物,应当在输注盐酸左氧氟沙星注射液前后,使用与盐酸左氧氟沙星注射液和通过同一通路输注的其他药物相容的注射液冲洗。

【相容性】

1. 相容药物 5% 葡萄糖注射液或 0.9% 氯化钠注射液。

2. 不相容药物 本品与任何含有多价阳离子(如镁离子)的溶液不相容。

【药物相互作用】

1. 尿碱化剂可降低本品在尿中的溶解度,导致结晶尿和肾毒性。

2. 本品与抗凝药华法林合用时虽对后者的抗凝作用增强较小,但合用时也应严密监测患者的凝血酶原时间。

3. 丙磺舒可减少本品自肾小管分泌约 50%,合用时可因本品血浓度增高而产生毒性。

4. 本品可干扰咖啡因的代谢,从而导致咖啡因消除减少,消除半衰期($t_{1/2}$)延长,并可能产生中枢神经系统毒性。

5. 本品与非甾体类抗炎药芬布芬合用时,偶有抽搐发生,因此,不宜与芬布芬合用。

6. 与口服降血糖药合用时可能引起低血糖,因此,用药过程中应注意监测血糖浓度,一旦发生低血糖应立即停用本品,并给予适当处理。

【禁忌证】对本品及氟喹诺酮类药过敏的患者禁用。

【注意事项】

1. 本品不宜与其他药物包括多价金属离子如镁、钙等溶液同瓶混合滴注。

2. 由于目前大肠埃希菌对氟喹诺酮类药物耐药者多见,应在给药前留取尿培养标本,参考细菌药敏结果调整用药。

3. 本品大剂量应用或尿 pH 值在 7 以上时可发生结晶尿。为避免结晶尿的发生,宜多饮水,保持 24 小时排尿量在 1 200ml 以上。

4. 肾功能减退者,需根据肾功能调整给药剂量。

5. 应用本品时应避免过度暴露于阳光,如发生光敏反应或其他过敏症状需停药。

6. 肝功能减退时,如属重度(肝硬化腹水)可减少药物清除,血药浓度增高,肝、肾功能均减退者尤为明显,均需权衡利弊后应用,并调整剂量。

7. 原有中枢神经系统疾患者,例如癫痫及癫痫病史者均应避免应用,有指征时需仔细权衡利弊后应用。

8. 偶有用药后发生跟腱炎或跟腱断裂的报告,如有上述症状发生,须立即停药,直至症状消失。

【不良反应】

1. 胃肠道反应 腹部不适或疼痛、腹泻、恶心或呕吐等症状。

2. 中枢神经系统反应 可有头昏、头痛、嗜睡或失眠症状。

3. 过敏反应 皮疹、皮肤瘙痒,偶可发生渗出性多形性红斑及血管神经性水肿等症状。光敏反应较少见。

4. 偶可发生 癫痫发作、精神异常、烦躁不安、意识混乱、幻觉、震颤;血尿、发热、皮疹等间质性肾炎表现;静脉炎;结晶尿,多见于高剂量应用时;关节疼痛等症状。

5. 少数患者可发生血清转氨酶升高、血尿素氮增高及周围血相白细胞降低现象,多属轻度,并呈一过性。

【过量解救】喹诺酮类药物过量时,可出现恶心、呕吐、胃痛、胃灼热、腹泻、口渴、口腔炎、蹒跚、头晕、头痛、全身倦怠、麻木感、发冷、发热、锥体外系症状、兴奋、幻觉、抽搐、谵狂、小脑共济失调、颅内压升高(头痛、呕吐、淤血性乳头症状)、代谢性酸中毒、血糖增高、GOT/GPT/ALP 增高、白细胞减少、嗜酸性粒细胞增加、血小板减少、溶血性贫血、血尿、软骨 / 关节障碍、白内障、视力障碍、色觉异常及复视等症状。

急救措施及解毒药①输液（加保肝药物）：代谢性酸中毒、尿碱化给予碳酸氢钠注射液，以增加本品由肾脏的排泄；②强制利尿：给予呋喃苯氨酸注射液；③对症疗法：抽搐时应反复投以安定静脉注射；④重症：可考虑进行血液透析。

莫 西 沙 星

【中文名称】盐酸莫西沙星注射液。

【英文名称】Moxifloxacin Hydrochloride Injection。

【性状】本品为黄色的澄清液体。

【pH 值】3.9~4.6（2% 水溶液）。

【储存】遮光，密闭保存。在原包装中储存。不要冷藏或冷冻。

【药理作用】抗菌作用机制为干扰 II 型、IV 型 DNA 拓扑异构酶。拓扑异构酶是控制 DNA 拓扑和在 DNA 复制、修复和转录中关键的酶。

单剂量 400mg 静脉滴注 1 小时后，在滴注结束时血药浓度达峰值约为 4.1mg/L，与口服相比平均约增加 26%。反映药物暴露的药时曲线下面积（AUC）约为 39（mg·h）/L，与绝对生物利用度约为 91% 的口服给药暴露 35（mg·h）/L 相比略高。多剂量静脉给药（滴注 1 小时），每日 400mg 给药稳态峰、谷浓度分别为 4.1~5.9mg/L 及 0.43~0.84mg/L。在给药间隔内稳态药物暴露比首剂约高 30%。输液 1 小时后观测到患者稳态浓度为 4.4mg/L。

莫西沙星可以很快分布到血管外间隙。该药的药时曲线下面积（AUC）高 6（kg·h）/L，稳态时表观分布容积 V_{ss} 约为 2L/kg。唾液中药物峰浓度比血药浓度高。在 0.02~2mg/L 范围的体外和体内试验表明，无论药物浓度如何，血浆蛋白结合率约为 45%。莫西沙星主要与血浆白蛋白结合，由于蛋白结合率低，游离峰浓度 >10 倍 MIC。

莫西沙星在下列组织中达到高浓度：肺（上皮液、肺泡巨噬细胞、支气管组织），窦（筛窦、上颌窦、鼻息肉）和炎症损伤（斑蝥疱疹液）部位，其总药物浓度超过血药浓度。组织间液有很高的游离药物浓度（唾液、肌内、皮下）。

莫西沙星从血浆中被排出的平均半衰期约为 12 小时。肾清除率为 24~53ml/min，提示肾脏通过肾小管能部分重吸收该药。莫西沙星的原型和第二阶段的代谢产物在达到平衡后几乎能完全回收，回收率为 96%~98%，且与给药途径无关，无氧化代谢的迹象。

在动物中发现乳汁亦有分布。

【适应证】成人（≥18 岁）上呼吸道和下呼吸道感染，如急性窦炎、慢性支气管炎急性发作、社区获得性肺炎，以及皮肤和软组织感染。

【剂量】

1. 通用剂量 成人一次 0.4g,一日 1 次静脉滴注。0.4g 莫西沙星在临床试验中最多用过 14 日疗程。根据症状的严重程度或临床反应决定疗程,治疗上呼吸道和下呼吸道的感染时可按照下列方法①慢性气管炎急性发作的推荐治疗时间为 5 日;②社区获得性肺炎的推荐治疗时间为 10 日;③急性鼻窦炎的推荐治疗时间为 7 日;④治疗皮肤和软组织感染的推荐治疗时间为 7日;⑤复杂腹腔感染:序贯治疗(静脉给药后继续口服用药)推荐的总疗程为7~14 日。

2. 儿科剂量 儿童和发育阶段的青少年不建议使用莫西沙星。

3. 剂量调整

(1)老年人:老年人不必调整用药剂量。

(2)肝损伤:轻度肝功能异常(Child-Pugh A、Child-Pugh B)的患者不必调整莫西沙星的剂量。目前尚缺乏严重肝功能受损者(Child-Pugh C)的药代动力学数据。

(3)肾功能异常:任何程度的肾功能受损的患者均不必调整莫西沙星的剂量[包括肌酐清除率≤30ml/(min·1.73m^2)],目前缺乏透析患者的药代动力学数据。

(4)种族差别:不同种族间不必调整药物剂量。

【加药调配】

1. 药物稀释 用 5% 葡萄糖注射液或 0.9% 氯化钠注射液稀释至 250ml。

2. 成品输液外观检查 本品为黄色的澄明液体。

3. 成品输液的储存 在 15℃以上保存。不要冷藏或冷冻。冷藏可发生沉淀,室温下可再溶解。因此建议不要将盐酸莫西沙星氯化钠注射液贮藏在冰箱中。

4. 成品输液的稳定性 在 15℃以上可保存 24 小时稳定。

【用法】

1. 给药途径 静脉滴注。

2. 滴速 根据中国健康受试者心脏所能耐受的输液速率以及国内 I期、II 期、III 期临床研究的结果,推荐本品的输液时间为 90 分钟。(国外推荐400mg 莫西沙星静脉给药的输液时间应大于 60 分钟)

【相容性】

1. 相容药物 下列注射液与莫西沙星注射液的混合液在室温条件下可保持 24 小时以上稳定,因此,被认为可以合并用药,具有相容性:注射用水、0.9% 氯化钠注射液、1mmol 氯化钠注射液、5% 葡萄糖注射液、10% 葡萄糖注射液、40% 葡萄糖注射液、20% 木糖醇注射液、林格注射液、乳酸林格注射液等。

2. 不相容药物 10% 或 20% 氯化钠溶液,4.2% 或 8.4% 碳酸氢钠溶液。

【药物相互作用】

临床上未证实莫西沙星与下述药物相互作用:阿替洛尔、雷尼替丁、钙补充剂、茶碱、口服避孕药、格列本脲、伊曲康唑、地高辛、吗啡、丙磺舒。对这些药物不需要调整剂量。

莫西沙星和可能延长 Q-T 间期的药物,如西沙比利、红霉素、抗精神病药和三环类抗抑郁药,联合用药时可能存在累加效应。所以,应慎重与这些药物合用。

【禁忌证】

1. 已知对莫西沙星的任何成分,或其他喹诺酮类,或任何辅料过敏者;妊娠期和哺乳期妇女;18 岁以下患者禁用。

2. 由于缺乏患有肝功能严重损伤(Child Pugh C 级)的患者和转氨酶升高大于 5 倍正常值上限的患者使用莫西沙星的临床数据,该药在这类患者中禁止使用。

【注意事项】

1. 莫西沙星能够延长一些患者心电图的 Q-T 间期。该药应避免用于 Q-T 间期延长的患者、患有无法纠正的低钾血症患者及接受 I a 类(如奎尼丁、普鲁卡因胺)或 Ⅲ 类(如胺碘酮、索他洛尔)抗心律失常药物治疗的患者。

2. 患者当具有可致心律失常的条件(如严重的心动过缓或急性心肌缺血)时,应慎用莫西沙星。

3. 和男性相比,由于女性患者往往拥有更长的 Q-Tc 间期,她们对引发 Q-Tc 间期延长的药物可能更敏感。老年患者也更容易受到药物引发的 Q-T 间期延长的影响。

4. Q-T 间期延长的程度随着药物浓度的增加而增加。所以不应超过推荐剂量。但是,在肺炎患者中没有观察到莫西沙星血药浓度和 Q-T 间期延长相关。Q-T 间期延长可以导致室性心律失常,包括尖端扭转型室性心动过速的发生危险增高。在莫西沙星治疗的超过 9 000 名患者的临床研究中,没有因 Q-T 间期延长导致的心血管疾病的发病或死亡案例,但某些潜在条件可以增加室性心律失常的危险。

5. 曾经有报告莫西沙星可引起暴发性肝炎,并可能因此而导致肝衰竭(包括死亡病例)。如果发生了肝衰竭相关症状,应建议患者在继续治疗前立即联系医师。

6. 曾经有报告莫西沙星引起的大疱性皮肤反应,如史 - 约综合征或中毒性表皮坏死松解症。如果发生了皮肤和 / 或黏膜反应,应建议患者在继续治疗前立即联系医师。

7. 使用喹诺酮类可诱发癫痫的发作,对于已知或怀疑有能导致癫痫发作或降低癫痫发作阈值的中枢神经系统疾病的患者,在使用莫西沙星中要注意。

8. 在使用包括莫西沙星的喹诺酮类治疗中有可能出现肌腱炎和肌腱断裂,特别是在老年患者和使用激素治疗的患者中。一旦出现疼痛或炎症,患者需要停止服药并休息患肢。

9. 有报道在使用包括莫西沙星在内的广谱抗生素时出现假膜性小肠结肠炎,因此,在使用莫西沙星治疗中如患者出现严重的腹泻时,需要考虑这个诊断。在这种情况下需立即采取足够的治疗措施,在发生了严重腹泻的患者中,禁忌使用可抑制胃肠蠕动的药物。重症肌无力患者应慎用莫西沙星,因为可加重症状。

10. 已经证实,喹诺酮类药物能够导致患者光敏反应。但是,在特别设计的临床前和临床研究中,没有观察到莫西沙星的光敏反应。另外,上市以来没有临床证据证明莫西沙星引起光敏反应。尽管如此,仍应建议患者避免在紫外线及日光下过度暴露。

11. 有些病例,如果在首次服用后已经发生过敏反应和变态反应,应该立即告知医师。在首次服用后极少的病例能够发生由过敏性反应导致威胁生命的休克。在这些病例中,莫西沙星应停用并给予相应的治疗(如针对休克的治疗)。

12. 针对复杂盆腔感染患者(如伴有输卵管 - 卵巢或盆腔脓肿)治疗时,需考虑经静脉给药进行治疗,而不推荐口服 400mg 莫西沙星片进行治疗。

13. 因中枢神经系统(CNS)反应,包括莫西沙星在内的氟喹诺酮类药物可能会损害患者的驾驶或操作机械的能力。

【不良反应】

1. 在莫西沙星的临床试验中,绝大多数的不良反应为轻中度(大于90%),由于不良反应导致不能使用莫西沙星治疗的患者为 3.6%。

2. 根据莫西沙星的临床试验总结出的常见不良反应(其相关程度分为很可能、可能和无法评估)。

(1)发生率≥1% 且 <10%:全身症状包括腹痛、头痛;消化系统方面出现恶心、腹泻、呕吐、消化不良、肝功能化验异常等症状;特殊感官如出现味觉倒错;神经系统方面出现眩晕症状;心血管系统方面导致合并低钾血症的患者Q-T 间期延长。

(2)发生率≥0.1% 且 <1%:全身症状包括乏力、念珠菌病、疼痛、不适、胸痛等症状;心血管系统出现心动过速、高血压、心悸、Q-T 间期延长症状;消化系统出现口干、恶心和呕吐、腹胀、便秘、口腔念珠菌病、食欲下降、胃炎、胃肠

失调、舌炎、谷氨酰胺转肽酶增高症状；血液和淋巴系统出现白细胞减少、凝血酶原减少、嗜酸性细胞增多症状；代谢和营养出现淀粉酶增加症状；骨骼肌肉系统出现关节痛、肌肉痛症状；神经系统出现失眠、眩晕、神经质、嗜睡、焦虑、颤抖、感觉异常症状；呼吸系统出现呼吸困难；皮肤和附件出现皮疹、瘙痒、多汗症状；泌尿生殖系统发生阴道念珠菌病、阴道炎。

【过量解救】关于过量使用的研究资料非常有限，单次最大剂量 1.2g 和每日 0.6g 连续 10 天多次给药，在健康志愿者中未发现有任何显著的不良反应。一旦服用过量莫西沙星时，应根据患者临床状况采取适当支持治疗。在莫西沙星吸收阶段的早期，口服活性炭后可有效防止莫西沙星系统暴露的过量增加。静脉给予活性炭后只能轻微减少莫西沙星的系统暴露（约 20%），且对静脉给药过量的作用有限。

（十一）硝基咪唑类

甲　硝　唑

【中文名称】甲硝唑注射液。

【英文名称】Metronidazole Injection。

【性状】本品为无色或几乎无色的澄明液体。

【pH 值】5.0~7.0。

【储存】遮光，密闭保存。

【药理作用】甲硝唑对大多数厌氧菌具有强大的抗菌作用，但对需氧菌和兼性厌氧菌无作用，抗菌谱包括脆弱拟杆菌和其他拟杆菌属、梭形杆菌、产气梭状芽孢杆菌、真杆菌、韦荣球菌、消化球菌和消化链球菌等，放线菌属、乳酸杆菌属、丙酸杆菌属对本品耐药。其杀菌浓度稍高于抑菌浓度。

本品尚可抑制阿米巴原虫氧化还原反应，使原虫氮链发生断裂。体外试验证明，药物浓度为 1~2mg/L 时，溶组织内阿米巴于 6~20 小时即可发生形态改变，24 小时内全部被杀灭，浓度为 0.2mg/L 时，72 小时内可杀死溶组织内阿米巴。本品有强大的杀灭滴虫的作用，其机理未明。对某些动物有致癌作用。

静脉给药后迅速达峰值。血浆蛋白结合率 <5%，吸收后广泛分布于各组织和体液中，且能通过血脑屏障，药物有效浓度能够出现在唾液、胎盘、胆汁、乳汁、羊水、精液、尿液、脓液和脑脊液中。有报道，药物在胎盘、乳汁、胆汁的浓度与血药浓度相似。健康人脑脊液中血药浓度为同期血药浓度的 43%。有效浓度能维持 12 小时。本品经肾排出 60%~80%，约 20% 的原型药从尿中排出，其余以代谢产物（25% 为葡萄糖醛酸结合物，14% 为其他代谢结合物）形式由尿排出，10% 随粪便排出，14% 从皮肤排泄。

【**适应证**】本品主要用于厌氧菌感染的治疗。

【**剂量**】

1. 通用剂量 厌氧菌感染,静脉滴注首次按体重 15mg/kg(70kg 成人为 1g),维持量按体重 7.5mg/kg,每 6~8 小时静脉滴注 1 次。

2. 儿科剂量 注射剂量同成人。

【**加药调配**】

1. 药物稀释 本品稀释到 250ml 0.9% 氯化钠和 5% 葡萄糖的输液袋中。

2. 成品输液外观检查 检查成品输液的外观,正常状态下应为澄明无异物。

3. 成品输液的储存 应于室温下避光保存。

4. 成品输液的稳定性 冷藏可能引起结晶析出。见光可能引起注射液颜色变暗。

【**用法**】

1. 给药途径 静脉滴注。

2. 滴速 滴注速度宜慢,每次滴注时间应在 1 小时以上。

【**药物相互作用**】

1. 本品能抑制华法林和其他口服抗凝药的代谢,加强其药物作用,引起凝血酶原时间延长。

2. 同时应用苯妥英钠、苯巴比妥等诱导肝微粒体酶的药物,可加强本品代谢,使血药浓度下降,而苯妥英钠排泄减慢。

3. 同时应用西咪替丁等抑制肝微粒体酶活性的药物,可减缓本品在肝内的代谢及其排泄,延长本品的血清半衰期,应根据血药浓度测定的结果调整剂量。

4. 本品干扰双硫化代谢,患者饮酒后可出现精神症状,故 2 周内应用双硫仑者不宜再用本品。

【**禁忌证**】有活动性中枢神经系统疾患和血液病者禁用。妊娠期及哺乳期妇女禁用。

【**注意事项**】

1. 对诊断的干扰 本品的代谢产物可使尿液呈深红色。

2. 原有肝脏疾患者,剂量应减少。出现运动失调或其他中枢神经系统症状时应停药。重复一个疗程之前,应做白细胞计数检查。厌氧菌感染合并肾功能衰竭者,给药间隔时间应由 8 小时延长至 12 小时。

3. 本品可抑制酒精代谢,用药期间应戒酒,饮酒后可能出现腹痛、呕吐、头痛等症状。

【**不良反应**】15%~30% 病例出现不良反应,以消化道反应最为常见,包括恶心、呕吐、食欲缺乏、腹部绞痛症状,一般不影响治疗;神经系统症状有头痛、眩晕症状,偶有感觉异常、肢体麻木、共济失调、多发性神经炎等症状,大剂量可致抽搐。少数病例发生荨麻疹、潮红、瘙痒、膀胱炎、排尿困难、口中金属味及白细胞减少等,均属可逆性,停药后自行恢复。

(十二) 抗结核病药

异 烟 肼

【中文名称】异烟肼注射液。

【英文名称】Isoniazid Injection。

【性状】本品为无色或微黄色的澄明液体。

【pH 值】6.0~8.0。

【储存】25℃储存于密闭容器,温度允许在 15~30℃波动。避光保存。

【药理作用】本品为抗结核药。异烟肼对各型结核分枝杆菌都有高度选择性抗菌作用,是目前抗结核药物中具有最强杀菌作用的合成抗菌药,对其他细菌几乎无作用。对生长繁殖期结核分枝杆菌作用强,对静止期作用较弱且慢。其作用机理可能是抑制敏感细菌分枝菌酸的合成而使细胞壁破裂。

可广泛分布于全身组织和体液中,并可穿过胎盘屏障。正常脑脊液中浓度可达血药浓度的 20%,脑膜有炎症时,脑脊液浓度几乎与血药浓度相等。本品能透入结核空洞和干酪样物质中。本品可快速进入胎儿循环,乳汁中的浓度几乎与血药浓度相等。在肝脏及皮肤中浓度也较高,也易进入胸腔积液、腹水、唾液、胆汁中。异烟肼不与血浆蛋白结合。本品主要在肝脏中乙酰化而形成无活性代谢产物,其中部分具有肝毒性。70% 的给药量在 24 小时内经肾脏排泄,大部分为无活性代谢产物。快乙酰化者有 93% 药物以乙酰化型从尿中排出,慢乙酰化者为 63%。也可从乳汁、唾液、痰液和粪便中排出。相当量的本品可经血液透析和腹膜透析清除。

【适应证】与其他抗结核药联合用于各种类型结核病及部分非结核分枝杆菌病的治疗。

【剂量】

1. 通用剂量　一般在强化期或对于重症或不能口服用药的患者采用静脉滴注的方法。①成人一日 0.3~0.4g 或 5~10mg/kg 静脉给药。②急性粟粒型肺结核或结核性脑膜炎患者,成人一日 10~15mg/kg,每日不超过 0.9g 静脉给药。③采用间歇疗法时,成人每次 0.6~0.8g,每周 2~3 次静脉给药。

2. 儿科剂量　儿童每日按体重 10~15mg/kg,一日不超过 0.3g 静脉滴注给药。

【加药调配】

1. 药物稀释

（1）静脉注射，直接抽取药液稀释于 20~40ml 0.9% 氯化钠注射液中。

（2）静脉滴注，0.3~0.6g 稀释于 250~500ml 0.9% 氯化钠注射液或 5% 葡萄糖注射液中。

2. 成品输液外观检查　检查成品输液的外观，正常状态下应为澄明无异物。

3. 成品输液的储存　置于室温保存。

4. 成品输液的稳定性　本品遇光易变质，在室温（21~25℃）可放置≤6小时，在碱性溶液、高热金属离子存在时易发生分解。

【用法】

1. 给药途径　静脉滴注、静脉注射。

2. 滴速　静脉注射为 5~10 分钟；静脉滴注为 1~2 小时。

【相容性】

1. 相容药物　氯化钠溶液、复方氯化钠注射液、5% 葡萄糖注射液、10% 葡萄糖注射液、葡萄糖氯化钠注射液、葡萄糖氯化钠乳酸钠注射液（3∶3∶1）、5% 果糖注射液、果糖氯化钠注射液、乳酸钠注射液、乳酸钠林格注射液、木糖醇注射液。

2. 不相容药物　氨苄西林钠、头孢呋辛钠、头孢噻肟钠、头孢哌酮钠、头孢他啶、氨苄西林钠舒巴坦钠、盐酸万古霉素、盐酸去甲万古霉素、硫酸多黏菌素 B、甲硝唑、替硝唑、葡萄糖酸钙、碳酸氢钠、维生素 B_6、维生素 C、戊四氮注射液。

【药物相互作用】

1. 服用异烟肼时每日饮酒，易引起本品诱发的肝脏毒性反应，并加速本品的代谢。因此，须调整本品的剂量，并密切观察肝毒性征象。应劝告患者服药期间避免酒精及含有酒精的饮料。

2. 与肾上腺皮质激素（尤其泼尼松龙）合用时，可增加本品在肝内的代谢及排泄，导致本品血药浓度减低而影响疗效，在快乙酰化者中更为显著，应适当调整剂量。

3. 抗凝血药（如香豆素或茚满双酮衍生物）与本品合用时，由于抑制了抗凝药的酶代谢，使抗凝作用增强。

4. 异烟肼为维生素 B_6 的拮抗剂，可增加维生素 B_6 经肾排出量，易致周围神经炎的发生。同时服用维生素 B_6 者，需酌情增加用量。

5. 本品不宜与其他神经毒药物合用，以免增加神经毒性。

6. 与环丝氨酸合用时可增加中枢神经系统的不良反应（如头昏或嗜睡），

需调整剂量,并密切观察中枢神经系统毒性征象,尤其对于从事需要灵敏度较高工作的患者。

7. 与乙硫异烟胺、吡嗪酰胺、利福平等其他有肝毒性的抗结核药合用时,可增加本品的肝毒性,尤其是已有肝功能损害患者或为异烟肼快乙酰化者,因此,应尽量避免合用或在疗程的前 3 个月密切随访有无肝毒性征象出现。

8. 不可与麻黄碱、颠茄同时服用,以免发生或增加不良反应。

【禁忌证】对本品过敏的患者禁用。

【注意事项】

1. 精神病、癫痫、肝功能损害及严重肾功能损害者应慎用本品或剂量酌减。

2. 本品与乙硫异烟胺、吡嗪酰胺、烟酸或其他化学结构有关药物存在交叉过敏。

3. 异烟肼结构与维生素 B_6 相似,大剂量应用时,可使维生素 B_6 大量随尿排出,抑制脑内谷氨酸脱羧变成 γ-氨基丁酸而导致惊厥,同时也可引起周围神经系统的多发性病变。因此,成人每日同时口服维生素 B_6 50~100mg 有助于防止或减轻周围神经炎和 / 或维生素 B_6 缺乏症状。如出现轻度手脚发麻、头晕,可服用维生素 B_1 或维生素 B_6,若重度者或有呕血现象,应立即停药。

4. 肾功能减退但血肌酐值低于 6mg/100ml 者,异烟肼的用量无须减少。如肾功能减退严重或患者系慢乙酰化者则需减量,以异烟肼服用后 24 小时的血药浓度不超过 1mg/L 为宜。在无尿患者中异烟肼的剂量可减为常用量的一半。

5. 用药前、疗程中应定期检查肝功能,包括血清胆红素、GOT、GPT,疗程中密切注意有无肝炎的前驱症状,一旦出现肝毒性的症状及体征时应即停药,必须待肝炎的症状、体征完全消失后方可重新应用本品,此时必须从小剂量开始,逐步增加剂量,如有任何肝毒性表现应即停药。

6. 如疗程中出现视神经炎症状,需立即进行眼部检查,并定期复查。

7. 慢乙酰化患者较易产生不良反应,故宜用较低剂量。

8. 对实验室检查指标的干扰 用硫酸酮法进行尿糖测定可呈假阳性反应,但不影响酶法测定结果。本品可使血清胆红素、谷丙转氨酶及谷草转氨酶的测定值增高。

【不良反应】

常用剂量不良反应的发生率较低。剂量加大至 6mg/kg 时,不良反应发生率显著增加,主要为周围神经炎及肝脏毒性,加用维生素 B_6 虽可减少毒性反应,但也可影响疗效。

1. 肝脏毒性 本品可引起轻度一过性肝损害如血清转氨酶升高及黄疸等,发生率为 10%~20%。肝脏毒性与本品的代谢产物乙酰肼有关,快乙酰化者乙酰肼在肝脏积聚增多,故易引起肝损害。服药期间饮酒可使肝损害增加。毒性反应表现为食欲不佳、异常乏力或软弱、恶心或呕吐(肝毒性的前驱症状)及深色尿、眼或皮肤黄染(肝毒性)。

2. 神经系统毒性　周围神经炎多见于慢乙酰化者,并与剂量有明显关系。较多患者表现为步态不稳、麻木针刺感、烧灼感或手脚疼痛。此种反应在铅中毒、动脉硬化、甲亢、糖尿病、酒精中毒、营养不良及孕妇等患者中,较易发生。其他毒性反应如兴奋、欣快感、失眠、丧失自主力、中毒性脑病或中毒性精神病则均属少见,视神经炎及萎缩等严重毒性反应偶有报道。

3. 变态反应　包括发热、多形性皮疹、淋巴结病、脉管炎等。一旦发生,应立即停药,如需再用,应从小剂量开始,逐渐增加剂量。

4. 血液系统不良反应　可有粒细胞减少、嗜酸性粒细胞增多、血小板减少、高铁血红蛋白血症等。

5. 其他　如口干、维生素 B_6 缺乏症、高血糖症、代谢性酸中毒、内分泌功能障碍等偶有报道。

【过量解救】

1. 药物过量的表现　除上述不良反应外,主要表现为抽搐、神志不清、昏迷等,处理不及时还可发生急性肝坏死。

2. 药物过量的处理方法

(1)停药。

(2)保持呼吸道通畅。

(3)采用短效巴比妥制剂和维生素 B_6 静脉内给药。维生素 B_6 剂量为每 1mg 异烟肼用 1mg 维生素 B_6,如服用异烟肼的剂量不明,可给予维生素 B_6 5g,每 30 分钟给药 1 次,直至抽搐停止,患者恢复清醒。继以洗胃,洗胃应在服用本品后的 2~3 小时内进行。

(4)立即抽血测定血气、电解质、尿素氮、血糖等指标。

(5)立即静脉给予碳酸氢钠,纠正代谢性酸中毒,需要时重复给予。

(6)采用渗透性利尿药,并在临床症状已改善后继续应用,促进异烟肼排泄,预防中毒症状复发。

(7)严重中毒患者应及早配血,做好血液透析的准备,不能进行血液透析时,可进行腹膜透析,同时合用利尿剂。

(8)采取有效措施,防止出现缺氧、低血压及吸入性肺炎。

对氨基水杨酸钠

【中文名称】注射用对氨基水杨酸钠。

【英文名称】Sodium Aminosalicylate for Injection。

【**性状**】本品为白色或类白色的结晶或结晶性粉末。

【**pH 值**】6.5~8.5。

【**储存**】遮光,密闭保存。

【**药理作用**】只对结核杆菌有抑菌作用。本品为对氨基苯甲酸(PABA)的同类物,通过对叶酸合成的竞争抑制作用而抑制结核分枝杆菌的生长繁殖。

自胃肠道吸收良好。较其他水杨酸类吸收更为迅速。吸收后迅速分布至各种体液中,在胸腔积液中达到很高浓度,但脑脊液中的浓度很低。本品吸收后迅速弥散至肾、肺和肝组织,在干酪样组织中可达较高浓度。血浆蛋白结合率低(15%)。本品在肝中代谢,50% 以上经乙酰化成为无活性代谢物。给药后 85% 在 7~10 小时内经肾小球滤过和肾小管分泌迅速排出,14%~33% 以原型经肾排出,50% 为代谢物。本品亦可经乳汁排泄。血液透析能否清除本品尚不明。

【**适应证**】适用于结核分枝杆菌所致的肺及肺外结核病,静脉滴注可用于治疗结核性脑膜炎及急性播散性结核病。本品仅对分枝杆菌有效。单独应用时结核杆菌能迅速产生耐药性,因此,本品必须与其他抗结核药合用。链霉素和异烟肼与本品合用时能延缓结核杆菌对前两者耐药性的产生。本品对不典型分枝杆菌无效。主要用作二线抗结核药物。

【**剂量**】

1. 通用剂量　静脉滴注一日 4~12g。

2. 儿科剂量　小儿每日静脉滴注 0.2~0.3g/kg。

【**加药调配**】

1. 药物溶解　临用前加灭菌注射用水适量使溶解。

2. 药物稀释　用 5% 葡萄糖注射液 500ml 稀释。

3. 成品输液外观检查　检查成品输液的外观,正常状态下应为澄明无异物。

4. 成品输液的储存　储存于密闭容器,温度不超过 40℃。避光保存。

5. 加药输液的稳定性　药品的溶液缓慢分解,颜色逐渐变深。应使用前 24 小时内配制。如溶液的颜色较新鲜配制的液体深,必须弃用。

【**用法**】

1. 给药途径　静脉滴注。

2. 滴速　2~3 小时滴完。

【**药物相互作用**】

1. 对氨基苯甲酸与本品有拮抗作用,两者不宜合用。

2. 本品可增强抗凝药(香豆素或茚满二酮衍生物)的作用,因此,在用对氨基水杨酸类时或用后,口服抗凝药的剂量应适当调整。

3. 与乙硫异烟胺合用时可增加不良反应。

4. 丙磺舒或苯磺唑酮与氨基水杨酸类合用可减少后者从肾小管的分泌量,导致血药浓度增高和持续时间延长及毒性反应发生。因此,氨基水杨酸类与丙磺舒或苯磺唑酮合用时或合用后,前者的剂量应予适当调整,并密切随访患者。但目前多数不用丙磺舒作为氨基水杨酸类治疗时的辅助用药。

5. 氨基水杨酸类可能影响利福平的吸收,导致利福平的血药浓度降低。

【禁忌证】尚不明确。

【注意事项】

1. 交叉过敏反应　对其他水杨酸类包括水杨酸甲酯或其他含对氨基苯基团(如某些磺胺药或染料)过敏的患者对本品亦可过敏。

2. 对诊断的干扰　使硫酸铜法测定尿糖出现假阳性反应;使尿液中尿胆原测定呈假阳性反应(氨基水杨酸类与 Ehrlich 试剂发生反应,产生橘红色混浊或黄色混浊,某些根据上述原理做成的市售试验纸条的结果也可受影响);使谷丙转氨酶(GPT)和谷草转氨酶(GOT)的值增高。

3. 下列情况应慎用　充血性心力衰竭、胃溃疡、葡萄糖 -6- 磷酸脱氢酶缺乏症、严重肝功能损害、严重肾功能损害。

4. 静脉滴注的溶液需新配,滴注时应避光,溶液变色即不得使用。静脉滴注久用易致静脉炎。

【不良反应】

1. 发生率较多者　瘙痒、皮疹、关节酸痛与发热、极度疲乏或软弱、嗜酸性粒细胞增多(较常见的原因为过敏)症状。

2. 发生率较少者　下背部疼痛、尿痛或排尿烧灼感(结晶尿)、血尿;月经失调、发冷、男性性欲降低、皮肤干燥、颈前部肿胀、体重增加(甲状腺肿、黏液水肿);眼或皮肤黄染(黄疸、肝炎);腹痛、背痛、苍白(溶血性贫血);发热、头痛、皮疹、咽痛、乏力(传染性单核细胞增多症)。

(十三) 抗真菌药

氟 康 唑

【中文名称】氟康唑氯化钠注射液。

【英文名称】Fluconazole and Sodium Chloride Injection。

【性状】本品为无色的澄明液体。

【pH 值】3.5~8.0(2mg/ml)。

【储存】温度不超过 30℃。

【药理作用】氟康唑为三唑类抗真菌药物,其主要作用机制为高度选择性抑制真菌细胞色素 P450 酶介导的 14α- 羊毛甾醇去甲基化，从而抑制麦角固醇的生物合成。体外试验中，氟康唑对大多数种类的临床常见念珠菌（包括白念珠菌、近平滑念珠菌、热带念珠菌）有抗真菌活性。平滑念珠菌的敏感范围较宽，而克柔念珠菌对氟康唑耐药。氟康唑在体外试验中还对新型隐球菌和隐球菌以及地方性霉菌皮炎芽生菌、粗球孢子菌、夹膜组织胞浆菌和巴西芽生菌有抗真菌活性。

静脉给予本品 100mg，平均血药峰浓度（C_{max}）为 4.5~8mg/L。表观分布容积（V_d）接近于体内水分总量。本品的血浆蛋白结合率低（11%~12%）。研究显示，本品能够很好地渗透到各种体液中。本品在唾液和痰液中的浓度与血浆浓度相近。在真菌性脑膜炎患者的脑脊液中，本品浓度约为同时间血浆浓度的 80%。本品在皮肤角质层、表皮真皮层和分泌的汗液中可达到高浓度，甚至超过其血药浓度。本品可在角质层中蓄积。本品的血浆消除半衰期长，约为 30 小时。主要排泄途径为肾脏，接近 80% 剂量的药物在尿中以原型排出。本品的清除率与肌酐清除率成正比。未发现血循环中有氟康唑的代谢产物。

【适应证】本品适用于以下真菌感染：

1. 成人

（1）本品适用于治疗成年患者的下列真菌感染：隐球菌性脑膜炎；球孢子菌病；侵袭性念珠菌病；黏膜念珠菌病，包括口咽、食道念珠菌病，念珠菌尿及慢性皮肤黏膜念珠菌病；口腔卫生或局部治疗效果不佳的慢性萎缩型口腔念珠菌病（义齿性口炎）。

（2）本品适用于预防成年患者的下列真菌感染：预防复发风险高的患者的隐球菌性脑膜炎复发；预防复发风险高的 HIV 感染患者的口咽或食道念珠菌病复发；预防中性粒细胞减少症患者（例如接受化疗的恶性血液病患者或接受造血干细胞移植的患者）的念珠菌感染。

2. 0~17 岁的足月新生儿、婴儿、幼儿、儿童和青少年　本品适用于治疗黏膜念珠菌病（口咽、食道）、侵袭性念珠菌病、隐球菌性脑膜炎；本品适用于预防免疫受损患者的念珠菌感染。本品可用作维持治疗，预防复发风险高的儿童患者隐球菌性脑膜炎复发。

【剂量】

1. 通用剂量　应根据真菌感染的性质和严重程度确定用药剂量。对于需要多剂量治疗的感染应持续用药，直到临床参数或实验室检查表明活动性真菌感染已消退。疗程不足可能导致活动性感染的复发。

（1）隐球菌病 - 隐球菌性脑膜炎的治疗：负荷剂量为第 1 天 400mg；后续剂量为每次 200~400mg，每日 1 次。通常至少为 6~8 周。危及生命的感染，每日剂量可增至 800mg。

（2）隐球菌病 - 复发风险高的患者预防隐球菌性脑膜炎复发的维持治疗：每次 200mg，每日 1 次，每日 200mg 持续用药。

（3）球孢子菌病：每次 200~400mg，每日 1 次。疗程取决于患者情况，11 个月至 24 个月或更长。部分感染可考虑每日 800mg。

（4）侵袭性念珠菌病：负荷剂量为第 1 天 800mg；后续剂量为每日 400mg，每日 1 次。通常念珠菌血症的推荐疗程为首次血液培养阴性且念珠菌血症体征和症状消退后 2 周。

（5）黏膜念珠菌病治疗 - 口咽念珠菌病：负荷剂量为第 1 天 200~400mg；后续剂量为每次 100~200mg，每日 1 次。疗程为 7~21 日（直至口咽念珠菌病缓解）。重度免疫功能受损患者可能需要更长时间。

（6）黏膜念珠菌病治疗 - 食道念珠菌：负荷剂量为第 1 天 200~400mg；后续剂量为每次 100~200mg，每日 1 次，疗程为 14~30 日（直至食道念珠菌病缓解）持续给药。重度免疫功能受损患者可能需要更长时间。

（7）黏膜念珠菌病治疗 - 念珠菌尿：每次 200~400mg，每日 1 次，7~21 日持续给药。重度免疫功能受损患者可能需要更长时间。

（8）黏膜念珠菌病治疗 - 慢性萎缩型：每次 50mg，每日 1 次，14 日持续给药。

（9）黏膜念珠菌病治疗 - 慢性皮肤黏膜念珠菌病：每次 50~100mg，每日 1 次，最长持续给药 28 日。长期治疗取决于感染的严重程度或潜在的免疫功能受损及感染。

（10）预防复发风险高的 HIV 感染患者的黏膜念珠菌病复发 - 口咽念珠菌病：每次 100~200mg，每日 1 次或 200mg 每周 3 次。慢性免疫抑制患者不定期用药。

（11）预防复发风险高的 HIV 感染患者的黏膜念珠菌病复发 - 食道念珠菌病：每次 100~200mg，每日 1 次或 200mg 每周 3 次。慢性免疫抑制患者不定期用药。

（12）预防念珠菌感染：每次 200~400mg，每日 1 次。治疗应在预计中性粒细胞减少症发生几天之前开始，并在恢复后持续给药 7 日（中性粒细胞计数升高至 1 000/mm³ 以上）。

2. 儿科剂量　儿童人群的最大剂量不应超过每日 400mg。与成年类似感染相同，疗程根据临床和真菌学反应而定。每日用药 1 次。

（1）婴儿、幼儿和儿童（28 天至 11 岁）：黏膜念珠菌病的初始剂量为 6mg/kg；后续剂量为 3mg/kg，每日 1 次。侵袭性念珠菌病、隐球菌性脑膜炎的剂量为 6~12mg/kg，每日 1 次。预防复发风险高的儿童患者隐球菌性脑膜炎复发的维持治疗的剂量为 6mg/kg，每日 1 次。预防免疫受损患者的念珠菌感染的剂量为 3~12mg/kg,每日 1 次。

（2）青少年（12~17 岁）:取决于体重和青春期发育,处方医师需要评价哪一种用量（成人或儿童）最为适合。临床数据显示氟康唑在儿童中的清除率高于成年人。与成人剂量 100mg、200mg 和 400mg 获得近似全身暴露的对应儿童剂量为 3mg/kg、6mg/kg 和 12mg/kg。

（3）足月新生儿（0~14 天）:每 72 小时给予与婴儿、幼儿和儿童相同的剂量。最大剂量不应超过每 72 小时 12mg/kg。

（4）足月新生儿（15~27 天）:每 48 小时给予与婴儿、幼儿和儿童相同的剂量。最大剂量不应超过每 48 小时 12mg/kg。

3. 剂量调整　本品主要以活性成分原型的形式经尿液排泄。单剂量治疗无须调整剂量。接受多剂量氟康唑治疗的肾功能受损患者（包括儿童）,初始剂量应为 50~400mg,视适应证的推荐日剂量而定。初始负荷剂量后,应根据表 1-11 确定每日剂量。

表 1-11　肾功能不全患者氟康唑注射液剂量推荐

肌酐清除率 /（ml/min）	推荐剂量的百分比
>50	100%
≤50（未进行血液透析）	50%
血液透析	每次血液透析后 100%

【加药调配】

1. 药物溶解　无须溶解。

2. 药物稀释　本品 0.1g~0.2g 用 5% 葡萄糖注射液或 0.9% 氯化钠注射液 250ml 稀释,使药物浓度为 0.4~0.8mg/ml。

3. 成品输液外观检查　检查成品输液的外观,正常状态下应为澄明无异物。

4. 成品输液的储存　遮光,密闭室温或冷藏储存,不得冷冻。

【用法】

1. 给药途径　静脉滴注。

2. 滴速　静脉滴注速率不宜超过 10ml/min。注射用制剂以氯化钠（9mg/ml、0.9%）溶液配制,每 200mg（100ml 瓶）含 Na^+ 和 Cl^- 各 15mmol。因注射用制剂是经氯化钠稀释的溶液,所以对于需要限制钠或液体摄入的患者,应考虑液体输注速率。

虽然尚未发现有特殊的配伍禁忌,但不推荐在静脉滴注氟康唑前,与其他任何药物混合。

【相容性】

1. 相容药物　5% 和 20% 葡萄糖溶液、林格注射液、哈特曼溶液、葡萄糖氯化钾溶液、4.2% 和 5% 碳酸氢钠溶液、3.5% 混合氨基酸溶液、0.9% 氯化钠注射液、Dialaflex（6.36% 腹膜透析液）。

2. 不相容药物　西沙比利、特非那定、阿司咪唑、匹莫齐特、奎尼丁、红霉素。

【药物相互作用】

1. 氟康唑与异烟肼或利福平合用时,可影响氟康唑的血药浓度。

2. 氟康唑与甲苯磺丁脲、氯磺丁脲和格列吡嗪等磺酰脲类降血糖药合用时,可使此类药物的血药浓度升高而可能导致低血糖,因此,需监测血糖,并减少磺酰脲类降血糖药的剂量。

3. 高剂量氟康唑和环孢素合用时,可使环孢素的血药浓度升高,致毒性反应发生的危险性增加,因此,必须在监测环孢素血药浓度并调整剂量的情况下方可谨慎应用。

4. 氟康唑与氢氯噻嗪合用,可使氟康唑的血药浓度升高。

5. 氟康唑与茶碱合用时,茶碱血药浓度约可升高 13%,可导致毒性反应,故需监测茶碱的血药浓度。

6. 氟康唑与华法林等双香豆素类抗凝药合用时,可增强双香豆素类抗凝药的抗凝作用,致凝血酶原时间延长,故应监测凝血酶原时间并谨慎使用。

7. 氟康唑与苯妥英钠合用时,可使苯妥英钠的血药浓度升高,故需监测苯妥英钠的血药浓度。

8. 氟康唑与咪达唑仑等短效苯二氮䓬类药物合用时,可引起咪达唑仑血药浓度明显升高,并可出现精神运动作用。此作用在口服给药时较静脉注射表现更加明显。如患者需要同时接受氟康唑和苯二氮䓬类药物治疗,应考虑减少苯二氮䓬类药物的给药剂量,并对患者进行适当的观察。

9. 氟康唑与西沙必利合用可能出现心脏不良反应,包括尖端扭转型室性心动过速。接受氟康唑治疗的患者禁止合用西沙必利。

10. 氟康唑与他克莫司合用时,可引起他克莫司血药浓度升高,可能导致肾毒性。应严密观察合用氟康唑和他克莫司的患者。

11. 氟康唑每日 400mg 或更高剂量与特非那定合用时,可明显升高特非那定的血浆浓度。禁止氟康唑 400mg 或更高剂量与特非那定合用。当氟康唑每日给药剂量低于 400mg 并与特非那定合用时,应严密监测特非那定的血药浓度。

12. 氟康唑与齐多夫定合用时,可使后者的血药浓度升高,应观察与齐多夫定有关的不良反应的发生。

13. 氟康唑与阿司米唑或其他通过细胞色素 P450 系统代谢的药物合用时，可导致这些药物的血清浓度升高。在缺乏明确资料的情况下，当与氟康唑合用时，应谨慎使用这些药物，并严密观察患者。

【禁忌证】

1. 对氟康唑及其无活性的成分、或其他唑类药物过敏的患者禁用。

2. 根据多剂量药物相互作用的研究结果，多剂量接受氟康唑每日 400mg 或更高剂量治疗的患者禁止同时服用特非那定。

3. 接受氟康唑治疗的患者禁止同时服用可延长 Q-T 间期和经过 CYP3A4 酶代谢的药物，如西沙必利、阿司咪唑、匹莫齐特、奎尼丁、红霉素。

【注意事项】

1. 肾功能不全患者应慎用本品。

2. 肝功能不全患者应慎用本品。停用氟康唑后，其肝毒性通常是可逆的。氟康唑使用过程中肝功能异常的患者，应密切监查患者有无更严重肝损害发生。应告知患者严重肝反应的提示症状（严重乏力、食欲减退、持续恶心、呕吐和黄疸）。患者应立即停止氟康唑治疗并向医师咨询。

3. 氟康唑治疗过程中，偶有患者出现剥脱性皮肤反应，如史 - 约综合征及中毒性表皮坏死松解症等。艾滋病患者更易对多种药物发生严重的皮肤反应。如在浅部真菌感染患者服用氟康唑后出现皮疹，应停药。如侵入性 / 系统性真菌感染患者出现了皮疹，应对其严密监查，一旦出现大疱性损害或多形性红斑，应立即停用氟康唑。

4. 服用氟康唑（每日剂量 <400mg）的患者同时应用特非那定时应予以严密监查。

5. 已有潜在引起心律失常病情的患者应慎用氟康唑。

6. 应警告患者本品用药期间发生眩晕或癫痫的可能性，并建议患者在出现任何上述症状时停止驾驶或操作机器。

7. 动物实验显示本品具有生殖毒性。除非有明确需要，妊娠期应避免标准剂量氟康唑短期用药。除非发生有潜在生命威胁的感染，妊娠期应避免氟康唑大剂量和 / 或长期治疗。

8. 氟康唑可经乳汁分泌，乳汁浓度与血浆浓度相似。如果单次使用氟康唑 150mg，则可继续哺乳。多次用药或使用大剂量氟康唑后，建议停止哺乳。应根据母亲对本品的临床需求，以及来自本品或母亲基础疾病对乳儿的潜在不良影响，来权衡哺乳的发育健康获益。

【不良反应】最常见报告的不良反应为头痛、腹痛、腹泻、恶心、呕吐、谷丙转氨酶升高、谷草转氨酶升高、血碱性磷酸酶升高和皮疹。

【过量解救】有报告称氟康唑药物过量可伴随幻觉和偏执行为。对用药过量的患者,应采取对症治疗(支持疗法及必要时洗胃)。氟康唑大部分由尿排出,强行扩容性利尿可能增加其清除率。3小时的血液透析治疗可使氟康唑的血浆浓度降低约50%。

伊 曲 康 唑

【中文名称】伊曲康唑注射液。

【英文名称】Itraconazole Injection。

【性状】本品为无色至微黄色澄明液体。

【pH值】4.0~5.0(3.3mg/ml)。

【储存】室温避光储存,不得冷冻。

【药理作用】伊曲康唑是三唑类衍生物,具有广谱抗真菌活性。体外试验显示伊曲康唑在常规剂量范围(≤0.025μg/ml至0.8μg/ml)内可抑制多种人体致病真菌的生长,这些真菌包括皮肤癣菌(毛癣菌属、小孢子菌属、絮状表皮癣菌)、酵母菌(念珠菌属包括白念珠菌、光滑念珠菌和克柔念珠菌,新生隐球菌,马拉色菌属,毛孢子菌属,地霉属)、曲霉属、组织胞浆菌属、巴西副球孢子菌、申克孢子丝菌、着色霉属、枝孢霉属、皮炎芽生菌、波氏假性阿利什利亚、马尔尼菲青霉以及其他多种酵母菌和真菌;克柔念珠菌、光滑念珠菌和热带念珠菌通常为敏感性最低的念珠菌株。在体外试验中,个别试验显示其对伊曲康唑产生明显耐药性。不被伊曲康唑抑制的主要真菌有接合菌纲(根霉属、根毛霉属、毛霉菌属和犁头霉属)、镰刀菌属、赛多孢子菌属和帚霉属。体外试验研究结果表明伊曲康唑可以破坏真菌细胞膜中麦角甾醇的合成。麦角甾醇是真菌细胞膜的重要组成部分,干扰它的合成将最终产生抗真菌作用。

伊曲康唑在静脉滴注给药1小时的末期达到血浆浓度峰值。主要在肝脏代谢,生成多种代谢产物。主要代谢产物为羟基伊曲康唑,该产物在体外试验中显示了与伊曲康唑相当的抗真菌活性,其血浆浓度谷值为原型药物的2倍。伊曲康唑的药代动力学特性呈非线性,因此,重复给药后可出现血浆中药物蓄积。伊曲康唑和羟基伊曲康唑的稳态浓度可分别于第4次和第7次给予伊曲康唑注射液后获得。健康受试者第4次给予伊曲康唑注射液200mg后,伊曲康唑和羟基伊曲康唑的平均血药浓度峰值分别为3 021ng/ml和1 450ng/ml,平均血浆浓度谷值分别为523ng/ml和959ng/ml。静脉给药后,伊曲康唑的平均血浆清除率为278ml/min。稳态时,伊曲康唑的平均半衰期约为35小时。伊曲康唑的血浆蛋白结合率较高(99.8%),主要是与白蛋白结合,羟基代谢产物的蛋白结合率为99.6%。伊曲康唑与脂质具有很高的亲和力,血浆中仅有0.2%的伊曲康唑以游离形式存在。伊曲康唑的表观分布容积较高(>700L),表明其组织分布广泛,在肺、肾脏、肝脏、骨骼、胃、脾和肌肉中的药物浓度比相应的血浆药物浓度高 2~3 倍,而角质层和皮肤中的药物浓度比相应的血浆药物浓度高 4 倍,脑中的药物浓度与血浆药物浓度相当。

【适应证】

1. 本品可用于疑为真菌感染的中性粒细胞减少伴发热患者的经验性治疗。

2. 本品也可用于治疗以下系统性真菌感染疾病:曲霉病、念珠菌病、隐球菌病(包括隐球菌性脑膜炎);对于免疫受损的隐球菌病患者及所有中枢神经系统隐球病患者,只有在一线药物不适用或无效时,方可使用本品治疗;组织胞浆菌病。

在治疗前应采集真菌标本并进行其他相关的实验室检查(湿涂片、组织病理学、血清学)以分离和鉴别病原微生物。治疗可在培养和其他实验室检查得出结果前进行;一旦得出有意义的检查结果,抗真菌治疗应进行相应的调整。

【剂量】刚开始 2 日给予本品每日 2 次,以后改为每日 1 次。第 1 日、第 2 日治疗方法为每日 2 次,每次 1 个小时静脉滴注 200mg 伊曲康唑。从第 3 日起,每日 1 次,每次 1 个小时静脉滴注 200mg 伊曲康唑。静脉用药超过 14 天的安全性尚不明确,或遵医嘱。

【加药调配】

1. 药物稀释　用 0.9% 氯化钠注射液稀释成 3.33mg/ml 的滴注液(忌用 5% 葡萄糖溶液及含乳酸钠的溶液稀释)。

2. 成品输液外观检查　应为无色澄明液体。

3. 成品输液的储存　避免直接光照,不得冷冻。

4. 成品输液的稳定性　一般在 2~8℃保存下不超过 24 个小时。

【用法】

1. 给药途径　静脉滴注。

2. 滴速　1ml/min(25 滴 /min)

3. 冲管　在静脉滴注前后,需要用 0.9% 氯化钠注射液冲洗管路以避免伊曲康唑和管内残留的其他药物的不相容,冲洗过程应持续 30 秒至 15 分钟。

【相容性】

1. 相容药物　0.9% 氯化钠注射液。

2. 不相容药物　不得与其他注射液混合。

【药物相互作用】伊曲康唑是一种强效 CYP3A4 抑制剂和 P- 糖蛋白抑制剂,当使用合并用药时,建议参阅其药品说明书中代谢途径和剂量调整的相关信息。

【禁忌证】

1. 禁用于已知对伊曲康唑及本品任一辅料过敏的患者。

2. 禁用于不能注射氯化钠注射液的患者。

3. 羟丙基 -β- 环糊精是通过肾小球滤过清除的。因此,严重肾功能损伤的患者(肌酐清除率 <30ml/min)禁用本品。

4. 禁与下列药物合用。

(1)可引起 Q-T 间期延长的 CYP3A4 代谢底物,例如特非那定、阿司咪唑、咪唑斯汀、苄普地尔、西沙必利、多非利特、左醋美沙朵(左美沙酮)、奎尼丁、匹莫齐特、舍吲哚。上述药物与本品合用时,可能会使这些底物的血浆浓度升高,导致 Q-T 间期延长及尖端扭转型室性心动过速的罕见发生。

(2)经 CYP3A4 代谢的 HMG-CoA 还原酶抑制剂,如洛伐他汀或辛伐他汀。

(3)三唑仑和口服咪达唑仑。

(4)麦角生物碱,如双氢麦角胺、麦角新碱、麦角胺、甲麦角新碱。

(5)尼索地平。

5. 除危及生命的病例,禁用于孕妇。

6. 育龄妇女使用本品时,应采取适当的避孕措施,直至停药后的下一个月经周期。

【注意事项】

1. 心律失常　曾在使用西沙必利、匹莫齐特、左醋美沙朵(左美沙酮)或奎尼丁合并使用本品和 / 或其他 CYP3A4 抑制剂的患者中出现危及生命的心律失常和 / 或猝死。

2. 心脏疾患　本品不能用于心室功能不良的患者,除非益处明显大于风险。对于存在充血性心力衰竭危险因素的患者,医师应慎重考虑其危险因素和本品治疗的益处。这些风险因素包括心脏病如局部缺血和心瓣膜病;严重的肺部疾病如慢性阻塞性肺疾病;肾功能衰竭和其他水肿性疾病。应告知这类患者充血性心力衰竭的症状和体征,谨慎用药,并在治疗期间监测充血性心力衰竭的症状和体征。一旦在给药期间出现上述症状和体征,加强监测并考虑包括停止本品治疗在内的其他治疗措施。此外,钙通道阻滞剂具有负性肌力作用,伊曲康唑可抑制钙通道阻滞剂的代谢,当合并使用伊曲康唑和钙通道阻滞剂时发生充血性心力衰竭的风险升高,需加注意。当对麻醉的犬静脉给予伊曲康唑时,证明存在剂量相关负性肌力效应。在本品的健康志愿者研究中,采用单电子断层扫描成像技术可以观察到短暂、无症状的左心室射血分数降低,其将在 12 小时后的下一次输注前消失。在上市后治疗甲癣和 / 或系统性真菌感染的患者中,曾报告了充血性心力衰竭、外周性水肿和肺水肿病例。

3. 肾损害　患者静脉滴注伊曲康唑的资料有限,该类患者使用本品时应谨慎。羟丙基 -β- 环糊精是伊曲康唑注射液的辅料之一,其通过肾小球滤过清除。因此,重度肾损害的患者(肌酐清除率 <30ml/min)应禁用本品。轻中度肾损害的患者应慎用本品,并应密切监测肌酐水平。如怀疑有肾毒性出现,应考虑转为使用伊曲康唑胶囊治疗。

4. 神经病变　当发生可能由本品导致的神经系统症状时应终止治疗。

5. 听力丧失　接受本品治疗的患者曾报告有短暂性或永久性听力丧失。听力丧失通常在治疗停止后消失,但也会在一些患者中持续。

【不良反应】本品非常罕见严重肝毒性病例,包括肝衰竭和死亡。其中,某些病例既无既往肝病史,也无严重的基础疾病。如出现肝脏疾病相关的症状和体征,应中断治疗并进行肝功能检测。使用本品的风险和利益需进行再度评估。

【过量解救】当发生药物过量时,应采取支持疗法。伊曲康唑不能通过血液透析清除,也没有特效解救药。

两性霉素 B

【中文名称】注射用两性霉素 B。

【英文名称】Amphotericin B for Injection。

【性状】本品为黄色至橙黄色疏松块状物或粉末。

【pH 值】7.2~8.0。

【储存】遮光、密闭、冷处保存。

【药理作用】本品为多烯类抗真菌药物。通过与敏感真菌细胞膜上的固醇相结合,损伤细胞膜的通透性,导致细胞内重要物质如钾离子、核苷酸和氨基酸等外漏,破坏细胞的正常代谢从而抑制其生长。对本品敏感的真菌有新型隐球菌、皮炎芽生菌、组织胞浆菌、球孢子菌属、孢子丝菌属、念珠菌属等,部分曲菌属对本品耐药;皮肤和毛发癣菌则大多耐药;本品对细菌、立克次体、病毒等无抗菌活性。常用治疗量所达到的药物浓度对真菌仅具抑菌作用。

本品开始治疗时,每日静脉滴注两性霉素 B 1~5mg,后逐步增加至每日 0.65mg/kg 时的血药峰浓度(C_{max})为 2~4mg/L。消除半衰期($t_{1/2}$)约为 24 小时。血浆蛋白结合率为 91%~95%。本品在胸腔积液、腹水和滑膜腔液中药物浓度通常低于同期血药浓度的一半,支气管分泌物中药物浓度亦低。本品在肾组织中浓度最高,依次为肝、脾、肾上腺、肺、甲状腺、心、骨骼肌、胰腺等。本品在体内经肾脏缓慢排泄,每日有给药量的 2%~5% 以原型排出,7 日内自尿排出给药量的 40%。停药后自尿中排泄至少持续 7 周,在碱性尿液中药物排泄增多。本品不易为透析清除。

【适应证】本品适用于敏感真菌所致的深部真菌感染且病情呈进行性发展的患者,如败血症、心内膜炎、脑膜炎(隐球菌及其他真菌)、腹腔感染(包括与透析相关者)、肺部感染、尿路感染和眼内炎等。

【剂量】

1. 通用剂量　开始静脉滴注时先试以 1~5mg 或按体重一次 0.02~0.1mg/kg 给药,以后根据患者耐受情况每日或隔日增加 5mg,当增至一次 0.6~0.7mg/kg 时即可暂停增加剂量,此为一般治疗量。成人最高一日剂量不超过 1mg/kg,每日或隔 1~2 日给药 1 次,累积总量 1.5~3.0g,疗程 1~3 个月,也可长至 6 个月,视病情及疾病种类而定。对敏感真菌感染宜采用较小剂量,即成人一次 20~30mg,疗程仍宜长。

2. 儿科剂量　对于念珠菌病的儿童和新生儿,给予普通两性霉素 B 或脂质类两性霉素 B 与成人相似静脉滴注剂量均安全有效。治疗新生儿严重感染,必要时每 12 小时增加一次剂量,每日剂量达 1.5mg/kg 依然可以耐受。预防新生儿肠道念珠菌病的方案,每日给普通两性霉素 B 100mg。

【加药调配】

1. 药物溶解　用灭菌注射用水 10ml 配制本品 50mg,或 5ml 配制 25mg。

2. 药物稀释　用 5% 葡萄糖注射液稀释(不可用氯化钠注射液,因可产生沉淀),滴注液的药物浓度不超过 10mg/100ml。稀释用葡萄糖注射液的 pH 值应在 4.2 以上。

3. 成品输液外观检查　检查成品输液的外观,正常状态下应为澄明无异物。

4. 成品输液的储存　避光保存于不高于 2~8℃的密闭容器。

5. 成品输液的稳定性　避光室温储存可保持 24 小时稳定。

【用法】

1. 给药途径　静脉滴注。

2. 滴速　避光,缓慢静脉滴注,1~1.5ml/min。

【相容性】

1. 相容药物　5% 或 10% 葡萄糖注射液。

2. 不相容药物　本品和很多药物不相容,因此,建议不要与其他药物配伍。不相容是由于 pH 变化或胶态悬浮体破裂引起两性霉素 B 的沉淀。两性霉素 B 加入到 0.9% 氯化钠或电解质溶液中也会产生沉淀。

【药物相互作用】

1. 肾上腺皮质激素　此类药物在控制两性霉素 B 的药物不良反应时可合用,但一般不推荐两者同时应用,因可加重两性霉素 B 诱发的低钾血症。如需同用时则肾上腺皮质激素宜用最小剂量和最短疗程,并需监测患者的血钾浓度和心脏功能。

2. 洋地黄苷　本品所致的低钾血症可增强潜在的洋地黄毒性。两者同用时应严密监测血钾浓度和心脏功能。

3. 氟胞嘧啶 与两性霉素 B 具协同作用,但本品可增加细胞对前者的摄取并损害其经肾排泄,从而增强氟胞嘧啶的毒性反应。

4. 吡咯类抗真菌药 本品与吡咯类抗真菌药物如氟康唑、伊曲康唑等在体外具拮抗作用。

5. 氨基糖苷类抗生素、抗肿瘤药物、卷曲霉素、多黏菌素类、万古霉素等肾毒性药物与本品同用时可增强其肾毒性。

6. 骨髓抑制剂、放射治疗等可加重患者贫血,与两性霉素 B 合用时宜减少其剂量。

7. 本品诱发的低钾血症可加强神经肌肉阻断药的作用,两者同用时需监测血钾浓度。

8. 应用尿液碱化药可增强本品的排泄,并防止或减少肾小管酸中毒发生的可能。

【禁忌证】对本品过敏及严重肝病的患者禁用。

【注意事项】

1. 本品毒性大,不良反应多见,但它又是治疗危重深部真菌感染的唯一有效药物,选用本品时必须权衡利弊后作出决定。

2. 下列情况应慎用。

(1)肾功能损害者慎用:本品主要在体内灭活,故肾功能重度减退时半衰期仅轻度延长,因此,肾功能轻度、中度损害的患者如病情需要仍可选用本品,重度肾功能损害者则需延长给药间期或减量应用,应用其最小有效量;当治疗累积剂量大于 4g 时可引起不可逆性肾功能损害。

(2)肝功能损害者慎用:本品可致肝毒性,肝病患者避免应用本品。

3. 治疗期间定期严密随访血、尿常规,肝、肾功能,血钾,心电图等,如血尿素氮或血肌酐明显升高时,则需减量或暂停治疗,直至肾功能恢复。

4. 为减少本品的不良反应,给药前可给解热镇痛药和抗组胺药,如吲哚美辛和异丙嗪等,同时给予琥珀酸氢化可的松 25~50mg 或地塞米松 2~5mg 一同静脉滴注。

5. 本品治疗如中断 7 日以上者,需重新自小剂量(0.25mg/kg)开始逐渐增加至所需量。

6. 本品宜缓慢避光滴注,每剂滴注时间至少 6 小时。

7. 药液静脉滴注时应避免外漏,因本品可致局部刺激。

【不良反应】

1. 静脉滴注过程中或静脉滴注后发生寒战、高热、严重头痛、食欲缺乏、恶心、呕吐,有时可出现血压下降、眩晕等。

2. 几乎所有患者在疗程中均可出现不同程度的肾功能损害,尿中可出现红细胞、白细胞、蛋白和管型、血尿素氮和肌酐增高,肌酐清除率降低,也可引起肾小管性酸中毒。

3. 低钾血症,由于尿中排出大量钾离子所致。

4. 血液系统毒性反应有正常红细胞性贫血,偶可有白细胞或血小板减少。

5. 肝毒性较少见,可致肝细胞坏死,急性肝功能衰竭亦有发生。

6. 心血管系统反应,如静脉滴注过快时可引起心室颤动或心搏骤停。此外本品所致的电解质紊乱亦可导致心律失常的发生。本品静脉滴注时易发生血栓性静脉炎。

7. 神经系统毒性反应,鞘内注射本品可引起严重头痛、发热、呕吐、颈项强直、下肢疼痛及尿潴留等,严重者可发生下肢截瘫等。

8. 过敏性休克、皮疹等变态反应偶有发生。

【过量解救】药物过量,可能引起呼吸循环衰竭,应立即中止给药,并进行临床及实验室监测,予以支持、对症处理。

卡 泊 芬 净

【中文名称】注射用醋酸卡泊芬净。

【英文名称】Caspofungin Acetate for Injection。

【性状】本品为白色或类白色冻干块状物。

【pH 值】6.6。

【储存】密闭的瓶装冻干粉末应储存于 2~8℃环境中。

【药理作用】醋酸卡泊芬净能抑制许多丝状真菌和酵母菌细胞壁的一种基本成分 β-(1,3)-D- 葡聚糖的合成。哺乳类动物的细胞中不存在 β-(1,3)-D-葡聚糖。卡泊芬净对许多种致病性曲霉菌属和念珠菌属真菌具有抗菌活性。

单剂量卡泊芬净经静脉滴注 1 小时后,其血浆浓度下降呈多相性。输注后立即出现一个短时间的 α 相,接着出现一个半衰期为 9~11 小时的 β 相。另外还会出现一个半衰期为 40~50 小时的 γ 相。影响卡泊芬净血浆清除的主要机制是药物分布而不是排出或生物转化。大约 75% 放射性标记剂量的药物得到回收,其中有 41% 在尿中、34% 在粪便中。卡泊芬净在给药后的最初 30 个小时内,很少有排出或生物转化。卡泊芬净与血浆蛋白的结合率很高(大约 97%)。通过水解和 N- 乙酰化作用卡泊芬净被缓慢地代谢。有少量卡泊芬净以原型药形式从尿中排出(大约为给药剂量的 1.4%)。原型药的肾脏清除率低。

【适应证】本品适用于成人患者和儿童患者(三个月及三个月以上):经验性治疗中性粒细胞减少、伴发热患者的可疑真菌感染;治疗念球菌血症及以下念球菌感染:腹腔脓肿、腹膜炎和腹膜腔感染;治疗食道念球菌病;治疗对其他治疗无效或不能耐受的侵袭性肺曲霉病。

【剂量】

1. 通用剂量

（1）经验性治疗：第一天单次 70mg 负荷剂量，随后每日 50mg/ 次。疗程取决于患者的临床反应。经验治疗需要持续至患者的中性粒细胞恢复正常。确诊真菌感染的患者需要至少 14 日的疗程；在中性粒细胞恢复正常和临床症状消除后治疗还需持续至少 7 日。如果 50mg 剂量耐受性好，但缺乏有效的临床反应，可以将每日剂量升高至 70mg。虽然尚无证据证明每日使用 70mg 剂量能够提高疗效，但现有的有限的安全性资料显示每日剂量增加至 70mg 耐受性好。

（2）侵袭性肺曲霉病：第一天给予单次 70mg 负荷剂量的注射用醋酸卡泊芬净，随后每日给予 50mg 的剂量。疗程取决于患者疾病的严重程度、被抑制的免疫功能恢复情况以及对治疗的临床反应。虽然尚无证据证明使用更大的剂量能提高疗效，但是现有的安全性资料提示，对于治疗无临床反应而对本品耐受性良好的患者可以考虑将每日剂量加大到 70mg。

2. 儿科剂量　儿童患者（3 个月至 17 岁）的给药剂量应当根据患者的体表面积（参见 Mosteller 公式）选择。对于所有适应证，第 1 天都应当给予 $70mg/m^2$ 的单次负荷剂量（日实际剂量不超过 70mg），之后给予 $50mg/m^2$ 的日剂量（日实际剂量不超过 70mg）。疗程可以根据适应证进行调整，各类适应证的疗程在成人中都有表述（参见通用剂量建议）。

如果 $50mg/m^2$ 的日剂量无法获得足够的临床反应，但是患者又能很好地耐受，可以将日剂量增加到 $70mg/m^2$（日实际剂量不超过 70mg）。尽管 $70mg/m^2$ 的日剂量能否提高药效尚缺乏证据，但是有限的安全性数据显示，日剂量提升至 $70mg/m^2$ 仍能被很好地耐受。在儿童患者中，当本品和代谢诱导剂（如利福平、依非韦伦、奈韦拉平、苯妥英、地塞米松或卡马西平）联合使用时，本品的日剂量可调整到 $70mg/m^2$（日实际剂量不超过 70mg）。

3. 剂量调整

（1）成人患者：当本品与具有代谢诱导作用的药物，如依非韦伦、奈韦拉平、利福平、地塞米松、苯妥英或卡马西平同时使用时，应考虑给予每日剂量 70mg。

（2）对老年患者（65 岁或以上）无须调整剂量。

（3）无须根据性别、种族或肾脏受损情况调整剂量。

（4）对轻度肝脏功能不全（Child-Pugh 评分 5 至 6）的成人患者无须调整剂量。但是对中等程度肝脏功能不全（Child-Pugh 评分 7 至 9）的成人患者，推荐在给予首次 70mg 负荷剂量之后，根据药代动力学数据将本品的每日剂量调整为 35mg。对严重肝脏功能不全(Child-Pugh 评分大于 9)的成人患者和任何程度的肝脏功能不全儿童患者,目前尚无用药的临床经验。

【加药调配】

1. 药物溶解　溶解粉末状药物时,将储存于冰箱中的本品药瓶置于室温下,在无菌条件下加入 10.5ml 的无菌注射用水、或含有对羟基苯甲酸甲酯和对羟基苯甲酸丙酯的无菌注射用水、或含有 0.9% 苯甲醇的无菌注射用水。白色至类白色的药物粉末会完全溶解。轻轻地混合,直到获得透明的溶液。溶解后瓶中药液的浓度将分别为 7.2mg/ml(每瓶 70mg 装)或 5.2mg/ml(每瓶 50mg 装)。

2. 药物稀释　本品可用的稀释液包括,注射用 0.9% 氯化钠注射液或乳酸化的林格注射液。应在无菌条件下将适量已溶解的药物加入 250ml 的静脉滴注袋或瓶中制备。如医疗上需要每日剂量为 50mg 或 35mg,可将输注液的容积减少到 100ml。不得使用任何含有右旋糖(α-D- 葡聚糖)的稀释液,因为本品在含有右旋糖的稀释液中不稳定。

3. 成品输液外观检查　应为无色澄明液体。

4. 成品输液的储存　置于 25℃或以下温度,或在 2~8℃的冰箱冷藏。

5. 成品输液的稳定性　储存于 25℃或以下温度的环境中,必须在 24 小时内使用;如储存于 2~8℃的冰箱中,则必须在 48 小时内使用。

【用法】

1. 给药途径　静脉滴注。

2. 滴速　须大约 1 小时的时间经静脉缓慢地滴注。

不得将本品与任何其他药物混合或同时滴注,因为尚无有关本品与其他静脉滴注物、添加物或药物的可配伍性资料。应当用肉眼观察滴注液中是否有颗粒物或变色。

【相容性】

1. 相容药物　0.9% 氯化钠注射液。

2. 不相容药物　林格注射液、葡萄糖注射液、葡萄糖氯化钠注射液和其他注射液。

【药物相互作用】

1. 在两项成人临床研究中发现,环孢素(4mg/kg 一次给药或 3mg/kg 两次给药)能使卡泊芬净的 AUC 增加大约 35%。AUC 增加可能是由于肝脏减少了对卡泊芬净的摄取。本品不会使环孢素的血浆浓度升高。当本品与环孢素同时使用时,会出现 GPT 和 GOT 水平的一过性升高。在一项 40 名患者使用本品和环孢素 1 至 290 日不等(平均 17.5 日)的回顾性研究中,没有发现严重的肝脏不良事件。

2. 本品对伊曲康唑、两性霉素 B、利福平或有活性的麦考酚酸盐代谢产物的药代动力学也无影响。

3. 本品能使成人健康受试者他克莫司（FK-506）的 12 小时血药浓度下降 26%。对于同时接受这两种药物治疗的患者，建议对他克莫司的血药浓度进行标准的检测，同时适当地调整他克莫司的剂量。

【禁忌证】对本品中任何成分过敏的患者禁用。

【注意事项】本品使用过程中有出现过敏反应的报道。如果出现过敏症状，应停止使用本品治疗并进行适当的处理。已报告的可能由组胺介导的不良反应，包括皮疹、面部肿胀、血管性水肿、瘙痒、温暖感或支气管痉挛，可能需要停止使用本品治疗和 / 或进行适当地处理。

【不良反应】

1. 常见发热、头痛、腹痛、疼痛、寒战、恶心、腹泻、呕吐等一般不良反应。

2. 使用本品治疗的患者有出现过敏反应的报道。

3. 已报道有下列上市后不良事件的发生：肝胆系统，如罕见的肝脏功能失调；心血管系统，如肿胀和外周浮肿。

[△]伏 立 康 唑

【中文名称】注射用伏立康唑。

【英文名称】Voriconazole for Injection。

【性状】本品为白色或类白色冻干块状物或粉末。

【储存】密闭，在室温下保存。

【药理作用】伏立康唑的作用机制是抑制真菌中由细胞色素 P450 介导的 14α- 甾醇去甲基化，从而抑制麦角甾醇的生物合成。体外试验表明伏立康唑具有广谱抗真菌作用。本品对念珠菌属（包括耐氟康唑的克柔念珠菌、光滑念珠菌和白念珠菌耐药株）具有抗菌作用，对所有检测的曲菌属真菌有杀菌作用。此外，伏立康唑在体外对其他致病性真菌也有杀菌作用，包括对现有抗真菌药敏感性较低的菌属，例如足放线病菌属和镰刀菌属。

在临床研究中，最低抑菌浓度与临床疗效之间并无相关性，并且药物的血浓度和临床疗效之间似乎也无相关性。这是唑类抗真菌药的特点。

由于伏立康唑的代谢具有饱和性，所以其药代动力学呈非线性，药量暴露增加的比例远大于剂量增加的比例。当给予受试者推荐的负荷剂量（静脉滴注）后，24 小时内其血药浓度接近于稳态浓度。如不给予负荷剂量，每日 2 次多剂量给药后大多数受试者的血药浓度约在第 6 日时达到稳态。

稳态浓度下伏立康唑的分布容积为 4.6L/kg，本品在组织中广泛分布。血浆蛋白结合率约为 58%。一项研究中，对 8 名患者的脑脊液进行了检测，所有患者的脑脊液中均可检测到伏立康唑。

伏立康唑主要通过肝脏（肝脏细胞色素 P450 同工酶、CYP2C19、CYP2C9 和 CYP3A4）代谢，仅有少于 2% 的药物以原型经尿排出。给予用放射性同位素标记过的伏立康唑后，多次静脉滴注给药者中约有 80% 的放射活性在尿中回收。绝大多数的放射活性药物（>94%）在给药（静脉滴注）后 96 小时内经尿排出。

伏立康唑的终末半衰期与剂量有关。由于其非线性药代动力学特点，终末半衰期值不能用于预测伏立康唑的蓄积或清除。

【适应证】本品是一种广谱的三唑类抗真菌药，其适应证包括：

1. 治疗侵袭性肺曲霉病。

2. 治疗非中性粒细胞减少患者的念珠菌血症。

3. 治疗对氟康唑耐药的念珠菌引起的严重侵袭性感染（包括克柔念珠菌）。

4. 治疗由足放线病菌属和镰刀菌属引起的严重感染。

5. 本品应主要用于治疗患有进展性、可能威胁生命的感染患者。

【剂量】

1. 通用剂量　静脉滴注，首次给药时第一天均应给予负荷剂量，以使其血药浓度在给药第一天即接近于稳态浓度。详细剂量见表 1-12。

表 1-12　成人及青少年（12~14 岁且体重 ≥ 50kg；15~17 岁）的推荐剂量

剂量	静脉滴注
负荷剂量（第 1 个 24 小时）	每 12 小时给药 1 次，每次 6mg/kg
维持剂量（开始用药 24 小时以后）	每日给药 2 次，每次 4mg/kg

由于口服片剂的生物利用度很高（96%），所以在有临床指征时静脉滴注和口服两种给药途径可以互换。疗程视患者用药后的临床和微生物学反应而定。静脉用药的疗程不宜超过 6 个月。

2. 儿科剂量

（1）2 岁以下：本品在 2 岁以下小儿中的有效性和安全性尚未建立，因此，不推荐在 2 岁以下小儿中应用。

（2）2 岁以上：目前尚未建立足够的临床安全性、有效性经验。曾在治疗性研究中共入选 12~18 岁的侵袭性肺曲霉病患者 22 例，分别给予伏立康唑的维持剂量，即每 12 小时给药 1 次，每次 4mg/kg，12 例（55%）患者治疗有效。鉴于目前对于伏立康唑对 2 岁以上儿童的安全性和有效性经验尚不丰富，临床应用应当在有经验的医师指导下认真权衡利弊后谨慎使用。

3. 剂量调整　在使用本品治疗过程中，医师应当严密监测其潜在的不良反应,并根据患者具体情况及时调整药物方案。

（1）静脉给药：如果患者不能耐受每日 2 次,每次 4mg/kg 静脉滴注,可减为每日 2 次,每次 3mg/kg。与苯妥英或利福布汀合用时,建议伏立康唑的静脉维持量增加为每日静脉滴注 2 次,每次 5mg/kg。

（2）老年人用药：老年人应用本品时无须调整剂量。

（3）肾功能损害者用药：中度到严重肾功能减退（肌酐消除率 <50ml/min）的患者应用本品时,除非应用静脉制剂的利大于弊,否则此种患者宜选用口服制剂给药。这些患者静脉给药时必须密切监测血清肌酐水平,如有异常增高应考虑改为口服制剂给药。伏立康唑可经血液透析消除,消除率为 121ml/min。4 个小时的血液透析仅能清除少量药物,无须调整剂量。

（4）肝功能损害者用药：急性肝损害者（谷丙转氨酶和谷草转氨酶增高）无须调整剂量,但应继续监测肝功能以观察是否进一步升高。建议轻度到中度肝硬化患者（Child-Pugh A 和 Child-Pugh B）伏立康唑的负荷剂量不变,但维持剂量减半。目前尚无重度肝硬化者（Child-Pugh C）应用本品的研究。有报道本品与肝功能试验异常增高和肝损害的体征（如黄疸）有关,因此,严重肝功能减退的患者应用本品时必须权衡利弊。肝功能减退的患者应用本品时必须密切监测药物毒性。

【加药调配】

1. 药物溶解　本品 200mg 用 19ml 灭菌注射用水溶解成 20ml 的澄清溶液,溶解后的浓度为 10mg/ml。

2. 药物稀释　用氯化钠注射液或 5% 葡萄糖注射液稀释至 2~5mg/ml。伏立康唑可采取下列溶液稀释：9mg/ml 的 0.9% 氯化钠注射液、复方乳酸钠注射液、5% 葡萄糖和复方乳酸钠注射液、5% 葡萄糖和 0.45% 氯化钠注射液、5% 葡萄糖注射液、含有 20mEq 氯化钾的 5% 葡萄糖注射液、0.45% 氯化钠注射液、5% 葡萄糖和 0.9% 氯化钠注射液。

3. 成品输液外观检查　溶液颜色呈无色澄清。

4. 成品输液的储存　为了符合制剂的管理要求,最好使用新配制的注射液。如果不能实现,可存放在 2~8℃冰箱中保存。

5. 成品输液的稳定性　本品为密闭的无菌粉末。因此,从微生物学的角度来看,稀释后必须立即使用。如果不立即静脉滴注,除非是在无菌环境下稀释,否则需保存在 2~8℃的温度下,保存时间不超过 24 小时。

【用法】

1. 给药途径　静脉滴注。

2. 滴速　静脉滴注速度最快不超过每小时 3mg/kg,稀释后每瓶滴注时间须 2 小时以上。

3. 调配操作指导:推荐使用标准 20ml 注射器(非自动化注射器),以保证在稀释时量取准确剂量(19ml)的注射用水。如果瓶内真空无法将稀释剂吸进粉针剂瓶,则弃去此瓶。所有瓶装的注射剂均是经过减压的。为方便使用,推荐采用下列调制技术①将注射器针头插入药瓶封口,注入推荐剂量的稀释液,真空将使得稀释液进入瓶中,拔出针头。②摇动至溶解,30 分钟后成澄清、无颗粒的溶液。③将瓶倒置,把注射器针芯推到头后,将针头插入药瓶封口,全部的溶液就被吸入注射器(瓶中的压力会促使溶液吸入),保持针头在溶液内。

【相容性】

1. 相容药物　0.9% 氯化钠注射液、复方乳酸钠注射液、5% 葡萄糖和复方乳酸钠注射液、5% 葡萄糖和 0.45% 氯化钠注射液、5% 葡萄糖注射液、含有 20mEq 氯化钾的 5% 葡萄糖注射液、0.45% 氯化钠注射液、5% 葡萄糖和 0.9% 氯化钠注射液。

2. 不相容药物

(1)本品禁止和其他药物,包括肠道外营养剂(如 Aminofusin 10% Plus)在同一静脉输液通路中同时滴注。伏立康唑与 Aminofusin 10% Plus 物理不相容,二者在 4℃储存 24 小时后可产生不溶性微粒。

(2)血制品和短期输注的电解质浓缩液:开始伏立康唑治疗前应纠正电解质紊乱,如低钾血症、低镁血症和低钙血症。即使是各自使用不同的输液通路,本品禁止和血制品或短期输注的电解质浓缩液同时滴注。

(3)全肠外营养液:使用本品时不需要停用全肠外营养,但需要分不同的静脉通路滴注。如果通过多腔管进行滴注,全肠外营养需要使用与本品不同的端口。

(4)本品禁止用 4.2% 碳酸氢钠溶液稀释。该稀释剂的弱碱性可使本品在室温储存 24 小时后轻微降解。虽然稀释后的伏立康唑溶液推荐冷藏,但仍不推荐使用 4.2% 的碳酸氢钠注射液作为稀释剂。本品与其他浓度碳酸氢钠溶液的相容性尚不清楚。

【药物相互作用】

伏立康唑通过细胞色素 P450 同工酶代谢,包括 CYP2C19、CYP2C9 和 CYP3A4。这些同工酶的抑制剂或诱导剂可以分别增高或降低伏立康唑的血药浓度。

1. 禁止与本品合用的药物　利福平;CYP450 强效诱导剂:卡马西平和长效巴比妥类药物(苯巴比妥、甲苯比妥);CYP3A4 底物:特非那定、阿司咪唑、西沙必利、匹莫齐特、麦角生物碱、西罗莫司或奎尼丁;圣约翰草。

2. 与本品合用无须调整剂量的药物　非特异性的 CYP450 抑制剂及增高

胃酸的 pH 值的西咪替丁、雷尼替丁;大环内酯类抗生素红霉素(CYP3A4 抑制剂)和阿奇霉素;CYP3A4 底物泼尼松;P- 糖蛋白介导转运地高辛;UDP- 葡萄糖醛酰基转移酶底物麦考酚酸;CYP3A4 底物和抑制剂茚地那韦。

3. 其他药物

(1)环孢素(CYP3A4 底物):当已经接受环孢素治疗的患者开始应用本品时,建议其环孢素的剂量减半,并严密监测环孢素的血药浓度。环孢素浓度的增高可引起肾毒性。停用本品后仍需严密监测环孢素的浓度,如有需要可增大环孢素的剂量。

(2)他克莫司(CYP3A4 底物):当已经接受他克莫司治疗的患者开始使用本品治疗时,建议他克莫司的剂量减至原来剂量的 1/3,并严密监测血药浓度。他克莫司浓度增高可引起肾毒性。停用本品后仍需严密监测他克莫司的浓度,如有需要可增大他克莫司剂量。

(3)华法林(CYP2C9 底物):如果患者同时应用伏立康唑和香豆素制剂,需要密切监测凝血酶原时间,并据此调整抗凝剂的剂量。

(4)磺脲类(CYP2C9 的底物):两者合用时建议密切监测血糖。

(5)他汀类(CYP3A4 的底物):建议两者合用时他汀类的剂量应予调整。

(6)苯二氮䓬类(CYP3A4 底物):建议两药合用时调整苯二氮䓬类药物的剂量。

(7)长春花生物碱(CYP3A4 底物):虽然未经研究,与伏立康唑合用,长春花生物碱(长春新碱和长春碱)的血药浓度仍有增高可能,从而产生神经毒性。

(8)苯妥英(CYP2C9 底物和 CYP450 的强诱导剂):应尽量避免同时应用苯妥英和伏立康唑,除非经权衡后利大于弊。两者合用时,建议密切监测苯妥英的血药浓度。与苯妥英合用时,需要适当调整伏立康唑的维持剂量。

(9)利福布汀(CYP450 诱导剂):应尽量避免利福布汀和伏立康唑合用,除非经权衡后利大于弊。利福布汀与伏立康唑同时应用时,建议增加伏立康唑的维持剂量,并监测全血细胞计数和利福布汀的不良事件(如葡萄膜炎)。

(10)奥美拉唑(CYP2C19 抑制剂、CYP2C19 和 CYP3A4 底物):与奥美拉唑(每日单剂 40mg)同时应用时,无须调整伏立康唑的剂量。当正在服用奥美拉唑者开始服用伏立康唑时,建议将奥美拉唑的剂量减半。伏立康唑对于其他作为 CYP2C19 底物的质子泵抑制剂类药物的代谢也有抑制作用。

(11)口服避孕药炔诺酮、乙炔基雌二醇(CYP2C19 抑制剂、CYP3A4 底物):建议同时检测这两种药物的不良反应。

(12)沙奎那韦、安泼那韦和奈非那韦(CYP3A4 抑制剂):与伏立康唑合用时须监测药物的疗效和 / 或毒性。

(13)非核苷逆转录酶的抑制剂(CYP450 诱导剂、CYP3A4 抑制剂和底物)

依非韦伦:禁止本品在标准剂量下与标准剂量的依非韦伦同时应用。伏立康唑与依非韦伦合用时,伏立康唑的维持剂量应当增加到 400mg,每日 2 次,依非韦伦的剂量应当降低 50%,即减少到 300mg,每日 1 次。停用伏立康唑治疗的时候,依非韦伦应当恢复到其最初的剂量。

（14）非核苷类逆转录酶抑制剂（NNRTI）（CYP3A4 底物、CYP3A4 抑制剂或 CYP450 诱导剂）:地拉韦啶（delavird）、奈韦拉平,与伏立康唑合用时应严密监测药物的疗效和 / 或毒性。当伏立康唑与依非韦伦合用时需要调整剂量。

（15）美沙酮（CYP3A4 底物）:当与伏立康唑合用时,需要密切监测美沙酮的不良事件和毒性,包括 Q-Tc 间期延长,因为与伏立康唑合用时,美沙酮的血药浓度会升高、可能需要降低美沙酮剂量。

（16）短效阿片类药物（CYP3A4 的底物）:与伏立康唑合用时,应考虑减少阿芬太尼、芬太尼和其他与其结构类似并经 CYP3A4 代谢的短效阿片类药物（如舒芬太尼）的剂量。当阿芬太尼与伏立康唑合用时,其半衰期延长 4 倍,一项独立研究显示,与伏立康唑合用可使芬太尼的平均 $AUC_{0-\infty}$ 升高,因此有必要密切监测阿片类药物相关的不良事件（包括延长其呼吸监护期）。

（17）长效阿片类药物（CYP3A4 底物）:与伏立康唑合用时,应考虑降低羟考酮和其他通过 CYP3A4 代谢的长效阿片类药物（如氢可酮）的剂量,并密切监测阿片类药物相关的不良事件。

（18）氟康唑（CYP2C9、CYP2C19 和 CYP3A4 抑制剂）:健康人群口服伏立康唑与口服氟康唑合用时,伏立康唑的 C_{max} 和 AUC_τ 显著增加。降低伏立康唑和氟康唑剂量或给药频率以消除该影响的方法尚未建立。在使用氟康唑后接着使用伏立康唑时,建议监测伏立康唑相关的不良事件。

（19）利福布汀（CYP450 诱导剂）:两者合用时需密切监测全血细胞计数以及利福布汀的不良反应（如葡萄膜炎）。除非临床必需且利大于弊,否则应避免同时应用这两种药物。

（20）利托那韦（强 CYP450 诱导剂、CYP3A4 抑制剂和底物）:伏立康唑应当避免与低剂量利托那韦（100mg 每日 2 次）合用,除非利益 / 风险评估证明应该使用伏立康唑。

【禁忌证】
本品禁用于对其活性成分或对赋形剂过敏者。

【注意事项】

1. 心血管系统　包括伏立康唑在内的一些唑类药物与 Q-T 间期延长有关。已有报道极少数使用本品的患者发生了尖端扭转型室性心动过速。这些患者均伴有一些危险因素,例如曾经接受过化疗,具有心脏毒性、心肌病、低钾血症或同时使用其他可能会诱发尖端扭转型室性心动过速的药物。因此,在伴有心律失常危险因素的患者中需慎用伏立康唑。具体如下：

（1）先天性或获得 Q-Tc 间期延长心肌病者；

（2）特别是存在心力衰竭者；

（3）窦性心动过缓有症状的心律失常患者；

（4）同时使用已知能延长 Q-Tc 间期药物的患者；

（5）在使用伏立康唑治疗前或治疗期间应当监测血电解质情况，如存在低钾血症、低镁血症和低钙血症等电解质紊乱则应纠正。

2. 静脉滴注相关反应　在伏立康唑静脉剂型使用过程中曾观察到静脉滴注相关反应，主要是潮红和恶心。

3. 视觉障碍　疗程超过 28 天时伏立康唑对视觉功能的影响尚不清楚。如果连续治疗超过 28 天，需监测视觉功能，包括视敏度、视力范围以及色觉。

4. 肝毒性　在临床研究中，伏立康唑治疗组中严重的肝脏不良反应并不常见（包括肝炎、胆汁淤积和致死性的暴发性肝衰竭）。肝毒性反应的病例主要发生在伴有严重基础疾病（主要为恶性血液病）的患者中。一过性肝脏反应，包括肝炎和黄疸，可以发生在无其他确定危险因素的患者中。通常停药后肝功能异常即能恢复。

5. 监测肝功能　患者在伏立康唑治疗初以及在治疗中发生肝功能异常时均必须常规监测肝功能，以防发生更严重的肝脏损害。监测应包括肝功能的实验室检查（特别是肝功能化验和胆红素）。如果临床症状体征与肝病发展相一致，应该考虑停药。在儿童和成年人中均需进行肝功能监测。

6. 肾脏的不良事件　有报道重症患者应用本品时可能发生急性肾衰竭。接受伏立康唑治疗的患者有可能也同时合用具有肾毒性的药物或合并造成肾功能减退的其他疾病。

7. 监测肾功能　应用本品时需要监测肾功能，其中包括实验室检查，特别是血肌酐值。

8. 监测胰腺功能　具有急性胰腺炎高危因素（如最近接受过化疗、造血干细胞移植）的患者，尤其是儿童在接受治疗期间应密切监测胰腺功能。临床可以考虑监测血清淀粉酶或脂肪酶。

9. 皮肤不良事件　在治疗中罕有发生剥脱性的皮肤反应，如史 - 约综合征。如果患者出现皮疹需严密观察，若皮损加重，则必须停药。此外，伏立康唑与光毒性和假性卟啉症有关。建议患者在伏立康唑治疗期间避免强烈或长时间的日光直射，并且适当使用防护服和防晒霜等措施。在存在光毒性和其他危险因素（包括免疫抑制）的患者中，已有伏立康唑长期治疗患者发生皮肤鳞状细胞癌的报道。因此，医师应该考虑是否有必要限制伏立康唑的暴露量。如果患者发生与鳞状细胞癌表现一致的皮肤损害，应该考虑停用伏立康唑。

10. 孕妇 伏立康唑应用于孕妇时可导致胎儿损害。除非获益明显超过对胎儿的潜在危险,否则不应在孕期服用。尚未在孕妇中进行充分的对照研究。如果孕期使用本品,或者患者在使用本品期间怀孕,应对患者告知对胎儿的潜在危害。

11. 儿科用药 本品在 2 岁以下儿童中的安全性和有效性尚未建立。伏立康唑适用于年龄≥2 岁的儿童患者。儿童和成年人均需监测肝功能。吸收不良和体重特别低的 2 岁到 12 岁以下的儿童患者,口服生物利用度有限。这种情况下,建议静脉应用伏立康唑。

12. 伏立康唑与其他唑类抗真菌药间的交叉过敏情况目前尚无资料。对其他唑类药物过敏者,应慎用伏立康唑。

【不良反应】在治疗研究中最为常见的不良事件(所有原因)为视觉障碍、发热、恶心、皮疹、呕吐、寒战、头痛、肝功能检查值升高、心动过速、幻觉。与治疗有关的、导致停药的最常见不良事件包括肝功能检验值增高、皮疹和视觉障碍。

【过量解救】

在临床研究中有 3 例儿科患者意外发生药物过量。这些患者接受了 5 倍于静脉推荐剂量的伏立康唑,其中出现 1 例持续 10 分钟的畏光不良事件。

目前尚无已知的伏立康唑解毒剂。伏立康唑已知的血液透析清除率为 121ml/min,赋形剂 SBECD 的血液透析清除率为 55ml/min。所以当药物过量时血液透析有助于将伏立康唑和 SBECD 从体内清除。

(十四)抗病毒药

阿 昔 洛 韦

【中文名称】注射用阿昔洛韦。

【英文名称】Aciclovir for Injection。

【性状】本品为白色结晶性粉末。

【pH 值】11。

【储存】于 15~25℃储存。

【药理作用】阿昔洛韦是一种合成嘌呤核苷类似物。体内外对单纯疱疹病毒 1 型(HSV-1)、单纯疱疹病毒 2 型(HSV-2)、水痘 - 带状疱疹病毒(VZV)有抑制活性。由于阿昔洛韦对胸苷激酶(TK)的亲和性,使其抑制活性是具有高度选择性的。这种病毒酶能将阿昔洛韦转化成一种核苷酸类似物——单磷酸阿昔洛韦。这种单磷酸化物被进一步由胞质鸟苷激酶转化成二磷酸化物,并由多种胞质酶合成三磷酸化物。在体外,三磷酸阿昔洛韦可通过三条途径阻止疱疹病毒 DNA 的复制:①竞争性抑制病毒 DNA 聚合酶;②与病毒 DNA 聚合酶结合,终止病毒 DNA 链的扩增;③使病毒 DNA 聚合酶失活。

能广泛分布至各组织与体液中,包括脑、肾、肺、肝、小肠、肌肉、脾、乳汁、子宫、阴道黏膜与分泌物、脑脊液及疱疹液。在肾、肝和小肠中浓度高,脑脊液中浓度约为血中浓度的一半。药物可通过胎盘。健康成人按 5mg/kg 和 10mg/kg 静脉滴注 1 小时后,平均稳态血药浓度分别为 9.8μg/ml 和 20.7μg/ml,经 7 小时后,谷浓度分别为 0.7μg/ml 和 2.3μg/ml。一岁以上儿童,用量为 250mg/m^2 者,其血药浓度变化与成人 5mg/kg 相近,而用量 500mg/m^2 者与成人 10mg/kg 用量者相近。新生儿(3 月龄以下)每 8 小时静脉滴注 10mg/kg,每次滴注持续 1 小时,其稳态(C_{max})为 13.8g/ml,而谷浓度则为 2.3μg/ml。本品的蛋白结合率低(9%~33%)。在肝内代谢,主要代谢物占给药量的 9%~14%,经尿排泄。消除半衰期($t_{1/2}$)约为 2.5 小时。肌酐清除率为 50~80ml/min 和 15~50ml/min 时,消除半衰期分别为 3.0 小时和 3.5 小时。无尿者的消除半衰期长达 19.5 小时,血液透析时降为 5.7 小时。本品主要经肾由肾小球滤过和肾小管分泌而排泄。45%~79% 的药物以原型由尿排泄。经粪便排泄率低于 2%。呼出气中含微量药物。血液透析 6 小时约清除血中 60% 的药物。腹膜透析清除量很少。

【适应证】适用以下感染:免疫缺陷患者单纯疱疹感染、初发性生殖器疱疹、单纯疱疹病毒性脑炎、新生儿单纯疱疹病毒感染、免疫缺陷患者水痘 - 带状疱疹感染。

【剂量】

1. 通用剂量

(1)重症生殖器疱疹初治:按体重一次 5mg/kg(按阿昔洛韦计,下同)给药,一日 3 次,隔 8 小时滴注 1 次,共 5 日。

(2)免疫缺陷者皮肤黏膜单纯疱疹或严重带状疱疹:按体重一次 5~10mg/kg 给药,一日 3 次,隔 8 小时滴注 1 次,共 7~10 日。

(3)单纯疱疹性脑炎:按体重一次 10mg/kg 给药,一日 3 次,隔 8 小时滴注 1 次,共 10 日。

(4)急性视网膜坏死:按体重一次 5~10mg/kg 给药,一日 3 次,隔 8 小时滴注 1 次,共 7~10 日。以后一次口服 0.8g,一日 5 次,连续 6~14 周。成人一日最高剂量按体重为 30mg/kg,或按体表面积为 1.5g/m^2。

2. 儿科剂量

(1)重症生殖器疱疹初治:婴儿与 12 岁以下儿童,按体表面积一次 250mg/m^2(按阿昔洛韦计,下同)给药,一日 3 次,隔 8 小时滴注 1 次,共 5 日。

(2)免疫缺陷者皮肤黏膜单纯疱疹:婴儿与 12 岁以下小儿,按体表面积一次 250mg/m^2 给药,一日 3 次,隔 8 小时滴注 1 次,共 7 日,12 岁以上按成人量。

（3）单纯疱疹性脑炎：按体重一次 10mg/kg 给药，一日 3 次，隔 8 小时滴注 1 次，共 10 日。

（4）免疫缺陷者合并水痘：按体重一次 10mg/kg 或按体表面积一次 500mg/m² 给药，一日 3 次，隔 8 小时滴注 1 次，共 10 日。小儿最高剂量为每 8 小时按体表面积 500mg/m² 给药。

3. 剂量调整

（1）对肾功能不足者应减量：肌酐清除率为 25~50ml/min 者按上量每 12 小时 1 次；清除率 10~25ml/min 者减为每 24 小时 1 次；清除率 0~10ml/min 者减为每千克体重 2.5mg，每 24 小时给药 1 次。

（2）血液透析：对于需要透析的患者，阿昔洛韦在透析期间的平均血浆半衰期约为 5 小时。这导致经过 6 小时的透析期血浆浓度下降 60%。因此，应调整患者的给药计划，每次透析后都要增加剂量。

（3）腹膜透析：腹膜透析清除量很少，因此不需要补充剂量及调整给药频次。

【加药调配】

1. 药物溶解　取本品 0.5g 加入 10ml 注射用水中，使浓度为 50g/L，充分摇匀成溶液。勿使用含有苯甲醇或对羟基苯甲酸酯类防腐剂的注射用水溶解。

2. 药物稀释　用氯化钠注射液或 5% 葡萄糖注射液稀释至至少 100ml，使最后药物浓度不超过 7g/L，否则易引起静脉炎。

3. 成品输液外观检查　检查成品输液的外观，正常状态下应为澄明无异物。

4. 成品输液的储存　稀释后 24 小时内使用，室温保存。

5. 成品输液的稳定性　如发现析出晶体，使用时可采用水浴加热，完全溶解后仍可使用。

【用法】

1. 给药途径　静脉滴注。

2. 滴速　每次滴注时间在 1 小时以上。

【相容性】

1. 相容药物　本品不应混合其他静脉注射物。

2. 不相容药物　本剂呈碱性，与其他药物混合容易引起 pH 值改变，应尽量避免配伍使用。阿昔洛韦与膦甲酸不能配伍。

【药物相互作用】

1. 丙磺舒与阿昔洛韦的联合用药已被证明会增加阿昔洛韦的平均半衰期和浓度 - 时间曲线下的面积，尿排泄、肾脏清除率相应降低。

2. 与干扰素或甲氨蝶呤（鞘内）合用，可能引起精神异常，应慎用。

3. 与肾毒性药物合用可加重肾毒性,特别是肾功能不全者更易发生。

4. 与齐多夫定(zidovudine)合用可引起肾毒性,表现为深度昏睡和疲劳。

【禁忌证】对本品过敏者禁用。

【注意事项】

1. 仅用于静脉输液,不能局部、肌内、口腔、皮下或眼内给药,不能静脉注射。

2. 为了减少肾小管损伤的风险,必须在至少 1 小时的时间内输注完成。

【不良反应】

1. 一般不良反应 过敏反应、血管性水肿、乏力、发热、头痛、疼痛、外周水肿。

2. 消化系统 腹痛、腹泻、肠胃不适、恶心。

3. 心血管系统 低血压。

4. 血液与淋巴系统 弥散性血管内凝血、溶血、白细胞破裂性血管炎、白细胞减少、淋巴结病。

5. 肝胆胰 肝功能升高、肝炎、高胆红素血、黄疸。

6. 肌肉骨骼 肌痛。

7. 神经系统 攻击性行为、躁动、共济失调、昏迷、神志不清、谵妄、头晕、构音障碍、脑病、幻觉、障碍、感觉异常、精神病、癫痫、嗜睡、震颤。

8. 皮肤 脱发、多形性红斑、光敏性皮疹、瘙痒、皮疹、史 - 约综合征、中毒性表皮坏死松解症、荨麻疹、严重的局部炎症反应(包括组织坏死)。

9. 特殊感觉 视觉异常。

10. 泌尿生殖 肾功能衰竭、血尿素氮升高、肌酐升高。

【过量解救】在发生急性肾功能衰竭和无尿的情况下,患者可从血液透析获益直至肾功能恢复。

更 昔 洛 韦

【中文名称】注射用更昔洛韦。

【英文名称】Ganciclovir for Injection。

【性状】本品为白色疏松块状物或粉末,有引湿性。

【pH 值】10.5~11.5。

【储存】遮光,密封(10~30℃)保存。

【药理作用】更昔洛韦在体内和体外抑制人疱疹病毒复制,可抗巨细胞病毒(CMV)、单纯疱疹病毒 1 型和 2 型、EB 病毒、水痘 - 带状疱疹病毒及疱疹病毒。更昔洛韦的活性是由于其在细胞内被病毒胸苷激酶或细胞脱氧鸟苷激酶转化为更昔洛韦单磷酸,随后被细胞转化为更昔洛韦二磷酸和活性更昔洛韦三磷酸。更昔洛韦三磷酸通过抑制病毒 DNA 聚合酶和掺入病毒 DNA 而抑制病毒 DNA 合成。

更昔洛韦经静脉应用后广泛分布于器官与体液,包括内眼液和脑脊液,血浆蛋白结合率为 1%~2%。更昔洛韦以原型由尿排泄,其机制主要为通过肾小球过滤,也通过活性肾小管分泌。具有正常肾功能患者,其静脉应用的半衰期为 2.5~4.5 小时,伴有肾功能损伤患者,肾消除率下降和半衰期增加。

【适应证】用于预防和治疗危及生命或视觉的巨细胞病毒感染的免疫缺陷患者,以及预防与巨细胞病毒感染有关的器官移植患者。

【剂量】

1. 通用剂量

(1)用以治疗巨细胞病毒视网膜炎的标准剂量:诱导治疗为肾功能正常患者按体重 5mg/kg 给药,静脉滴注 1 小时以上,每 12 小时 1 次,持续 14~21 日。维持治疗为按体重 5mg/kg 给药,静脉滴注 1 小时以上,一日 1 次,7 天 / 周,或 6mg/kg 每日 1 次,5 天 / 周。

(2)器官移植患者预防标准剂量:诱导治疗为肾功能正常患者按体重 5mg/kg 给药,静脉滴注 1 小时以上,每 12 小时 1 次,疗程为 7~14 日。维持治疗为按体重 5mg/kg 给药静脉滴注 1 小时以上,一日 1 次,7 天 / 周,或 6mg/kg,每日 1 次,5 天 / 周。

2. 剂量调整

(1)肾功能不全患者,用药剂量根据表 1-13 进行调整。

表 1-13　肾功能不全患者更昔洛韦推荐使用剂量

肌酐清除率 / （ml/min）	初始剂量 / （mg/kg）	用药间隔 /h	维持剂量 / （mg/kg）	用药间隔 /h
≥70	5.0	12	5.0	24
50~69	2.5	12	2.5	24
25~49	2.5	24	1.25	24
10~24	1.25	24	0.625	24
<10	1.25	每周 3 次,在血液透析后	0.625	每周 3 次,在血液透析后

接受血液透析的患者剂量不可超过 1.25mg/kg,每周 3 次,在血液透析后进行。本品需在血液透析完成后短时间内给药,因为血液透析可减少大约 50% 的血浆浓度。

根据公式可以以血清肌酐计算肌酐清除率：

男性 $=[140-$ 年龄（岁） $\times$ 体重（kg）$]/[72\times0.011\times$ 血清肌酐（μmol/L）］；

女性 $=0.85\times$ 男性数值。

因肾功能不全患者需要调整剂量，需要小心监测血清肌酐水平和肌酐清除率。

（2）血细胞减少症，严重中性粒细胞减少症、贫血和血小板减少症的患者：接受更昔洛韦治疗的患者可有粒细胞减少（中性粒细胞减少）、贫血和血小板减少症状。更昔洛韦的临床毒性包括白细胞减少。对有白细胞减少、严重中性粒细胞减少、贫血和/或血小板减少情况，应考虑降低剂量。建议常进行全血数和血小板数检查。

【加药调配】

1. 药物溶解　在本品干粉的无菌小瓶中注入 10ml 注射用水，不要用含有苯甲酸类防腐剂（如对羟基苯甲酸酯类）的制菌用水，因这些物质与本品干粉不相容而导致出现沉淀，摇晃以溶解药物。配制的溶液在室温下可保持稳定性达 12 小时，不能冷冻储存。

2. 药物稀释　根据患者的体重计算出剂量，并从本品瓶中抽取一定体积的配制液（浓度 50mg/ml），加入 0.9% 氯化钠注射液、5% 葡萄糖注射液、林格注射液或乳酸钠林格注射液，注射输液浓度建议不超过 10mg/ml。

3. 成品输液外观检查　应检视配制液是否有微粒。

4. 成品输液的储存　注射输液应冷藏，但不可冷冻储存。

5. 成品输液的稳定性　因采用非制菌无菌用水配制本品，注射液应在 24 小时内使用，以避免细菌污染。

【用法】

1. 给药途径　静脉滴注。

2. 滴速　静脉药液在大于 1 小时滴注。不应快速给药，因为过高的血浆浓度可导致不良反应增加。

【相容性】

1. 相容药物　本品不应混合其他静脉注射物。

2. 不相容药物　更昔洛韦与膦甲酸钠配伍禁忌。

【药物相互作用】

1. 亚胺培南西司他丁　在接受更昔洛韦和亚胺培南西司他丁联合治疗的患者当中报告有抽搐的病例。除非潜在的益处大于风险，否则这些药品不应当联合使用。

2. 吗替麦考酚酯　根据口服吗替麦考酚酯和静脉注射更昔洛韦按推荐剂量单剂给药研究的结果，和已知肾损伤对吗替麦考酚酯和更昔洛韦的药代动力学的影响,预计这些药物合用会导致吗替麦考酚酸的葡萄糖甘酸酚(MPAG)和更昔洛韦浓度的升高。预计吗替麦考酚酸(MPA)的药代动力学没有实质性的变化,无须调整吗替麦考酚酯的用量。在肾损伤患者中合用吗替麦考酚酯和更昔洛韦,应当观察更昔洛韦的推荐剂量,并严密监视患者。

3. 其他 更昔洛韦与其他已知骨髓抑制药品或者会引起肾损伤的药品(如氨苯砜、氟胞嘧啶、长春新碱、长春碱、多柔比星、两性霉素 B、核苷类似物和羟基脲等)并用时会增强其毒性。因此,应当只有在潜在的益处大于潜在风险的时候,才能考虑更昔洛韦与这些药品合用。

【禁忌证】对更昔洛韦及其辅料所含任一成分过敏的患者禁用。

【注意事项】

1. 对肾损伤患者需要慎用更昔洛韦,并应根据血清肌酐浓度调整剂量。

2. 静脉给药时,更昔洛韦不能迅速或大量注射,并要给以充分液体维持。

3. 对血细胞计数低或对药物有细胞减少反应史的患者需慎用更昔洛韦。更昔洛韦静脉用药前 14 日,需要隔日或每日测定白细胞和血小板计数,随后每周测定 1 次;如中性粒细胞计数低于 500 个 /μl 或血小饭计数低于 25 000 个 /μl 需要停药。

4. 因有致癌危险和更昔洛韦药液的高 pH,在准备更昔洛韦注射液时,避免药液与皮肤和眼接触。

5. 由于更昔洛韦、阿昔洛韦、缬更昔洛韦的化学结构具有相似性,在这些药物中可能存在交叉过敏反应。

【不良反应】

1. 更昔洛韦静脉给药最常见的不良反应为血液学毒性,包括白细胞减少症、中性粒细胞减少症、贫血、血小板减少症、全血细胞减少症、骨髓抑制和再生障碍性贫血等。如果绝对中性粒细胞计数小于 500/ml,或者血小板计数小于 25×10^3/ml,或者血红蛋白小于 8g/dl,那么不应当开始治疗。建议在治疗期间监测全血计数和血小板计数。对于患有严重白细胞减少症、中性粒细胞减少症、贫血和 / 或血小板减少症患者,建议使用造血生长因子治疗和 / 或考虑中断给药。

2. 更昔洛韦静脉给药患者发生的其他不良反应包括发热、皮疹和肝功能化验异常。由于高 pH 可引起局部注射部位的刺激或静脉炎。

3. 动物研究指出,更昔洛韦可能对睾丸有不良影响,发生暂时性或永久性精子发育的抑制,也可能影响雌性生育力。研究也指出更昔洛韦是潜在的诱变剂、致畸物及致癌物。孕妇禁用更昔洛韦;在更昔洛韦治疗期间,建议避孕,对于男性患者,停药后还要继续避孕 90 天。

4. 在接受更昔洛韦治疗患者当中可能会出现抽搐、镇静、头晕、共济失调、意识模糊和 / 或昏迷。假如出现这些症状,会影响患者驾驶和操作机器的能力。

【过量解救】血液透析和补液对降低更昔洛韦血浆浓度是有帮助的。某些患者通过停药或降低剂量可逆转血液学不良反应,血细胞计数应在 3~7 日内恢复正常。集落刺激因子与更昔洛韦联用可限制其血液学毒性。

二、抗寄生虫病药

(一) 抗疟药

氯　喹

【中文名称】磷酸氯喹注射液。

【英文名称】Chloroquine Phosphate Injection。

【性状】本品为无色或几乎无色的澄明液体。

【pH 值】3.5~4.5。

【储存】遮光、密闭保存。

【药理作用】氯喹主要作用于红细胞内期裂殖体,经 48~72 小时,血中裂殖体被杀灭。本品对间日疟的红外期无效,故不能根治间日疟。可根治恶性疟。氯喹对配子体也无直接作用,故不能作病因预防及中断传播之用。

经氯喹作用,疟原虫的核碎裂,细胞浆出现空泡,疟色素聚成团块。已知氯喹并不能直接杀死疟原虫,但能干扰它的繁殖。本品与核蛋白有较强的结合力,通过其喹啉环上带负电的 7- 氯基与 DNA 鸟嘌呤上的 2- 氨基接近,使氯喹插入到 DNA 的双螺旋两股之间。与 DNA 形成复合物,从而阻止 DNA 的复制与 RNA 的转录。氯喹还能抑制磷酸掺入疟原虫的 DNA 与 RNA,由于核酸的合成减少,而干扰疟原虫的繁殖。用同位素标记氯喹的实验证明,受感染的红细胞能使氯喹大量积聚其内,原虫的食物泡和溶酶体是其浓集的部位。氯喹浓集的量与食物泡内的 pH 有关,食物泡内的 pH 为酸性(分解血红蛋白最适 pH 为 4),可导致碱性药物氯喹的浓集,该药的浓集又消耗了食物泡内的氢离子,因此,更提高了食物泡内的 pH 值,使消化血红蛋白的血红蛋白酶受损失,疟原虫不能消化所摄取的血红蛋白,导致疟原虫生长发育所必需的氨基酸缺乏,并引起核糖核酸崩解。此外氯喹还能干扰脂肪酸进入磷脂,控制谷氨酸脱氢酶和己糖激酶等。近年来有人认为氯喹对疟原虫的早期作用是引起疟色素的凝集。疟色素的主要成分的铁原卟啉Ⅸ(FP),可以损害红细胞,并与氯喹形成复合物来介导氯喹的化疗作用。推测原虫体内具有一种或多种受体,即"FP结合物",可能是一种白蛋白,可与FP结合,形成无毒性的复合物,使原虫生物膜免受FP的损害。氯喹的作用机理可能是将"FP结合物"与FP分开,并形成有毒性的氯喹-FP复合物,从而发挥其抗疟作用。由于受体改变,使氯喹失去应有的作用,这可能是疟原虫对氯喹产生抗药性的原因之一。

注射后药物在血浆中浓度较高,但在红细胞内的浓度更高,为血浆浓度的10~20倍,而被疟原虫侵入的红细胞内药物浓度又比正常者约高25倍。氯喹与组织蛋白结合更多,在肝、脾、肾、肺内的浓度高于血浆浓度达200~700倍,脑组织及脊髓组织中的浓度为血浆的10~30倍。氯喹的代谢是在肝脏内进行的,其主要代谢产物为去乙基氯喹,此物仍有抗疟作用。10%~15%的药物以原型经肾脏排泄,约8%随粪排出,氯喹也可由乳汁中排出。

【适应证】用以治疗不能口服的对氯喹敏感的恶性疟及间日疟、三日疟和卵形疟患者,也可用以治疗肠外阿米巴病如阿米巴肝脓肿等患者,在病情好转后改用口服给药。

【剂量】

1. 通用剂量 脑型疟患者第1天静脉滴注18~24mg/kg(体重超过60kg者按60kg计算),第2天为12mg/kg,第3天为10mg/kg。

2. 儿科剂量 剂量同成人,但应慎用静脉内给药。

3. 剂量调整 老年患者应慎用静脉内给药。

【加药调配】

1. 药物稀释 每0.5g磷酸氯喹加入500ml 10%葡萄糖溶液或5%葡萄糖氯化钠注射液中。

2. 成品输液外观检查 溶液为无色或几乎无色的澄明液体。

3. 成品输液的储存 遮光、密闭保存。

4. 成品输液的稳定性

(1)输液适合配制或储存在硼硅酸盐玻璃或聚苯乙烯中。

(2)中性或碱性时遇热不稳定。

【用法】

1. 给药途径 静脉滴注。

2. 滴速 静脉滴注速度为每分钟12~20滴,滴注时间12小时,第1日量于12小时内全部输完。

【相容性】

1. 相容药物 5%葡萄糖注射液、10%葡萄糖注射液、氯化钠溶液、葡萄糖氯化钠注射液、5%果糖注射液、果糖氯化钠注射液。

2. 不容性药物 硫酸阿米卡星、硫酸妥布霉素、盐酸去甲万古霉素、复方乳酸钠山梨醇。

【药物相互作用】

1. 本品与保泰松同用,易引起过敏性皮炎。

2. 与氯丙嗪合用,易加重肝脏损害。

3. 本品对神经肌肉接头有直接抑制作用,合用链霉素可加重此副作用。

4. 洋地黄化后的患者应用本品,易引起心脏传导阻滞。

5. 本品与肝素或青霉胺合用可增加出血机会。

6. 本品与伯氨喹合用可根治间日疟。

7. 与氯化胺合用,可加速排泄而降低血药浓度。

8. 与单胺氧化酶抑制剂合用可增加毒性。

9. 与曲安西龙合用易致脱屑性红皮病。

10. 与氯喹同类物(氨酚喹、羟基氯喹等)同用时,可使氯喹血药浓度提高。

【禁忌证】

1. 肝、肾功能不全,心脏病患者禁用。

2. 氯喹可引起胎儿脑积水、四肢畸形及耳聋,因此,孕妇禁用。

【注意事项】

1. 重症多形性红斑、卟啉病、银屑病及精神病患者慎用。

2. 氯喹注射剂不宜作肌内注射,尤其易引起儿童心肌抑制。禁止作静脉推注。

【不良反应】可有畏光、色视受损、视力下降的可能,严重时可有失明的可能。也可引起窦房结的抑制,导致心律失常、休克,严重时可发生阿-斯综合征,甚至死亡。

【过量解救】急性氯喹中毒常是致死性的,其致死量可低至 50mg/kg(基质),迅速出现恶心、呕吐、困倦,继之言语不清、激动、视力障碍,由于肺水肿而呼吸困难,甚至停止,心律失常、抽搐及昏迷。出现这些现象时应立即停药,并作对症处理,特别是维持心肺功能。

(二)抗阿米巴病药及抗滴虫病药

甲 硝 唑

【中文名称】甲硝唑注射液。

【英文名称】Metronidazole Injection。

【性状】本品为无色或几乎无色的澄明液体。

【pH 值】5.0~7.0。

【储存】遮光、密闭保存。

【药理作用】甲硝唑对大多数厌氧菌具有强大的抗菌作用,但对需氧菌和兼性厌氧菌无作用,抗菌谱包括脆弱拟杆菌和其他拟杆菌属、梭形杆菌、产气梭状芽孢杆菌、真杆菌、韦荣球菌、消化球菌和消化链球菌等,放线菌属、乳酸杆菌属、丙酸杆菌属对本品耐药。其杀菌浓度稍高于抑菌浓度。

本品尚可抑制阿米巴原虫氧化还原反应,使原虫氮链发生断裂。体外试验证明,药物浓度为 1~2mg/L 时,溶组织内阿米巴于 6~20 小时即可发生形态改变,24 小时内全部被杀死;浓度为 0.2mg/L 时,72 小时内可杀死溶组织内阿米巴。本品有强大的杀灭滴虫的作用,其机理未明。对某些动物有致癌作用。

静脉给药后迅速达峰值。血浆蛋白结合率小于 5%,吸收后广泛分布于各组织和体液中,且能通过血脑屏障,药物有效浓度能够出现在唾液、胎盘、胆汁、乳汁、羊水、精液、尿液、脓液和脑脊液中。有报道,药物在胎盘、乳汁、胆汁的浓度与血药浓度相似。健康人脑脊液中血药浓度为同期血药浓度的 43%。有效浓度能维持 12 小时。本品经肾排出 60%~80%,约 20% 的原型药从尿中排出,其余以代谢产物(25% 为葡萄糖醛酸结合物,14% 为其他代谢结合物)形式由尿排出,10% 随粪便排出,14% 从皮肤排泄。

【适应证】本品主要用于厌氧菌感染的治疗。

【剂量】

1. 通用剂量　厌氧菌感染,静脉滴注给药首次按体重 15mg/kg(70kg 成人为 1g),维持量按体重 7.5mg/kg,每 6~8 小时静脉滴注 1 次。

2. 儿科剂量　注射剂量同成人。

【加药调配】

1. 药物稀释　本品可稀释到 250ml 0.9% 氯化钠和 5% 葡萄糖的输液袋中。

2. 成品输液外观检查　检查成品输液的外观,正常状态下应为澄明无异物。

3. 成品输液的储存　室温下避光保存。

4. 成品输液的稳定性　冷藏可能引起结晶析出。见光可能引起注射液颜色变暗。

【用法】

1. 给药途径　静脉滴注。

2. 滴速　滴注速度宜慢,每次滴注时间应在 1 小时以上。

【药物相互作用】

1. 本品能抑制华法林和其他口服抗凝药的代谢,加强它们的作用,引起凝血酶原时间延长。

2. 同时应用苯妥英钠、苯巴比妥等诱导肝微粒体酶的药物,可加强本品代谢,使血药浓度下降,而苯妥英钠排泄减慢。

3. 同时应用西咪替丁等抑制肝微粒体酶活性的药物,可减缓本品在肝内的代谢及其排泄,延长本品的血清半衰期,应根据血药浓度测定的结果调整剂量。

4. 本品干扰双硫化代谢,两者合用患者饮酒后可出现精神症状,故2周内应用双硫仑者不宜再用本品。

【禁忌证】有活动性中枢神经系统疾患和血液病者禁用。孕妇及哺乳期妇女禁用。

【注意事项】

1. 对诊断的干扰 本品的代谢产物可使尿液呈深红色。

2. 原有肝脏疾患者,剂量应减少。出现运动失调或其他中枢神经系统症状时应停药。重复一个疗程之前,应做白细胞计数检查。厌氧菌感染合并肾功能衰竭者,给药间隔时间应由8小时延长至12小时。

3. 本品可抑制酒精代谢,用药期间应戒酒,饮酒后可能出现腹痛、呕吐、头痛等症状。

【不良反应】15%~30%病例出现不良反应,以消化道反应最为常见,包括恶心、呕吐、食欲缺乏、腹部绞痛,一般不影响治疗;神经系统症状有头痛、眩晕症状,偶有感觉异常、肢体麻木、共济失调、多发性神经炎等症状,大剂量可致抽搐。少数病例发生荨麻疹、潮红、瘙痒、膀胱炎、排尿困难、口中金属味及白细胞减少等症状,均属可逆性,停药后自行恢复。

(三) 抗利什曼原虫病药

葡萄糖酸锑钠

【中文名称】葡萄糖酸锑钠注射液。

【英文名称】Sodium Stibogluconate Injection。

【性状】本品为无色至淡黄色的澄明液体。

【pH值】5.0~6.3。

【储存】遮光、密闭保存。

【药理作用】本品为五价锑化合物。对组织中培养生长的前鞭毛体(promastigote)无作用,但对体内寄生的前鞭毛体则有良效,提示五价锑必须还原成三价锑才能发挥作用。

其作用机制为通过抑制虫体的磷酸果糖激酶,干扰能量供应,使其失去吸附力,在肝内被白细胞、网状内皮细胞吞噬杀灭,此外还能抑制雌虫生殖系统,使卵巢、黄体退变而停止产卵。药物通过选择性细胞内胞饮摄入,进入巨噬细胞的吞噬体,其中存在的利什曼原虫即被消灭。

采用静脉注射途径给药吸收分布迅速,药物95%以上12小时内由尿中排出,表明该药物在体内无明显代谢及蓄积现象。但如肾功能受损,则可妨碍锑的排泄,导致中毒。小量药物在肝内还原成三价锑。约12%蓄积于血管外腔隙,给药5日后在该处即呈饱和状态,并由此缓慢释放锑剂。

【适应证】用于治疗黑热病。

【剂量】

1. 通用剂量　一般成人一次6ml(含五价锑0.6g),一日1次,连用6~10日;或总剂量按体重90~130mg/kg(以50kg为限),等分6~10次静脉注射给药,每日1次。

2. 儿科剂量　小儿总剂量按体重150~200mg/kg,分为6次静脉注射给药,每日1次。

3. 剂量调整　对敏感性较差的虫株感染,可重复1~2个疗程,间隔10~14日。对全身情况较差者,可每周注射2次,疗程3周或更长。对新近接受锑剂治疗者,可减少剂量。

【用法】

1. 给药途径　静脉注射。

2. 滴速　静脉注射必须十分缓慢(给药时间5分钟以上)。

【相容性】

1. 相容药物　5%葡萄糖注射液。

2. 不相容药物　磷霉素钠、盐酸去甲万古霉素、盐酸多西环素、甲磺酸苯扎托品、盐酸丙米嗪、盐酸胺碘酮、盐酸甲基多巴、亚叶酸钙、氢溴酸烯丙吗啡。

【禁忌证】肺炎、肺结核及严重心、肝、肾疾患者禁用。

【注意事项】

1. 治疗过程中有出血倾向,体温突然上升或粒细胞减少、呼吸加速、剧烈咳嗽、浮肿、腹水时,应暂停注射。

2. 注意药品有效期,过期药物有变成三价锑的可能,不宜使用。

【不良反应】

1. 与三价锑相仿,但较少而轻,一般患者多能耐受。有时出现恶心、呕吐、咳嗽、腹痛、腹泻现象,偶见白细胞减少。

2. 特殊反应包括肌内注射时局部痛、肌痛和关节僵直。后期出现心电图改变(如T波低平或倒置、Q-T时间延长等),为可逆性,但可能为严重心律失常的前奏。

3. 罕见休克和突然死亡。

三、麻　醉　药

（一）全身麻醉药

氯　胺　酮

【中文名称】盐酸氯胺酮注射液。

【英文名称】Ketamine Hydrochloride Injection。

【性状】本品为无色的澄明液体。

【pH 值】3.5~4.1。

【储存】密闭保存。

【药理作用】本品主要是选择性地抑制丘脑的内侧核,阻滞脊髓至网状结构的上行传导,兴奋边缘系统,并对中枢神经和脊髓中的阿片受体有亲和力。产生麻醉作用,主要是抑制兴奋性神经递质(乙酰胆碱、L- 谷氨酸) 及 N- 甲基 -D- 天冬氨酸受体;镇痛作用主要由于阻滞脊髓至网状结构对痛觉传入的信号及与阿片受体的结合,而对脊髓丘脑传导无影响,故对内脏疼痛的改善有限。静脉注射 1~2mg/kg 或肌内注射 4~6mg/kg,分别于 30 秒及 3~5 分钟意识消失。麻醉后出现睁眼凝视及眼球震颤、肢体肌力增强,呈木僵状态;眼泪、唾液分泌增多,术前用抗胆碱药可避免或减少此现象的发生。对交感神经和循环有兴奋作用,表现为血压升高、心率加快、眼内压和颅内压均升高、肺动脉压及心排出量皆高。但它对心肌有直接抑制作用,在循环衰竭患者中更为突出。大剂量应用时,可出现呼吸抑制和呼吸暂停。对肝功能无明显影响。在麻醉恢复期常有恶心、呕吐发生。可使儿茶酚胺增高、血糖上升、内分泌亢进。不影响子宫收缩,但在剖宫产时应用本品,可因血压升高而致出血量增多。

本品进入血液循环后大部分进入脑组织,然后再分布于全身组织中,肝、肺和脂肪内的药物浓度也较高。本品分布半衰期为 2~11 分钟,消除半衰期为 2~3 小时。主要在肝内进行生物转化,转化成去甲氯胺酮,再逐步代谢成无活性的化合物,最后经肾排出,仅有 2.5% 药物以原型随尿排出。

【适应证】本品适用于各种表浅、短小手术麻醉,不合作小儿的诊断性检查麻醉及全身复合麻醉。

【剂量】

1. 全麻诱导　成人按体重静脉注射 1~2mg/kg,维持可采用连续静脉滴注,每分钟不超过 1~2mg,即按体重 10~30μg/kg,加用苯二氮䓬类药物,可减少其用量。

2. 镇痛　成人先按体重静脉注射 0.2~0.75mg/kg,2~3 分钟注完,而后每分钟按体重 5~20μg/kg 连续静脉滴注。

【加药调配】

1. 药物稀释

(1)静脉注射:溶于 5% 葡萄糖注射液或 0.9% 氯化钠注射液,使药液浓度为 10mg/ml。

(2)静脉滴注:溶于 5% 葡萄糖注射液或 0.9% 氯化钠注射液,使药液浓度为 1mg/ml。

2. 成品输液外观检查　检查成品输液的外观,正常状态下应为澄明无异物。

3. 成品输液的储存　储存于 25℃条件下,允许温度为 15~30℃之间。

【用法】

1. 给药途径　静脉注射、静脉滴注。

2. 滴速　静脉注射为 2~3 分钟,切忌速度过快,短于 60 秒者易致呼吸暂停。静脉滴注时,用于诱导麻醉的滴速为 0.5mg/(kg·min),用于维持麻醉的滴速为 0.01~0.03mg/(kg·min),用于镇静、镇痛的滴速为 0.005~0.02mg/(kg·min)。

【相容性】

1. 相容药物　本品不应混合其他静脉注射物。

2. 不相容药物　巴比妥类,如地西泮。

【药物相互作用】

1. 氯胺酮与苯二氮䓬类及阿片类药物合用时,可延长作用时间并减少不良反应的发生,因此剂量应酌情减少。

2. 与氟烷等含卤素全麻药同用时,氯胺酮的作用延长,苏醒迟延。

3. 与抗高血压药或中枢神经抑制药合用时,尤其是氯胺酮用量偏大、静脉注射过快时,可导致血压剧降或/和呼吸抑制。

4. 服用甲状腺素的患者,氯胺酮有可能引起血压过高和心动过速。

【禁忌证】顽固、难治性高血压,严重的心血管疾病及甲亢患者禁用。

【注意事项】

1. 颅内压增高、脑出血、青光眼患者不宜单独使用。

2. 静脉注射切忌过快,否则易致一过性呼吸暂停。

3. 苏醒期间可出现恶梦幻觉,预先应用镇静药,如苯二氮䓬类,可减少此反应。

4. 完全清醒后,心理恢复正常需一定时间,24 小时内不得驾车和操作精密性工作。

5. 失代偿的休克患者或心功能不全患者可引起血压剧降,甚至心搏骤停。

【不良反应】

1. 麻醉恢复期可出现幻觉、躁动不安、恶梦及谵语等,青壮年多且严重。

2. 术中常有泪液、唾液分泌增多,血压、颅压及眼压升高。不能自控的肌肉收缩偶见。

3. 偶有呼吸抑制或暂停、喉痉挛及气管痉挛,多半是在用量较大、分泌物增多时发生。

丙 泊 酚

【中文名称】丙泊酚注射液。

【英文名称】Propofol Injection。

【性状】本品为白色或类白色的均匀乳状液体。

【pH 值】7.0~8.5(1%)。

【储存】本品应于 2~25℃条件下储存,不得冷冻。

【药理作用】本品通过激活 GABA 受体 - 氯离子复合物,发挥镇静催眠作用。临床剂量时,丙泊酚增加氯离子传导,大剂量时则使 GABA 受体脱敏感,从而抑制中枢神经系统,产生镇静、催眠效应,其麻醉效价是硫喷妥钠的 1.8倍。起效快,作用时间短,以 2.5mg/kg 静脉注射时,起效时间为 30~60 秒,维持时间 10 分钟左右,苏醒迅速、醒后无宿醉感。能抑制咽喉反射,有利于插管,很少发生喉痉挛。对循环系统有抑制作用,本品作全麻诱导时,可引起血压下降,心肌血液灌注及氧耗量下降,外周血管阻力降低,心率无明显变化。丙泊酚可使血压下降,其降压程度在有些患者中超过 40%,用于年老体弱、心功能不全患者时血压下降尤为明显,剂量应酌减,静脉注射速度应减慢。丙泊酚对呼吸也有明显的抑制作用,可抑制二氧化碳的通气反应,表现为潮气量减少,清醒状态时可使呼吸频率增加,静脉注射常发生呼吸暂停,对支气管平滑肌无明显影响。丙泊酚能降低颅内压及眼压,减少脑耗氧量和脑血流量,术后恶心呕吐少见,镇痛作用很微弱。与其他中枢神经抑制药合用时有协同作用。应用丙泊酚可使血浆皮质激素浓度下降,但肾上腺皮质对外源性皮质激素反应正常。丙泊酚麻醉诱导时产生不自主的肌肉运动、抽搐,浅麻醉时更为明显。

丙泊酚是一种起效迅速(约 30 秒)、短效的全身麻醉药。通常可迅速从麻醉中复苏。像所有全身麻醉药一样,对丙泊酚的作用机理了解较少。丙泊酚一次冲击剂量后或输注终止后,可用三室开放模型来描述。首相具有迅速分布(半衰期为 2~4 分钟)及迅速消除(半衰期为 30~60 分钟)的特点。丙泊酚分布广泛,并迅速从机体消除(总体消除率为 1.5~2L/min)。主要通过肝脏代谢,形成丙泊酚和相应的无活性的醌醇结合物,该结合物从尿中排泄。当用丙泊酚维持麻醉时,血药浓度逐渐接近已知给药速率稳态值。当丙泊酚的输注速率在推荐范围内,其药物动力学是线性的。

【适应证】全身麻醉诱导和维持。重症监护患者辅助通气治疗时的镇静。

【剂量】

1. 通用剂量　作为全身麻醉以辅助区域麻醉技术,所需的剂量较低。

(1) 麻醉给药:建议应在给药时[一般健康成年人每 10 秒约给药 4ml(40mg)]调节剂量,观察患者反应直至临床体征表明麻醉起效。大多数年龄小于 55 岁的成年患者,需要 2.0~2.5mg/kg 的丙泊酚静脉注射给药;超过该年龄需要量一般将减少;ASA Ⅲ级和Ⅳ级患者的给药速率应更低,每 10 秒约 2ml(20mg)。

(2) 麻醉维持:通过持续滴注或重复单次注射给予丙泊酚都能够较好地达到维持麻醉所需要的浓度。持续滴注所需的给药速率在个体之间有明显的不同,通常在 4~12mg/(kg·h) 的速率范围内能保持令人满意的麻醉效果。用重复单次注射给药,应根据临床需要,每次给予 2.5ml(25mg)至 5.0ml(50mg) 的量。

(3) ICU 镇静:当作为对正在强化监护而接受人工通气的患者的镇静药物使用时,建议持续输注丙泊酚。输注速率应根据所需要的镇静深度进行调节,通常 0.3~0.4mg/(kg·h) 的输注速率范围,应能获得令人满意的镇静效果。

(4) 人工流产手术:术前以 2.0mg/kg 剂量静脉注射给药实行麻醉诱导,术中若因疼痛患者有肢体运动时,以 0.5mg/kg 剂量追加,应能获得满意的效果。

2. 儿科剂量　不推荐丙泊酚作为小儿镇静药物使用。用于小儿麻醉诱导,建议缓慢给予丙泊酚直至体征表明麻醉起效,剂量应根据年龄和/或体重调节。年龄超过 8 岁的多数患者,麻醉诱导需要约 2.5mg/kg;低于该年龄所需药量可能更大;ASA Ⅲ级和Ⅳ级的小儿建议用较低的剂量。用于小儿麻醉维持,通过输注或重复单次注射给予丙泊酚,能够维持麻醉所要求的深度所需的给药速率在患者之间有明显的差别,以 4~12mg/(kg·h) 的给药速率能够获得令人满意的麻醉效果。

3. 剂量调整　超过 55 岁的成人,需要剂量一般降低。ASA Ⅲ~Ⅳ级患者,特别是心功能不全的患者,需要剂量也明显减少,诱导应更缓慢进行,同时给予本品的速度应更加缓慢(每 10 秒约 2ml 或 20mg)。

【加药调配】

1. 药物稀释

(1) 2% 乳剂不要进行稀释,直接用于输注。当使用未稀释的丙泊酚注射液直接输注时,建议使用微量泵或输液泵,以便控制输注速率。

(2) 1% 的丙泊酚注射液可以稀释后使用,但只能用 5% 葡萄糖注射液稀释,存放于 PVC 输液袋或输液瓶中。稀释度不超过 1:5(2mg/ml)。用于麻醉诱导部分的丙泊酚注射液,可以以小于 20∶1 的比例与 0.5% 或 1% 的利多卡因注射液混合使用。稀释液应无菌制备,给药前配制。

2. 成品输液的稳定性 该稀释液在 6 小时内是稳定的。

【用法】

1. 给药途径 1% 的乳剂可静脉滴注或静脉注射;2% 的乳剂只能静脉滴注。

2. 滴速 当输注非稀释品时,建议使用滴数计量器、注射泵或定容输液泵等设备,以控制输液速度。同脂肪乳剂一样,输注本品的输液器不应连续使用超过 12 小时,超过 12 小时应及时更换新的输液器。

【相容性】

1. 相容药物

(1) 本品可通过连接留置针的 Y 型管共同输入 5% 葡萄糖注射液、0.9% 氯化钠注射液或糖盐溶液。

(2) 本品可预先与阿芬太尼溶液(500ug/ml)以 20∶1 至 50∶1 的容积比混合,并在配制后 6 小时内使用。为减少注射部位疼痛,可在注射前用不含防腐剂的 1% 利多卡因与之混合使用(本品与利多卡因的比例最多为 20∶1)。

2. 不相容药物

包括硫酸阿米卡星注射液、苯妥英钠、地高辛、地西泮、环丙沙星、甲氨蝶呤钠、甲泼尼龙琥珀酸钠、甲氧氯普胺、两性霉素 B、氯化钙等。

【药物相互作用】

1. 药理学上的配伍禁忌 区域麻醉合并全身麻醉时,所需丙泊酚药量减少。据报告本品与苯二氮䓬类药物、副交感神经阻滞剂或吸入麻醉药合用时,可延长麻醉时间并降低呼吸频率。应用阿片类药物作为术前用药后,使用本品时可能发生呼吸暂停,并且暂停次数逐渐增加及暂停时间逐渐延长。

2. 本品和琥珀胆碱或新斯的明合用后,可能出现心动过缓或心搏骤停。由于以上这些药物本身容易降低呼吸功能或引起低血压,与本品合用时可加强这些作用。需特别强调的是,丙泊酚与术前用药、吸入麻醉剂或镇痛剂合用时能加深麻醉并增加心血管方面的不良反应;与中枢神经系统抑制剂,如乙醇、全身麻醉药、麻醉性镇痛药等合用时,可加深镇静作用;与肠外使用的中枢抑制剂合用时,可能发生严重的呼吸及心血管抑制。

3. 应用芬太尼后,丙泊酚的血药浓度可短暂性升高。已有报告接受环孢素治疗的患者使用脂肪乳剂(如本品)后发生白质脑病。

【禁忌证】对丙泊酚或其赋形剂过敏者。孕妇及产科患者禁用(流产者除外)。不用于 1 个月以下小儿的全身麻醉及 16 岁以下重症监护儿童的镇静。

【注意事项】

1. 使用本品时,所用设备应在麻醉下能够处理突发事件,复苏设备应能伸手可及,呼吸与循环功能应被监控(如心电图、血氧饱和度)。应根据患者反应及术前用药实行个体化给药,麻醉时除了使用本品外一般还应补充镇痛药。连续应用不得超过 7 天。

2. 使用丙泊酚通常需要配合使用止痛药。丙泊酚可辅助用于脊髓和硬膜外麻醉。并与常用的术前用药、神经肌肉阻断药、吸入麻醉药和止痛药配合使用。

3. 极度衰弱及老年患者,心、肺、肾或肝脏损害患者,低血容量或癫痫患者,应小心给药,并且给药速度应减慢。

4. 心血管或呼吸功能不全及低血容量患者使用本品前应予以纠正。

5. 因丙泊酚缺乏迷走神经松弛作用,有出现心动过缓的相关报告,偶尔较为严重,甚至心搏骤停。可考虑在诱导前或麻醉维持期间静脉注射抗胆碱药,尤其是迷走神经张力有可能占优势或本品与其他可能引起心动过缓的药物合用时。

6. 因 1ml 丙泊酚中含 0.1g 脂肪,有脂肪代谢障碍和须慎用脂肪乳剂的患者,使用本品时应特别注意。对在 ICU 治疗 3 天后的患者应监测脂质情况。只有在应特别注意且严密监护下,本品才可用于进展性心力衰竭患者和其他严重心肌疾病的患者。过度肥胖的患者使用丙泊酚时,应特别注意因剂量偏大导致的血流动力学方面的剧烈变化。

7. 伴有高颅压和低平均动脉压的患者,使用本品时有降低脑灌注压的危险,应特别小心。

8. 本品在进行诱导麻醉时,为减轻注射位点的疼痛,可在用本品前注射利多卡因,但应注意有遗传性卟啉症的患者不能使用利多卡因。

9. 本品不推荐用于电休克的治疗。必须由受过麻醉或重症治疗训练的内科医师使用本品。复苏的常用设备必须伸手可及,必须保障通气维持和足够的氧气处理。本品不应由给患者实行诊断或手术的医师给药。

10. 本品不建议用于 1 个月以下小儿的全身麻醉。本品用于 16 岁以下儿童镇静的安全性与有效性尚未得到证实。尽管没有直接因果关系的证据,但在将丙泊酚用于 16 岁以下儿童镇静(批准适应证以外)的治疗过程中,有严重的不良反应发生的报告(包括有死亡病例报告);而且这些不良反应都与代谢性酸中毒、高血脂症、横纹肌溶解和 / 或心力衰竭有关。这种情况大部分发生在 ICU 接受超过成人镇静治疗剂量的患呼吸道感染的儿童中。类似地,在经过长时间(超过 58 小时)用超过按体重计每小时 5mg/kg 剂量治疗的成人患者,也有罕见出现代谢性酸中毒、横纹肌溶解、高钾血症和 / 或快速进展性心力衰竭（某些病例出现死亡）的报告。这些不良反应都发生在用药剂量超过目前建议用于 ICU 镇静的最高剂量（按体重计每小时 4mg/kg 给药）。这种心力衰竭通常对心肌收缩力的支持治疗无效。处方者应注意，在 ICU 治疗持续超过 1 天时，丙泊酚的用量尽可能不要超过按体重计每小时 4mg/kg，对于机械通气镇静的患者，按体重计每小时 4mg/kg 的剂量通常是足够的。处方者应对这些可能发生的不良反应保持高度警觉，一旦有这些症状出现的迹象，应立即减少用药剂量或换用其他镇静剂。

11. 本品含大豆油，极少数患者可能出现严重的过敏反应。

12. 出院前必须确认患者已从全身麻醉中完全恢复。

13. 本品过有效期后不得使用。首次使用后的所有剩余药品均应丢弃。只能使用溶液均匀和容器未损坏的产品。

14. 对驾驶车辆或操作机器能力的影响已使用本品的患者应观察一段时间，并告诫患者在一定时间内，不能驾驶车辆、操作机器，不能在有潜在危险的环境下工作，不能在无人陪伴下独自回家或饮用酒精类饮品。

【不良反应】

1. 可能出现低血压和短暂的呼吸暂停，这与药物剂量、术前用药或使用其他药物有关。偶尔发生低血压时，需要减慢给药速度和 / 或进行液体替换治疗，必要时用血管收缩药进行治疗。有发生心动过缓和心搏骤停的病例报告。合并有心肌供氧能力受损、脑循环紊乱和低容量血症的患者，循环参数的变化是很重要的。

2. 丙泊酚麻醉诱导时可能出现轻微躁动。

3. 个别病例出现肺水肿。麻醉维持期间偶尔出现咳嗽。

4. 在麻醉恢复期间，极少数病例可能发生恶心、呕吐、头痛、寒战或发冷、欣快感及性欲亢进。

5. 有报告极少数病例使用丙泊酚出现癫痫样活动，如惊厥和角弓反张，个别病例延迟数小时到数天后发生。癫痫患者使用丙泊酚时，个别病例出现惊厥。

6. 有报告长期应用丙泊酚，极少数病例出现术后发热及尿颜色改变。

7. 极少数病例使用丙泊酚后发生过敏反应，包括 Quincke 氏水肿、支气管痉挛、红斑和低血压。应用丙泊酚后，报告有发生胰腺炎的罕见病例，但没有明显的因果关系。

8. 在罕见的病例中，当异丙酚在 ICU 用于镇静时，超过按体重计每小时 4mg/kg 的剂量时，有发生横纹肌溶解、代谢性酸中毒、高钾血症或心力衰竭的报告，有时甚至死亡。

9. 极少发生血栓症与静脉炎。

10. 本品可引起局部注射部位的疼痛,故可与利多卡因合用或选择前臂大静脉或肘静脉穿刺以减轻疼痛。

11. 与利多卡因合用时,可能出现以下不良反应,如头晕、呕吐、困倦、惊厥、心动过缓、心律不齐和休克。当发生静脉处渗漏时,个别病例可能出现严重组织反应。

【过量解救】药物过量,可引起心脏和呼吸抑制。应使用氧气进行人工通气以治疗呼吸抑制,对于心血管抑制的治疗,应把患者的头部放低,如果抑制严重,应使用血浆增容和升压药。

瑞 芬 太 尼

【中文名称】注射用盐酸瑞芬太尼。

【英文名称】Remifentanil Hydrochloride for Injection。

【性状】本品为白色或类白色冻干疏松块状物。

【pH 值】2.5~4.0。

【储存】2~25℃遮光密封保存。

【药理作用】本品为芬太尼类 μ 型阿片受体激动剂,在人体内 1 分钟左右迅速达到血脑平衡,在组织和血液中被迅速水解,故起效快、维持时间短,与其他芬太尼类似物明显不同。瑞芬太尼的镇痛作用及其副作用呈剂量依赖性,与催眠药、吸入性麻醉药和苯二氮䓬类药物合用有协同作用。瑞芬太尼的 μ 型阿片受体激动作用可被纳洛酮所拮抗。另外瑞芬太尼也可引起呼吸抑制、骨骼肌(如胸壁肌)强直、恶心呕吐、低血压和心动过缓等,在一定剂量范围内,随剂量增加而作用加强。盐酸瑞芬太尼剂量高达 30μg/kg 静脉注射(1 分钟内注射完毕)不会引起血浆组胺浓度的升高。

静脉给药后,瑞芬太尼快速起效,1 分钟可达有效浓度,作用持续时间仅 5~10 分钟。药物浓度衰减符合三室模型,其分布半衰期为 1 分钟,消除半衰期为 6 分钟,终末半衰期为 10~20 分钟,有效的生物学半衰期为 3~10 分钟,与给药剂量和持续给药时间无关。血浆蛋白结合率约为 70%,主要与 α-1- 酸性糖蛋白结合。稳态分布容积约为 350ml/kg,清除率大约为 40ml/(min·kg)。瑞芬太尼代谢不受血浆胆碱酯酶及抗胆碱酯酶药物的影响,不受肝、肾功能及年龄、体重、性别的影响,主要通过血浆和组织中非特异性酯酶水解代谢,大约 95% 的瑞芬太尼代谢后经尿排泄,主代谢物活性仅为瑞芬太尼的 1/4 600。本品长时间输注给药或反复注射用药其代谢速度无变化,体内无蓄积。

【适应证】用于全麻诱导和全麻中维持镇痛。

【剂量】本品临床推荐剂量如表 3-1 所示。

表 3-1　成年人瑞芬太尼给药剂量表

用法	持续输注		
	单剂量注射 /（μg/kg）	起始速率 / μg/（kg·min）	范围 / μg/（kg·min）
麻醉诱导	1（给药时间大于 60 秒）[#]	0.5~1	-
麻醉维持			
笑气（66%）	0.5~1	0.4	0.1~2
异氟烷（0.4~1.5MAC[*]）	0.5~1	0.25	0.05~2
丙泊酚［100~200μg/（kg·min）］	0.5~1	0.25	0.05~2

注：[*]MAC 为最小肺泡浓度；[#]麻醉诱导中单剂量注射时，本品给药时间应大于 60 秒。

在表 3-1 推荐剂量下，本品可显著减少维持麻醉所需的催眠药物剂量，因此，异氟烷和丙泊酚应按表 3-1 推荐剂量给药以避免麻醉过深。

（1）麻醉诱导：本品应与催眠药（如丙泊酚、硫喷妥、咪达唑仑、一氧化二氮、七氟烷或氟烷）一并给药用于麻醉诱导。成人按体重 0.5~1μg/kg 的输注速率持续静脉滴注。也可在静脉滴注前按体重给予 0.5~1μg/kg 的初始剂量静脉推注，时间应大于 60 秒。

（2）气管插管患者的麻醉维持：在气管插管后，应根据其他麻醉用药，依照表 3-1 指示减少本品输注速率。由于本品起效快、作用时间短，麻醉中的给药速率可以每 2~5 分钟增加 25%~100% 或减小 25%~50%，以获得满意的 μ 型阿片受体的药理反应。患者反应麻醉过浅时，每隔 2~5 分钟给予 0.5~1μg/kg 剂量静脉推注给药，以加深麻醉深度。

【加药调配】

1. 药物溶解　本品给药前须用以下注射液之一溶解：灭菌注射用水、5% 葡萄糖注射液、0.9% 氯化钠注射液、5% 葡萄糖氯化钠注射液、0.45% 氯化钠注射液。

2. 药物稀释　本品给药前须用以下注射液之一定量稀释成 25μg/ml、50μg/ml 或 250μg/ml 浓度的溶液：灭菌注射用水、5% 葡萄糖注射液、0.9% 氯化钠注射液、5% 葡萄糖氯化钠注射液、0.45% 氯化钠注射液。

3. 成品输液的储存　于室温下保存不超过 24 小时，未使用完的稀释液应丢弃。

4. 成品输液的稳定性　本品不含任何抗菌剂和防腐剂，因此，在稀释的过程中应保持无菌状态，配制后应尽快使用。

【用法】

1. 给药途径　本品只能用于静脉给药,特别适用于静脉持续滴注给药。

2. 滴速　①麻醉诱导:成人按体重 0.5~1μg/kg 的输注速率持续静脉滴注,静推时间应大于 60 秒;②气管插管患者的麻醉维持:麻醉中的给药速率可以每 2~5 分钟增加 25%~100% 或减小 25%~50%。患者反应麻醉过浅时,每隔 2~5 分钟给予 0.5~1μg/kg 剂量静脉推注给药,以加深麻醉深度。

本品连续输注给药,必须采用定量输注装置,可能情况下,应采用专用静脉输液通路。本品停药后,应清洗输液通路以防止残留瑞芬太尼的无意输入,避免与其他药物经同一输液通路给药时,可能出现的呼吸抑制及胸壁肌强直。

【相容性】

1. 相容药物　本品用上述注射液稀释后可以与乳酸林格注射液或 5% 葡萄糖乳酸林格注射液共行一个快速静脉输液通路。

2. 不相容药物　已有报道说明,2mg/ml 的盐酸氯丙嗪与 25μg/ml 瑞芬太尼(盐酸盐)在 5% 葡萄糖溶液中不能配伍。40mg/ml 的头孢哌酮钠或 0.6mg/ml 的两性霉素 B 与 250μg/ml 瑞芬太尼(盐酸盐)在 5% 葡萄糖溶液中不能配伍。

【药物相互作用】

1. 在动物体内,瑞芬太尼不延长丁二酰胆碱肌肉麻痹持续时间。麻醉过程中本品与硫喷妥、异氟烷、丙泊酚或羟基安定等联合用药,不改变瑞芬太尼的清除率。体外研究表明,阿曲库铵、米哇库铵、艾司洛尔、二乙氧磷酰硫胆碱、新斯的明、毒扁豆碱和咪达唑仑等药物不抑制瑞芬太尼在人体血液中的水解。

2. 本品与其他麻醉药有协同作用,硫喷妥、异氟烷、丙泊酚及咪达唑仑与本品同时给药时,剂量减至 75%。中枢神经系统抑制药物与本品也有协同作用,合用时应慎重,并酌情减量;如果同时给药时不减少剂量,在患者身上会增加与这些药物有关的不良反应发生率。

【禁忌证】

1. 本品不能单独用于全麻诱导,即使大剂量使用也不能保证使患者意识消失。

2. 本品处方中含有甘氨酸,因而不能于硬膜外和鞘内给药。

3. 已知对本品中各种组分或其他芬太尼类药物过敏的患者禁用。

4. 重症肌无力及易致呼吸抑制患者禁用。

5. 禁止与单胺氧化酶抑制药合用。

6. 禁止与血、血清、血浆等血制品经同一路径给药。

7. 支气管哮喘患者禁用。

【注意事项】

1. 本品为国家特殊管理的麻醉药品,务必严格遵守国家对麻醉药品的管理条例,医院和病室贮药处均应双人双锁,处方颜色应与其他处方区别开。各级负责保管人员均应遵守交接班制度,不可稍有疏忽。

2. 本品能引起呼吸抑制和窒息,需在呼吸和心血管功能监测及辅助设施完备的情况下,由具有资格的和有经验的麻醉师给药。

3. 在推荐剂量下,本品能引起肌肉强直。肌肉强直的发生与给药剂量和给药速率有关,因此,单剂量注射时应缓慢给药,给药时间应不低于 60 秒;提前使用肌肉松弛药可防止肌肉强直的发生。

4. 本品引起的肌肉强直必须根据患者的临床状况采取合适的方法处置。麻醉诱导过程中出现的严重肌肉强直应给予神经肌肉阻断剂和 / 或另加催眠剂,并给予插管通气。在本品使用过程中发现的肌肉强直也可通过停止给药或减小给药速率处置,在停止给药后几分钟内肌肉强直可解除;或者给予阿片受体拮抗剂,但这样会逆转或抑制本品的镇痛作用,一般不推荐这样使用。出现危及生命的肌肉强直时,应给予迅速起效的神经肌肉阻断剂或立即中断输注。

5. 心律失常、慢性阻塞性肺疾病患者慎用,呼吸储备力降低及脑外伤昏迷、颅内压增高、脑肿瘤等易陷入呼吸抑制的患者慎用。

6. 本品务必在单胺氧化酶抑制药(如呋喃唑酮、丙卡巴肼)停用 14 日以上,方可给药,而且应先试用小剂量,否则会发生难以预料的严重并发症。

7. 使用本品出现呼吸抑制时应妥善处理,包括减小输注速率 50% 或暂时中断输注。本品即使延长给药也未发现引起再发性呼吸抑制,但由于合用麻醉药物的残留作用,在某些患者身上停止输注后 30 分钟仍会出现呼吸抑制,因此,保证患者离开恢复室前完全清醒并有足够的自主呼吸非常重要。

8. 本品能引起剂量依赖性低血压和心动过缓,可以预先给予适量的抗胆碱能药(如葡糖吡咯或阿托品)抑制这些反应。低血压和心动过缓可通过减小本品输注速率或合用药物来处置,在合适的情况下使用升压药或抗胆碱能药。

9. 本品停止给药后 5~10 分钟,镇痛作用消失。对预知需要术后镇痛的患者,在中止本品给药前需给予适宜的替代镇痛药,并且必须有足够的时间让其达到最大作用,选择镇痛药应适合患者的具体情况和护理水平。

10. 在非麻醉诱导情况下,不得以患者的意识消失为药效目标而使用本品。

11. 肝肾功能受损的患者不需调整剂量。肝肾功能严重受损的患者对瑞芬太尼呼吸抑制的敏感性增强,使用时应监测。

12. 运动员慎用。

【不良反应】
本品具有 μ 型阿片受体类药物的典型不良反应,包括恶心、呕吐、呼吸抑制、心动过缓、低血压和肌肉强直,上述不良反应在停药或降低输注速度后几分钟内即可消失。

在国内外的临床研究中还发现有寒战、发热、眩晕、视觉障碍、头痛、呼吸暂停、瘙痒、心动过速、高血压、激动、低氧血症、癫痫、潮红和过敏症状。另外还有一些较少见的不良反应:

(1)消化系统:便秘、腹部不适、口干、胃食管反流、吞咽困难、腹泻、胃灼热、肠梗阻。

(2)心血管系统:心肌缺血、晕厥。

(3)肌肉骨骼系统:肌肉强直、胸痛。

(4)呼吸系统:咳嗽、呼吸困难、支气管痉挛、喉痉挛、喘鸣、鼻充血、咽炎、胸腔积液、肺水肿、支气管炎、鼻漏。

(5)精神神经系统:焦虑、不自主运动、震颤、定向力障碍、幻觉、烦躁不安、恶梦、感觉异常、健忘。

(6)皮肤:皮疹、荨麻疹。

(7)泌尿系统:尿潴留、少尿、尿路中断。

(8)血液系统:贫血、淋巴细胞减少、白细胞减少、血小板减少。

【过量解救】药物过量症状包括窒息、胸壁肌强直、癫痫、缺氧、低血压和心动过缓等。如果出现药物过量或怀疑药物过量,立即中断给药,维持开放气道,吸氧并维持正常的心血管功能。如呼吸抑制与肌肉强直有关,需给予神经肌肉阻断剂或 μ 型阿片拮抗剂,并辅助呼吸。输液和增压药及其他辅助方法可用来处置低血压。葡糖吡咯或阿托品用于处置心动过缓或低血压。阿片拮抗剂(如纳洛酮)作为特异性解毒剂,用于处置严重呼吸抑制或肌肉强直。

罗 库 溴 铵

【中文名称】罗库溴铵注射液。

【英文名称】Rocuronium Bromide Injection。

【性状】本品为无色至微黄色的澄明液体。

【pH 值】8.0~9.5。

【储存】2~8℃下避光储存。罗库溴铵注射液可在 8~30℃保存 12 周。

【药理作用】罗库溴铵是一种起效迅速、中等时效的非去极化肌松药,具有该类药物所有的药理作用特性(箭毒样作用)。通过与运动终板处 N 型乙酰胆碱受体竞争性结合产生作用。其作用可被乙酰胆碱酯酶抑制剂如新斯的明、依酚氯铵和吡啶斯的明所拮抗。

快速静脉注射罗库溴铵后,其血浆浓度 - 时间关系呈三个指数时相。正常成年人中,平均分布半衰期为73(66~80)分钟。稳态(表观)分布容积为203(193~214)ml/kg,血浆清除率为3.7(3.5~3.9)ml/(kg·min)。对照研究显示,老年人及肾功能不全患者的血浆清除率降低,肝脏病患者的平均清除半衰期延长30分钟,平均血浆清除率下降1ml/(kg·min)。为便于机械通气,当连续输注20小时或更长时间后,平均清除半衰期和平均稳态(表观)分布容积增高。在对照研究中发现患者之间差别很大,这与体质和多器官衰竭及患者个体特性有关。有报道在多器官功能衰竭的患者中,其平均(±标准差)清除半衰期为(21.5±3.3)小时,稳态(外观)分布容积为(1.5±0.8)L/kg,血浆清除率为(2.1±0.8)ml/(kg·min)。罗库溴铵经尿和胆汁中排泄。12~24小时内经尿排泄约占40%。注入放射性同位素标记的罗库溴铵9天后,平均47%的放射性同位素经尿中排出,43%经粪便排出。约50%以药物原型排泄。

【适应证】罗库溴铵为全身麻醉辅助用药,用于常规诱导麻醉期间气管插管,以及维持术中骨骼肌松弛。

【剂量】

1. 通用剂量　剂量和其他肌松药一样,罗库溴铵的给药剂量应个体化。在确定用药剂量时应适当考虑以下因素:麻醉方法、手术时间、镇静方法和机械通气的时间、同时应用的其他药物的相互作用以及患者情况等。建议采用适当的肌松监测技术,以评定肌松深度和恢复状况。吸入麻醉药确可增强罗库溴铵的肌松作用,然而临床上这种药物的协同作用只有当吸入麻醉药在组织中浓度达到产生该作用所需浓度时才具有临床意义。因此,在吸入麻醉下长时间手术(超过1小时)时,罗库溴铵应减小维持剂量,延长给药间隔时间或减慢输注速率。在成年患者中下列剂量推荐可作为通用的指南,用于气管插管和各种长短不同的手术肌松临床应用。

(1)气管插管:常规麻醉中罗库溴铵的标准插管剂量为0.6mg/kg,静脉注射,60秒内在几乎所有患者中可提供满意的插管条件。

(2)维持剂量:罗库溴铵推荐的维持剂量为0.15mg/kg静脉注射,长时间吸入麻醉患者可适当减少至0.075~0.1mg/kg。最好在肌肉颤搐恢复至对照值的25%或对4个成串刺激具有2~3个反应时给予维持剂量。

(3)连续输注:若连续输注罗库溴铵,建议先静脉注射负荷剂量0.6mg/kg,当肌松开始恢复时再行连续输注。适当调整输注速率,使肌肉颤搐高度维持在对照的10%左右或维持在对4个成串刺激保持1~2个反应。在成人静脉麻醉下,维持该水平肌松时的滴注速率范围为5~10μg/(kg·min),吸入麻醉下5~6μg/(kg·min)。由于输注需要剂量因人及麻醉方法而异,输注给药时建议采用连续监测肌松。

2. 儿科剂量　氟烷麻醉下儿童(1~14岁)和婴儿(1~12月)对罗库溴铵

的敏感性与成人相似。婴儿和儿童的起效较成人快,临床作用时间儿童较成人短。尚无充分的资料以推荐将该药用于新生儿(0~1 月)。

3. 剂量调整

(1)老年患者,肝脏和 / 或胆道疾病,肾衰竭患者的剂量:在常规麻醉期间气管插管的标准剂量为 0.6mg/kg,静脉注射。无论采取何种麻醉方法,推荐用于这些患者的维持剂量均为 0.075~0.1mg/kg,滴注速率为 5~6μg/(kg·min)。

(2)超重和肥胖患者的剂量:当体重超重和肥胖患者(指患者体重超过标准体重 30% 或更重者)应用罗库溴铵时,其剂量应考虑肌肉组织的成分并适当减少剂量。

【加药调配】

1. 药物稀释　本品用下列溶液稀释:0.9% 氯化钠注射液、5% 葡萄糖注射液、5% 葡萄糖氯化钠注射液、无菌注射用水、乳酸林格注射液和海脉素。

2. 成品输液的储存　混合后应立即使用,并在 24 小时内用完

【用法】

1. 给药途径　静脉注射、静脉滴注。

2. 滴速　若连续输注罗库溴铵,建议先静脉注射负荷剂量 0.6mg/kg,当肌松开始恢复时再行连续输注。适当调整输注速率,使肌肉颤搐高度维持在对照的 10% 左右或维持于对 4 个成串刺激保持 1~2 个反应。在成人静脉麻醉下,维持该水平肌松时的滴注速率范围为 5~10μg/(kg·min),吸入麻醉下为 5~6μg/(kg·min)。

3. 冲管　如果罗库溴铵与其他药物共用同一个输液管,在使用罗库溴铵和已被证实与罗库溴铵存在配伍禁忌的药物或配伍关系未确定的药物时,充分冲洗输液管非常重要(例如使用 0.9% 氯化钠注射液)。

【相容性】

1. 相容药物　在 0.5mg/ml 和 2.0mg/ml 浓度下,罗库溴铵可与下列液体配伍:0.9% 氯化钠注射液、5% 葡萄糖注射液、5% 葡萄糖氯化钠注射液、无菌注射用水、乳酸林格注射液和海脉素。

2. 不相容药物　当罗库溴铵加入含有下列药物的液体时,存在着物理学上的配伍禁忌:两性霉素、硫唑嘌呤、头孢唑啉、邻氯青霉素、地塞米松、地西泮、依诺昔酮、红霉素、法莫替丁、呋塞米、加拉碘铵、琥珀酸钠氢化可的松、胰岛素、甲乙炔巴比妥、甲泼尼龙、琥珀酸钠泼尼松龙、硫喷妥钠、三甲氧苄氨嘧啶及万古霉素。罗库溴铵也与英脱利匹特有配伍禁忌。

【药物相互作用】以下药物能够影响非去极化肌松药的作用强度和作用时间:

1. 增强作用　卤化挥发性麻醉剂和乙醚;其他非去极化肌松药;大剂量

硫喷妥钠、甲乙炔巴比妥钠、氯胺酮、芬太尼、γ-羟基丁酸钠、依托醚酯及异丙酚等；预先给予琥珀酰胆碱；抗生素，如氨基苷类、lincosamide 和多肽类抗生素、酰脲青霉素类抗生素、四环素和大剂量甲硝唑等；其他药物，如利尿药、硫胺、单胺氧化酶抑制剂、奎尼丁、鱼精蛋白、α 受体阻滞剂、镁盐、钙通道阻滞剂和锂盐等。

2. 减弱作用　新斯的明、依酚氯铵、吡啶斯的明、氨基吡啶衍生物；长期应用类固醇激素、苯妥英钠或酰胺咪嗪、去甲肾上腺素、硫唑嘌呤（仅短暂和有限的作用）、茶碱、氯化钙等。

【禁忌证】对罗库溴铵或溴离子或本品中任何辅料成分有过敏反应者禁用。

【注意事项】

1. 与其他神经肌肉阻滞药物一样，罗库溴铵应仅由熟悉这些药物作用和有使用经验的临床医师或者是在这些医师的指导下使用。

2. 由于罗库溴铵可导致呼吸肌麻痹，必须对使用此药的患者进行通气支持，直至自主呼吸充分恢复。同使用所有神经肌肉阻滞药物一样，预测插管时可能的困难十分重要，特别是将此神经肌肉阻滞药物用于快速顺序诱导麻醉时。

3. 与其他神经肌肉阻滞药物一样，已报告罗库溴铵存在残余箭毒化作用。为了预防由于残余箭毒化作用导致的并发症，推荐仅在患者完全从神经肌肉阻滞作用中恢复后再拔管。也应考虑到术后拔管以后其他可能导致残余箭毒化作用的因素（例如，药物相互作用或患者病情）。如果未按照标准临床操作用药，应该考虑使用拮抗剂，尤其是在那些更易于发生残余箭毒化作用的情况下。

4. 使用神经肌肉阻滞药物后可能出现过敏反应。应始终针对这种反应采取预防措施。因为神经肌肉阻滞药物之间的交叉过敏反应已有报告，所以，特别是以前对其他神经肌肉阻滞药物有过敏反应的患者，应对其采取特别的预防措施。

5. 众所周知，神经肌肉药物能诱发注射部位和全身的组胺释放。因此，当使用该类药物时，应时刻注意可能在注射部位发生瘙痒和红斑和／或发生全身类组胺（类过敏）反应。临床研究发现快速静脉注射罗库溴铵 0.3~0.9mg/kg 后，平均血浆组胺水平可见轻微增高。

6. 已知，通常在重症监护病房（ICU）内长期使用神经肌肉阻滞药物后，会使麻痹和／或骨骼肌无力的时间延长。为了避免可能出现的神经肌肉阻滞延长和／或用药过量，强烈建议在使用神经肌肉阻滞药物的整个过程中监测神经肌肉传导情况。另外，患者还应该在神经肌肉阻滞过程中接受适当的镇痛和镇静剂治疗。再者,神经肌肉阻滞药物应该由熟悉这些药物作用和神经肌肉监测技术的有经验的临床医师或者是在这些医师的指导下根据患者个体情况进行剂量调节。

7. 在 ICU 中长期给予非去极化神经肌肉阻滞药物联合皮质类固醇治疗后常见肌病报道。因此,对于同时接受神经肌肉阻滞药物和皮质类固醇治疗的患者,应尽可能限制神经肌肉阻滞药物的使用时间。如果使用琥珀酰胆碱插管,应等患者从琥珀酰胆碱诱导的神经肌肉阻滞作用中临床恢复后再使用罗库溴铵。

8. 对驾驶和操作机械能力的影响:由于罗库溴铵是作为全麻的辅助用药,因此,对于能走动的患者来说,全麻后应采取常规的预防性措施。

9. 以下情况可能影响罗库溴铵的药代动力学和 / 或药效动力学。

(1)肝脏和 / 或胆道疾病和肾衰竭:由于罗库溴铵自尿和胆汁排泄,因此,对临床明显肝脏和 / 或胆道疾病和 / 或肾衰竭的患者应慎用罗库溴铵。此类患者采用 0.6mg/kg 的罗库溴铵时观察到药物作用时效延长。

(2)循环时间延长:与循环时间延长有关的各种情况,例如心血管疾病、高龄、水肿等导致分布容积增大,均可能使起效作用减慢。由于血浆清除率降低,药物作用的持续时间也可能会延长。

(3)神经肌肉疾病:与其他神经肌肉阻滞药物一样,罗库溴铵在用于患有神经肌肉疾病或曾经患有脊髓灰质炎的患者时应该极其谨慎,因为这些患者对神经肌肉阻滞药物的反应可能会发生明显改变。这种改变程度和方向变化可能存在很大差异。对于患有重症肌无力或兰伯特 - 伊顿综合征(Lambert-Eaton syndrome)的患者,小剂量的罗库溴铵可能会产生明显效应,因此,应该根据反应调节剂量。

(4)低温:低温条件下手术时,罗库溴铵的神经肌肉阻滞效应增强,持续时间延长。

(5)肥胖:与其他神经肌肉阻滞药物一样,当根据患者的实际体重计算给药剂量时,罗库溴铵在肥胖患者中可出现药物作用持续时间和自然恢复时间的延长。

(6)烧伤:已知烧伤患者对非去极化神经肌肉阻滞药物具有耐药性。因此,建议依据患者的反应调节剂量。

10. 可能使罗库溴铵作用增强的情况:低钾血症(例如,剧烈呕吐、腹泻及利尿剂治疗后)、高镁血症、低钙血症(经过大量输血后)、低蛋白血症、脱水、酸中毒、高碳酸血症以及恶病质。因此,应尽可能纠正严重电解质失衡、血液 pH 值改变或脱水。

【不良反应】最常发生的不良反应(ADR)包括注射部位疼痛 / 反应,生命体征的改变和神经肌肉阻滞作用的延长。上市后监测期间最常报告的严重ADR 是过敏和类过敏反应以及相关的症状。

（1）肌病：已有在 ICU 中联合使用各种神经肌肉阻滞药物与皮质类固醇后发生肌病的报告。

（2）局部注射部位反应：已有报告在快速顺序诱导麻醉期间注射部位疼痛，尤其是在患者还没有完全失去知觉时，特别是当异丙酚用作诱导剂时。临床研究中，用异丙酚作为快速顺序诱导麻醉时，16% 的患者观察到注射部位疼痛，用芬太尼与硫喷妥钠快速顺序诱导麻醉时，少于 0.5% 患者观察到注射部位疼痛。

（3）类效应：①过敏反应，尽管非常罕见，但已有包括罗库溴铵在内的神经肌肉阻滞药物产生严重过敏反应的病例报道。这些反应在某些病例中甚至是致死性的。鉴于这些反应可能的严重性，临床医师应当始终采取必要的预防措施。②神经肌肉阻滞作用延长，非去极化阻滞类药物最常见的不良反应是药物的药理作用延长，超过了所需的作用时间。这种作用会有不同的临床表现，从骨骼肌无力到因长时间的深度骨骼肌麻痹而导致呼吸功能不全或呼吸暂停。

【过量解救】当发生过量和肌松作用时间延长时，应给予患者持续呼吸支持和镇静。一旦出现自然恢复应给予足量乙酰胆碱酯酶抑制剂（如新斯的明、依酚氯铵、吡啶斯的明）。若乙酰胆碱酯酶抑制剂未能逆转罗库溴铵的残余肌松作用，则须继续给予呼吸支持直至患者自主呼吸恢复。重复给予乙酰胆碱酯酶抑制剂可能有危险。动物研究显示给予累积 750 倍 ED_{90} 量（135mg/kg 罗库溴铵）以下时，未见有严重心血管功能抑制甚或导致心力衰竭的报道。

（二）麻醉辅助药

氯化琥珀胆碱

【中文名称】氯化琥珀胆碱注射液。

【英文名称】Suxamethonium Chloride Injection。

【性状】本品为无色或几乎无色的澄明黏稠液体。

【pH 值】3.0~5.0。

【储存】遮光、密闭保存。

【药理作用】本品与烟碱样受体结合后，产生稳定的除极作用，引起骨骼肌松弛。本品进入体内能迅速被血中假性胆碱酯酶水解，其中间代谢物琥珀酰单胆碱肌松作用很弱。本品静脉注射后先引起短暂的肌束震颤，从眉际和上眼睑等小肌开始,向肩胛和胸大肌过渡至上下肢,肌松作用 60~90 秒起效,维持 10 分钟左右。重复静脉注射或持续滴注可使作用延长。大剂量,可致心率减慢,也可出现如节性心律和期前收缩等心律失常,组胺释放出现支气管痉挛或过敏性休克。剂量超过 1g,易发生脱敏感阻滞,使肌张力恢复延迟。

本品可引起脑血管扩张、颅内压升高、眼眶平滑肌收缩、眼内压暂时升高、术后肌肉痛、肌球蛋白尿等;长时间去极化可导致肌细胞内 K^+ 外流,血钾升高。此外本品可诱发恶性高热。

本品静脉注射后,即为血液和肝中的丁酰胆碱酯酶(假性胆碱酯酶)水解,先分解成琥珀酰单胆碱,再缓缓分解为琥珀酸和胆碱,成为无肌松作用的代谢物,只有 10%~15% 的药量到达作用部位。约 2% 以原型,其余以代谢物的形式从尿液中排泄。血浓度半衰期为 2~4 分钟。

【适应证】去极化型骨骼肌松弛药。可用于全身麻醉时气管插管和术中维持肌松。

【剂量】本品必须在具备辅助或控制呼吸的条件下使用。

1. 气管插管　1~1.5mg/kg,最高 2mg/kg 静脉注射;小儿 1~2mg/kg,用 0.9% 氯化钠注射液稀释到 10mg/ml,静脉注射。

2. 维持肌松　采用静滴盐酸普鲁卡因注射液 10mg/ml 加氯化琥珀胆碱 0.4~0.6mg/ml 混合溶液静脉滴注,本品的总用量均小于 400mg,以避免快速耐药发生。

【加药调配】

1. 药物稀释　静脉注射:用 5% 葡萄糖注射液或 0.9% 氯化钠注射稀释;静脉滴注:本品 150~300mg 溶于 500ml 5%~10% 葡萄糖注射液或 1% 盐酸普鲁卡因注射液混合溶液中。

2. 成品输液的储存　于 4℃ 下冷藏。

【用法】

1. 给药途径　静脉注射、静脉滴注。

2. 滴速　静脉注射:0.5~2 分钟;静脉滴注:0.5~3.5 小时。

【相容性】

1. 相容药物　0.9% 氯化钠注射液、林格注射液、5% 葡萄糖注射液、甲基多巴注射液、普鲁卡因注射液、去甲肾上腺素注射液等。

2. 不相容药物　氨茶碱、阿米卡星、阿糖胞苷、苯巴比妥钠、长春新碱、地高辛、呋塞米、多黏菌素 B、卡那霉素、利多卡因、链霉素、硫喷妥钠、硫酸镁、氯化钾、吗啡、哌替啶等。

【药物相互作用】

1. 本品在碱性溶液中分解,故不宜与硫喷妥钠混合注射。

2. 下列药物可降低假性胆碱酯酶活性,而增强本品的作用。

（1）抗胆碱酯酶药。

（2）环磷酰胺、氮芥、塞替派等抗肿瘤药。

（3）普鲁卡因等局麻药。

（4）单胺氧化酶抑制药、雌激素等。

3. 与下列药物合用也须谨慎,如吩噻嗪类、普鲁卡因胺、奎尼丁、卡那霉素、多黏菌素 B、新霉素等有去极化型肌松作用的药物,能增强本品作用。

【禁忌证】 脑出血、青光眼、视网膜剥离、白内障摘除术、低血浆胆碱酯酶、严重创伤大面积烧伤、上运动神经元损伤的患者及高钾血症患者禁用。

【注意事项】

1. 不具备控制或辅助呼吸条件时,严禁使用。

2. 忌在患者清醒下给药。

3. 严重肝功能不全、营养不良、晚期癌症、严重贫血、年老体弱、严重电解质紊乱等患者慎用。

4. 接触有机农药患者,需证明无血浆胆碱酯酶减少或抑制,方能使用至足量。

5. 为了解除本品肌松作用引起的短暂纤维颤动,可预先静脉注射小剂量非去极化肌松药（维库溴铵 0.5mg）。

6. 预先给予阿托品可防止本品对心脏的作用。

7. 出现长时间呼吸停止,必须用人工呼吸解救,亦可输血,注射干血浆或其他拟胆碱酯酶药,但不可用新斯的明。

8. 使用抗胆碱酯酶药者慎用。

9. 大剂量使用后可出现快速耐受性或双相阻滞。

【不良反应】

1. 高钾血症　本品引起肌纤维去极化时使细胞内 K^+ 迅速流至细胞外。正常人血钾上升 0.2~0.5mmol/L;严重烧伤、软组织损伤、腹腔内感染、破伤风、截瘫及偏瘫等,在本品作用下引起异常的大量 K^+ 外流致高钾血症,产生严重室性心律失常甚至心搏骤停。

2. 心脏作用　本品的拟乙酰胆碱作用可引起心动过缓、结性心律失常和心搏骤停,尤其是重复大剂量给药最易发生。

3. 眼压升高　本品对眼外肌引起痉挛性收缩以致眼压升高。

4. 胃内压升高　最高可达 40cmH$_2$O,并可引起饱胃患者胃内容物反流误吸。

5. 恶性高热　多见于本品与氟烷合用的患者;也多发生于小儿。

6. 术后肌痛　给药后卧床休息者肌痛轻而少,1~2 天内即起床活动者肌痛剧而多。

7. 可能导致肌张力增强　以胸大肌最为明显,其次是腹肌,严重时波及肱二头肌和股四头肌等。这时不仅机体总的氧耗量加大,还足以引起胃内压甚至颅内压升高。

维 库 溴 铵

【中文名称】注射用维库溴铵。

【英文名称】Vecuronium Bromide for Injection。

【性状】本品为白色或类白色疏松状物。

【pH 值】3.8~4.2(0.4% 水溶液)。

【储存】密闭,在阴凉处保存。

【药理作用】本品为单季铵类固醇类中效非去极化肌松药,结构与泮库溴铵相似,通过与乙酰胆碱竞争位于横纹肌运动终板的烟碱样受体而阻断神经末梢与横纹肌之间的传导。与去极化神经肌肉阻断药,如琥珀酰胆碱不同,本品不引起肌纤维成束颤动。静脉注射 0.08~0.1mg/kg,1 分钟内显效,3~5 分钟达高峰,维持时间为 30~90 分钟。肌松效能较氯化筒箭毒碱强 3 倍;无阻断迷走神经作用,由于维库溴铵不引起心率增快,故适用于心肌缺血及心脏患者,但应用兴奋迷走神经药及 β 受体拮抗剂容易产生心动过缓。本品组胺释放作用弱,也有支气管痉挛及过敏反应,但很少见。

本品静脉注射后在体内迅速分布,主要分布于细胞外液,$t_{1/2}$(分布半衰期)大约为 (2.2 ± 1.4) 分钟。主要经肝脏代谢为 3- 羟基衍生物(约 5%),保留部分活性(约为原型药物的 50%),药物原型和代谢物主要由胆汁排泄。40%~80% 以单季铵形式经胆汁排泄,15%~30% 经肾排泄。$t_{1/2}$(消除半衰期)为 30~80 分钟。肾功能衰竭时可通过肝脏消除来代偿。心血管疾病、高龄、水肿等导致分布容量增加,均可延长起效时间。

【适应证】主要作为全麻辅助用药,用于全麻时的气管插管及手术中的肌肉松弛。

【剂量】

1. 通用剂量

(1)气管插管:静脉注射用量为 0.08~0.12mg/kg,3 分钟内达插管状态。

(2)肌肉松弛:静脉给药维持在神经安定镇痛麻醉时剂量为 0.05mg/kg,吸入麻醉为 0.03mg/kg。最好在颤搐高度恢复到对照值的 25% 时再追加维持剂量。

2. 儿科剂量　1 岁以下婴儿对本品较敏感,应试小量,肌张恢复所需时间比成人长 1.5 倍。特别是对 4 个月以内的婴儿,首次剂量为 0.01~0.02mg/kg 即可。如颤搐反应未抑制到 90%~95%,可再追加剂量。5 个月至 1 岁的婴幼儿所需剂量与成人相似,但由于作用和恢复时间较成人和儿童长,维持剂量应酌减。与成人类似,在小儿患者中,当颤搐度恢复至对照值的 25% 时,重复追加初始剂量的 1/4 作为维持用药,不会有蓄积作用发生。

3. 剂量调整　肥胖患者用量酌减;剖宫产和新生儿手术不应超过 0.1mg/kg。

【加药调配】

1. 药物溶解　本品可用灭菌注射用水、5% 葡萄糖注射液、0.9% 氯化钠注射液、乳酸林格注射液、葡萄糖氯化钠注射液溶解成 1mg/ml 浓度溶液供用。

2. 药物稀释　可用 0.9% 氯化钠注射液、5% 葡萄糖注射液、林格注射液、葡萄糖林格注射液稀释成 40mg/L 浓度溶液供用。

3. 成品输液外观检查　应为无色的澄明液体。

4. 成品输液的储存　无菌条件下配制可在室温(15~25℃)保存。

5. 成品输液的稳定性　无菌条件下配制可保持 24 小时内稳定。

【用法】

1. 给药途径　静脉注射、静脉滴注。

2. 滴速　1.25μg/(kg·min)。

【相容性】

1. 相容药物　艾司洛尔、地尔硫草、氟康唑、劳拉西泮、雷尼替丁、头孢唑林钠、庆大霉素、葡萄糖酸钙、头孢呋辛、吗啡、米力农等。

2. 不相容药物　两性霉素 B、呋塞米、地西泮。

【药物相互作用】

1. 可增强本品效应的药物

(1) 吸入麻醉药如氟烷、安氟醚、异氟醚等。

(2) 大剂量硫喷妥钠、甲乙炔巴比妥、氯胺酮、芬太尼、γ- 羟基丁酸、乙托咪酯、异丙酚。

(3) 其他非去极化类肌肉松弛剂以及琥珀酰胆碱。

(4) 抗生素如氨基苷类、多肽类、酰脲青霉素类以及大剂量甲硝唑。

(5) 其他,如利尿剂、β 受体阻滞剂、硫胺、单胺氧化酶抑制剂、奎尼丁、鱼精蛋白、α 受体阻滞剂、镁盐等。

2. 可使本品作用减弱的药物

(1) 新斯的明、依酚氯铵、吡啶斯的明、氨基吡啶衍生物。

(2) 长斯使用皮质甾类药物或酰胺唑嗪后。

(3) 去甲肾上腺素、硫唑嘌呤(仅有短暂、有限的作用)、茶碱、氯化钙。

3. 可使本品作用变异的药物　使用维库溴铵后,再给以去极化肌肉松弛药,如琥珀酰胆碱,可能加强或减弱其神经肌肉阻断作用。

【禁忌证】对维库溴铵或溴离子有过敏史者禁用。

【注意事项】

1. 须在有使用本品经验的医师监护下使用。

2. 本品可致呼吸肌肉松弛,使用时应给患者机械通气,直至自主呼吸恢复。

3. 与吸入麻醉药同用时,本品应减量 15%。

4. 在可能发生迷走神经反射的手术中(如使用刺激迷走神经的麻醉药、眼科手术、腹部手术、肛门直肠手术等),麻醉前或诱导时,应用迷走神经阻断药,如阿托品等有一定意义。

5. ICU 中重症患者长时间使用维库溴铵,会导致神经肌肉阻滞延长。在持续神经阻滞时,应给予患者足够的镇静和镇痛剂,连续监测神经肌肉的传导,调节本品的用量,以维持不完全阻滞。

6. 对脊髓灰质炎患者、重症肌无力或肌无力综合症患者,对神经肌肉阻断药反应均敏感,使用本品应慎重。

7. 脓毒症、肾衰竭的患者慎用。

8. 肝硬化、胆汁淤积或严重肾功能不全者,持续时间及恢复时间均延长。

9. 本品在低温下手术时,其神经肌肉阻断作用会延长。

10. 下列情况可使本品作用增强:①低钾血症、高镁血症、低钙血症;②低蛋白血症、脱水、酸中毒、高碳酸血症、恶液质。

11. 对严重电解质失衡、血液 pH 的改变和脱水均应尽力纠正。

12. 使用本品完全恢复后的 24 小时内,不可进行有潜在危险的机器操作或驾驶车辆。

【不良反应】

1. 过敏反应

(1)神经肌肉阻断药过敏反应已有报道,本品虽罕见,但应引起注意。

(2)神经肌肉阻断药之间可发生交叉过敏反应,故对曾有过敏史者使用维库溴铵应特别慎重。

2. 组胺释放与类组胺反应　临床可偶发局部或全身的类组胺反应。

【过量解救】在用药过量的情况下,患者应给予机械通气,并给予适当的胆碱酯酶抑制剂(如新斯的明、吡啶斯的明、依酚氯铵)作为拮抗剂。当使用胆碱酯酶抑制剂不能恢复本品的神经肌肉作用时,机械通气应持续至自主呼吸恢复。反复使用胆碱酯酶抑制剂是危险的。

四、镇　痛　药

芬　太　尼

【中文名称】枸橼酸芬太尼注射液。

【英文名称】Fentanyl Citrate Injection。

【性状】本品为无色的澄明液体。

【pH 值】4.0~6.0。

【储存】遮光、密闭保存。

【药理作用】本品为人工合成的强效麻醉性镇痛药。镇痛作用机制与吗啡相似,为阿片受体激动剂,作用强度为吗啡的 60~80 倍。与吗啡和哌替啶相比,本品作用迅速、维持时间短,不释放组胺,对心血管功能影响小,能抑制气管插管时的应激反应。本品对呼吸的抑制作用弱于吗啡,但静脉注射过快则易抑制呼吸。有成瘾性。纳洛酮等能拮抗本品的呼吸抑制和镇痛作用。

临床一般采用注射给药。静脉注射 1 分钟即起效,4 分钟达高峰,维持 30~60 分钟。本品主要在肝脏代谢,代谢产物与约 10% 的原型药由肾脏排出。

【适应证】本品为强效镇痛药,适用于麻醉前、中、后的镇静与镇痛,是目前复合全麻中常用的药物。

1. 用于麻醉前给药及诱导麻醉,并作为辅助用药与全麻及局麻药合用于各种手术。氟哌利多 2.5mg 和本品 0.05mg 的混合液,麻醉前给药,能使患者安静,对外界环境漠不关心,但仍能合作。

2. 用于缓解手术前、手术后及术中等各种剧烈疼痛。

【剂量】

1. 通用剂量

(1) 成人静脉注射:全麻时初量,①小手术按体重 0.001~0.002mg/kg 给药(以芬太尼计,下同);②大手术按体重 0.002~0.004mg/kg 给药;③体外循环心脏手术时按体重 0.02~0.03mg/kg 计算全量,维持量可每隔 30~60 分钟给予初量的一半或连续静脉滴注,一般每小时按体重 0.001~0.002mg/kg 给药;④全麻同时吸入氧化亚氮按体重 0.001~0.002mg/kg 给药;⑤局麻镇痛不全,作为辅助用药按体重 0.001 5~0.002mg/kg 给药。

(2) 成人麻醉前用药或手术后镇痛:按体重静脉注射 0.000 7~0.001 5mg/kg。

2. 儿科剂量　2 岁以下无规定,2~12 岁按体重 0.002~0.003mg/kg 静脉注射。

3. 剂量调整　年老、体弱的患者首次剂量应适当减量,由首次剂量的效果考虑确定剂量的增加量。

【加药调配】

1. 药物稀释　本品 0.05~0.1mg 以 0.9% 氯化钠注射液稀释成 8~10ml。

2. 成品输液外观检查　应为无色的澄明液体。

3. 成品输液的储存　无菌条件下配制后立即使用。

【用法】

1. 给药途径　静脉注射。

2. 滴速　2~4 分钟。

【相容性】

1. 相容药物　5% 葡萄糖注射液、0.9% 氯化钠注射液、阿昔单抗、盐酸胺碘酮、阿加曲班、维库溴铵、盐酸异丙嗪、氯化钾注射液、利奈唑胺等。

2. 不相容药物　阿奇霉素、氟尿嘧啶、盐酸利多卡因、泮托拉唑钠、戊巴比妥钠、苯妥英钠、硫喷妥钠等。

【药物相互作用】

1. 本品与哌替啶因化学结构有相似之处,两药可有交叉敏感。

2. 本品与中枢抑制药,如催眠镇静药(巴比妥类、地西泮等)、抗精神病药(如吩噻嗪类)、其他麻醉性镇痛药以及全麻药等有协同作用,合用时应慎重并适当调整剂量。

3. 本品与 80% 氧化亚氮合用,可诱发心率减慢、心肌收缩减弱、心排血量减少,左室功能欠佳者尤其明显。

4. 肌松药的用量可因本品的使用而相应减少,肌松药能解除本品的肌肉僵直,若遇有呼吸暂停,持续的时间较长,应识别是中枢性的(系本品使用所致),还是外周性的(由于肌松药作用于神经肌接头处 N_2 受体)。

5. 中枢抑制剂如巴比妥类、安定药、麻醉剂,有加强本品的作用,如联合应用,本品的剂量应减少 1/4~1/3。

【禁忌证】支气管哮喘、呼吸抑制、对本品特别敏感的患者以及重症肌无力患者禁用。禁止与单胺氧化酶抑制剂(如苯乙肼、帕吉林等)合用。

【注意事项】

1. 本品为国家特殊管理的麻醉药品,务必严格遵守国家对麻醉药品规定的管理条例,医院和病室的贮药处均应加锁,处方颜色应与其他药处方区别开。各级负责保管人员均应遵守交接班制度,不可稍有疏忽。

2. 本品务必在单胺氧化酶抑制药(如呋喃唑酮、丙卡巴肼)停用 14 天以上方可给药,而且应先试用小剂量(1/4 常用量),否则会发生难以预料的、严重的并发症,临床表现为多汗、肌肉僵直、血压先升高后剧降、呼吸抑制、发绀、昏迷、高热、惊厥,终致循环虚脱而死亡。

3. 心律失常、肝肾功能不良、慢性阻塞性肺疾病、呼吸储备力降低及脑外伤昏迷、颅内压增高、脑肿瘤等易陷入呼吸抑制的患者慎用。

4. 本品药液有一定的刺激性,不得误入气管、支气管,也不得涂敷于皮肤和黏膜。

5. 本品绝非静脉全麻药,虽然大量快速静脉注射能使神智消失,但患者的应激反应依然存在,常伴术中知晓。

6. 快速推注本品可引起胸壁、腹壁肌肉僵硬而影响通气。

【不良反应】

1. 一般不良反应为眩晕、视物模糊、恶心、呕吐、低血压、胆道括约肌痉挛、喉痉挛及出汗等症状,偶有肌肉抽搐。

2. 严重不良反应为呼吸抑制、窒息、肌肉僵直及心动过缓,如不及时治疗,可发生呼吸停止、循环抑制及心搏骤停等。

3. 本品有成瘾性,但较哌替啶轻。

【过量解救】

1. 中毒表现 大剂量快速静脉注射可引起颈、胸、腹壁肌强直,胸顺应性降低影响通气功能。偶可出现心率减慢、血压下降、瞳孔极度缩小等,最后可致呼吸停止、循环抑制或心搏骤停。

2. 中毒解救 出现肌肉强直者,可用肌松药或吗啡拮抗剂(如纳洛酮、烯丙吗啡等)对抗。呼吸抑制时立即采用吸氧、人工呼吸等急救措施,必要时亦可用吗啡特效拮抗药,静脉注射纳洛酮 $0.005\sim0.01mg/kg$、成人 $0.4mg$。心动过缓者可用阿托品治疗。本品与氟哌利多合用产生的低血压,可用输液、扩容等措施处理,无效时可采用升压药,禁用肾上腺素。

哌 替 啶

【中文名称】盐酸哌替啶注射液。

【英文名称】Pethidine Hydrochloride Injection。

【性状】本品为无色的澄明液体。

【pH 值】4.0~6.0。

【储存】密闭保存。

【药理作用】本品为阿片受体激动剂,是目前最常用的人工合成强效镇痛药。与吗啡在等效剂量下可产生同样的镇痛、镇静及呼吸抑制作用,但后者维持时间较短,无吗啡的镇咳作用。能短时间提高胃肠道括约肌及平滑肌的张力,减少胃肠蠕动,但引起便秘及尿潴留发生率低于吗啡。对胆道括约肌的兴奋作用使胆道压力升高,但亦较吗啡弱。本品有轻微的阿托品样作用,可引起心搏增快。

本品血药浓度达峰时间为 1~2 小时,可出现两个峰值。血浆蛋白结合率为 40%~60%。主要经肝脏代谢成哌替啶酸、去甲派替啶和去甲哌替啶酸水解物,然后与葡萄糖醛酸形成结合型或游离型产物经肾脏排出,尿液 pH 值酸度大时,随尿排出的原型药和去甲基衍生物有明显增加。消除 $t_{1/2}$ 为 3~4 小时,肝功能不全时增至 7 小时以上。本品可通过胎盘屏障,少量经乳汁排出。代谢物去甲哌替啶有中枢兴奋作用,因此,根据给药途径的不同及药物代谢的快慢情况,中毒患者可出现抑制或兴奋现象。

【适应证】本品为强效镇痛药,适用于各种剧痛,如创伤性疼痛、手术后疼痛、麻醉前用药,或局麻与静吸复合麻醉辅助用药等。对内脏绞痛缓解应与阿托品配伍应用。用于分娩止痛时,须监护本品对新生儿的呼吸抑制作用。麻醉前给药、人工冬眠时,常与氯丙嗪、异丙嗪组成人工冬眠合剂应用。用于心源性哮喘,有利于肺水肿的消除。

晚期癌症患者的慢性重度疼痛不宜长期使用本品。

【剂量】

1. 通用剂量

(1)镇痛:成人静脉注射一次按体重以 0.3mg/kg 为限。

(2)麻醉维持中,按体重 1.2mg/kg 计算 60~90 分钟总用量,配成稀释液,成人一般以每分钟静脉滴注 1mg 给药,小儿滴速相应减慢。

(3)晚期癌症患者解除中重度疼痛:因个体化给药,剂量可较常规用量大,应逐渐增加剂量,直至疼痛满意缓解,但不提倡使用。

2. 儿科剂量 小儿基础麻醉,在按体重 3~5mg/kg 给予硫喷妥钠,10~15 分钟后,追加哌替啶 1mg/kg 加异丙嗪 0.5mg/kg 稀释至 10ml 缓慢静脉注射。

【加药调配】

1. 药物稀释 静脉注射:本品 25~50mg 以 5% 葡萄糖注射液 10~20ml 稀释;静脉滴注:本品 50~100mg 以 5% 葡萄糖注射液 250~500ml 稀释。

2. 成品输液外观检查 应为无色的澄明液体。

3. 成品输液的储存 室温避光储存,防止冷冻。

【用法】

1. 给药途径 静脉注射、静脉滴注。

2. 滴速 静脉注射为 3~4 分钟;静脉滴注为 1~2 小时,小儿滴速相应减慢。

【相容性】

1. 相容药物 5% 葡萄糖注射液、0.9% 氯化钠注射液、林格注射液、乳酸盐林格注射液、葡萄糖林格注射液、葡萄糖氯化钠溶液、氨磷汀、硫酸阿米卡星、氨苄西林钠、阿替洛尔、硫酸阿托品、氨曲南、布美他尼、酒石酸布托啡诺、头孢孟多钠、头孢唑林钠等。

2. 不相容药物　注射液与以下药物存在配伍禁忌：氨茶碱、巴比妥类钠盐、肝素钠、碘化物、碳酸氢钠、苯妥英钠、磺胺嘧啶、磺胺甲噁唑、甲氧西林、阿昔洛韦钠、别嘌醇钠、头孢吡肟、亚胺培南西司他丁、硫酸吗啡、兰索拉唑等。

【药物相互作用】

1. 本品与芬太尼因化学结构有相似之处，两药可有交叉敏感。

2. 本品能促进双香豆素、茚满二酮等抗凝药物增效，并用时后者应按凝血酶原时间而酌减用量。

【禁忌证】室上性心动过速、颅脑损伤、颅内占位性病变、慢性阻塞性肺疾病、支气管哮喘、严重肺功能不全患者等禁用。严禁与单胺氧化酶抑制剂同用。

【注意事项】

1. 本品为国家特殊管理的麻醉药品。务必严格遵守国家对麻醉药品规定的管理条例，医院和病室的贮药处均须加锁。处方颜色应与其他药处方区别开。各级负责保管人员均应遵守交接班制度，不可稍有疏忽。使用该药医师处方量每次不应超过 3 日常用量。处方留存两年备查。

2. 未明确诊断的疼痛，尽可能不用本品，以免掩盖病情贻误诊治。

3. 肝功能损伤、甲状腺功能不全者慎用。

4. 静脉注射后可出现外周血管扩张、血压下降现象，尤其与吩噻嗪类药物（如氯丙嗪等）以及中枢抑制药并用时。

5. 本品务必在单胺氧化酶抑制药（如呋喃唑酮、丙卡巴肼等）停用 14 天以上方可给药，而且应先试用小剂量（1/4 常用量），否则会发生难以预料的、严重的并发症，临床表现为多汗、肌肉僵直、血压先升高后剧降、呼吸抑制、发绀、昏迷、高热、惊厥，终致循环虚脱而死亡。

6. 注意勿将药液注射到外周神经干附近，否则产生局麻或神经阻滞。

7. 不宜用于自控镇痛（PCA），特别不能做皮下 PCA。

8. 老人慎用。

【不良反应】

1. 本品的耐受性和成瘾性程度介于吗啡与可待因之间，一般不应连续使用。

2. 治疗剂量时可出现轻度的眩晕、出汗、口干、恶心、呕吐、心动过速及直立性低血压等。

【过量解救】

1. 中毒表现　本品逾量中毒时可出现呼吸减慢、浅表而不规则，发绀，嗜睡，进而昏迷，皮肤潮湿冰冷，肌无力，脉缓及血压下降，偶尔可先出现阿托品样中毒症状,瞳孔扩大、心动过速、兴奋、谵妄,甚至惊厥,然后转入抑制。

2. 中毒解救　口服者应尽早洗胃以排出胃中毒物。人工呼吸、吸氧、给予升压药提高血压,β肾上腺素受体拮抗药减慢心率,补充液体维持循环功能。静脉注射纳洛酮 0.005~0.01mg/kg,成人 0.4mg,亦可用烯丙吗啡作为拮抗剂。但本品中毒出现的兴奋惊厥等症状,拮抗剂可使其症状加重,此时只能用地西泮或巴比妥类药物解除。当血内本品及其代谢产物浓度过高时,血液透析能促进排泄毒物。

吗　啡

【中文名称】盐酸吗啡注射液。

【英文名称】Morphine Hydrochloride Injection。

【性状】本品为无色澄明的液体,遇光易变质。

【pH 值】3.0~5.0。

【储存】遮光、密闭保存。

【药理作用】本品为纯粹的阿片受体激动剂,有强大的镇痛作用,同时也有明显的镇静作用,并有镇咳作用(因其可致成瘾而不用于临床)。对呼吸中枢有抑制作用,使其对二氧化碳张力的反应性降低,过量可致呼吸衰竭而死亡。本品兴奋平滑肌,增加肠道平滑肌张力引起便秘,并使胆道、输尿管、支气管平滑肌张力增加。可使外周血管扩张,尚有缩瞳、镇吐等作用(因其可致成瘾而不用于临床)。

本品吸收后迅速分布至肺、肝、脾、肾等各组织。成人中仅有少量吗啡透过血脑屏障,但已能产生高效的镇痛作用。可通过胎盘到达胎儿体内。消除 $t_{1/2}$ 为 1.7~3 小时,蛋白结合率为 26%~36%。一次给药镇痛作用维持 4~6 小时。本品主要在肝脏代谢,60%~70% 在肝内与葡萄糖醛酸结合,10% 脱甲基成去甲基吗啡,20% 为游离型。主要经肾脏排出,少量经胆汁和乳汁排出。

本品可通过胎盘屏障到达胎儿体内,少量经乳汁排出,故禁用于婴儿、孕妇和哺乳期妇女。本品能对抗催产素对子宫的兴奋作用而延长产程,故禁用于即将分娩的产妇。

【适应证】本品为强效镇痛药,适用于其他镇痛药无效的急性锐痛,如严重创伤、战伤、烧伤、晚期癌症等疼痛。心肌梗死而血压尚正常者,应用本品可使患者镇静,并减轻心脏负担。应用于心源性哮喘患者可使肺水肿症状暂时有所缓解。麻醉和手术前给药可保持患者平静进入嗜睡状态。因本品对平滑肌的兴奋作用较强,故不能单独用于内脏绞痛(如胆绞痛等),而应与阿托品等有效的解痉药合用。本品不适宜慢性重度癌痛患者的长期使用。

【剂量】

1. 通用剂量

（1）静脉注射：成人镇痛时常用量为 5~10mg；用作静脉全麻药时，按体重不得超过 1mg/kg，不够时加用其他作用时效短的本类镇痛药，以免苏醒迟延，术后发生血压下降和长时间呼吸抑制。

（2）重度癌痛患者：首次剂量范围较大，每日 3~6 次，以预防癌痛发生及充分缓解癌痛。

2. 儿科剂量　12~18 岁儿童必要时给 2.5~10mg/4h 静脉注射；6 个月 ~12 岁必要时每 4 小时给 100~20µg/kg 静脉注射，婴幼儿慎用，未成熟新生儿禁用。

【加药调配】

1. 药物稀释　本品 5~10mg 以 5% 葡萄糖注射液 20ml 稀释。

2. 成品输液外观检查　应为无色的澄明液体。

3. 成品输液的储存　室温避光储存，防止冷冻。

4. 成品输液稳定性　含有 40µg/ml 和 400µg/ml 硫酸吗啡溶液在 4℃ 或 23℃ 储存 7 天后，含量仍能达到起始浓度的 90% 以上。

【用法】

1. 给药途径　静脉注射。

2. 滴速　静脉注射：4~5 分钟。

【相容性】

1. 相容药物　阿托品、苯海拉明、复方醋酸钠、0.9% 氯化钠注射液、5% 葡萄糖注射液等。

2. 不相容药物　药液不得与氨茶碱、巴比妥类药钠盐等碱性液、溴或碘化合物、碳酸氢盐、氧化剂（如高锰酸钾）、植物收敛剂、氢氯噻嗪、肝素钠、苯妥英钠、呋喃妥因、新生霉素、甲氧西林、氯丙嗪、异丙嗪、哌替啶、磺胺嘧啶、磺胺甲异噁唑以及铁、铝、镁、银、锌化合物等接触或混合，以免发生混浊甚至出现沉淀。

【药物相互作用】

1. 与吩噻嗪类、镇静催眠药、单胺氧化酶抑制剂、三环抗抑郁药、抗组胺药等合用，可加剧及延长吗啡的抑制作用。

2. 本品可增强香豆素类药物的抗凝血作用。

3. 与西咪替丁合用，可能引起呼吸暂停、精神错乱、肌肉抽搐等症状。

【禁忌证】呼吸抑制已显示发绀、颅内压增高和颅脑损伤、支气管哮喘、肺源性心脏病代偿失调、甲状腺功能减退、皮质功能不全、前列腺肥大、排尿困难及严重肝功能不全、休克尚未纠正控制前、炎性肠梗等情况禁用。

【注意事项】

1. 本品为国家特殊管理的麻醉药品,务必严格遵守国家对麻醉药品规定的管理条例,医院和病室的贮药处均须加锁,处方颜色应与其他药处方区别开。各级负责保管人员应遵守交接班制度,不可稍有疏忽。使用该药医师处方量每次不应超过 3 日常用量。处方留存两年备查。

2. 根据 WHO《癌症疼痛三阶梯止痛治疗指导原则》中关于癌症疼痛治疗用药个体化的规定,对癌症患者镇痛使用吗啡时,应由医师根据病情需要和耐受情况决定剂量。

3. 未明确诊断的疼痛,尽可能不用本品,以免掩盖病情,贻误诊断。

4. 可干扰对脑脊液压升高的病因诊断,这是因为本品使二氧化碳滞留,脑血管扩张的结果。

5. 能促使胆道括约肌收缩,引起胆管系的内压上升;可使血浆淀粉酶和脂肪酶均升高。

6. 对血清碱性磷酸酶、谷丙转氨酶、谷草转氨酶、胆红素、乳酸脱氢酶等测定有一定影响,故应在本品停药 24 小时以上方可进行以上项目测定,以防可能出现假阳性。

7. 因本品对平滑肌的兴奋作用较强,故不能单独用于缓解内脏绞痛(如胆绞痛、肾绞痛),而应与阿托品等有效的解痉药合用,单独使用反而使绞痛加剧。

8. 应用大量吗啡进行静脉全麻时,常和神经安定药并用,诱导中可发生低血压,手术开始遇到外科刺激时血压又会骤升,应及早对症处理。

【不良反应】

1. 连用 3~5 天即产生耐药性,1 周以上可成瘾,需慎用。但对于晚期中重度癌痛患者,如果治疗适当,少见依赖及成瘾现象。

2. 恶心、呕吐、呼吸抑制、嗜睡、眩晕、便秘、排尿困难、胆绞痛等。偶见瘙痒、荨麻疹、皮肤水肿等过敏反应。

3. 本品急性中毒的主要症状为昏迷,呼吸深度抑制,瞳孔极度缩小、两侧对称或呈针尖样大,血压下降,发绀,尿少,体温下降,皮肤湿冷,肌无力,由于严重缺氧致休克、循环衰竭、瞳孔散大、死亡。

【过量解救】

吗啡过量可致急性中毒,成人中毒量为 60mg,致死量为 250mg。对于重度癌痛患者,吗啡使用量可超过上述剂量。

中毒解救可采用人工呼吸、给氧、给予升压药提高血压,β 肾上腺素受体拮抗药减慢心率、补充液体维持循环功能。静脉注射拮抗剂纳洛酮 0.005~0.01mg/kg,成人 0.4mg。亦可用烯丙吗啡作为拮抗药。

五、神经系统用药

（一）抗癫痫药

丙 戊 酸 钠

【中文名称】注射用丙戊酸钠。

【英文名称】Sodium Valproate for Injection。

【性状】白色粉末或冻干块状物。

【pH 值】7.6。

【储存及稳定性】保存完好的包装在室温下保存,此注射液为无色透明的溶液,因此,注射剂中不含任何防腐剂,开封后未使用的溶液应立即丢弃。

【药理作用】抗癫痫作用机理尚未阐明,可能与脑内抑制性神经递质 γ-氨基丁酸(GABA)的浓度升高有关。一般 GABA 的升高是通过代谢的降低或重吸收来达到的。另外,丙戊酸钠作用于突触后感受器部位模拟或加强对 GABA 的抑制作用,但对神经膜的作用则尚未完全阐明,可能与直接作用于对钾传导相关的膜活动有关。

【适应证】本品用于治疗癫痫,在成人和儿童中,当暂时不能服用口服剂型时,用于替代口服剂型。

【剂量】

1. 通用剂量

（1）用于临时替代时（例如等待手术时）:本品静脉注射剂溶于 0.9% 氯化钠注射液,按之前接受治疗剂量[通常平均剂量 20~30mg/(kg·d)]给药,末次口服给药 4~6 小时后静脉给药;或持续静脉滴注 24 小时;或每日分 4 次静脉滴注,每次时间需约 1 小时。

（2）需要快速达到有效血药浓度并维持时:以 15mg/kg 剂量缓慢静脉推注,持续至少 5 分钟;然后以 1mg/(kg·h)的速度静脉滴注,使血浆丙戊酸浓度达到 75mg/L,并根据临床情况调整静脉滴注速度;一旦停止静脉滴注,需要立刻口服给药,以补充有效成分。口服剂量可以用以前的剂量或调整后的剂量或遵医嘱。

2. 女童、女性青少年、育龄期妇女和孕妇 仅在其他治疗无效或不耐受时,方可启动治疗,定期随访。

【加药调配】

1. 药物溶解 ①将专用溶剂注入瓶中,溶解粉剂并抽出适当剂量;②本品静脉注射剂应在使用前溶解,溶解后应在 24 小时内用完,未用完的部分应销毁;③本品静脉注射剂可直接静脉慢推或静脉滴注,如需滴注其他药物,本品应使用单独静脉通道。

2. 药物稀释　以下溶液与本品静脉注射剂相容:0.9% 氯化钠注射液、5%葡萄糖注射液、10% 葡萄糖注射液、20% 葡萄糖注射液、30% 葡萄糖注射液、葡萄糖氯化钠注射液、2.5g 葡萄糖 +0.45g NaCl/100ml、萨姆溶液(THAM)3.66g萨姆溶液 +0.172gNaCl/100ml。可将 400mg 本品静脉注射剂加入 500ml 上述溶液中(萨姆溶液为 250ml)。静脉注射剂可经 PVC、聚乙烯或玻璃瓶等容器输注。

3. 成品输液的储存　溶解后应在 24 小时内用完。

4. 成品输液的稳定性　应在使用前才溶解,溶解后应在 24 小时内用完。

【用法】

1. 给药途径　静脉滴注。

2. 滴速　①最大剂量范围内[通常平均剂量为 20~30mg/(kg·d)]每日分四次静脉滴注,每次时间需超过 1 小时;②需要快速达到有效血药浓度并维持时,以 15mg/kg 剂量缓慢静脉推注,超过 5 分钟;然后以 1mg/(kg·h)的速度静脉滴注。

【药物相互作用】

1. 丙戊酸对其他药物的作用

(1)神经阻滞剂、单胺氧化酶抑制剂、抗抑郁药物及苯二氮䓬类药物:丙戊酸钠可以增强其他精神药物的药效,如神经阻滞剂、单胺氧化酶抑制剂、抗抑郁药物及苯二氮䓬类药物,因而,使用时建议作临床监控并适当调整剂量。

(2)苯巴比妥:丙戊酸钠可提高苯巴比妥的血药浓度(抑制肝脏合成代谢所致),并且会出现镇静作用,特别是儿童。因而,建议在联合用药的最初 15日内进行临床监控,一旦出现了镇静现象,就应立即降低苯巴比妥剂量,并适时监测苯巴比妥的血药浓度。

(3)扑米酮:丙戊酸钠会提高扑米酮的血药浓度,同时也加重它的不良反应(如镇静),长期服用时此种现象会消失。因而,建议进行临床监控,适时调整剂量,特别是在联合治疗的初期。

(4)苯妥英:丙戊酸钠会降低苯妥英的总血浆浓度。另外,丙戊酸可提高游离形态苯妥英的血浆浓度,并可能出现药物过量的症状(丙戊酸从血浆蛋白结合位点上把苯妥英置换下来并降低它的肝脏代谢过程)。因而,建议进行临床监控。测定苯妥英的血浆浓度时,游离形态的苯妥英应得到检测。

(5)卡马西平:曾有过丙戊酸与卡马西平联用时出现药物中毒的报道,因为丙戊酸可以加强卡马西平的毒性作用。因而,建议进行临床监控,适时调整剂量,特别是在联合治疗的初期。

（6）拉莫三嗪:丙戊酸可抑制拉莫三嗪的代谢,延长其半衰期,适时调整药物剂量（降低拉莫三嗪的剂量）。

（7）齐多夫定:丙戊酸可提高齐多夫定的血浆浓度,加强齐多夫定的毒性作用。

（8）尼莫地平（口服、静脉推注、静脉滴注）:由于丙戊酸可增加尼莫地平的血浆浓度（丙戊酸使其代谢减缓）,使其作用加强。

2. 其他药物对丙戊酸的影响

（1）有酶诱导作用的抗癫痫药物（如苯妥英、苯巴比妥、卡马西平）会降低丙戊酸的血浆浓度。联合治疗时应根据血药浓度来调整药物剂量。

（2）苯丙氨酯与丙戊酸盐联用可以提高丙戊酸盐的血浆浓度。合用时,丙戊酸盐的剂量应进行监控。

（3）甲氟喹会增加丙戊酸代谢和产生惊厥效应,因此,联合治疗的患者可发生癫痫发作。

（4）丙戊酸与血浆蛋白结合力高的药物（如阿司匹林）合用时,游离形态的丙戊酸的血浆浓度会上升。

（5）与依赖维生素 K 的抗凝药合用时,要密切监测凝血率。

（6）与西咪替丁或红霉素合用时,丙戊酸的血浆浓度会上升（抑制肝脏代谢的结果）。

（7）卡巴青霉烯类（帕尼培南、美罗培南、亚胺培南）合用时,可观察到丙戊酸血浆浓度降低,后者有时与惊厥发生有关。若要使用这些抗生素,建议密切观察丙戊酸的血药浓度。

（8）丙戊酸与托吡酯合用,会发生高氨血症和脑病（通常由丙戊酸引起）。需密切进行临床和实验室监测。

3. 其他形式的相互作用　丙戊酸钠通常没有肝药酶诱导作用,因此,在接受激素避孕的妇女中,本品不会降低激素类避孕药的疗效。

【禁忌证】

1. 急性肝炎患者禁用。

2. 慢性肝炎患者禁用。

3. 有严重肝炎的病史或家族史,特别是与用药相关的患者禁用。

4. 对丙戊酸钠、双丙戊酸钠、丙戊酰胺过敏者禁用。

5. 肝卟啉病患者禁用。

6. 合用甲氟喹、贯叶连翘提取物时禁用。

7. 已知患有因编码线粒体酶聚合酶 γ（POLG）的核基因突变引起的线粒体疾病以及疑诊 POLG 相关疾病的 2 岁以下儿童患者禁用。

【注意事项】

1. 注意事项

（1）严重肝损害：有非常严重肝功能损伤甚至致死性的病例报道。癫痫治疗的经验表明，风险最大的患者是婴儿，特别是在使用多种抗惊厥药物联合治疗时，3岁以下及那些有严重发作的儿童，尤其是患有脑损伤、精神发育迟缓和/或先天性代谢性疾病或变性疾病的儿童患者。3岁以后以上情况发生明显减少，并随年龄逐渐降低。大多数病例中，这种肝脏损伤发生在治疗开始后的前6个月。

（2）提示症状：临床症状对早期诊断是至关重要的。特别是在黄疸出现之前，有下列情况应考虑肝功能损害的可能：非特异性症状，通常突然发作，例如无力、畏食、虚弱感和嗜睡，有时出现反复呕吐和腹痛。癫痫患者症状复发。应告知患者（或儿童患者的家人），一旦出现以上情况，应立即报告医师，马上进行临床体检和肝功能的生物学测定。

（3）检验：应在治疗前测定肝脏功能，并在开始治疗的前6个月内定期监测。在常规检查中，反映蛋白合成、特别是凝血酶原比率的检测最为重要。如果确定存在异常低下的凝血酶原时间，特别是合并有其他生物学异常（纤维蛋白原和凝血因子水平显著降低，胆红素浓度增加及转氨酶升高）时，需要停止丙戊酸钠治疗。作为预防，如果合并使用水杨酸，由于本品与后者具有相同的代谢途径，也应停止本品的治疗。

（4）胰腺炎：曾报道过有极少数的患者出现严重的、甚至致命的胰腺炎。这种致命的危险在儿童中的发生率最高，随着年龄的增长，危险有所下降。严重的癫痫发作、神经损害或抗癫痫治疗可能是导致重症胰腺炎的危险因素。胰腺炎伴发的肝功能衰竭则增加了胰腺炎的致死危险。对急性腹痛的患者应给予快速的医疗检查。若胰腺炎诊断成立，丙戊酸应立即停用。

（5）对肝脏功能的影响：应在治疗前测定肝脏功能（见禁忌证），并在开始治疗的前6个月内定期监测，尤其对于危险患者。应注意肝脏酶水平的轻微升高，尤其在治疗开始阶段，但通常是一过性和独立性的，无临床征兆。推荐在这些患者中进行更深入的生物学检查（包括凝血酶原时间）；适当时可考虑调整剂量，并重复以上检测。

（6）儿童用药：3岁以下的儿童使用丙戊酸钠时推荐单剂治疗，且此类患者开始治疗前应权衡丙戊酸钠的可能益处与其肝脏损害或胰腺炎的风险。由于丙戊酸钠存在肝脏毒性，3岁以下儿童应避免合用乙酰水杨酸。

（7）对血液系统的影响：在治疗前、手术前或者发生自发性淤伤或出血时，应做血液化验检查（如血细胞计数、出血时间及凝集试验）。

（8）对肾功能的影响：肾功能不全的患者可能需要减少剂量，由于血浆浓度监测可能会产生误导,剂量应根据临床监测进行调整。

（9）对免疫系统的影响:尽管在用药过程中极少观察到免疫学异常,对系统性红斑狼疮的患者应权衡可能的益处和风险。

（10）对代谢的影响:因为丙戊酸有致高氨血症的危险,若怀疑患者有尿素循环酶缺陷,在治疗前应作代谢方面的检查。

（11）体重增加:患者在接受丙戊酸钠治疗前应了解药物存在体重增加的风险,并采取适当的措施来减少此风险的发生。

（12）育龄妇女:由于本品对孕妇有风险,可能怀孕的育龄期癫痫妇女应接受足够的咨询。

（13）对驾驶及操作机器能力的影响:应警告患者可能出现嗜睡的风险,尤其在抗癫痫药联合治疗或合用苯二氮䓬类药物时。

2. 特殊警示 有局部组织坏死的危险。应严格使用静脉给药途径,不可肌内注射。

【不良反应】

1. 先天性与家族性/遗传性异常。

2. 肝胆系统异常,罕有肝功能不全。

3. 胃肠道系统异常(恶心、胃痛和腹泻) 常常发生于治疗开始阶段。这些异常通常在继续服药几天后消失。

4. 罕见有胰腺炎,有致死性的报道。

5. 代谢异常,罕有低血钠。

6. 神经系统异常 很常见:震颤。常见:静脉注射后可能发生锥体外系障碍、木僵、嗜睡、惊厥、记忆障碍、头痛、眼球震颤、头晕。少见昏迷、肝性脑病、困倦、可逆性帕金森病、共济失调、感觉异常等。罕见:可逆性痴呆伴可逆性脑萎缩、认知功能障碍。

7. 精神障碍 意识模糊、幻觉、攻击行为、注意力障碍。

8. 血液和淋巴系统异常 血小板减少症发生较多,罕有贫血、红细胞肥大、白细胞减少、全血细胞减少的报道。偶有纤维蛋白原减少或出血时间增加的病例报道,通常没有相关的临床症状和体征,尤其在使用高剂量(丙戊酸盐对血小板聚集的第二个阶段具有抑制作用)的患者中。

9. 皮肤和皮下组织异常 皮肤反应如皮疹较少见。极少数报道称一些患者可能会出现中毒性表皮坏死松解症、史-约综合征及多形性红斑。常有一过性和/或剂量相关的脱发报道。

10. 生殖系统异常 有停经和月经周期不规则的病例报道。

11. 血管异常 有血管炎的报道。

12. 听觉异常 罕有可逆性或不可逆性听力丧失的报道,然而尚没确立因果关系。

13. 肾脏和泌尿系统异常　个别报道有与接受丙戊酸治疗有关的范科尼综合征,但尚不清楚其作用机制,极罕见遗尿症报道。

14. 免疫系统异常　有过敏反应的报道。

15. 一般异常和给药部位的变化　罕有非严重性外周水肿的报道。也会出现体重增加的现象,体重增加为多囊卵巢综合征的危险因素,应小心监测。静脉内给予丙戊酸钠,注射几分钟后会出现恶心和眩晕,此反应几分钟后会自然消失。

苯 妥 英 钠

【中文名称】注射用苯妥英钠。

【英文名称】Phenytoin Sodium for Injection。

【性状】白色粉末。

【PH】9.5~11.5。

【储存】遮光、密封保存。

【药理作用】本品为抗癫痫药、抗心律失常药。治疗剂量不引起镇静催眠作用。

1. 动物实验证明,本品对超强电休克、惊厥的强直相有选择性对抗作用,而对阵挛相无效或反而加剧,故其对癫痫大发作有良效,而对失神性发作无效。其抗癫痫作用机制尚未阐明,一般认为,增加细胞钠离子外流,减少钠离子内流,而使神经细胞膜稳定,提高兴奋阈,减少病灶高频放电的扩散。

2. 另外,本品缩短动作电位间期及有效不应期,还可抑制钙离子内流,降低心肌自律性,抑制交感中枢,对心房、心室的异位节律点有抑制作用,提高房颤与室颤阈值。

3. 由于其稳定细胞膜作用及降低突触传递作用,而具有抗神经痛及骨骼肌松弛效果。

4. 本品可抑制皮肤成纤维细胞合成和 / 或分泌胶原酶。还可加速维生素 D 代谢,可引起淋巴结肿大。本品有抗叶酸作用,对造血系统有抑制作用,可引起过敏反应。本品还有酶诱导作用,且静脉用药可扩张周围血管。

【适应证】

1. 本品适用于治疗全身强直 - 阵挛性发作、复杂部分性发作(精神运动性发作、颞叶癫痫)、单纯部分性发作(局限性发作)和癫痫持续状态。

2. 本品可用于治疗三叉神经痛、隐性营养不良型大疱性表皮松解、发作性舞蹈手足徐动症、发作性控制障碍(包括发怒、焦虑和失眠的兴奋过度等行为障碍疾患)、肌强直及三环类抗抑郁药过量时心脏传导障碍等。

3. 本品也适用于洋地黄中毒所致的室性及室上性心律失常,而对其他各种原因引起的心律失常疗效较差。

【剂量】

1. 通用剂量

(1)抗惊厥常用量:150~250mg,每分钟不超过 50mg,需要时 30 分钟后可再次静脉注射 100~150mg,一日总量不超过 500mg。

(2)抗心律失常成人常用量:为中止心律失常以 100mg 缓慢静脉注射 2~3 分钟,根据需要每 10~15 分钟重复一次至心律失常中止,或出现不良反应为止,总量不超过 500mg。

2. 儿童剂量 儿童抗惊厥常用量为静脉注射 5mg/kg 或按体表面积 250mg/m²,1 次或分 2 次注射。

【加药调配】药品溶解:用 20~40ml 5% 葡萄糖注射液溶解。

【用法】

1. 给药途径 缓慢静脉注射给药。

2. 滴速 抗惊厥治疗每分钟不超过 50mg;抗心律失常治疗为 100mg 缓慢静脉注射 2~3 分钟,根据需要每 10~15 分钟重复一次至心律失常中止。

【药物相互作用】

1. 长期应用对乙酰氨基酚患者应用本品可增加肝脏中毒的危险,并且疗效降低。

2. 为肝酶诱导剂,与皮质激素、洋地黄类(包括地高辛)、口服避孕药、环孢素、雌激素、左旋多巴、奎尼丁、土霉素或三环抗抑郁药合用时,可降低这些药物的效应。

3. 与氯霉素、异烟肼、保泰松、磺胺类合用可能降低本品代谢,使血药浓度增加,增加本品的毒性。与抗凝剂合用,开始时增加抗凝效应,持续应用则降低。

4. 与含镁、铝或碳酸钙等合用时可能降低本品的生物利用度,两者应相隔 2~3 小时服用。

5. 与降血糖药或胰岛素合用时,因本品可使血糖升高,需调整后两者用量。

6. 原则上用多巴胺的患者,不宜用本品。

7. 本品与利多卡因或心得安合用时可能加强心脏的抑制作用。

8. 虽然本品消耗体内叶酸,但增加叶酸反而可降低本品浓度和作用。

9. 苯巴比妥或扑米酮对本品的影响变化很大,应经常监测血药浓度。与丙戊酸类合用有血浆蛋白结合竞争的作用,应经常监测血药浓度,调整本品用量。

10. 与卡马西平合用,后者血药浓度降低。如合并用大量抗精神病药或三环类抗抑郁药可能导致癫痫发作,需调整本品用量。

【禁忌证】禁用于对乙内酰脲类药物有过敏史或阿斯佩格综合征、Ⅱ-Ⅲ度房室阻滞、窦房结阻滞、窦性心动过缓等心功能损害者。

【注意事项】

1. 对乙内酰脲类中一种药物过敏者,对本品也过敏。

2. 有酶诱导作用,可对某些诊断产生干扰,如地塞米松试验、甲状腺功能试验,使血清碱性磷酸酶、谷丙转氨酶、血糖浓度升高。

3. 用药期间需检查血相、肝功能、血钙、口腔、脑电图、甲状腺功能并经常随访血药浓度,防止毒性反应发生;妊娠期每月测定一次、产后每周测定一次血药浓度以确定是否需要调整剂量。

4. 下列情况应慎用:①嗜酒,使本品的血药浓度降低;②贫血,增加严重感染的危险性;③心血管病(尤其老人);④糖尿病,可能升高血糖;⑤肝肾功能损害,改变本药的代谢和排泄;⑥甲状腺功能异常者。

【不良反应】

1. 本品副作用小,常见齿龈增生,儿童发生率高,应加强口腔卫生和按摩齿龈。

2. 长期服用后或血药浓度达 $30\mu g/ml$ 可能引起恶心、呕吐甚至胃炎,饭后服用可减轻。

3. 神经系统不良反应与剂量相关,常见眩晕、头痛,严重时可引起眼球震颤、共济失调、语言不清和意识模糊,调整剂量或停药可消失;较少见的神经系统不良反应有头晕、失眠、一过性神经质、颤搐、舞蹈症、肌张力不全、震颤、扑翼样震颤等。

4. 可影响造血系统,致粒细胞和血小板减少,罕见再生障碍性贫血;常见巨幼红细胞贫血,可用叶酸加维生素 B_{12} 防治。可引起过敏反应,常见皮疹伴高烧,罕见严重皮肤反应,如剥脱性皮炎、多形糜烂性红斑、系统性红斑狼疮和致死性肝坏死、淋巴系统何杰金病等。

5. 一旦出现症状应立即停药并采取相应措施。

6. 小儿长期服用可加速维生素 D 代谢造成软骨病或骨质异常;孕妇服用偶致畸胎;可抑制抗利尿激素和胰岛素分泌使血糖升高;有致癌的报道。

【过量解救】过量时可出现视力模糊或复视、笨拙或行走不稳和步态蹒跚、精神紊乱,严重的眩晕或嗜睡、幻觉、恶心、语言不清。尚无解毒药,仅对症治疗和支持疗法。给氧,给升压药和辅助呼吸,可血液透析。恢复后应注意检测造血功能。

（二）脑血管病用药及降颅压药

甘 露 醇

【中文名称】甘露醇注射液。

【英文名称】Mannitol Injectiion。

【性状】本品为无色的澄明液体。

【pH值】4.5~7。

【储存及稳定性】应储存在室温下，防止过冷结晶。溶液化学性质稳定，25%的甘露醇在121℃下15分钟，经过5次高压灭菌后化学和物理上均保持稳定。此外，没有发现橡胶瓶盖中的提取物或可见颗粒。

【药理作用】甘露醇为单糖，在体内不被代谢，经肾小球滤过后在肾小管内甚少被重吸收，起到渗透利尿作用。

1. 组织脱水作用　提高血浆渗透压，导致组织内（包括眼、脑、脑脊液等）水分进入血管内，从而减轻组织水肿，降低眼内压、颅内压和脑脊液容量及其压力。1g甘露醇可产生渗透浓度为5.5mOsm，注射100g甘露醇可使2 000ml细胞内的水转移至细胞外，尿钠排泄50g。

2. 利尿作用　甘露醇的利尿作用机制分两个方面：①甘露醇增加血容量，并促进前列腺素I$_2$分泌，从而扩张肾血管，增加肾血流量包括肾髓质血流量。肾小球入球小动脉扩张，肾小球毛细血管压升高，皮质肾小球滤过率升高。②甘露醇自肾小球滤过后极少（<10%）由肾小管重吸收，故可提高肾小管内液渗透浓度，减少肾小管对水及Na$^+$、Cl$^-$、K$^+$、Ca^{2+}、Mg^{2+}和其他溶质的重吸收。

【适应证】

1. 组织脱水　用于治疗各种原因引起的脑水肿，降低颅内压，防止脑疝。

2. 降低眼内压　可有效降低眼内压，应用于其他降眼内压药无效时或眼内手术前准备。

3. 渗透性利尿　用于鉴别肾前性因素或急性肾功能衰竭引起的少尿，亦可应用于预防各种原因引起的急性肾小管坏死。

4. 辅助性利尿　作为辅助性利尿措施治疗肾病综合征、肝硬化腹水，尤其是当伴有低蛋白血症时。

5. 中毒解救　对某些药物过量或毒物中毒（如巴比妥类药物、锂、水杨酸盐和溴化物等），本品可促进上述物质的排泄，并防止肾毒性发生。

【剂量】

1. 通用剂量

（1）利尿：常用量为按体重1~2g/kg给药，一般用250ml 20%溶液静脉滴注,并调整剂量使尿量维持在 30~50ml/h。

（2）治疗脑水肿、颅内高压和青光眼:按体重 0.25~2g/kg 给药,配制为 15%~25% 溶液于 30~60 分钟内静脉滴注。当患者衰弱时,剂量应减小至 0.5g/kg。治疗过程中需严密随访肾功能。

（3）鉴别肾前性少尿和肾性少尿:按体重 0.2g/kg 给药,以 20% 溶液于 3~5 分钟内静脉滴注,如用药 2~3 小时后每小时尿量仍低于 30ml,最多再试用一次,如仍无反应则应停药。已有心功能减退或心力衰竭者慎用或不宜使用。

（4）预防急性肾小管坏死:先给予 12.5~25g 药物,10 分钟内静脉滴注,若无特殊情况,再给 50g,1 小时内静脉滴注,若尿量能维持在每小时 50ml 以上,则可继续应用 5% 溶液静脉滴注;若无效则立即停药。

（5）治疗药物、毒物中毒:50g 药物以 20% 溶液静脉滴注,调整剂量使尿量维持在每小时 100~500ml。

2. 儿科剂量

（1）利尿:按体重 0.25~2g/kg 或按体表面积 60g/m^2 给药,以 15%~20% 溶液 2~6 小时内静脉滴注。

（2）治疗脑水肿、颅内高压和青光眼:按体重 1~2g/kg 或按体表面积 30~60g/m^2 给药,以 15%~20% 浓度溶液于 30~60 分钟内静脉滴注。患者衰弱时剂量减至 0.5g/kg。

（3）鉴别肾前性少尿和肾性少尿。按体重 0.2g/kg 或按体表面积 6g/m^2 给药,以 15%~25% 浓度溶液静脉滴注 3~5 分钟,如用药后 2~3 小时尿量无明显增多,可再用 1 次,如仍无反应则不再使用。

（4）治疗药物、毒物中毒:按体重 2g/kg 或按体表面积 60g/m^2 以 5%~10% 溶液静脉滴注。

3. 剂量调整　老年人应用本品较易出现肾损害,且随年龄增长,发生肾损害的机会增多,应适当控制用量。

【加药调配】甘露醇遇冷易结晶,故应用前应仔细检查,如有结晶,可置热水中或用力振荡待结晶完全溶解后再使用。当甘露醇浓度高于 15% 时,应使用有过滤器的输液器。

【用法】

1. 给药途径　静脉滴注。

2. 滴速

（1）成人主要为:治疗脑水肿、颅内高压和青光眼。配制为 15%~25% 浓度于 30~60 分钟内静脉滴注。鉴别肾前性少尿和肾性少尿,以 20% 浓度于 3~5 分钟内静脉滴注。预防急性肾小管坏死:先给予 12.5~25g,10 分钟内静脉滴注,若无特殊情况,再给 50g,1 小时内静脉滴注。

（2）儿童：利尿以 15%~20% 溶液于 2~6 小时内静脉滴注。治疗脑水肿、颅内高压和青光眼，以 15%~20% 浓度溶液于 30~60 分钟内静脉滴注。鉴别肾前性少尿和肾性少尿，以 15%~25% 浓度静脉滴注 3~5 分钟。

【药物相互作用】

1. 可增加洋地黄毒性作用，与低钾血症有关。

2. 增加利尿药及碳酸酐酶抑制剂的利尿和降眼内压作用，与这些药物合并时应调整剂量。

【禁忌证】

1. 已确诊为急性肾小管坏死的无尿患者禁用，包括对试用甘露醇无反应者，因甘露醇积聚引起血容量增多，加重心脏负担。

2. 严重失水者禁用。

3. 颅内活动性出血者禁用，因扩容加重出血，但颅内手术时除外。

4. 急性肺水肿，或严重肺淤血患者禁用。

【注意事项】

1. 除作肠道准备用，均应静脉内给药。

2. 根据病情选择合适的浓度，避免不必要地使用高浓度和大剂量药物。

3. 使用低浓度和含氯化钠溶液的甘露醇能降低过度脱水和电解质紊乱的发生几率。

4. 用于治疗水杨酸盐或巴比妥类药物中毒时，应合用碳酸氢钠以碱化尿液。

5. 下列情况慎用：明显心肺功能损害者，因本品所致的突然血容量增多可引起充血性心力衰竭；高钾血症或低钠血症；低血容量，应用后可因利尿作用而加重病情，或使原来低血容量情况被暂时性扩容所掩盖；严重肾功能衰竭而排泄减少使本品在体内积聚，引起血容量明显增加，加重心脏负荷，诱发或加重心力衰竭；对甘露醇不能耐受者。

6. 给大剂量甘露醇不出现利尿反应，可使血浆渗透浓度显著升高，故应警惕血高渗发生。

7. 随访检查：血压、肾功能、血电解质浓度（尤其是 Na^+ 和 K^+）、尿量。

【不良反应】

1. 水和电解质紊乱最为常见。

（1）快速大量静脉注射甘露醇可引起体内甘露醇积聚，血容量迅速大量增多（尤其是急性、慢性肾功能衰竭时），导致心力衰竭（尤其有心功能损害时），稀释性低钠血症，偶可致高钾血症。

（2）不适当地过度利尿导致血容量减少，加重少尿。

（3）大量细胞内液转移至细胞外可致组织脱水，并可引起中枢神经系统症状。

2. 寒战、发热。

3. 排尿困难。

4. 血栓性静脉炎。

5. 甘露醇外渗可致组织水肿、皮肤坏死。

6. 过敏引起皮疹、荨麻疹、呼吸困难、过敏性休克。

7. 头晕、视力模糊。

8. 高渗引起口渴。

9. 渗透性肾病(或称甘露醇肾病),主要见于大剂量快速静脉滴注时。其机理尚未完全阐明,可能与甘露醇引起肾小管液渗透压上升过高,导致肾小管上皮细胞损伤有关。病理表现为肾小管上皮细胞肿胀,空泡形成。临床上出现尿量减少,甚至出现急性肾功能衰竭。渗透性肾病常见于老年肾血流量减少及低钠、脱水患者。

【过量解救】应尽早洗胃,给予支持,对症处理,并密切随访血压、电解质及肾功能。

(三)中枢兴奋药

胞磷胆碱钠

【中文名称】胞磷胆碱钠注射液。

【英文名称】Citicoline Sodium Injection。

【性状】本品为无色澄明液体。

【pH 值】6.0~8.0。

【储存】遮光、密闭保存。

【药理作用】本品为核苷衍生物,可增强脑干网状结构,尤其是与意识密切相关的上行网状结构激动系统的机能。增强锥体系统的机能,改善运动麻痹;改善大脑循环,通过减少大脑血流阻力,增加大脑血流而促进大脑物质代谢,对促进大脑功能的恢复和促进苏醒等具有一定作用。

【适应证】本品用于治疗急性颅脑外伤和脑手术后意识障碍。

【剂量】

1. 静脉滴注 一日 0.25~0.5g,用 5% 或 10% 葡萄糖注射液稀释后缓缓滴注,每 5~10 日为一疗程。

2. 静脉注射 每次 0.1~0.2g,每日 1 次。

【加药调配】

1. 药物稀释 用 5% 或 10% 葡萄糖注射液稀释后缓缓滴注。

2. 成品输液外观检查 本品颜色变深或有沉淀时禁止使用。

【用法】给药途径:本品可用于静脉滴注、静脉注射和肌内注射。

【药物相互作用】本品用于震颤麻痹患者时,不宜与左旋多巴胺合用,否则可引起肌僵直恶化。

【禁忌证】对本品过敏者禁用。

【注意事项】

1. 有药物过敏史的患者慎用。

2. 对伴有脑出血、脑水肿和颅内压增高的严重急性颅脑损伤患者慎用。

3. 癫痫及低血压患者慎用。

4. 静脉注射时应尽量放慢给药速度。

5. 肌内注射一般不采用,若用时应经常更换注射部位。

6. 孕妇及哺乳期妇女慎用。

【不良反应】

1. 全身 偶见发热、倦怠、过敏样反应,严重者有过敏性休克的报告。心血管系统:偶见暂时性血压下降、心动过缓和心动过速。

2. 消化系统 偶见恶心、呕吐、食欲缺乏、胃痛、胃烧灼感、腹泻和肝功能异常。

3. 呼吸系统 有发生过敏性哮喘的报告,严重者可出现呼吸困难和喉水肿。

4. 神经系统 偶见眩晕、震颤、头痛、失眠、兴奋、烦躁不安和痉挛。

5. 皮肤五官 偶见皮疹及一过性复视。

六、治疗精神障碍药

(一) 抗精神病药

氯 丙 嗪

【中文名称】盐酸氯丙嗪注射液。

【英文名称】Chlorpromazine Hydrochloride Injection。

【性状】本品为无色或几乎无色的澄明液体。

【辅料】辅料为氯化钠、维生素 C、亚硫酸氢钠。

【pH 值】3.4~5.4。

【储存及稳定性】应于室内室温下保存,避免冰冻。在存储过程中应避光,光照易变色,溶液稍微变黄不代表药效减弱,但显著变色的溶液应被丢弃。

【药理作用】本品为吩噻嗪类抗精神病药,其作用机制主要与其阻断中脑边缘系统及中脑皮层通路的多巴胺受体(DA_2)有关。对多巴胺受体(DA_1)、5-羟色胺受体、M型乙酰胆碱受体、α肾上腺素受体均有阻断作用,作用广泛。此外,本品小剂量时可抑制延脑催吐化学感受区的多巴胺受体,大剂量时直接抑制呕吐中枢,产生强大的镇吐作用。抑制体温调节中枢,使体温降低,体温可随外环境变化而改变,其阻断外周α肾上腺素受体,使血管扩张,引起血压下降,对内分泌系统也有一定影响。

【适应证】

1. 对兴奋躁动、幻觉妄想、思维障碍及行为紊乱等阳性症状有较好的疗效。用于治疗精神分裂症、躁狂症或其他精神病性障碍。

2. 止呕,各种原因所致的呕吐或顽固性呃逆。

【剂量】

1. 通用剂量　静脉滴注,从小剂量开始,25~50mg(1~2支)药物稀释于500ml葡萄糖氯化钠注射液中缓慢静脉滴注,一日1次,每隔1~2日缓慢增加25~50mg(1~2支),治疗剂量一日100~200mg(4~8支)。

2. 儿科剂量　慎用。

【加药调配】

1. 药物稀释　25~50mg(1~2支)本品稀释于500ml葡萄糖氯化钠注射液中缓慢静脉滴注。

2. 成品输液外观检查　本品颜色变深或有沉淀时禁止使用。

【用法】缓慢静脉滴注。

【药物相互作用】

1. 本品与乙醇或其他中枢神经系统性抑制药合用时会导致中枢抑制作用加强。

2. 本品与抗高血压药合用易致直立性低血压。

3. 本品与舒托必利合用,有发生室性心律紊乱的危险,严重者可致尖端扭转型心律失常。

4. 本品与阿托品类药物合用,不良反应加强。

5. 本品与碳酸锂合用,可引起血锂浓度增高。

6. 抗酸剂可以降低本品的吸收,苯巴比妥可加快其排泄,因而减弱其抗精神病作用。

7. 本品与单胺氧化酶抑制剂及三环类抗抑郁药合用时,两者的抗胆碱作用加强,不良反应加重。

【禁忌证】基底神经节病变、帕金森病、帕金森综合征、骨髓抑制、青光眼、昏迷及对吩噻嗪类药过敏者禁用。

【注意事项】

1. 患有心血管疾病(如心力衰竭、心肌梗死、传导异常)患者慎用。

2. 出现迟发性运动障碍,应停用所有的抗精神病药。

3. 出现过敏性皮疹及恶性综合征应立即停药并进行相应的处理。

4. 用药后若引起直立性低血压应卧床,血压过低可静脉滴注去甲肾上腺素,禁用肾上腺素。

5. 肝、肾功能不全者应减量。

6. 癫痫患者慎用。

7. 应定期检查肝功能与白细胞计数。

8. 对晕动病引起的呕吐效果差。

9. 用药期间不宜驾驶车辆、操作机械或高空作业。

10. 本品不宜皮下注射,静脉注射可引起血栓性静脉炎,应稀释后缓慢滴注。

11. 不适用于有意识障碍的精神异常者。

【不良反应】

1. 常见口干、上腹不适、食欲缺乏、乏力及嗜睡。

2. 可引起直立性低血压、心悸或心电图改变。

3. 可出现锥体外系反应,如震颤、僵直、流涎、运动迟缓、静坐不能、急性肌张力障碍。

4. 长期大量用药可引起迟发性运动障碍。

5. 可引起血浆中泌乳素浓度增加,可能有关的症状为溢乳、男性乳房女性化、月经失调、闭经。

6. 可引起注射局部红肿、疼痛、硬结。

7. 可引起中毒性肝损害或阻塞性黄疸。

8. 少见骨髓抑制。

9. 偶可引起癫痫、过敏性皮疹或剥脱性皮炎及恶性综合征。

【过量解救】

1. 中毒症状

(1) 表情淡漠、烦燥不安、吵闹不停、昏睡,严重时可出现昏迷。

(2) 严重锥体外系反应。

(3) 心血管系统出现心悸、四肢发冷、血压下降、直立性低血压、持续性低血压休克症状,并可导致房室传导阻滞及室性早搏甚至心搏骤停。

2. 处理　静脉注射高渗葡萄糖注射液,促进利尿,排泄毒物,但输液不宜过多,以防心力衰竭和肺水肿。依病情给予对症治疗及支持疗法。

氟 哌 啶 醇

【中文名称】氟哌啶醇注射液。

【英文名称】Haloperidol Injection。

【性状】本品为无色澄明液体。

【pH 值】3~3.6 或 3.8。

【储存】稳定的氟哌啶醇乳酸盐应在室温下保存,避光;应避免冰冻和40℃以上的高温。

【药理作用】本品属丁酰苯类抗精神病药,抗精神病作用与其阻断脑内多巴胺受体,并可促进脑内多巴胺的转化有关,有很好的抗幻觉妄想和抗兴奋躁动作用,阻断锥体外系多巴胺的作用较强,镇吐作用亦较强,但镇静、阻断肾上腺素受体及胆碱受体作用较弱。

【适应证】用于急、慢性各型精神分裂症、躁狂症。也可用于脑器质性精神障碍和老年性精神障碍。

【剂量】

1. 通用剂量　静脉滴注,10~30mg 本品加入 250~500ml 5% 葡萄糖注射液内静脉滴注。

2. 儿科剂量　慎用。

【加药调配】

1. 药物稀释　药物加入 250~500ml 5% 葡萄糖注射液内静脉滴注。

2. 成品输液外观检查　本品颜色变深或沉淀时禁止使用。

【用法】缓慢静脉滴注。

【药物相互作用】

1. 本品与乙醇或其他中枢神经抑制药合用,中枢抑制作用增强。

2. 本品与苯丙胺合用,可降低后者的作用。

3. 本品与巴比妥或其他抗惊厥药合用时,可改变癫痫的发作形式,不能使抗惊厥药增效。

4. 本品与抗高血压药物合用时,可产生严重低血压。

5. 本品与抗胆碱药物合用时,有可能使眼压增高。

6. 本品与肾上腺素合用,由于阻断了 α 受体,使 β 受体的活动占优势,可导致血压下降。

7. 本品与锂盐合用时,需注意观察神经毒性与脑损伤。

8. 本品与甲基多巴合用,可产生意识障碍、思维迟缓、定向障碍。

9. 本品与卡马西平合用可使本品的血药浓度降低、效应减弱。

【禁忌证】基底神经节病变、帕金森病、帕金森综合征、严重中枢神经抑制状态者、骨髓抑制、青光眼、重症肌无力及对本品过敏者禁用。

【注意事项】

1. 下列情况时慎用：心脏病尤其是心绞痛、药物引起的急性中枢神经抑制、癫痫、肝功能损害、甲亢或毒性甲状腺肿、肺功能不全、肾功能不全、尿潴留。

2. 应定期检查肝功能与白细胞计数。

3. 用药期间不宜驾驶车辆、操作机械或高空作业。

【不良反应】

1. 锥体外系反应较重且常见，急性肌张力障碍在儿童和青少年中更易发生，出现明显的扭转痉挛、吞咽困难、静坐不能及类帕金森病。

2. 长期大量使用可出现迟发性运动障碍。

3. 可出现口干、视物模糊、乏力、便秘、出汗等。

4. 可引起血浆中泌乳素浓度增加，可能有关的症状为溢乳、男性乳房女性化、月经失调、闭经。

5. 少数患者可能引起抑郁反应。

6. 偶见过敏性皮疹、粒细胞减少及恶性综合征。

7. 可引起注射局部红肿、疼痛、硬结。

【过量解救】

1. 中毒症状　可见高热、心电图异常、白细胞减少及粒细胞缺乏。

2. 处理　本品无特效拮抗剂，发现超剂量症状时应采取对症及支持疗法。

（二）抗抑郁药

氯 米 帕 明

【名称】盐酸氯米帕明注射液。

【英文名称】Clomipramine Hydrochloride Injection。

【性状】无色或几乎无色的澄明液体。

【pH 值】盐酸氯米帕明 10% 水溶液的 pH 值是 3.5~5.0。

【储存】遮光、密闭，在阴凉处保存。

【药理作用】本品为三环类抗抑郁药，主要作用在于阻断中枢神经系统去甲肾上腺素和 5- 羟色胺的再摄取，对 5- 羟色胺再摄取的阻断作用更强，而发挥抗抑郁及抗焦虑作用，亦有镇静和抗胆碱能作用。

【适应证】

1. 用于治疗严重抑郁症及难治性抑郁症。

2. 抑制焦虑障碍，包括强迫性障碍、惊恐障碍、创伤后应激障碍和拔毛症。

3. 抗孤独症,减少偶发的运动。

4. 治疗排尿障碍,控制夜间遗尿症。

5. 对缓解一些类型的疼痛有效,如慢性疼痛。

6. 治疗经前期综合征,能减轻经前期的易激惹和抑郁情绪。

7. 对射精有抑制作用,可被用来治疗早泄。

8. 对口吃有适度疗效。

【剂量】

1. 通用剂量　开始用 25~50mg 本品稀释于 250~500ml 葡萄糖氯化钠注射液,1.5~3 小时滴完,一日 1 次,缓慢增加至一日 50~150mg,最高剂量一日不超过 200mg。

2. 儿科剂量　12 岁以下儿童禁用。

3. 剂量调整　老年用药慎用。妊娠期前 3 个月及妊娠晚期禁用,因本品可能对胎儿产生不良作用,妊娠期及哺乳期妇女慎用。

【加药调配】

1. 药物稀释　本品可稀释于 250~500ml 葡萄糖氯化钠注射液。

2. 成品输液外观检查　配制好的药液为澄清透明溶液。

3. 成品输液的储存　配制好的溶液在室温(不超过 25℃)避光处存放。

【用法】

1. 给药途径　静脉滴注。

2. 滴速　250~500ml 液体应在 1.5~3 小时滴完。

【药物相互作用】

1. 本品与舒托必利合用,有增加室性心律失常的危险,严重者可致尖端扭转型心律失常。

2. 本品与乙醇或其他中枢神经系统抑制药合用,中枢神经抑制作用增强。

3. 本品与肾上腺素、去甲肾上腺素合用,易致阵发性高血压及心律失常。

4. 本品与可乐定合用,后者抗高血压作用减弱。

5. 本品与抗惊厥药合用,可降低抗惊厥药的作用。

6. 本品与氟西汀或氟伏沙明合用,可增加两者的血浆浓度,出现惊厥,不良反应增加。

7. 本品与阿托品类合用,不良反应增加。

8. 本品不得与单胺氧化酶抑制剂合用,应在停用单胺氧化酶抑制剂后 14 天,才能使用本品。

【禁忌证】严重心脏病、近期有心肌梗死发作史、癫痫、青光眼、尿潴留及对三环类药物过敏者禁用。

【注意事项】

1. 肝肾功能严重不全、前列腺肥大、老年或心血管疾患者慎用,使用期间应监测心电图。

2. 患者有转向躁狂倾向时应立即停药。

3. 用药期间不宜驾驶车辆、操作机械或高空作业。

【不良反应】

1. 治疗初期可出现抗胆碱能反应,如多汗、口干、视物模糊、排尿困难、便秘等。

2. 中枢神经系统不良反应可出现嗜睡、震颤、眩晕,可发生直立性低血压。

3. 偶见癫痫发作、心电图异常、骨髓抑制或中毒性肝损害等。

【过量解救】

1. 中毒症状　药物过量中毒的首发症状一般是严重的抗胆碱能反应,中枢症状有嗜睡、木僵、昏迷、躁动不安、震颤、谵妄、大量出汗、反射亢进、肌肉强直、惊厥等。心血管系统可出现心律失常、心动过缓、传导阻滞、充血性心力衰竭甚至心脏停搏。也可发生呼吸抑制、发绀、低血压、休克、呕吐、高热、瞳孔散大、少尿或无尿等。

2. 处理　依病情进行相应对症治疗和支持疗法。

(三) 镇静催眠药

咪 达 唑 仑

【中文名称】咪达唑仑注射液。

【英文名称】Midazolam Injection。

【性状】无色或几乎无色澄明液体。

【pH 值】2.9~3.7。

【辅料】氯化钠、依地酸二钠、盐酸。

【储存】避光、密闭保存。

【药理作用】咪达唑仑为一种作用时间相对较短的苯二氮䓬类中枢神经抑制药。通过与苯二氮䓬受体、GABA 受体和离子通道(氯离子)结合,产生膜过度去极化和神经元抑制两方面的作用,进而产生镇静、催眠、抗惊厥、抗焦虑、肌松等作用。

【适应证】适用于麻醉诱导前的术前用药、麻醉诱导和维持、诊断性或治疗性操作的清醒镇静。

【剂量】

1. 通用剂量　咪达唑仑是一种强效镇静剂,使用时需要缓慢给药,并且剂量个体化。

（1）手术前给药：深部大肌肉注射，成人按体重 0.07~0.1mg/kg 给药，最大量不超过 5mg。

（2）麻醉诱导和维持①麻醉诱导：对 60 岁以下的健康成人，通常静脉注射剂量为按体重 0.15~0.2mg/kg 给药。对 60 岁以下给予术前用药的成人，所需静脉注射剂量可能较大（按体重 0.3~0.35mg/kg 给药）。如需完全诱导，则追加初始剂量的 25%。也可以合用挥发性液体吸入麻醉剂来完成诱导。对耐药病例，用于诱导的总剂量最高可至按体重 0.6mg/kg 给药，但如此大的剂量可能使恢复期延长。②麻醉维持：缓慢静脉注射或连续静脉滴注，一般按体重 0.03~0.1mg/（kg·h）给药。

（3）诊断性操作或外科手术前的基础镇静（清醒镇静）：缓慢静注，对 60 岁以下的成年患者，初始剂量为 2.5mg，在操作开始前 5~10 分钟给药。根据需要可以 1mg 的剂量追加给药。总剂量平均为 3.5~7.5mg。总剂量通常不超过 5.0mg。可以用 0.9% 氯化钠注射液、5% 和 10% 葡萄糖注射液、5% 果糖注射液、林格注射液等进行稀释。混合比例为 100~1 000ml 输注液中含 15mg 咪达唑仑。不能用 6% 的葡聚糖溶液稀释或者与碱性注射液混合。

2. 儿科剂量

（1）手术前给药应于麻醉诱导前 30~60 分钟深部肌内注射 0.15~0.2mg/kg，平均剂量稍高于成人。

（2）由于经验有限，不推荐将其用于儿童的麻醉诱导。

（3）新生儿不应使用咪达唑仑。

3. 剂量调整

（1）老年或体弱者手术前给药必须减少剂量并进行个体化调整。如不合并使用麻醉药物，推荐剂量为按体重 0.025~0.05mg/kg 给药，常用剂量为 2~3mg，缓慢静脉注射或连续静脉输注。对 70 岁以上患者肌内注射药物时应谨慎并严密观察，因为可能发生过度镇静。

（2）用于麻醉诱导时，对于风险不大（美国麻醉医师协会麻醉分级Ⅰ和Ⅱ，ASAⅠ和Ⅱ）的老年外科手术患者的推荐初始剂量为 0.2mg/kg。对那些患有严重系统疾病或体弱的患者，所需剂量可能减小。

（3）用于麻醉诱导时，对于未给予术前用药的老年患者诱导时所需的剂量通常较小，推荐的初始剂量为按体重 0.3mg/kg。患有严重系统性疾病或体弱的患者所需剂量通常更小。初始剂量 0.2~0.25mg/kg 即可，某些病例所需剂量甚至低至 0.15mg/kg。

（4）用于诊断性操作或外科手术前的基础镇静时，对于 60 岁以上的老年患者、体弱或者患有慢性疾病的患者，初始剂量必须降低至约 1.0mg，在操作开始前 5~10 分钟给药。根据需要可以 0.5~1mg 的剂量追加给药。由于药物在这些患者中达到峰值药效的速度有所减慢,因此,追加给药需要缓慢而谨慎。总剂量通常不超过 3.5mg。

（5）当长时间静脉注射咪达唑仑并与沙奎那韦联合使用时,推荐将咪达唑仑的初始剂量降低 50%。

（6）当与红霉素共同使用时,建议降低静脉注射咪达唑仑的剂量。

（7）丙戊酸钠可以将咪达唑仑从其血浆蛋白结合位点上置换下来,因此,能增强患者对咪达唑仑的反应。接受丙戊酸钠治疗的癫痫患者应小心调整咪达唑仑剂量。

【加药调配】

1. 药物稀释　可以用 0.9% 氯化钠注射液、5% 和 10% 葡萄糖注射液、5% 果糖注射液、林格注射液等进行稀释。不能用 6% 的葡聚糖溶液稀释或者与碱性注射液混合。

2. 成品输液外观检查　配制好的药液为澄清透明溶液。

3. 成品输液的储存　配制好的溶液室温（不超过 25℃）避光存放。

4. 成品输液的稳定性　盐酸咪达唑仑溶于 0.9% 的氯化钠注射液、5% 的葡萄糖注射液或 4% 葡萄糖加 0.18% 氯化钠注射液,其溶液在室温下可 24 小时保持稳定。

【用法】给药途径:肌内注射、静脉注射、缓慢静脉滴注。

【药物相互作用】咪达唑仑的代谢主要由细胞色素酶 P450、CYP3A4 介导。成人肝脏中总细胞色素 P450 系统约 25% 来自 CYP3A4 亚族。该同功酶的抑制剂或诱导剂可能与咪达唑仑产生药物相互作用。

1. CYP3A4 抑制剂

（1）伊曲康唑和氟康唑:和伊曲康唑或氟康唑共同使用可以使咪达唑仑清除半衰期延长,分别从 2.9 小时延长到 7.0 小时（伊曲康唑）或者 4.4 小时（氟康唑）。

（2）静脉推注咪达唑仑进行短期镇静时,合用伊曲康唑和氟康唑将使咪达唑仑的作用增强,但无临床意义,不需要因此降低剂量。然而,在使用大剂量咪达唑仑时可能需要调整剂量。接受全身抗真菌治疗的患者,例如重症监护治疗的患者,如果长期静脉滴注咪达唑仑而未根据疗效进行剂量调整,可能会导致长时间催眠作用。

（3）红霉素:和红霉素合用可以使咪达唑仑的清除半衰期从 3.5 小时延长至 6.2 小时。虽然仅观察到很小的相关药理变化,还是建议调整静脉注射咪达唑仑的剂量,尤其在使用大剂量时。

（4）西咪替丁和雷尼替丁:西咪替丁使咪达唑仑稳态血浆浓度增加 26%,

雷尼替丁则没有影响。咪达唑仑与西咪替丁或雷尼替丁联合使用不会显著影响咪达唑仑的药代动力学和药效动力学。这些数据表明,在常规应用西咪替丁和雷尼替丁时可以静脉注射咪达唑仑,并不需要进行剂量调整。

(5)环孢素:咪达唑仑和环孢素之间没有药代动力学和药效动力学相互作用。因此,当与环孢素合并使用时,咪达唑仑的剂量不需调整。

(6)尼群地平:尼群地平不影响咪达唑仑的药代动力学和药效动力学。两种药物可合并使用,咪达唑仑的剂量不需调整。

(7)沙奎那韦:静脉咪达唑仑制剂可与沙奎那韦合并使用。长期输注咪达唑仑时,建议将初始剂量降低 50%。

(8)口服避孕药:口服避孕药不会影响肌内注射咪达唑仑的药代动力学。两种药物可以合并使用,咪达唑仑的剂量不需调整。

2. 其他药物相互作用

(1)丙戊酸钠:丙戊酸钠可以将咪达唑仑从其血浆蛋白结合位点置换下来,从而增强咪达唑仑的作用,因此,对癫痫患者应小心调整咪达唑仑的剂量。

(2)利多卡因:对使用利多卡因治疗心律不齐或应用利多卡因进行局部麻醉的患者,咪达唑仑不影响利多卡因与血浆蛋白结合。

(3)乙醇:可能增强咪达唑仑的镇静作用。

(4)氟烷:静脉注射咪达唑仑能够降低常规麻醉所需的氟烷最低肺泡浓度(MAC)。

【禁忌证】对本品及苯二氮䓬类药物过敏的患者及妊娠期前三个月禁用。苯二氮䓬禁用于急性闭角性青光眼的患者,而用于开角性青光眼时,患者应接受适当的治疗。

【注意事项】

1. 本品按第二类精神药品管理,滥用本品可导致身体依赖性或精神依赖性。

2. 只有在与患者年龄和体重相匹配的复苏设备齐全时,才能对患者使用咪达唑仑注射液。因为静脉注射咪达唑仑可能抑制心肌收缩力,并导致呼吸暂停。在极少数情况下出现过严重心肺不良事件,包括呼吸抑制、呼吸暂停、呼吸骤停和 / 或心脏停搏。这些威胁生命的事件通常更易发生于 60 岁以上、有呼吸功能不全或者心脏功能不全的老人以及心血管功能不稳定的患儿中,尤其当注射过快或者使用大剂量咪达唑仑时。对以下具有较高风险的群体注射咪达唑仑时,应该给予特别注意:60 岁以上的老人;体弱或慢性疾病患者;慢性呼吸功能不全患者;慢性肾脏衰竭、肝功能受损或者充血性心力衰竭的患者;心血管功能不稳定的患儿。对风险较高的患者需要使用较低的剂量,并进行严密监测以及早发现生命体征的变化。

3. 对有乙醇或药物滥用史的患者应用苯二氮䓬类药物时应极度小心。

4. 与使用中枢神经抑制剂和肌肉松弛剂一样，对重症肌无力患者使用咪达唑仑时应特别注意，因为他们已经存在肌肉无力。

5. 耐药性 已有在对重症监护病房(ICU)患者使用咪达唑仑进行长期镇静时，其有效性有所减退的报道。

6. 药物依赖性和戒断症状 现有资料表明，咪达唑仑的滥用和潜在依赖性与安定相同。长期应用进行镇静时，应意识到患者可能产生生理依赖。随着剂量的增加和治疗持续时间的延长，产生依赖性的风险加大。长期使用时，患者可能产生生理依赖。因此，骤然中断用药将出现戒断症状，如头疼、肌肉疼痛、焦虑、紧张、不安、精神混乱、易怒、反弹性失眠、情绪变化、幻觉和抽搐。由于骤然中断治疗后戒断症状的风险较大，因此，推荐逐步减小剂量直至停药。

7. 遗忘 咪达唑仑可引起顺行性遗忘(通常在外科手术和诊断性操作前及进行中希望产生此作用)，作用持续时间与给药剂量直接相关。对那些安排在外科介入操作完成后直接离开医院的门诊患者而言，遗忘时间延长可能会产生一些问题。这类患者在注射咪达唑仑后，只有在护理人员陪同下才可以离开医院或诊室。

8. "反常"反应 使用咪达唑仑后有下述反常反应的报道，如激动、无意识运动(包括强直/阵挛痉挛和肌颤)、亢进、敌对、愤怒、攻击性、阵发性激动和攻击等。有关这类反应的报道最多见于儿童和老年人。一旦出现"反常"反应的征象，应首先对咪达唑仑反应进行评估，然后再继续用药。

9. 在心血管功能不稳定的患儿中有发生血液动力学不良事件的报道，对于这一人群应避免快速静脉给药。

10. 早产儿和新生儿 由于发生呼吸暂停的风险增加，因此，建议在未行气管插管的早产儿和出生时为早产的患儿镇静时应该格外慎重。对新生儿应避免快速注射。新生儿的器官功能低下且未成熟，对于咪达唑仑可能导致的严重和/或长时间呼吸抑制作用比较敏感。

11. 对驾驶或操纵机械能力的影响 咪达唑仑的镇静、遗忘、注意力受损和肌肉功能损害等作用将影响驾驶或操纵机械的能力。在给予咪达唑仑前，应告诫患者在恢复正常前不要驾驶交通工具或者操纵机械。

【不良反应】

1. 中枢和外周神经系统紊乱以及精神紊乱 困倦和长时间镇静、警觉性降低、精神混乱、欣快、幻觉、疲劳、头疼、头昏、共济失调、术后镇静、顺行性遗忘，这些不良反应的持续时间与给药剂量直接相关。在用药后期可能仍有顺行性遗忘的表现，并且曾有长时间遗忘的个例报道。

2. 异常反应　如易激惹、无意识运动(包括肌强直/肌阵挛和肌颤)、亢进、敌对、愤怒、攻击性、阵发性激动或攻击等均有报道,尤其多见于儿童和老年患者。有早产儿和新生儿用药后发生惊厥的报道。

3. 生理性依赖　即使是治疗剂量,使用咪达唑仑也可能导致生理性依赖。在长期静脉注射后如果中断给药,尤其是骤然停药,可能会伴随戒断症状,如戒断性痉挛等。

4. 胃肠系统紊乱　恶心、呕吐、打嗝、便秘、口干。

5. 心肺功能紊乱　在极少数病例中出现了严重的心肺功能紊乱,包括呼吸抑制、呼吸暂停、呼吸中断和/或心脏停搏。60岁以上的老年患者、有呼吸功能不全或心脏功能受损病史的患者更易发生这些威胁生命的不良事件,尤其是在快速注射或使用高剂量时(见注意事项部分)。

6. 其他心肺功能紊乱　包括低血压、轻微心率增加、血管舒张、呼吸困难等。此外,还有注射咪达唑仑后出现喉痉挛的个例报道。

7. 皮肤和附属系统　皮疹、荨麻疹、瘙痒。①全身反应:有过全身过敏的个例报道。其中包括轻度皮肤反应到严重过敏性反应的病例。②局部反应:注射部位出现红斑和疼痛、血栓静脉炎、血栓。

【过量解救】

1. 过量　一般主要表现是药理作用的增强,中枢抑制,从过度镇静到昏迷、精神失常、昏睡、肌肉松弛或异常兴奋。在大多数情况下,只需注意监测生命体征即可。

2. 严重过量　可导致昏迷、反射消失、呼吸循环抑制和窒息,需采取相应的措施(人工呼吸、循环支持),以及采用苯二氮䓬类受体拮抗剂,如氟马西尼逆转。

七、心血管系统用药

(一)抗心绞痛药

硝 酸 甘 油

【中文名称】硝酸甘油注射液。

【英文名称】Nitroglycerin Injection。

【性状】无色澄明液体。

【辅料】无水乙醇。

【pH值】浓缩液pH在3~6.5,预混输液pH在4左右。

【储存】遮光、密封,在阴凉处(不超过20℃)保存。

【药理作用】本品为硝酸酯类有机化合物,进入血管平滑肌细胞后,与巯基化合物反应产生一氧化氮,直接或间接以巯基醇的形式激活鸟苷酸环化酶使环磷酸鸟苷含量增多,激活环磷酸鸟苷依赖性蛋白激酶,减少细胞内钙释放和细胞外钙内流,最终使平滑肌细胞内游离的钙离子减少,兴奋收缩脱偶联,血管平滑肌舒张,血管扩张,对静脉、小动脉和冠状动脉均有扩张作用。扩张小静脉,减少回心血量,心脏容积下降,心室壁张力减小,前负荷降低。扩张小动脉,外周血管阻力下降,降低后负荷。选择性扩张心外膜血管、输送血管及侧支血管,对阻力血管作用弱,缺血区血管由于代谢产物堆积而处于舒张状态,血液顺压力差经侧支血管流进缺血区。促进内源性PGI_2等内源性活性物质生成,产生直接的心肌保护作用。

本品经肝脏代谢,静脉滴注即可起效,代谢中间产物为二硝酸盐和单硝酸盐,终产物为丙三醇,主要活性代谢产物1,2-二硝酸甘油和1,3-二硝酸甘油相比原型药物作用较弱、半衰期长。代谢后经肾脏排泄。原型药物血浆半衰期为3分钟。

【适应证】

1. 预防和缓解因冠状动脉疾病引起的心绞痛发作。

2. 治疗充血性心力衰竭。

3. 用于降低血压。

【剂量】

1. 通用剂量

(1)治疗心绞痛、降血压和治疗充血性心力衰竭:静脉滴注,初始给药5μg/min,可每3~5分钟增加5μg/min,如给药剂量为20μg/min时无效可每次递增10μg/min。无固定用量,应根据患者个体血压、心率、其他血流动力学参数调整。直至症状控制、血压正常者动脉收缩压降低10mmHg或高血压患者动脉收缩压降低30mmHg为有效治疗剂量。静脉滴注过程中如出现明显心率加快或收缩压≤90mmHg,应减慢滴注速度或暂停使用。静脉滴注硝酸甘油的最高剂量以不超过100μg/min为宜。

(2)肺水肿:静脉滴注,初始给予5~10μg/min,每3~5分钟增加5μg/min,直至达到100~200μg/min或获得所需血流动力学效应,用药期间检测收缩压,不可低于90mmHg。

(3)胃食管静脉曲张出血:静脉滴注,初始给予40μg/min,每15分钟增加15μg/min,直至达到400μg/min,用药期间检测收缩压,不可低于90mmHg。

2. 儿科剂量 未获得儿童患者用药安全性和有效性数据,不推荐儿童用药。

3. 剂量调整　肾功能不全患者无须调整剂量。

【加药调配】

1. 药物稀释　可以稀释溶解于 5% 葡萄糖注射液或 0.9% 氯化钠注射液、乳酸林格注射液中,初始给药浓度建议 50~100μg/ml,但不应超过 400μg/ml。

2. 成品输液的储存　避光贮藏。2~15℃保存硝酸甘油稀溶液(1%)。15~20℃保存更浓的硝酸甘油溶液。

3. 成品输液的稳定性　配制后药品稳定性:①在碱性和强酸性下稳定性差,pH 3~5 的中性和弱酸性中稳定。②聚丙烯针筒和聚乙烯柱塞和全玻璃容器对药物吸附性小,可以配合输液泵使用。而聚氯乙烯(PVC)等柔软的输液袋对其吸附作用大,传统的 PVC 装置吸附率可达 40%~80%,且受流速、浓度等多种因素影响,不能单纯通过计算吸附率来控制实际输注剂量。但有实验显示,即使使用 PVC 和聚乙烯两种材料分别输注,虽然由于吸附导致输入量不同,但患者的临床终点并无显著差异,但如在治疗过程中更换输注材料可导致患者血流动力学明显改变。

【用法】

1. 操作指导　尽量选用聚乙烯、聚丙烯或全玻璃材质的输液器,避免使用 PVC,且不可在治疗过程中更换溶药容器的材质。避免使用有过滤装置的输液器,例如醋酸纤维素膜可导致 55% 的药物损失。

2. 滴速　静脉用药最好采用输液泵匀速输注,如采用非聚氯乙烯输液管初始输注剂量为 5μg/min,如使用聚氯乙烯输液管初始剂量为 25μg/min。本品使用输液泵进行药品原液输注,应注意输注速度不小于 3ml/h,避免出现脉冲给药,造成血压波动。

【相容性】

1. 相容药物

(1)有文献报道大输液可以混合配伍的有氨力农、胺碘酮、丙泊酚、法莫替丁、替罗非班、头孢哌酮舒巴坦、拉贝洛尔、尼卡地平、普罗帕酮、咪达唑仑、10% 葡萄糖注射液、5% 葡萄糖注射液、10% 右旋糖酐 40 注射液、5% 果糖注射液、5% 葡萄糖 /0.9% 氯化钠注射液、0.9% 氯化钠注射液等。

(2)有文献报道可以通过"Y"型管混合输注的为罗库溴铵。

2. 不相容药物　有文献报道存在配伍禁忌的药物为阿替普酶、曲马多、脑蛋白水解物、左西孟旦(可以同用但不可混合输注)。

【药物相互作用】

1. 降血压药和扩张血管药物　合用后,增强本品降血压作用,导致直立性低血压的发生,合用应慎重,初次接受静脉泵入应嘱患者卧床,如不可避免起身活动时,应做到动作缓慢,待确定没有头晕等症状后再起身活动,避免跌倒。

2. 5-磷酸二酯酶抑制剂 合用可引起严重的低血压,故禁止合用,包括西地那非、伐地那非、他达那非。

3. 可溶性鸟苷酸环化酶激动剂 合用后导致严重的低血压、晕厥并加重心肌缺血,禁止合用,包括利奥西呱。

4. 三环类抗抑郁药 合用后可导致低血压发生,如不可避免应积极检测血压,收缩压应维持在 90mmHg 以上。

5. 麦角胺 本品显著降低麦角胺的首过消除作用,使其血药浓度大幅提升,如不可避免合用,应密切监测有无麦角胺中毒体征。

6. 肝素 本品降低肝素抗凝作用,合用应检测活化部分凝血活酶时间(APTT),防止血栓形成。

7. 纤溶酶原激活药 本品通过增加肝脏血流量加速溶栓药物代谢,降低其血药浓度,减弱溶栓效果,心肌梗死溶栓时,如不能避免合用,应加强患者再通评估,如若溶栓失败,及早进行经皮冠状动脉介入治疗(PCI)再通治疗。

【禁忌证】

1. 对本品或其他硝酸酯类或亚硝酸酯类药物过敏者禁用。

2. 严重贫血患者禁用。

3. 闭角型青光眼患者禁用。

4. 脑出血或颅外伤患者禁用。

5. 心肌梗死早期患者禁用。

6. 急性循环衰竭患者禁用。

7. 心脏压塞梗阻性肥厚型心肌病及缩窄性心包炎患者禁用。

8. 严重低血压患者,收缩压 <90mmHg 禁用。

【注意事项】

1. 注意事项

(1)需要格外关注硝酸酯类耐药的问题。硝酸酯类耐药是此类药物治疗过程中最主要的问题,一旦发生,不仅影响疗效,还可以加剧内皮功能的损伤,但此类反应具有剂量和时间依赖性,短时间内易于恢复。

(2)使用硝酸甘油期间应注意小剂量间断使用,口服给药应确保 8~12 小时无药期,无硝酸酯类覆盖的时段可以加用 β 受体拮抗剂、钙离子通道阻滞剂等预防反跳现象。此外,巯基供体药物、β 受体拮抗剂、他汀类、ACEI、ARB 可以预防耐药的发生。

2. **特殊警示** 由于本品会引起头晕、头痛、视物模糊,驾驶员及机械操作人员慎用。

【不良反应】

1. 口干及视物模糊 如出现不能耐受的口干和视觉异常,应及时停药。

2. 头痛　硝酸甘油由于扩张脑血管,可引起头痛和颅内压升高,因此,脑出血或颅外伤患者禁用,用药期间一旦出现头痛,如可耐受,可不予处理,也可使用对乙酰氨基酚等非甾体抗炎药止痛,若头痛持续,可先减量,如减量后症状仍不能缓解应停药,停药后可自行恢复。

3. 过敏反应　一旦出现,应立即停药。

4. 直立性低血压　用药时患者尽可能保持坐位或卧位,起身需缓慢,待确定没有头晕等症状后方可活动,防止因头晕造成的跌倒。

5. 血压降低　静脉用药期间应密切监测血压,一旦收缩压小于 90mmHg 应及时减量或停药,抬高患者下肢可能有助于患者缓解低血压。

【过量解救】

1. 扩张血管尚无特殊拮抗剂,如因药物过量导致低血压是由于药物扩张血管导致的动脉血容量不足导致,可以采取抬高下肢,静脉滴注 0.9% 氯化钠注射液或类似液体扩充中心血容量,不推荐使用肾上腺素或其他收缩动脉药物。

2. 如因药物过量引起高铁血红蛋白血症,可以静脉给予 1~2mg/kg 亚甲蓝治疗。

硝酸异山梨酯

【中文名称】硝酸异山梨酯注射液。

【英文名称】Isosorbide Dinitrate Injection。

【性状】本品为无色澄明液体。

【辅料】1,2- 丙二醇、氯化钠、磷酸氢二钠、磷酸二氢钠、注射用水。

【pH 值】5.0~7.0。

【储存】遮光、密闭保存。

【药理作用】本品的基本药理作用是直接松弛平滑肌,尤其是血管平滑肌;对毛细管后静脉血管的舒张作用较小动脉更为持久;对心肌无明显直接作用。由于容量血管舒张,静脉回心血量减少,降低心脏的前负荷,同时外周阻力血管扩张,血压下降,使左心室射血阻力减少,又使心脏后负荷下降。心脏前后负荷的降低使心肌耗氧量减少。

【适应证】本品用于心绞痛和充血性心力衰竭的治疗。

【剂量】

药物剂量可根据患者的反应调整,静脉滴注开始剂量 30μg/min,观察 0.5~1 小时,如无不良反应可加倍,一日 1 次,10 天为一疗程。

【加药调配】

1. 药物稀释:1 支 10ml（规格 10ml:10mg）安瓿注入 200ml 0.9% 氯化钠注

射液或 5% 葡萄糖液中,或者 5 支 5ml 安瓿注入 500ml 0.9% 氯化钠注射液或 5% 葡萄糖液中,振摇数次,得到 50μg/ml 的浓度;亦可用 5 支 10ml 安瓿注入 500ml 0.9% 氯化钠注射液或 5% 葡萄糖液中,得到 100μg/ml 的浓度。

2. 成品输液外观检查 澄明无异物。

【用法】

1. 给药途径 静脉滴注。

2. 滴速 开始滴注速度为 30μg/min。

【药物相互作用】

1. 合并服用具有降低血压作用的药物,例如血管舒张药、降血压药(如 β-肾上腺素受体阻滞剂、利尿剂、钙通道阻滞剂、ACE 抑制剂)、神经松弛剂或三环类抗抑郁药以及酒精,可能会增强本品的降血压作用。

2. 与磷酸二酯酶抑制剂(例如西地那非、他达那非、伐地那非)合用时,本品降低血压的作用将会增强。这可能会导致危及生命的心血管并发症。因此,正在接受硝酸异山梨酯治疗的患者禁止使用磷酸二酯酶抑制剂(如西地那非、他达那非、伐地那非)。近期服用过磷酸二酯酶抑制剂(如西地那非、他达那非、伐地那非)的患者不允许接受硝酸异山梨酯紧急治疗。硝酸异山梨酯注射液与双氢麦角胺联合用药,会增加血中双氢麦角胺的水平和它的升压作用。

3. 沙丙蝶呤中含有活性药物成分四氢生物蝶呤(BH4)。BH4 是一种一氧化氮合成酶的辅助因子。含沙丙蝶呤的药物与通过影响一氧化氮代谢或作用而引起血管扩张的药物[包括经典的一氧化氮供体如硝酸甘油(GTN)、硝酸异山梨酯(ISDN)、单硝酸异山梨酯及其他],合用时应谨慎。

【禁忌证】

1. 对硝酸盐过敏的患者禁用。

2. 心源性休克(除非能够维持适当的舒张压)禁用。

3. 急性循环衰竭及严重低血压(收缩压低于 90mmHg)的患者禁用。

4. 有明显贫血、头部创伤、脑出血、严重低血压或低血容量的患者禁用。

5. 合并使用西地那非、伐地那非或他达那非,会导致严重的低血压(详见【注意事项】和【药物相互作用】)。

6. 在硝酸盐治疗期间,禁止与可溶性鸟苷酸化酶刺激物利奥西呱并用,因为此举可能会导致低血压。

【注意事项】

1. 已有报道,患者可对本品发生耐药性(疗效降低),且本品与其他硝酸盐类药物有交叉耐药性(之前接受过另外一种硝酸盐类药物治疗的患者,本品的疗效降低)。为了防止出现疗效降低或无效,应避免连续给予较高剂量本品。

2. 应用本品时必须密切观察脉搏及血压,以便及时调整剂量。

3. 用药期间需保持卧位,站起时应缓慢,以防突发直立性低血压。

4. 聚乙烯、聚丙烯或聚四氟乙烯制成的输液器可用于输注 0.1% 硝酸异山梨酯注射液。聚氯乙烯或聚氨酯具有吸附性,可导致硝酸异山梨酯的丢失,不建议用于输注硝酸异山梨酯注射液。

5. 除非有明确指示,否则,本品不得与其他药品混合给药。0.1% 硝酸异山梨酯可与医院常用的注射液配伍,如生理盐水、5% 葡萄糖溶液。

6. 由于 0.1% 硝酸异山梨酯注射液为其活性成分的过饱和溶液,在以未经稀释方式使用过程中可能会出现结晶沉淀物。如观察到出现结晶,建议不再使用。

7. 在更换输注针头时,均应更换输液管。

8. 每毫升本品中含有 0.15mmol(3.54mg)钠,正在接受低钠饮食的患者应予以考虑。

【不良反应】

1. 非常常见的不良反应为头痛(>10%),持续使用后症状通常会减弱。

2. 治疗初期或增加剂量时,常见低血压和 / 或直立性头晕(出现在 1%~10% 的患者中),并伴有头晕、瞌睡、反射性心动过速和乏力,若出现严重的低血压,必须立即停止给药。如果症状不能自行消失,必须进行适当的治疗(如抬高下肢,给予扩容药物)。

3. 不常见的不良反应有(出现在 <1% 的患者中)恶心、呕吐、面部潮红、皮肤过敏(如皮疹)。剥脱性皮炎的发生率未可知。

4. 有报道显示,硝酸酯类可导致严重低血压,伴有恶心、呕吐、烦躁、苍白和大汗。

5. 循环衰竭(有时伴有心动过缓和晕厥)和因严重低血压导致心绞痛加重的现象不常见。有几例患者出现胃部灼热,可能与硝酸盐类物质松弛括约肌有关。

6. 用硝酸异山梨酯注射液治疗期间,因为可使换气不良的肺泡的血供增加而导致暂时性的低血氧症。特别是对于有冠状动脉疾病的患者,这个现象可能导致心肌缺氧。

单硝酸异山梨酯

【中文名称】注射用单硝酸异山梨酯。

【英文名称】Isosorbide Mononitrate for Injection。

【性状】为白色或类白色疏松块状物或粉末。

【pH 值】5.0~7.0。

【辅料】甘露醇、氢氧化钠。

【储存】密闭、阴凉处(不超过 20℃)保存。

【药理作用】为长效硝酸酯类抗心绞痛药物,作用机制同硝酸甘油,时间长于硝酸甘油。通过释放一氧化氮激活鸟苷酸环化酶,导致血管扩张,扩张外周动脉和静脉,对静脉血管扩张作用强。减少回心血量,降低心脏前后负荷,减少心肌耗氧,增加心肌细胞血液供应。

【适应证】

1. 用于心绞痛的治疗。

2. 用于慢性心力衰竭的治疗,与洋地黄和 / 或利尿剂合用。

【剂量】

1. 通用剂量　药物剂量可根据患者的反应调整,一般有效剂量为 2~7mg/h,起始进给量为 60μg/min,一般速度在 60~120μg/min,每日 1 次,10 日一疗程。

2. 剂量调整　肾功能不全、肝功能不全、老年、腹膜透析患者不需要调整剂量,血液透析患者应调整剂量。

【加药调配】

1. 药物溶解　现用现配,可用 5% 果糖注射液、5% 葡萄糖注射液、0.9% 氯化钠注射液溶解。

2. 药物稀释　可用 5% 果糖注射液、5% 葡萄糖注射液、0.9% 氯化钠注射液稀释。

3. 成品输液外观检查　应为无色透明澄清溶液。

4. 成品输液的储存　不具有吸附性的材质中,可在室温非避光环境储存 24 小时。玻璃及聚丙烯、聚乙烯材质对药物几乎无吸附作用,而 PVC 输液袋根据药物的浓度、滴速、管路长度、温度等因素可导致 15%~50% 的吸附损失。醋酸纤维素过滤器可导致 15%~26% 药物被结合。

【相容性】相容药物:有文献报道大输液可以混合配伍的药物为呋塞米。

【药物相互作用】

1. 禁止与 5- 磷酸二酯酶抑制剂合用,导致严重低血压,可引起致命的心血管反应。

2. 禁止与利奥西呱等鸟苷酸环化酶抑制剂合用,导致严重的低血压。

3. 与 β 受体阻滞剂、钙通道阻滞剂、血管扩张药等降血压药合用,可导致血压降低,需加强监测,必要时调整给药剂量。

4. 可增强三环类抗抑郁药降血压和抗胆碱作用,导致低血压、便秘、口干。

5. 拟交感胺类和非固醇类抗风湿药可减弱硝酸酯类疗效。

6. 酒精可导致硝酸酯类降血压作用增加,应避免饮酒。

【禁忌证】

1. 对硝基化合物过敏患者禁用。

2. 急性心肌梗死 / 左心功能不全合并低充盈压患者禁用。

3. 休克状态禁用。

4. 严重低血压(收缩压低于 90mmHg)患者禁用。

5. 梗阻性肥厚型心肌病等合并心内容积受限的心肌病患者禁用。

6. 缩窄性心包炎患者禁用。

7. 心脏压塞患者禁用。

8. 正在使用西地那非的患者禁用。

9. 升高眼内压,故青光眼患者禁用。

10. 颅内高压、脑出血、头部创伤患者禁用。

【注意事项】

1. 待患者病情稳定后应尽快转为口服制剂桥接治疗。

2. 使用硝酸异山梨酯期间应注意小剂量间断使用,口服给药应确保 8~12 小时无药期,无硝酸酯类覆盖的时段可以加用 β 受体阻滞剂、钙离子通道阻滞剂等预防反跳现象,此外巯基供体药物、β 受体阻滞剂、他汀类、ACEI、ARB 可以预防耐药的发生。和其他硝基化合物存在交叉耐药,不可大剂量持续使用。

3. 可引起头晕,避免驾驶及机械操作,静脉应用期间应缓慢起身,防止跌倒。

4. 长期大量使用突然停药可引起反跳、诱发心绞痛,可口服用药桥接并逐渐减量。

【不良反应】

1. 心血管系统　可以引起血压下降而表现出的低血压、晕厥、心绞痛加重、反射性心动过速、心悸;心律失常、急性心肌梗死、心房颤动、卒中等;静脉用药期间应监测血压及心率,心肌梗死、心绞痛急性期应避免使用,严重低血压可通过静脉注射给予去甲肾上腺素或多巴胺治疗。

2. 呼吸系统　可导致冠心病患者出现低氧血症,导致心肌缺血加重。

3. 神经系统　可引起颅内压升高,导致头痛、头晕、嗜睡头胀等;对于其引起的头痛为扩张脑血管所致,通常开始时较重,用药 1 周左右可自行消失。

4. 由于本品导致血液中硝酸盐增多,可引起血红蛋白变性,长期应用引起高铁血红蛋白血症,应避免长期应用,一旦发生可以口服给予维生素 C,严重者可静脉注射 1% 亚甲蓝治疗。

5. 可引起 GPT、GOT 升高。

6. 过敏反应　可引起皮疹、剥脱性皮炎、瘙痒,一旦出现症状,立即停止给药。

7. 消化道系统 可引起恶心呕吐、腹胀、畏食,有胃溃疡发生的报道。

【过量解救】

1. 如出现低血压可通过卧位抬高双腿的方法缓解,如进一步发展,出现严重的低血压甚至休克,可使用去甲肾上腺素或多巴胺维持血压,并采取措施保障呼吸。

2. 如出现高铁血红蛋白血症可通过下列措施防治。

（1）口服 1g 维生素 C 或静脉给药。

（2）静脉注射 1% 亚甲蓝,最多不超过 50ml。

（3）按 2~4mg/kg 静脉注射甲苯胺蓝,如需多次,一次 2mg/kg,间隔 1 小时给药 1 次。采取吸氧、血液透析、补液等措施。

（二）抗心律失常药

普 罗 帕 酮

【中文名称】盐酸普罗帕酮注射液。

【英文名称】Propafenone Hydrochloride Injection。

【性状】无色澄明液体。

【辅料】注射用水。

【储存】遮光、密闭保存。

【药理作用】普罗帕酮为 I_c 类抗心律失常药,对钠离子内流具有明显抑制作用,且由于结构类似于普萘洛尔而具有 β 受体阻滞作用,同时具有轻度钙通道阻滞作用,对钾离子转运影响小。显著降低心肌细胞自律性,延长窦房结恢复时间。抑制 0 相除极,减慢传导。延长房室节、心房肌细胞和心室肌细胞的不应期。也可延长房室旁路前向及逆向传导的有效不应期,产生完全阻滞。具有中度抑制心肌收缩力作用,降低射血分数及每搏输出量,松弛支气管及冠脉平滑肌。本品吸收后主要分布在肺组织中,稳态表观分布容积为 1.9~3L/kg。血浆蛋白结合率为 97%。肝脏代谢,快代谢患者约占 90%,半衰期为 2~10 小时,代谢产物为有活性的 5- 羟基普罗帕酮和 N- 去丙基普罗帕酮。10% 为慢代谢人群,半衰期为 10~32 小时,无羟基化代谢产物。本品 90% 以氧化代谢产物经肠道及肾脏排出。

【适应证】用于治疗阵发性室性心动过速及室上性心动过速、预激综合征、心房扑动、心房颤动、期前收缩。

【剂量】

1. 通用剂量 阵发性室上性心动过速、室性心动过速、心房颤动、心房扑动、期前收缩。起始以 1~1.5mg/kg 或 70mg 普罗帕酮 5% 葡萄糖注射液稀释后,

10 分钟内缓慢静脉注射,必要时 10~20 分钟重复 1 次,总量不超过 210mg,起效后以 0.5~1mg/min 滴速或口服维持。

2. 儿科剂量　静脉给药剂量 1~2mg/kg,1.5mg/kg 可有效终止阵发性室上性心动过速。

3. 剂量调整

(1)左室射血分数小于 35% 或有器质性心肌病患者加量需延迟 5~8 日待血浆浓度稳定后以小剂量调整。

(2)肾功不全不须调整剂量。

(3)肝功不全口服剂量减少至常规计量的 20%~30%。

【加药调配】药物溶解:本品需使用 5% 葡萄糖注射液溶解。

【用法】

1. 给药途径　静脉注射、静脉滴注。

2. 给药顺序　静脉注射起效后以静脉滴注维持疗效。

3. 滴速　0.5~1mg/min。

【相容性】

1. 相容药物　有文献报道可以在大输液中配伍的药物为氨茶碱、肝素钠、硫酸镁、氯化钾、葡萄糖酸钙、多巴胺、阿托品、维拉帕米、硝酸甘油等。

2. 不相容药物　有文献报道存在配伍禁忌药物为脑蛋白水解物。

【药物相互作用】

1. 抗心律失常药物　合用提高疗效的同时可以诱发不良反应。避免与Ⅰ类和Ⅲ类抗心律失常药物联用,如胺碘酮、奎尼丁,与维拉帕米联用需降低普罗帕酮给药剂量。

2. 延长 Q-T 间期药物　联用可诱发 Q-T 间期延长甚至诱发尖端扭转型室性心动过速,导致患者死亡。包括胺碘酮、多非利特、莫西沙星等,必须联用需密切监测心电图,一旦发现 Q-Tc≥0.55 秒则考虑停药。

3. 高血浆蛋白结合率药物　合用后可竞争血浆蛋白引起血药浓度升高。①地高辛:450mg 普罗帕酮可使地高辛血药浓度升高 35%,900mg 可升高 85%。合用需监测地高辛血药浓度并降低给药剂量,停用普罗帕酮时需重新评估地高辛治疗剂量。②香豆素类:合用增加华法林血药浓度,需降低华法林给药剂量,检测 INR 维持在 2~3 范围内。③茶碱:升高茶碱血药浓度,引起中毒,需监测茶碱血药浓度,血清茶碱药物浓度维持在 12~15μg/ml。

4. 影响肝药酶的药物　①肝药酶诱导剂:合用使普罗帕酮血药浓度下降,包括苯巴比妥、利福平、苯妥英钠;②肝药酶抑制剂:合用使普罗帕酮血药浓度升高,包括西咪替丁、氟西汀、利托那韦、舍曲林。

5. 地昔帕明　合用可使地昔帕明在治疗浓度下出现中毒,加强监测并减少地昔帕明给药剂量。

6. **降血压药物**　合用降血压药物引起降压作用增强。

7. **美托洛尔和比索洛尔**　增加美托洛尔和比索洛尔的血药浓度及延长半衰期，但不引起不良反应。

8. **利多卡因**　与利多卡因联用增加头晕等神经系统不良反应。

【**禁忌证**】

1. 普罗帕酮过敏者禁用。

2. 无起搏器保护的窦房结功能障碍者禁用。

3. 无起搏器保护的Ⅱ度或Ⅲ度房室传导阻滞、严重窦房传导阻滞、双束支传导阻滞者禁用。

4. 严重充血性心力衰竭患者禁用。

5. 心源性休克者禁用。

6. 严重低血压者禁用。

7. 电解质紊乱，尤其是血钾紊乱者禁用。

8. 支气管痉挛或严重慢性阻塞性肺疾病（COPD）患者禁用。

9. 重症肌无力患者禁用。

【**注意事项**】

1. 注意事项

（1）中毒血药浓度约为 1 000ng/ml。

（2）用药期间出现可心率小于 50 次 /min，血压快速下降，新发传导阻滞或原有加重，新发心律失常为停药指征，应及时停药。

（3）换用其他抗心律失常药物需停止使用本品 1 日，其他抗心律失常药物换用本品需停药至少一个半衰期。

（4）用药期间需建立心电监护。

2. **特殊警示**　本品避免用于非致命性室性心律失常，心肌梗死引起的轻度非致命性室性心律失常使用普罗帕酮可增加死亡率。

【**不良反应**】

1. 心血管系统

（1）可引起房室传导阻滞、窦房传导阻滞、室内传导阻滞、心动过缓；出现严重心动过缓，停药的同时静脉应用阿托品或异丙肾上腺素，必要时使用临时起搏器。

（2）可引起低血压、直立性低血压，低血压可静脉给予升压药或异丙肾上腺素缓解。

（3）可引起 Q-T 间期延长、间断扭转性室性心律失常、心室扑动、心室颤动；静脉用药期间应建立心电监护，Q-Tc≥0.55 秒考虑减量或暂时停药。

（4）可引起心力衰竭恶化，出现心源性休克。

（5）促心律失常作用，恶化原有心律失常，甚至出现心脏停搏。

2. 支气管痉挛，因其可以收缩支气管平滑肌导致。

3. 大剂量导致性能力下降，精子数量减少，停药后自行恢复。

4. 可以起头晕、目眩、噩梦、入睡困难，用药后不可驾驶和操作机械。

5. 口干、恶心、呕吐、便秘。

6. 可诱发抑郁。

7. 胆汁淤积性肝损伤，停药 2~4 周后肝酶自行恢复，不需要干预。

8. 白细胞、粒细胞、血小板减少，停药后可自行恢复。

9. 大剂量引起视物模糊。

【过量解救】严重室性心律失常可采取电除颤，低血压可通过静脉滴注多巴胺、异丙肾上腺素缓解，如有惊厥可静脉给予地西泮，必要时需要进行人工呼吸及闭胸心脏按压。

美 托 洛 尔

【中文名称】酒石酸美托洛尔注射液。

【英文名称】Metoprolol Tartrate Injection。

【性状】本品为无色的澄明液体。

【pH 值】5.0~8.0。

【辅料】氯化钠。

【储存】遮光、密闭保存。

【药理作用】美托洛尔是一种 β_1 受体选择性的阻滞剂，这意味着美托洛尔影响心脏的 β_1 受体所需的剂量低于其影响外周血管和支气管部位的 β_2 受体所需的剂量。但是，美托洛尔剂量增大时，其对 β_1 受体的选择性会降低。美托洛尔无 β 受体激动作用，几乎没有膜稳定作用。β 受体阻滞剂有负性变力和负性变时作用。美托洛尔的治疗减弱了儿茶酚胺的作用，使生理及心理负荷减轻，从而降低了心率、心排出量和血压。在伴有肾上腺分泌的肾上腺素增加的应激情况下，美托洛尔不会妨碍正常的生理性血管扩张。治疗剂量的美托洛尔，对支气管肌肉系统的收缩作用弱于非选择性的 β 受体阻滞剂，这使美托洛尔有可能与 β_2 受体激动剂联合用于治疗伴有支气管哮喘或其他慢性阻塞性肺疾病的患者。与非选择性的 β 受体阻滞剂相比，美托洛尔对胰岛素释放和糖类代谢的影响较小，因此也可用于糖尿病患者。美托洛尔对低血糖时心血管反应（如心动过速）的影响程度较轻，且血糖水平恢复至正常的速度也比非选择性的 β 受体阻滞剂快。急性心肌梗死时，美托洛尔静脉治疗能缓解胸痛、减少心房颤动和心房扑动的发生率。早期治疗（在症状出现后 24 小时之内)有助于限制心肌梗死的面积和进展。治疗开始得越早,得益越大。对阵发性室上性心动过速、心房颤动和心房扑动的患者,美托洛尔可降低心室率。

【适应证】本品用于室上性快速型心律失常。预防和治疗心肌缺血、怀疑的或确诊的急性心肌梗死伴快速型心律失常和胸痛。

【剂量】

1. 室上性快速型心律失常　开始时以 1~2mg/min 的速度静脉注射给药,用量可达 5mg(5ml)。这一剂量可在间隔 5 分钟后重复给予患者,直到取得满意的效果。总剂量 10~15mg(10~15ml)通常足以见效;推荐的静脉给药最大剂量为 20mg(20ml)。

2. 预防和治疗心肌缺血、怀疑的或确诊的急性心肌梗死伴快速型心律失常和胸痛　立即静脉注射给药 5mg(5ml)。这一剂量可在间隔 2 分钟后重复给予,直到最大剂量 15mg(15ml)。

【用法】

1. 给药途径　静脉注射给药。

2. 滴速　开始时以 1~2mg/min 的速度静脉给药。

【药物相互作用】

1. 本品应避免与下列药物合并使用。

(1) 巴比妥类药物:巴比妥类药物(对戊巴比妥作了研究)可通过酶诱导作用使美托洛尔的代谢略微增加。

(2) 普罗帕酮:4 例已经使用美托洛尔的患者,在给予普罗帕酮后,美托洛尔的血浆浓度增高 2~5 倍,其中 2 例发生与美托洛尔有关的不良反应。这种相互作用在 8 例健康志愿者中得到证实。对于这种相互作用的可能解释是,普罗帕酮与奎尼丁相似,可通过细胞色素 P450 2D6 途径而抑制美托洛尔的代谢。由于普罗帕酮也具有 β 受体阻滞效应,其与美托洛尔的联合使用很难控制。

(3) 维拉帕米:维拉帕米与 β 受体阻滞剂合用时(阿替洛尔、普萘洛尔和吲哚洛尔已有报道),有可能引起心动过缓和血压下降。1 例患者在合并使用噻吗洛尔滴眼剂和维拉帕米时,发生明显的心动过缓。钙离子拮抗剂和 β 受体阻滞剂对于房室传导和窦房结功能有相加的抑制作用。

2. 本品与下列药物合并使用时可能需要调整剂量。

(1) 胺碘酮:一例报道显示,同时使用胺碘酮和美托洛尔,有可能发生明显的窦性心动过缓。胺碘酮的半衰期很长(约 50 天),这意味着在胺碘酮治疗停止后较长的一段时间内,使用美托洛尔仍能发生两药的相互作用。

(2) I 类抗心律失常药物:I 类抗心律失常药物与 β 受体阻滞剂有相加负性肌力作用,故在左心室功能受损的患者中,有可能引起严重的血流动力学不良反应。病态窦房结综合征和病理性房室传导阻滞的患者,也应避免同时使用美托洛尔和Ⅰ类抗心律失常药物。丙吡胺和美托洛尔之间的相互作用已有明确的记录。

（3）非甾体类抗炎抗风湿药（NSAID）：已发现NSAID抗炎镇痛药可抵消β受体阻滞剂的抗高血压作用。在这方面，经过研究的药物主要是吲哚美辛。β受体阻滞剂很可能不与舒林酸发生相互作用。在一项双氯芬酸的研究中，未发现β受体阻滞剂与双氯芬酸有相互作用。

（4）可乐定：β受体阻滞剂有可能加重可乐定突然停用时所发生的反跳性高血压。

（5）地尔硫䓬：钙离子阻滞剂和β受体阻滞剂对于房室传导和窦房结功能有相加的抑制作用。已经有β受体阻滞剂与地尔硫䓬合并使用时发生明显心动过缓的病例报道。

（6）肾上腺素：一些报道显示，接受非选择性β受体阻滞剂（包括吲哚洛尔和普萘洛尔）治疗的患者，在给予肾上腺素后发生明显的高血压和心动过缓。这些临床观察资料已经在对健康志愿者的研究中得到证实。局部麻醉药中的肾上腺素或许也有可能引起血管内给药时所发生的这种反应。根据推测，使用选择性的β受体阻滞剂时，发生这种反应的危险性较低。

（7）苯丙醇胺：苯丙醇胺50mg单剂给药有可能使健康志愿者的舒张期血压升高到病理学的水平。普萘洛尔通常能拮抗这种由苯丙醇胺引起的血压增高。但在接受大剂量苯丙醇胺治疗的患者中，β受体阻滞剂可反常地引起高血压反应。某些病例在单独使用苯丙醇胺治疗的过程中，也有发生高血压反应的报道。

（8）奎尼丁：奎尼丁在所谓的"快速羟化者"（90%的瑞典人）中可抑制美托洛尔的代谢，使后者的血浆浓度显著升高、β受体阻滞作用增强。其他经由同一酶解途径（细胞色素P450 2D6）进行代谢的β受体阻滞剂，也可能会与奎尼丁发生同样的相互作用。

（9）利福平：利福平可促进美托洛尔的代谢，导致后者的血药浓度降低。

3. 与下列药物相互作用的临床意义尚未确定。

（1）胰岛素：当无法动员肝糖原（例如营养不良或禁食）时，普萘洛尔可增强胰岛素的低血糖效应。其他β受体阻滞剂可能也会引起这种作用，但是选择性β₁受体阻滞剂的这种作用较弱。在β受体阻滞剂治疗期间，警示低血糖的主观征象也可能被掩盖。

（2）磺酰脲：同胰岛素。

（3）硝苯地平：在心功能受损的患者中，硝苯地平和β受体阻滞剂有可能促发低血压和心力衰竭。在健康志愿者中，则未观察到硝苯地平与普萘洛尔、美托洛尔或阿替洛尔之间存在相互作用。

(4) 吸入麻醉:早年的经验显示,合并使用普萘洛尔和气体麻醉有时会发生血压降低,需要用阿托品治疗。因此过去通常在气体麻醉前 24 小时停用短效的 β 受体阻滞剂。但是新近的经验提示,在认识上述危险性的同时,还应考虑到停用 β 受体阻滞剂后很可能会发生更大的危险,即麻醉时儿茶酚胺所引起的心律失常。突然停用 β 受体阻滞剂的另一个危险是可能会使心脏病发作。因此,当今的麻醉学专家的意见是,麻醉前不应停用 β 受体阻滞剂。使用极大剂量 β 受体阻滞剂的患者,麻醉前应分阶段逐渐减小剂量。

(5) 麦角胺:麦角生物碱类和 β 受体阻滞剂对外周组织的血流灌注可能有协同的不利作用。据报道,有 2 例患者在麦角胺与 β 受体阻滞剂(普萘洛尔及氧烯洛尔)合用于治疗偏头痛时发生严重外周缺血。

(6) 肼屈嗪:正在接受美托洛尔治疗的患者,在给予肼屈嗪后可抑制美托洛尔的代谢,使后者的血浆浓度升高。

(7) 氟西汀:1 例报道称氟西汀可抑制美托洛尔的代谢,使后者的作用增强。这可能是由于氟西汀抑制了能催化美托洛尔及其他亲脂性 β 受体阻滞剂代谢的细胞色素 P450 2D6。

【禁忌证】失代偿性心功能不全、心源性休克、病态窦房结综合征、Ⅱ度或Ⅲ度房室传导阻滞,有临床意义的心动过缓。

治疗室上性快速型心律失常时,收缩压小于 110mmHg 的患者不宜采用酒石酸美托洛尔静脉给药。

【注意事项】

1. 治疗怀疑的或确诊的急性心肌梗塞时,如果患者的呼吸困难或冷汗现象有任何加重,不应再给予第二或第三次剂量。在下列情况下应特别小心:间歇性跛行、肾功能严重损害、伴有代谢性酸中毒的严重急性病变以及与洋地黄联合应用时。变异型心绞痛患者可因 α 受体调节的冠状血管收缩而导致心绞痛发作的次数和严重程度增加,因此不应使用非选择性的 β 受体阻滞剂;使用选择性的 β_1 受体阻滞剂时,也宜小心。支气管哮喘或其他慢性阻塞性肺疾病的患者,必须同时给予适量的 β_2 受体激动剂。嗜铬细胞瘤患者若使用酒石酸美托洛尔,应考虑同时给予适量的 α 受体阻滞剂治疗。

2. 运动员慎用。

3. 孕妇及哺乳期妇女用药　β 受体阻滞剂可引起胎儿或新生儿的心动过缓。因此在妊娠最后 3 个月以及分娩前后,使用 β 受体阻滞剂时应考虑到上述危险性。美托洛尔可进入乳汁,但在治疗剂量下不大可能危及婴儿。

4. 儿童用药　未进行该项试验,且无可靠参考文献。

5. 老年用药　老年患者无须调整剂量。

【不良反应】不良反应的发生率约为 10%,通常与剂量有关。

1. 常见（>1/100）

（1）一般不良反应：疲劳、头痛、头晕。

（2）循环系统：肢端发冷、心动过缓。

（3）胃肠系统：腹痛、恶心、呕吐、腹泻和便秘。

2. 少见

（1）一般不良反应：胸痛、体重增加。

（2）循环系统：心力衰竭暂时恶化。

（3）中枢神经系统：睡眠障碍、感觉异常。

（4）呼吸系统：气急，有支气管哮喘或气喘症状者可发生支气管痉挛。

3. 罕见（<1/1 000）

（1）一般不良反应：多汗、脱发、味觉改变，可逆性性欲减退。

（2）血液系统：血小板减少。

（3）循环系统：房室传导时间延长、心律失常、水肿、晕厥。

（4）中枢神经系统：梦魇、抑郁、记忆力损害、精神错乱、神经质、焦虑、幻觉。

（5）皮肤：皮肤过敏反应、银屑病加重、光过敏。

（6）肝：氨基转氨酶升高。

（7）眼：视觉损害。

（8）耳：耳鸣。

4. 虽然有报道发现个别患者发生肌肉疼痛性痉挛、口干、结膜炎和相似症状、鼻炎和注意力损害，但无法断定这些异常与美托洛尔之间有任何明确的关系。在个别患者中，静脉使用本品能引起有临床意义的血压下降。

【过量解救】

1. 毒性　美托洛尔 7.5g 引起成人致死性中毒。一例 5 岁儿童误服 100mg，经洗胃后无任何症状。12 岁儿童给予 450mg 引起中度中毒，成人给予 1.4g 引起中度中毒、给予 2.5g 引起重度中毒、给予 7.5g 引起极重度中毒。

2. 症状　心血管系统症状最为显著，但某些病例，特别是儿童和年轻患者，可能以中枢神经系统症状和呼吸抑制为主要表现。主要的中毒症状有心动过缓、I-Ⅲ度房室传导阻滞、心搏停止、外周循环灌注不良、心功能不全、心源性休克、呼吸抑制和窒息。其他症状包括疲乏、精神错乱、神志丧失、频细震颤、出汗、感觉异常、支气管痉挛、恶心、呕吐、低血糖（儿童特别容易发生）或高血糖症、高钾血症以及一过性肌无力综合征。

3. 治疗　诊断明确者，给予洗胃和 / 或活性炭，并严密观察病情变化。为减少迷走神经刺激的危险，洗胃前应先静脉注射阿托品（成人 0.25~0.5mg，儿童 10~20μg/kg）。有指征时，进行气管内插管和呼吸支持治疗。适当补充血容量，输注葡萄糖,监测心电图。阿托品 1.0~2.0mg 静脉注射,必要时可重复注射(主要控制迷走神经症状)。对心肌功能抑制的患者,可滴注多巴胺或多巴酚丁胺,葡乳醛酸钙(9mg/ml)10~20ml。另一种替代方法是胰高血糖素 50~150μg/kg,1 分钟内静脉注射,继以静脉滴注。部分患者加用肾上腺素有效。QRS 波增宽和心律失常的患者,可输注氯化钠或碳酸氢钠。可能需要安装心脏起搏器。对心搏骤停的患者,有时需要长达数小时的复苏抢救。治疗支气管痉挛时,可使用特布他林(注射或吸入)。此外,进行对症治疗。

艾 司 洛 尔

【中文名称】盐酸艾司洛尔注射液。

【英文名称】Esmolol Hydrochloride Injection。

【性状】本品为无色或微带黄色的澄明液体。

【pH 值】4.5~5.5。

【储存】遮光、密封保存。

【药理作用】

1. 盐酸艾司洛尔为选择性(心脏选择性)β_1 肾上腺素受体阻滞剂,起效快,作用维持时间短。在治疗剂量下无明显内在拟交感活性或膜稳定作用。静脉注射后的消除半衰期大约为 9 分钟。其主要抑制位于心肌的 β_1 肾上腺素受体,大剂量时对气管和血管平滑肌的 β_2 肾上腺素受体也有阻滞作用。

2. 本品可降低正常人运动及静息时的心率,对抗异丙肾上腺素引起的心率增快。其降血压作用与 β 肾上腺素受体阻滞程度呈相关性。静脉注射停止后 10~20 分钟 β 肾上腺素受体阻滞作用基本消失。电生理研究提示盐酸艾司洛尔具有典型的 β- 肾上腺素受体阻滞剂作用:可降低心率,降低窦房结自律性,延长窦房结恢复时间,延长窦性心律及房性心律时的 AH 间期,延长前向的文氏传导周期。放射性核素心血管造影研究显示在 0.2mg/(kg·min) 的剂量下,本品可降低静息心率、收缩压、心率血压乘积、左右心室射血分数和心脏指数,其效果与静脉注射 4mg 普奈洛尔(心得安)相似。运动状态下,盐酸艾司洛尔与心得安相似,均可减慢心率,降低心率血压乘积和心脏指数,但对收缩压的降低作用更明显。心导管研究结果显示在 0.3mg/(kg·min) 的剂量下,本品除引起上述作用,还可引起左室舒张末压和肺动脉楔压的轻度升高,停药 30 分钟后血液动力学参数即完全恢复。

【适应证】

1. 本品用于心房颤动、心房扑动时控制心室率。

2. 用于围手术期高血压。

3. 用于窦性心动过速。

【剂量】

1. 通用剂量

（1）控制心房颤动、心房扑动时心室率：成人先静脉注射负荷量 0.5mg/（kg·min），约 1 分钟，随后静脉滴注维持剂量自 0.05mg/（kg·min）开始，4 分钟后若疗效理想则继续维持，若疗效不佳可重复给予负荷量并将维持量以 0.05mg/（kg·min）的幅度递增。维持量最大可加至 0.3mg/（kg·min），但 0.2mg/（kg·min）以上的剂量未显示能带来明显的益处。

2. 围手术期高血压或心动过速

（1）即刻控制剂量：30 秒内静脉注射 1mg/kg，继续予 0.15mg/（kg·min）静脉滴注，最大维持量为 0.3mg/（kg·min）。

（2）逐渐控制剂量：同室上性心动过速治疗。

（3）治疗高血压的用量：通常较治疗心律失常用量大。

【用法】给药途径：静脉注射后静脉滴注维持。静脉滴注滴速详见【剂量】

【药物相互作用】

1. 耗竭儿茶酚胺的药物，如利血平，与 β 受体阻滞剂合用时有迭加的作用。本品和儿茶酚胺耗竭剂合用时应密切观察低血压的出现或明显的心动过缓。他们可能引起眩晕、昏厥或直立性低血压。

2. 合用本品和华法林不改变华法林的血药水平，本品的血药浓度似会升高，但临床意义不大。

3. 健康志愿者静脉同时给予本品和地高辛，在某些时间点地高辛的血药浓度增加 10%~20%。地高辛不改变艾司洛尔的药代动力学特征。正常受试者静脉同时给予本品和吗啡，对吗啡的血药浓度无明显影响，但本品的稳态血药浓度会升高 46%。未见其他药代动力学参数改变。

4. 与琥珀胆碱合用可延长琥珀胆碱的神经肌肉阻滞作用 5~8 分钟。

5. 使用 β 受体阻滞剂，有严重过敏反应史的患者可能出现过敏反应。这些患者可能对治疗过敏反应时常用剂量的肾上腺素无反应。

6. 心功能抑制的患者合用本品与维拉帕米应谨慎。有同时使用两者出现致命性心脏停搏的报道。此外，因为在全身血管阻力高时存在阻滞心脏收缩的危险，故在使用血管收缩药和影响肌肉收缩力的药物，如多巴胺、肾上腺素和去甲肾上腺素时本品不能用于控制室上性心动过速。

【禁忌证】

1. 窦性心动过缓患者禁用。

2. 二至三度房室传导阻滞患者禁用。

3. 心源性休克患者禁用。

4. 支气管哮喘或有支气管哮喘病史患者禁用。

5. 严重慢性阻塞性肺疾病患者禁用。

6. 难治性心功能不全患者禁用。

7. 对本品过敏患者禁用。

【注意事项】

1. 低血压　20%~25% 患者出现低血压（收缩压 <90mmHg，舒张压 <50mmHg）。12% 患者出现症状（主要是出汗和头昏眼花）。任何剂量下均可能出现低血压，但仍有一定的剂量关系，因此不推荐使用超过 200μg/（kg·min）[0.2mg/（kg·min）]的剂量。应严密监控患者，尤其是给药前血压低的患者。减少剂量或停止给药通常在 30 分钟内可恢复。

2. 心力衰竭　对充血性心力衰竭患者给予交感刺激以维持循环功能是必要的，β 受体阻滞剂可能引起心肌收缩功能的进一步抑制而导致更严重的心衰。β 受体阻滞剂在一段时间内对心肌的持续抑制可导致某些患者心衰。若出现心衰征兆，应立即停药。因本品的消除半衰期快，故停药可能就足以恢复，但仍建议给予特殊的处置。用本品控制心室反应的室上速心率失常患者，若出现血流动力学变化，或使用可减少外周阻力和/或心室充盈的药物或心肌电推动传播时应谨慎。尽管本品起效和停止作用很迅速，但仍有使用本品控制心率时出现死亡的报道。

3. 手术期间和手术后心动过速和/或高血压　本品不能用于伴有低体温的血管收缩引起的高血压的控制。

4. 支气管痉挛性疾病　患有支气管痉挛性疾病的患者通常不使用 β 受体阻滞剂。本品应慎用于支气管痉挛性患者，用药时应尽量使用小剂量。一旦出现支气管痉挛应立即停药，若可确诊应给予 β2 受体激动剂，但因患者心室率较快故应十分注意。

5. 糖尿病和低血糖　本品应慎用于糖尿病患者。在低血糖时 β 受体阻滞剂可引起明显的心动过速，但不出现其他的明显症状，如头昏眼花和出汗。

6. 给予 20mg/ml 较 10mg/ml 会引起更严重的静脉刺激，包括血栓性静脉炎。20mg/ml 本品若溢出可能引起严重的局部反应并可能引起皮肤坏死。应避免给予大于 10mg/ml 浓度的药物或小静脉给药或通过蝴蝶管给药。

7. 由于本品的酸性代谢产物主要经肾排泄，因此肾功能损害患者应慎用。晚期肾病患者酸性代谢产物的消除半衰期延长 10 倍，血药水平相应增加。

8. 有静脉给药时因渗透和溢出所致皮肤脱落或坏死的报道，故静脉使用本品时应小心。

9. 孕妇及哺乳期妇女用药　曾做过本品对大白鼠的致畸研究，给予 3mg/（kg·min）的剂量静脉滴注，每天持续 30 分钟，未发现对孕鼠、胎鼠的毒性及致畸作用。但 10mg/（kg·min）的剂量对孕鼠会产生毒性并致死。对家兔的致畸研究发现,给予 1mg/(kg·min)的剂量静脉点滴,每天持续 30 分钟,未发现对孕兔、胎兔的毒性及致畸作用。但 2.5mg/(kg·min)的剂量则对孕兔产生毒性,并致胎兔死亡率增加。对孕妇用药缺乏相应的研究资料,但有在怀孕的最后三个月或分娩时使用本品引起胎儿心动过缓,停药后仍不能终止的报道,故本品只在非常必要时方可用于孕妇。尚不知本品能否通过乳汁分泌,服药的哺乳期妇女应中止哺乳。

10. 儿童用药　尚无本品用于儿童的资料。

11. 老年用药　本品在老年人的应用未经充分研究。但老年人对降血压、降心率作用敏感,肾功能较差,应用本品时需慎重。

12. 运动员慎用。

【不良反应】

大多数不良反应为轻度、一过性。最重要的不良反应是低血压。有报道使用艾司洛尔单纯控制心室率发生死亡。

1. 心血管　12% 的患者出现有症状的低血压(发汗、头昏眼花),25% 的患者出现无症状性低血压。其中 63% 的患者在给药期间该症状消除,剩下的患者 80% 在停药后 30 分钟症状消除。10% 患者低血压时伴随发汗。1% 患者出现外周缺血。少于 1% 的患者有报道出现苍白、面色潮红、心动过缓(心率 <50 次 /min)、胸痛、昏厥、肺水肿和心脏阻滞。在两个不伴有室上性心动过速的严重冠状动脉疾病患者(心肌后下部梗死或不稳定心绞痛)中出现严重的心动过缓、窦性停搏及心率停止,停药后恢复。

2. 中枢神经系统　3% 患者出现头昏眼花、嗜睡,2% 患者出现精神混乱、头痛和激动,1% 患者出现疲乏,少于 1% 的患者出现感觉异常、衰弱、思维异常、焦虑、厌食和轻度头昏眼花。少于 1% 患者出现癫痫,其中有 2 例死亡。

3. 呼吸　少于 1% 的患者出现支气管痉挛、喘息、呼吸困难、鼻充血、干啰音和啰音。

4. 胃肠道　7% 患者出现恶心。1% 患者出现呕吐。少于 1% 的患者出现消化不良、便秘、口干和腹部不适。亦有味觉倒错的报道。

5. 皮肤(注射部位)　8% 的患者出现注射部位炎症和硬结。少于 1% 的患者出现注射部位水肿、红斑、皮肤变色、灼热及外渗性皮肤坏死。

6. 其他　少于 1% 患者出现尿潴留、语言障碍、视觉异常、肩胛中部疼痛、寒战和发热。

【过量解救】

一次用量达 12~50mg/kg,即可致命。过量可引起心脏停搏、心动过缓、低血压、电机械分离、意识丧失。由于本品半衰期短,故首先应立即停药,根据临床症状再考虑下述常用处置方式:

（1）心动过缓：静脉给予阿托品或其他的抗胆碱药。

（2）支气管痉挛：静脉给予 β₂ 受体激动剂和 / 或茶碱衍生物。

（3）心力衰竭：静脉给予利尿剂和 / 或洋地黄类治疗。

（4）休克：可给予多巴胺、多巴酚丁胺、异丙肾上腺素、氨力农治疗。

胺 碘 酮

【中文名称】盐酸胺碘酮注射液。

【英文名称】Amiodarone Hydrochloride Injection。

【性状】微黄色澄明溶液。

【pH 值】2.5~4.0。

【储存】贮存于 25℃以下，避光保存。

【药理作用】抗心律失常特性：

1. 延长心肌细胞 3 相动作电位，但不影响动作电位的高度和下降速率（Vaughan Williams 分类Ⅲ类）；单纯延长心肌细胞 3 相动作电位是由于钾离子外流减少所致，钠离子和钙离子外流不变。

2. 降低窦房结自律性，该作用不能用阿托品逆转。

3. 非竞争性的 α 和 β 肾上腺素能抑制作用。

4. 减慢窦房、心房及结区传导性，心律快时表现更明显。

5. 不改变心室内传导。

6. 延长不应期，降低心房、结区和心室的心肌兴奋性。

7. 减慢房室旁路的传导并延长其不应期。

8. 无负性肌力作用。

9. 动物研究未提供证据表明本品有致畸作用。

【适应证】当不宜口服给药时，应用本品治疗严重的心律失常。尤其适用于下列情况：房性心律失常伴快速室性心律、W-P-W（预激）综合征的心动过速、严重的室性心律失常、体外电除颤无效的室颤相关心脏停搏的心肺复苏。

【剂量】

1. 通用剂量

（1）静脉注射：初始剂量 300mg 或按 5mg/kg，若心室颤动持续存在可追加 150mg 或 2.5mg/kg。

（2）静脉滴注：第一个 24 小时可根据患者个体化给药，初始滴速不可超过 30mg/min，但需在第一个 24 小时内给予 1 000mg 负荷剂量，推荐如下方案①负荷滴注阶段采取先快后慢的方式，先快为前 10 分钟给药 150mg（15mg/min），可将 150mg 胺碘酮溶于 100ml 5% 葡萄糖溶液中滴注 10 分钟；后慢为随后 6 小时给药 360mg（1mg/min），可将 900mg 胺碘酮溶于 500ml 5% 葡萄糖溶液制成 1.8mg/ml

溶液滴注 6 小时。②维持阶段为随后 18 小时给药 540mg（0.5mg/min），给药过程中逐渐将滴速减至 0.5mg/min。之后每 24 小时给药 720mg（滴速为 0.5mg/min，浓度为 1~6mg/ml），最多连续应用 2~3 周，如用药期间发生心室颤动或伴血流动力学不稳定的室性心动过速，可追加 150mg（浓度 1.5mg/ml，持续滴注 10 分钟）。

2. 儿科剂量　未获得儿童患者用药安全性和有效性数据，不推荐儿童用药。

【加药调配】

1. 药物稀释　仅溶解于 5% 葡萄糖注射液中，溶于 0.9% 氯化钠注射液中不稳定，此外用 5% 葡萄糖注射液溶解时浓度必须大于 0.6mg/ml，低于此浓度不稳定，不可使用。由于胺碘酮可以使酞酸二乙酯（DEHP）释放进入溶液中，为减少患者接触，应选用不含 DEHP 的 PVC 或玻璃器具作为临时配制和稀释后的输注容器。

2. 成品输液的储存　应避免阳光直射，室温 25℃ 以下储存，无须对室内灯光进行防护。

3. 成品输液的稳定性　聚合乙烯或玻璃容器中，1~6mg/ml 的胺碘酮 5% 葡萄糖溶液可以保持 24 小时稳定，PVC 容器中应在 2 小时内使用。

4. 不得向输液器中加入任何其他制剂。

【用法】

1. 给药途径　除在监护室内持续心电血压监护下治疗电除颤无效的心室颤动相关心搏骤停的心肺复苏外，不推荐静脉注射，应尽可能静脉滴注，推荐使用中心静脉，外周静脉滴注时间大于 1 小时时浓度不可超过 2mg/ml。

2. 滴速　初始滴注速度不超过 30mg/min，无论患者年龄、肾功能、左室舒张功能如何，0.5mg/min 的滴注速度仅可以维持 2~3 周。

【相容性】推荐胺碘酮单独输注，不建议与其他药物混溶。

1. 相容药物　有文献报道大输液可以混合配伍的药物为多巴胺、多巴酚丁胺、酚妥拉明、布美他尼、拉贝洛尔、酒石酸间羟胺、去甲肾上腺素、硝酸甘油、利多卡因、艾司洛尔、地西泮、氯化钾注射液、10% 葡萄糖注射液、5% 葡萄糖注射液、5% 果糖注射液等。

2. 不相容药物　有文献报道存在配伍禁忌的药物为吗啡、哌替啶、0.9% 氯化钠注射液、脑蛋白水解物。

【药物相互作用】

1. 容易导致尖端扭转型室性心动过速的药物　许多药物，包括抗心律失常药物或其他药物可以导致这类严重的心律失常。低钾血症是易感因素，心动过缓或先天性或获得性 Q-T 间期延长同样如此。尤其容易导致尖端扭转型室性心动过速的药物为 I$_a$ 类抗心律失常药、III 类抗心律失常药以及特定的神经镇静药物。

2. 禁止联用药物 容易导致尖端扭转型室性心动过速的药物。

（1）Ⅰ$_a$类抗心律失常药物（奎尼丁、双氢奎尼丁、丙吡胺）。

（2）Ⅲ类抗心律失常药物（多非利特、伊布利特、索他洛尔）。

（3）其他药物如：砷化合物、苄普地尔、西沙必利、西酞普兰、依他普仑、二苯马尼、静脉多拉司琼、多潘立酮、决奈达隆、静注红霉素、甲喹吩嗪、咪唑斯汀、静注长春胺、莫西沙星、普卢卡必利、托瑞米芬、静注螺旋霉素、舒托必利。会增加室性心律失常的危险，特别是尖端扭转型室速。

3. 不推荐联用药物

（1）环孢素：由于肝脏内代谢的降低，循环中环孢素的水平会升高，有增加肾毒性作用的危险。进行血液中环孢素浓度测定，在使用胺碘酮治疗时和治疗中断后的过程中，要监测肾功能并调整使用剂量。

（2）注射用地尔硫䓬：有心动过缓和房室传导阻滞的危险。如果这种药物联用无法避免，必须进行密切的临床监测和持续心电图监测。

（3）卤泛群、喷他脒、本芴醇：有增加室性心律失常的危险，特别是尖端扭转型室性心动过速。如果可能，中断使用导致尖端扭转型室性心动过速的非抗感染药物。如果这种药物联用无法避免，在治疗期间必须进行 Q-T 间期和心电图监测。

（4）可导致尖端扭转型室性心动过速的神经镇静药物：

1）某些吩噻嗪类神经镇静药：氯丙嗪、氰美马嗪、左美丙嗪、硫利达嗪。

2）苯酰胺类：胺磺必利、舒必利、泰必利、维拉必利。

3）丁酰苯类：氟哌利多、氟哌啶醇。

4）其他神经镇静药：匹莫齐特。

此类药物有增加室性心律失常的危险，特别是尖端扭转型室性心动过速。

（5）氟喹诺酮在患者服用胺碘酮期间应避免使用。

4. 需加注意的联合用药

（1）口服抗凝药：血液中抗凝药的浓度升高引起抗凝作用和出血危险的增加。要频繁地控制凝血酶原水平并监测国际标准化比值（INR）。在胺碘酮治疗时和治疗结束后，要调整口服抗凝药的剂量。

（2）除索他洛尔（禁止联用药物）和艾司洛尔（需加注意的联合用药）外的β受体阻滞剂传导性，自律性和收缩性紊乱（抑制交感神经代偿机制），需进行心电图和临床监测。

（3）治疗心力衰竭的β-受体阻滞剂（比索洛尔、卡维地洛、美托洛尔）：有自律性以及心脏传导障碍（协同效应）伴随过度心动过缓的风险。室性心律失常的风险增加，尤其是尖端扭转型室性心动过速。需要定期进行临床和心电图监测。

（4）洋地黄类药物：抑制自律性（心动过缓）和房室传导阻滞。如果使用地高辛，由于地高辛的清除率降低会引起血液中地高辛水平升高。如有必要，需进行临床和心电图监测，并且控制地高辛的血药浓度和调整地高辛的使用剂量。

（5）口服地尔硫䓬：有心动过缓和房室传导阻滞的危险，特别是在老年患者中需进行临床和心电图监测。

（6）艾司洛尔：传导性、自律性和收缩性紊乱（抑制交感神经代偿机制）。进行临床和心电图监测。

（7）低钾制剂：低钾利尿药（单独使用或联用）、刺激性通便药、抗菌酶素B（静脉途径）、糖皮质激素（系统途径）、促皮质素，均有增加室性心律失常的危险，特别是尖端扭转型室性心动过速（低血钾是诱因）。应进行心电图和实验室检测和临床监测。

（8）利多卡因：胺碘酮可减少利多卡因的肝脏代谢，因此存在血浆利多卡因浓度增加的风险，伴随神经系统和心脏不良反应的可能性。需要进行临床和心电图监测，如果需要，控制血浆利多卡因浓度，并在胺碘酮治疗期间以及停用胺碘酮之后调整利多卡因的剂量。

（9）奥利司他：有血浆胺碘酮浓度以及胺碘酮活性代谢作用下降的风险。需要进行临床监测，如果需要，进行心电图监测。

（10）苯妥英（结论由磷苯妥英推断得到）：增加苯妥英的血浆浓度并伴随药物过量的体征，特别是神经症状（肝脏的苯妥英代谢下降）。应进行临床监测，控制苯妥英血药浓度并进行可能的剂量调整。

（11）氟卡尼：胺碘酮通过细胞色素 CYP2D6 抑制作用增加氟卡尼血浆浓度，因此氟卡尼用药剂量应调整。

（12）芬太尼。

（13）他汀类：通过 CYP3A4 代谢的他汀类药物如辛伐他汀、阿伐他汀和洛伐他汀与胺碘酮联合用药时肌肉毒性风险增加。

1）辛伐他汀：增加不良反应的危险（剂量依赖型），例如横纹肌溶解（降低肝脏对降胆固醇药物的代谢）。辛伐他汀的剂量不要超过 20mg/d。如果使用这种剂量无法达到治疗目的，使用其他不引起药物间相互作用的他汀类药物代替。

2）当使用胺碘酮治疗时，推荐联合使用不通过 CYP3A4 代谢的他汀类药物。

3）通过 CYP3A4 代谢的其他药物：利多卡因、他克莫司、西地那非、咪达唑仑、三唑仑、二氢麦角胺、麦角胺。

5. 需要考虑的联合用药 联合应用减缓心率的药物时,如减缓心率的钙离子通道阻滞剂(维拉帕米)、β受体阻滞剂(除索他洛尔)、可乐定、洋地黄类药物、甲氟喹、抗胆碱类药物(多奈哌齐、加兰他敏、利凡斯的明、他克林、安贝氯铵、吡啶斯的明、新斯的明)、毛果芸香碱,会有造成心动过缓的危险(累积效应)。

【禁忌证】本品在如下情况下禁用:

1. 窦性心动过缓和窦房传导阻滞,患者未安置人工起搏器。

2. 窦房结疾病,患者未安置人工起搏器(有窦性停搏的危险)。

3. 高度房室传导障碍,患者未安置人工起搏器。

4. 双或三分支传导阻滞,除非安装人工起搏器。

5. 甲状腺机能亢进,因为胺碘酮可能加重症状。

6. 已知对碘、胺碘酮或其中的辅料过敏。

7. 妊娠期。

8. 循环衰竭。

9. 严重低血压。

10. 静脉注射禁用于低血压、严重呼吸衰竭、心肌病或心力衰竭(可能导致病情恶化)。

11. 3岁以下儿童(因含有苯甲醇)。

12. 本品含苯甲醇,禁止用于儿童肌肉注射。

13. 哺乳期。

14. 与某些可导致尖端扭转型室性心动过速的药物合用。

(1)Ⅰ$_a$类抗心律失常药(奎尼丁、双氢奎尼丁、丙吡胺)。

(2)Ⅲ类抗心律失常药(索他洛尔、多非利特、伊布利特)。

(3)其他药物:苄普地尔、西沙必利、二苯马尼、静脉注射红霉素、咪唑斯汀、莫西沙星、静脉注射螺旋霉素、静脉注射长春胺(见药物相互作用)。

(4)舒托必利、精神抑制剂、喷他咪(注射用药时)。

这些禁忌证不适用于体外电除颤无效的室颤相关心脏停搏的心肺复苏。

【注意事项】

1. 必须预防低血钾的发生(并纠正低血钾),应当对 Q-T 间期进行监测,如果出现"尖端扭转型室性心动过速",不得使用抗心律失常药物(应给予心室起博,可静脉给予镁剂)。

2. 由于存在血流动力学风险(重度低血压、循环衰竭),通常不推荐静脉注射;任何时候需尽可能采用静脉滴注。

3. 静脉注射仅用于体外电除颤无效的室颤相关心脏停搏的心肺复苏等紧急情况下,且应在持续监护(心电图、血压)下使用,推荐在重症监护室中应用。

4. 剂量约为按体重 5mg/kg。除体外电除颤无效的室颤相关心脏停搏的心肺复苏外,胺碘酮的注射时间应至少超过 3 分钟。首次注射后的 15 分钟内不可重复进行静脉注射,即使随后剂量仅为 1 安瓿(可能造成不可逆衰竭)。

5. 同一注射器中不要混入其他制剂。不可在同一注射容器中加入其他药品。如胺碘酮需持续给药,应通过静脉滴注方式(见【用法】)。

6. 为避免注射部位的反应,胺碘酮应尽可能通过中心静脉途径给药。

7. 应监测低血压、重度呼吸衰竭、失代偿或重度心力衰竭的发生。

8. 如需麻醉,手术前应告知麻醉师患者正在使用胺碘酮进行治疗。

9. 妊娠期及哺乳期妇女用药

(1)妊娠期:动物研究未提供证据表明本品有致畸作用,可预计对人体无致畸作用。事实上,到目前为止,对人体有致畸作用的药物都曾被证明在严格进行的两种动物研究中有致畸作用。鉴于胺碘酮对胎儿甲状腺的影响,在妊娠期间禁止使用,除非确定其利大于弊。

(2)哺乳期:胺碘酮及其代谢产物,还有碘,在母乳中的浓度高于在血液中的浓度,因此有导致新生儿甲状腺功能低下的危险,故本品禁用于哺乳母亲。

10. 儿童用药　盐酸胺碘酮在儿童患者中用药的安全性、有效性尚未建立,因此不推荐儿童用药。注射用胺碘酮含有苯甲醇,有新生儿(出生不满一个月的婴儿)在静脉给药后出现喘息综合征致命的报道,症状包括呼吸急喘、低血压、心律不齐和心血管衰竭。

11. 老年用药　本品可使老年病人心率明显减慢,应在心电图监护下使用。

【不良反应】

1. 心脏不良反应

(1)常见:心动过缓。

(2)非常罕见:①有明显的心动过缓以及更罕见的窦性停搏病例报道,尤其是老年患者;②心律失常发作或恶化,有时伴随心脏骤停。

2. 内分泌异常　未知:甲状腺功能亢进。

3. 胃肠道不良反应　非常常见:恶心。

4. 注射部位反应　常见:可能的炎症反应,例如通过直接外周静脉途径给药时出现的浅表静脉炎;注射部位反应,例如疼痛、红斑、水肿、坏死、渗出、浸润、炎症、硬化、静脉炎、血栓静脉炎、感染、色素沉淀以及蜂窝组织炎。

5. 肝脏不良反应

(1)有肝损伤病例报道:这些病例通过血清转氨酶水平升高诊断。

(2)有以下非常罕见的不良反应报道:①通常为中度和单独的转氨酶水平升高(正常水平的 1.5~3 倍),减量后恢复或甚至自发性下降;②急性肝损伤,伴血清转氨酶水平升高和 / 或黄疸,有时候出现致死性结局,需要终止治疗;③延长治疗期间出现慢性肝损伤(口服途径给药),其组织学特征对应于假性酒精性肝炎。由于临床和生物学表现的离散性质(不恒定的肝肿大,血清转氨酶水平升高至正常值的 1.5~5 倍),需定期监测肝功能。治疗持续 6 个月之后出现的血清转氨酶水平升高,即使为中度,也应该考虑诊断为慢性肝损。终止治疗后临床和生物学异常通常可消退。有数个不可逆病例的报道。

6. 免疫系统不良反应

(1)非常罕见:过敏性休克。

(2)发生率未知:血管神经性水肿(Quincke's 水肿)。

7. 肌肉骨骼和结缔组织异常 未知:背痛。

8. 神经系统不良反应 非常罕见:良性颅内高压(假性脑瘤)、头痛。

9. 肺部不良反应 非常罕见。

1)有时候在术后(可能与高剂量氧发生相互作用有关)可出现急性呼吸窘迫综合征,通常伴随间质性肺病,偶有致死性病例。必须考虑停用胺碘酮,并且必须研究皮质醇激素的治疗价值。

2)重度呼吸衰竭时可出现支气管痉挛和 / 或呼吸暂停,尤其对于哮喘患者。

10. 皮肤不良反应

(1)非常罕见:出汗、脱发。

(2)发生率未知:荨麻疹。

11. 血管不良反应

(1)常见:通常为中度的和一过性的血压下降。报告了重度低血压或循环衰竭的病例,尤其是过量用药或过度快速给药后。

(2)非常罕见:热潮红。

【过量解救】

(1)目前尚无胺碘酮静脉给药过量的文献资料。

(2)口服胺碘酮过量的文献资料甚少。有心动过缓,室性心律失常,尤其是尖端扭转型室性心动过速和肝脏损伤的病例报道。治疗应根据具体症状而定。基于胺碘酮的药代动力学特性,需对患者进行长期监测,尤其是心脏功能监测。

(3)胺碘酮及其代谢物不能被透析。

维 拉 帕 米

【中文名称】盐酸维拉帕米注射液。

【英文名称】Verapamil Hydrochloride Injection。

【**性状**】无色的澄明液体。

【**辅料**】氯化钠、盐酸。

【**pH 值**】5% 水溶液的 pH 值为 4.5~6.0。

【**储存**】遮光、密闭保存。

【**药理作用**】本品为苯烷胺类钙通道阻滞剂,主要抑制 L- 型钙离子通道,抑制钙离子内流。对血管选择性小于二氢吡啶类,不因扩血管引起反射性的正性心脏作用。

具有负性肌力、负性传导、负性频率作用,降低心肌细胞耗氧,通过阻断钙通道,抑制窦房结和房室结等慢反应细胞的除极,抑制钙离子内流,降低心肌细胞内钙离子浓度,兴奋收缩脱偶联,产生负性肌力,减慢心率,扩张外周血管而降低外周阻力,降低后负荷,每搏输出量增多,降低心肌细胞耗氧。具有扩张血管作用,动脉尤其是冠状动脉敏感,缺血部位与正常部位冠状动脉主干和小动脉均可扩张。可以减少钙离子内流,减轻钙超载对动脉壁的损伤,抑制脂质过氧化,保护血管内皮细胞。

【**适应证**】

1. 阵发性室上性心动过速的转复　使用本品前应首选抑制迷走神经的手法治疗。

2. 心房扑动或心房颤动暂时控制心室率　心房扑动或心房颤动合并房室旁路通道时除外。

【**剂量**】

1. 通用剂量

(1)静脉注射:首剂 5~10mg(0.075~0.15mg/kg)以林格注射液、氯化钠注射液、葡萄糖注射液稀释后缓慢静脉注射 2 分钟以上,如效果不佳,15~30 分钟后追加 5~10mg(0.15mg/kg)。

(2)静脉滴注:用氯化钠或葡萄糖注射液溶解后每小时给予 5~10mg,最大日剂量 50~100mg。

2. 儿科剂量

(1)0~1 岁:首剂 0.1~0.2mg/kg,稀释后缓慢静脉注射 2 分钟以上。如效果不佳,30 分钟后可再给予 0.1~0.2mg/kg。

(2)1~15 岁:首剂 0.1~0.3mg/kg,不超过 5mg,稀释后缓慢静脉注射 2 分钟以上。如效果不佳,30 分钟后可再给予 0.1~0.3mg/kg。

3. 剂量调整　老年患者初始剂量应降低,且注射时间应延长至 3 分钟。

【**加药调配**】

1. 药物溶解　本品可用 5% 葡萄糖注射液、0.9% 氯化钠注射液、林格注射液溶解。

2. 成品输液外观检查 澄明无色溶液,出现变色或混浊、沉淀应弃去不用。

3. 成品输液的储存 室温 25℃以下,避光保存,24 小时内使用完毕。

4. 成品输液的稳定性 维拉帕米的 5% 葡萄糖溶液、0.9% 氯化钠溶液、乳酸林格注射液在避光、室温 25℃下,物理及化学稳定性 48 小时内无明显变化。pH 3~6 范围内稳定性最佳。

【用法】

静脉注射或静脉滴注。

1. 操作指导 静脉给药需要持续监测心电和血压。

2. 滴速 静脉滴注每小时给予 5~10mg。

【相容性】

1. 相容药物 有文献报道过可以在大输液中配伍的药物为胺碘酮、氨甲环酸、地高辛、甘露醇、利多卡因、氯化钾、氯化钙哌拉西林、葡萄糖酸钙、青霉素、万古霉素、地塞米松等;有文献报道过可以通过"Y"型输液管配伍输注的药物为罗库溴铵。

2. 不相容药物 有文献报道存在配伍禁忌药品为氨苄西林、泮库溴铵、脑蛋白水解物。

【药物相互作用】

1. 本品为 CYP3A4 代谢底物 与 CYP3A4 抑制剂合用可升高本品血药浓度,出现低血压、心动过缓,包括红霉素、利托那韦、泰利霉素、西咪替丁、奎尼丁(一方面消除奎尼丁房室传导的不良影响,但同时又升高其血药浓度,肥厚型心肌病患者避免合用);CYP3A4 诱导剂合用可降低本品血药浓度,如利福平、苯巴比妥、苯妥英钠。

2. 本品为 CYP3A4 抑制剂 与 CYP3A4 代谢底物合用导致被代谢药物血药浓度升高诱发相应不良反应,如需要合用应降低给药剂量,包括 HMG-COA 还原酶抑制剂(诱发横纹肌溶解,降低他汀给药剂量)、伊伐布雷定(诱发心动过缓及传导阻滞,禁止合用)、卡马西平、环孢素。

3. 锂剂 合用可导致患者血清锂水平升高诱发锂中毒,引起神经反应,应密切监测血清锂离子浓度。

4. 和具有心脏抑制作用的药物合用 增加心脏抑制,β 受体拮抗剂(已使用 β 受体拮抗剂的患者应避免使用维拉帕米)、氟卡尼、可乐定(可引起严重心动过缓,需监测心率)。

5. 和具有降血压作用的药物合用 引起低血压,应监测血压,包括血管扩张药、利尿剂、ACEI、ARB。

6. P- 糖蛋白底物 抑制洋地黄排泄,可导致洋地黄浓度上升 50%~70%,

开始合用应降低洋地黄给药剂量,监测患者有无黄绿视、恶心等洋地黄中毒反应,停用维拉帕米时需要重新评估洋地黄给药剂量是否有效。

7. 神经肌肉阻滞剂 由于维拉帕米抑制神经肌肉传导,因此,合用需降低神经肌肉阻滞剂的剂量。

8. 阿司匹林 高血浆蛋白结合率,合用阿司匹林可导致出血。

9. 茶碱 抑制茶碱清除,升高茶碱血药浓度。

【禁忌证】

1. 对维拉帕米过敏者禁用。

2. 心源性休克患者禁用。

3. 收缩压小于 90mmHg 者禁用。

4. 重度充血性心力衰竭(继发于室上性心动过速且可被维拉帕米纠正者除外)。

5. 严重左心室功能不全者禁用。

6. 伴发心动过缓、低血压、左室功能不全的急性心肌梗死患者禁用。

7. 未安装心脏起搏器的Ⅱ度或Ⅲ度房室传导阻滞者禁用。

8. 病窦综合征(已安装并行使功能的心脏起搏器患者除外)。

9. 心房扑动或心房颤动合并房室旁路的患者禁用。

10. 洋地黄中毒禁止注射维拉帕米。

11. 室性心动过速禁止注射维拉帕米。

【注意事项】

1. 注意事项

(1)虽然维拉帕米阻断钙离子内流,但不影响血清钙离子水平。

(2)使用维拉帕米前 48 小时和使用后 24 小时内不应使用丙吡胺。

(3)本品推荐口服,仅在威胁生命时考虑静脉给药,并应该在建立心电监护下进行。

2. 特殊警示 注射剂为高警示药品,不正当使用可带来严重危害。

【不良反应】

1. 心血管系统不良反应

(1)出现血压、心动过缓(心率小于 50 次 /min)、房室传导阻滞、心搏骤停、心力衰竭、心悸症状。静脉使用本品导致的血压下降为一过性,有可能诱发患者眩晕,通常不需处理,用药前予以钙剂可以有效预防。用药期间出现Ⅰ度房室传导阻滞,或逐渐发展为Ⅱ度、Ⅲ度房室传导阻滞需减量停药。严重低血压或完全房室传导阻滞,立即静脉给予异丙肾上腺素、葡萄糖酸钙、去甲肾上腺素、硫酸阿托品,如仍未见效可以使用多巴胺或多巴酚丁胺。如患者同时伴发肥厚性心肌病,则可以给予去氧肾上腺素、间羟胺、甲氧明维持血压,不可使用异丙肾上腺素和去甲肾上腺素。严重的心动过缓或心搏骤停,静脉予以异丙肾上腺素、氯化钙、去甲肾上腺素、硫酸阿托品,必要时安装临时起搏器。

（2）心绞痛、心肌梗死。

2. 内分泌系统不良反应　糖耐量降低、低密度脂蛋白（LDL）升高、男子乳腺发育、女性月经紊乱。

3. 过敏。

4. 运动系统　减弱神经肌肉传导,导致重症肌无力恶化,如必须使用,需降低给药剂量。

5. 引起转氨酶升高。

6. 皮肤　引起光照性皮炎、皮炎、面部潮红、多汗、史 - 约综合征。

7. 眼球震颤、视物模糊。

8. 神经系统　头痛、头晕、睡眠障碍、癫痫发作、平衡失调、锥体外系反应。

9. 齿龈增生。

10. 消化不良、便秘、腹泻、腹胀。

【过量解救】主要表现为低血压和心动过缓。可使用阿托品、异丙肾上腺素、10% 氯化钙溶液、正性肌力药物对症治疗,严重者可放置临时起搏器,防止心脏停搏。

伊 布 利 特

【中文名称】富马酸伊布利特注射液。

【英文名称】Ibutilide Fumarate Injection。

【性状】本品为无色或几乎无色的澄明液体。

【储存】遮光、密闭、阴凉处（不超过 20℃）保存。

【药理作用】静脉注射伊布利特能延长离体或在体心肌细胞的动作电位,延长心房和心室的不应期,即发挥Ⅲ类抗心律失常药物的作用。然而,电压钳的研究表明,在纳摩尔浓度水平,伊布利特主要通过激活缓慢内向电流（主要是钠电流）使复极延迟,这与其他Ⅲ类抗心律失常药物阻断外向钾电流的作用明显不同。通过上述作用,即伊布利特能延长心房和心室肌细胞的动作电位时程和不应期,在人体起到其抗心律失常的作用。

【适应证】本品用于近期发作的房颤或房扑逆转成窦性心律,长期房性心律不齐的患者对伊布利特不敏感。伊布利特对持续时间超过 90 天的心律失常患者的疗效还未确定。

【剂量】

1. 患者体重 ≥60kg,首次注射（10 分钟以上）1 支（1mg 富马酸伊布利特）。首次注射结束后 10 分钟,若心律失常未消失,可在首次注射结束 10 分钟后再注射等量本品,注射持续 10 分钟。

2. 患者体重 <60kg,首次注射(10 分钟以上)0.1ml/kg(相当于 1.01mg/kg 富马酸伊布利特)。首次注射结束后 10 分钟,若心律失常未消失,可在首次注射结束 10 分钟后再注射等量本品,注射持续 10 分钟。

【加药调配】

1. 药物稀释　可以直接注射,也可稀释于 0.9% 的氯化钠注射液或 5% 的葡萄糖注射液中。即可将本品 1 支 10ml 的包装(0.1mg/ml)加到 50ml 的输液袋中稀释后注射。

2. 成品输液外观检查　澄明无异物。

【用法】给药途径:静脉滴注、静脉注射。

【药物相互作用】

1. 明确的药代动力学或正式的与其他药物相互作用的研究尚未进行。

2. 抗心律失常药　Ⅰa 类抗心律失常药(VauZhanWilliams 分类法),如丙吡胺、奎尼丁、普鲁卡因胺以及其他的 Ⅲ 类药物,如胺碘酮、索他洛尔因可能延长不应期,均不能和伊布利特注射液同时使用或注射后 4 小时内使用。

3. 其他延长 Q-T 间期的药物　正在服用延长 Q-T 间期药物,如酚噻嗪、三环类抗抑郁剂、四环类抗抑郁剂和某些抗组胺类的药物(H_1 受体拮抗剂)的患者,使用伊布利特注射液可能增加尖端扭转型室性心动过速发生的机率。

4. 地高辛　室上性心律失常能掩盖地高辛过量造成的心脏毒性作用。因而,在地高辛血药浓度超过或可能超过普通治疗范围的患者中应用地高辛要十分谨慎,以防地高辛中毒。在临床试验中,伊布利特与地高辛联合应用时,对伊布利特的安全性和有效性没有影响。

5. 钙通道阻滞剂　伊布利特与钙通道阻滞剂联合应用时,对伊布利特的安全性和有效性没有影响。

6. β 肾上腺素受体阻滞剂　伊布利特与 β 肾上腺素受体拮抗剂联合应用时,对伊布利特的安全性和有效性没有影响。

【禁忌证】对本品成分有过敏史者禁用。

【注意事项】

1. 和其他抗心律失常药一样,伊布利特注射液可能诱发或加重某些患者室性心律失常症状,可导致有潜在致命性后果。

2. 尖端扭转型室性心动过速是一种由于 Q-T 间期延长而形成的多形性室性心动过速,可因伊布利特对心肌复极化的影响而发生,但伊布利特也可在不引起明显的 Q-T 间期延长的情况下诱发多形性室性心动过速。伊布利特不适用于以前有多形性室性心动过速的患者。

3. 在临床试验过程中,用伊布利特治疗房颤房扑的患者中有 1.7% 发生了需要进行心脏复律的连续性多形性室性心动过速。许多首发的多形性室性心动过速发生在伊布利特停药后,通常不超过第一次给药开始后的40分钟。然而也有在初次使用开始3小时后发生复发的多形性室性心动过速的例子。有2例性心动过速恶化成室颤,需立即电除颤。其他有用人工心脏起搏和静脉给予硫酸镁处理的例子。间歇性多形性室性心动过速发生率2.7%,间歇性单形性室性心动过速发生率4.9%(见【不良反应】)。

4. 需注意心律失常的发生。在使用伊布利特过程中及之后,必须配备有经验的医护人员和合适的设备,包括心脏监护装备,心内起搏设备,复律器/电击除颤器以及治疗连续性室性心动过速,包括多形性室性心动过速的药品。使用伊布利特之前,应纠正低钾和低镁血症以降低心律失常前兆的可能性。注射完本品后,患者应当用连续心电图监测观察至少4小时,或者等到QTc恢复到基线。如发现任何不规则的心脏活动,延长监控时间。多形性室性心动过速的处理包括停止伊布利特,纠正电介质紊乱,特别是血钾和镁,加速人工心脏起搏,电复律或电击除颤,药物治疗包括静脉给予硫酸镁,一般避免抗心律失常治疗。

5. 心脏传到阻滞 在9名使用伊布利特治疗报道中,发生有可逆性心脏传导阻滞发生的患者占(1.5%),其中5人产生Ⅰ度传导阻滞,3人产生Ⅱ度传导阻滞,1人完全性心脏传导阻滞。

6. 孕妇及哺乳期妇女用药 本品不能用于孕妇,除非临床意义大于对胚胎的潜在危险。伊布利特分泌到乳汁的研究尚未开展。因此,使用伊布利特注射液治疗过程中应放弃母乳喂养。

7. 儿童用药 本品治疗房颤房扑的临床实验对象不包括年龄在18岁以下的患者。因此,伊布利特的安全性和有效性在儿童患者中还不明确。

8. 老年用药 一般来说,对老年患者,剂量选择要慎重,通常从最低剂量开始,因为在老年患者中,药物降低心、肝、肾功能以及引起并发症或需其他药物治疗的概率较大。

【不良反应】

1. 伊布利特注射液在临床试验中患者没有明显的不适感。在临床Ⅱ期或Ⅲ期研究中,586名因心房颤动或心房扑动接受伊布利特治疗的患者中,149人(25%)报告出现与心血管系统有关的副作用,包括连续性多行性室性心动过速(1.7%)和间歇性多形性室性心动过速(2.7%)。

2. 其他有重要临床意义但与伊布利特关系不确定的副作用包括(0.2%代表1例患者):连续性单形性室性心动过速(0.2%),间歇性单形性室性心动过速(4.9%),房室传导阻滞(1.5%),束支传导阻滞(1.9%),室性早搏(5.1%),室上性早搏(0.9%),低血压或体位性低血压(2.0%),心动过缓或窦性心动过缓

（1.2%），节性心律不齐（0.7%），充血性心力衰竭（0.5%），心动过速或窦性心动过速或室上性心动过速（2.7%），室性心律（0.2%），昏厥（0.3%），肾衰（0.3%）心悸（1.0%），高血压（1.2%），Q-T 间期延长（1.2%），头痛（3.6%）。除了昏厥外的副作用发生率，伊布利特治疗组均比安慰剂组大。

3. 另外可能与使用伊布利特有关的副作用有恶心，出现频率高于 1%，使用伊布利特治疗的患者发生恶心比使用安慰剂治疗的患者多。

【过量解救】根据已知的药理学作用，过量使用伊布利特的临床效应可能对临床通常使用剂量产生的延长复极化的作用放大。药物过量后发生的副作用（即心律失常预兆、房室传导阻滞）要采取适当的措施处理。

（三）抗高血压药

硝 普 钠

【中文名称】注射用硝普钠。

【英文名称】Sodium Nitroprusside for Injection。

【性状】本品为粉红色粉末或疏松块状物。

【pH 值】5% 的葡萄糖溶液 pH 范围为 3.5~6。

【储存及稳定性】遮光、密闭保存。水溶液放置不稳定，光照下加速分解。

【药理作用】为速效血管扩张药，作用时间短，通过促进血管内皮细胞释放 NO 而激活鸟苷酸环化酶，增加血管平滑肌细胞内 cGMP，最终引起血管扩张，对动脉、静脉均有扩张作用，舒张静脉作用强于动脉，扩张血管降低外周阻力，血压下降，同时减轻心脏前后负荷，增加心脏输出量，改善心力衰竭症状。可轻度引起心率加快，但心肌耗氧量下降。静脉使用后即可达峰，几乎即刻起效，静脉滴注停止后可维持 1~10 分钟。进入体内后由红细胞代谢为氰化物，经肝脏代谢为无活性硫氰酸盐，经肾脏随尿液排出，氰化物体内半衰期约为 7日，肾功能不全时延长，因此，肝肾功不全患者易发生氰化物中毒。

【适应证】

1. 用于多种原因导致的高血压急症的紧急降血压治疗，如恶性高血压、高血压脑病、嗜铬细胞瘤手术前后的阵发性高血压。

2. 用于麻醉期间的控制性降血压。

3. 用于治疗急性心力衰竭。

【剂量】

1. 通用剂量　静脉滴注。

（1）高血压急症：以 0.5μg/（kg·min）为起始剂量，根据患者疗效，每隔数分钟以 0.5μg/（kg·min）逐渐递增，通常维持剂量为 3μg/（kg·min）。最大剂量为 10μg/(kg·min),总量 3 500μg/kg,如达到最大剂量使用 10 分钟后仍然无效则需换用其他药物。

(2)急性心力衰竭:小剂量起始一般 25μg/min,也可按照 0.1~0.22μg/(kg·min),每 5 分钟调整滴速,停药需缓慢减量,防止反跳,建议同服扩血管药物。

2. 儿科剂量 静脉滴注,用于治疗儿童高血压急症或心力衰竭,通常按 1.4μg/(kg·min)给药,按疗效逐渐调整剂量。

3. 剂量调整

(1)肾功能不全患者无须调整剂量。

(2)肝功能不全患者无须调整剂量,但应当格外关注氰化物中毒。

【加药调配】

1. 药物溶解 本品需要初溶,建议每 50mg 以 5ml 的 5% 葡萄糖注射液初步溶解。

2. 药物稀释 溶解后可稀释于 250ml、500ml 5% 葡萄糖注射液中。

3. 成品输液外观检查 药物对光敏感,需新鲜配制,新鲜配制溶液呈淡棕色,如出现颜色转变为深棕色、橙色或蓝色应弃去不用,重新配制。

4. 成品输液的储存 本品对光敏感,滴注溶液应新鲜配制并迅速将输液瓶用黑纸或铝箔包裹避光,20~25℃保存,24 小时内使用完毕,避光和热,并防止输液结冰。

5. 成品输液的稳定性 配制溶液应严格避光,避光下可保持24小时稳定。

【用法】

1. 操作指导 现用现配,不推荐与其他药物混溶,不推荐和含防腐剂液体混溶,严格避光。

2. 给药途径 本品只适宜静脉滴注,不可静脉推注,长期使用者应在重症监护室内,推荐使用输液泵以中心静脉泵入,谨防外渗,可抬高病床床头增强疗效。

3. 滴速 本品适宜滴速为0.5~10μg/(kg·min),最大给药速率10μg/(kg·min),且使用时长不可超 10 分钟。

【相容性】建议不与其他药物混合输注,专药专路。

1. 相容药物

(1)有文献报道过可以在大输液中配伍的药品为 10% 葡萄糖注射液、5% 葡萄糖注射液、5% 果糖注射液、氨力农、多巴胺、克林霉素、咪达唑仑、米力农、尼卡地平、他克莫司等。

(2)有文献报道过可以通过"Y"型输液管配伍输注的为罗库溴铵。

2. 不相容药物 有文献报道存在配伍禁忌药品为利多卡因、普鲁卡因、肌苷、脑蛋白水解物、头孢曲松。

【药物相互作用】

1. 其他降血压药物　甲基多巴、可乐定、拉贝洛尔等,合用时注意减少硝普钠剂量,防止血压过度降低。

2. 拟交感胺类药物　导致硝普钠降压作用减弱。

3. 维生素 B_{12}　因代谢产物氰化物在体内可参与维生素 B_{12} 代谢,同服维生素 B_{12} 可有助于降低血浆内氰化物水平,预防氰化物中毒。

4. 5 型磷酸二酯酶抑制剂　如西地那非,合用可引起严重的低血压,临床上禁止两药合用。

【禁忌证】

代偿性高血压如动静脉分流或主动脉缩窄时,禁用本品。

【注意事项】

1. 配制溶液只可静脉慢速点滴,切不可直接推注。最好使用微量输液泵,这样可以精确控制给药速度,从而减少不良反应发生率。

2. 对诊断的干扰　用本品时血二氧化碳分压（PCO_2）、pH 值、碳酸氢盐浓度可能降低;血浆氰化物、硫氰酸盐浓度可能因本品代谢后产生而增高,本品超量时动脉血乳酸盐浓度可增高,提示代谢性酸中毒。

3. 下列情况慎用:

（1）脑血管或冠状动脉供血不足时,对低血压的耐受性降低。

（2）麻醉中控制性降压时,如有贫血或低血容量应先予纠正再给药。

（3）脑病或其他颅内压增高时,扩张脑血管可进一步增高颅内压。

（4）肝、肾功能损害时,本品可能加重肝、肾损害。

（5）甲状腺功能过低时,本品的代谢产物硫氰酸盐可抑制碘的摄取和结合,因而可能加重病情。

（6）肺功能不全时,本品可能加重低氧血症。

（7）维生素 B_{12} 缺乏时使用本品,可能使病情加重。

4. 应用本品过程中,应经常测血压,最好在监护室内进行;肾功能不全而本品应用超过 48~72 小时者,每天须测定血浆中氰化物或硫氰酸盐,保持硫氰酸盐不超过 100μg/ml;氰化物不超过 3μmol/ml,急性心肌梗死患者使用本品时须测定肺动脉舒张压或嵌压。

5. 药液有局部刺激性,谨防外渗,推荐自中心静脉给药。

6. 少壮男性患者麻醉期间用本品作控制性降血压时,需要用大量,甚至接近极量。

7. 如静滴已达每分钟 10μg/kg,经 10 分钟而降血压仍不满意,应考虑停用本品,改用或加用其他降血压药。

8. 左心衰竭时应用本品可恢复心脏的泵血功能,但伴有低血压时,须同时加用心肌正性肌力药如多巴胺或多巴酚丁胺。

9. 用本品过程中,偶可出现明显耐药性,此应视为氰化物中毒的先兆征象,此时减慢滴速,即可消失。

【不良反应】

1. 血压过度下降或下降过快。

(1) 血压过度下降可导致患者出现头晕、大汗、紧张焦虑、反射性心动过速等。用药期间建立心电及血压监护,通过控制滴速调整血压下降幅度。在降血压目标设置上,应采取阶梯化降压方式,降血压目标分三步走。

1) 第一目标:高血压急症降压治疗的第一目标是在 30~60 分钟将血压降低到一个安全水平(据患者的具体情况决定)。除特殊情况外,建议第 1~2 小时使平均动脉血压迅速下降但不超过 25%。

2) 第二目标:在达到第一目标后,应放慢降血压速度,加用口服降血压药,逐步减慢硝普钠静脉给药的速度,逐渐将血压降低到第二目标。建议给予降血压治疗后 2~6 小时将血压降至约 160/100mmHg,根据患者的具体病情适当调整。

3) 第三目标:若第二目标的血压水平可耐受且临床情况稳定,在以后24~48 小时逐步降低血压达到正常水平。

(2) 直立性低血压:见注意事项。

(3) 加重组织缺血:血压下降可导致灌注压不足,因此,在脑梗死和心肌梗死急性期不宜将血压降至过低,如过度降血压可导致组织缺血缺氧加重。脑血管及冠脉缺血患者慎用。

2. 甲状腺功能减退。

3. 颅内压升高。

4. 皮肤　本品可引起皮肤石板蓝样色素沉着,停药后需要 1~2 年的时间才可消退,用药期间避免光照。其他过敏性皮疹,停药后消退较快。

5. 胃肠道不适　恶心、呕吐。

6. 中毒　①硫酸盐中毒:可表现为视物模糊、眩晕、头痛、气短、血浆硫氰酸盐浓度升高。②氰化物中毒:皮肤粉红色、浅快呼气、低血压、瞳孔散大、心音遥远、血浆氰化物浓度升高。普通患者如连续使用 72 小时以上,肾功不全患者使用 48 小时以上,需每日测定血浆硫氰酸盐和氰化物水平,维持硫氰酸,使用时长不可超 10 分钟。肺换气功能损伤、代谢型酸中毒多为中毒先兆,可通过加强二氧化碳分压、氧分压、血浆酸碱平衡监测来预防中毒发生。

7. 反跳现象　本品突然停药可引起血压反跳性升高,停药应逐步减慢滴速,且同时应口服扩血管类口服降压药以达到降压效果。

8. 耐受性　多为中毒先兆,可通过降低滴速缓解。

【过量解救】

1. 低血压　视血压降低程度,采取减慢滴速或临时停药。

2. 氰化物中度　一旦出现中毒征象,可以立即吸入亚硝酸异戊酯或静脉滴注亚硝酸钠或硫代硫酸钠。具体操作方法,应即刻将亚硝酸异戊酯安瓿包在手帕内打碎,紧贴患者口鼻,每 1~2 分钟吸入 15~30 秒,根据病情反复吸入直至静脉滴注亚硝酸钠为止。

硫　酸　镁

【中文名称】硫酸镁注射液。

【英文名称】Magnesium Sulfate Injection。

【性状】本品为无色的澄明液体。

【pH 值】5.0~7.0。

【储存】遮光、密闭保存。

【药理作用】镁离子可抑制中枢神经的活动,抑制运动神经 - 肌肉接头处乙酰胆碱的释放,阻断神经肌肉联接处的传导,降低或解除肌肉收缩作用,同时对血管平滑肌有舒张作用,使痉挛的外周血管扩张,降低血压,因而对子痫有预防和治疗作用,对子宫平滑肌收缩也有抑制作用。

【适应证】本品适用于妊娠高血压,降低血压,治疗先兆子痫和子痫。

【剂量】首次负荷剂量为 2.5~4g,用 25% 葡萄糖注射液稀释至 20ml 后,5 分钟内缓慢静脉注射,以后每小时 1~2g 静脉滴注维持。治疗应持续至发作停止。控制抽搐的理想的血清镁浓度为 6mg/100ml。24 小时总量不应超过 30g。

【加药调配】

1. 药物稀释　可用葡萄糖注射液稀释。

2. 成品输液外观检查　澄明无异物。

【用法】

1. 给药途径　先缓慢静脉注射 5 分钟后静脉滴注维持。

2. 滴速　每小时 1~2g 静脉滴注维持。

【相容性】

1. 与硫酸镁配伍禁忌的药物　硫酸多黏菌素 B、硫酸链霉素、葡萄糖酸钙、盐酸多巴酚丁胺、盐酸普鲁卡因、四环素、青霉素和萘夫西林(乙氧萘青霉素)。

2. 硫酸镁与含下列成分的溶液合用时可能形成沉淀　酒精(高浓度)、重金属、碱碳酸盐和碳酸氢盐、氢化可的松琥珀酸钠、碱金属氢氧化物、磷酸钠、砷酸盐、硫酸多黏菌素 B 盐、钡盐、盐酸普鲁卡因、钙盐、水杨酸盐、克林霉素磷酸酯、锶盐、酒石酸盐。

3. 潜在配伍禁忌通常受反应物浓度和溶液 pH 值变化的影响。

【药物相互作用】

1. 硫酸镁应慎用于接受洋地黄治疗的患者,因为如果要求给予钙剂治疗镁中毒,则可能发生导致心传导阻滞的严重心传导变化。

2. 当 CNS(中枢神经系统)抑制剂,如巴比妥类药物、麻醉药或其他的安眠药(或全身麻醉药)或其他 CNS 抑制剂与镁剂同时使用时,由于镁剂可增加对 CNS 的抑制作用,应该谨慎调整剂量。钙可拮抗镁剂产生 CNS 的抑制作用和外周传输缺陷。

3. 据报告,镁可降低链霉素、四环素和妥布霉素的抗菌活性。

【禁忌证】

1. 哺乳期妇女禁用。

2. 有心肌损害、心脏传导阻滞者禁用。

【注意事项】

1. 注意事项

(1)肾功能不全者慎用,用药量应根据患者肾功能情况进行调整。严重肾功能受损时,48 小时内用药剂量不应超过 20g,并密切监测血镁浓度。

(2)每次用药前和用药过程中应定时观察膝跳反射、呼吸频率、排尿量及血镁浓度,若发现膝跳反射明显减弱或消失,呼吸频率低于 14~16 次 /min,尿量少于 25~30ml/h 或 600ml/24h 等任一情况,应及时停药。

(3)用药过程中突然出现胸闷、胸痛、呼吸急促,应警惕肺水肿,及时听诊,必要时行胸部 X 线摄片检查。

(4)保胎治疗时,不宜与肾上腺素 β 受体激动剂,如利托君 ritodrine 同时使用,否则容易引起心血管系统不良反应。

2. 孕妇及哺乳期妇女用药 分娩时,硫酸镁持续用药治疗早产的安全性和有效性尚未确立,这种用法应在医院适当的设备监护下,由经过训练的产科医生使用。哺乳期慎用,由于镁可以分泌入母乳,故用药期间避免哺乳。

3. 儿童用药 用于儿童的有效性和安全性尚不明确。

4. 老年用药 老年人由于肾功能受损,常需要降低硫酸镁剂量。老年患者尤其年龄在 60 岁以上者慎用本品。

5. 特殊警示

(1)使用限制:静脉使用治疗子痫应限于立即控制危及生命的抽搐。

(2)对胎儿的危害:孕妇在妊娠期间连续使用硫酸镁注射液超 5~7 天可能导致发育中的胎儿低钙和骨骼异常。骨骼异常包括骨骼的脱矿物质化和骨量减少,并有新生儿骨折的报道。更短时间的治疗所导致的危害还不清楚。

怀孕期间只有在确实需要时才可使用硫酸镁。如果硫酸镁被用于早产,应告知孕妇其有效性和安全性还不确定,并且硫酸镁使用超过 5~7 天可能导致胎儿异常。

(3)高镁血症:肾功能不全,用药剂量大,可发生血镁积聚,血镁浓度达 5mmol/L 时可出现肌肉兴奋性受抑制,感觉反应迟钝,膝跳反射消失,呼吸开始受抑制。血镁浓度达 6mmol/L 时可发生呼吸停止和心律失常,心脏传导阻滞,浓度进一步升高,可使心跳停止。

【不良反应】

1. 静脉注射硫酸镁常引起潮红、出汗、口干等症状,快速静脉注射时可引起恶心、呕吐、心慌、头晕,个别出现眼球震颤,减慢注射速度症状可消失。

2. 连续使用硫酸镁可引起便秘,部分患者可出现麻痹性肠梗阻,停药后好转。

3. 极少数患者血钙降低,再现低钙血症。

4. 肾功能不全,用药剂量大,可发生血镁积聚,血镁浓度达 5mmol/L 时,可出现肌肉兴奋性受抑制,感觉反应迟钝,膝跳反射消失,呼吸开始受抑制,血镁浓度达 6mmol/L 时可发生呼吸停止和心律失常,心脏传导阻滞,浓度进一步升高,可使心跳停止。

5. 镁离子可自由透过胎盘,造成新生儿高镁血症,表现为肌张力低、吸吮力差、不活跃、哭声不响亮等,少数有呼吸抑制现象。

6. 少数孕妇出现肺水肿。

7. 还可引起皮疹、低血压和休克。

【过量解救】急性镁中毒表现为血压急剧下降和呼吸麻痹。膝跳反射消失是观察镁中毒的一个有用体征。硫酸镁用药过量,应施以人工辅助通气,并缓慢注射钙剂解救。常用的为 10% 葡萄糖酸钙注射液 10ml 缓慢注射。新生儿的高镁血症常需要气管内插管人工辅助通气和复苏术,或者间歇正压通气,同时施以静脉钙剂救治。

乌 拉 地 尔

【中文名称】盐酸乌拉地尔注射液。

【英文名称】Urapidil Hydrochloride Injection。

【性状】无色澄明液体。

【辅料】1,2- 丙二醇、磷酸氢二钠、磷酸二氢钠、注射用水。

【储存】遮光、密闭、阴凉处(不超过 20℃)保存。

【药理作用】乌拉地尔为 α 肾上腺素受体拮抗剂,剂量依赖型降血压药,无耐受性。在外周,通过阻断突触后膜 α₁ 受体,发挥血管扩张作用,也可阻断

突触前膜 α₂ 受体，负反馈抑制去甲肾上腺素递质的释放。在中枢，通过激动 5-羟色胺 -1A 受体，抑制交感神经对血压的反馈调节。

【适应证】用于治疗难治性高血压、高血压急症以及控制围手术期高血压。

【剂量】

1. 通用剂量

（1）高血压急症及难治性高血压：静脉注射时，需在血压监测下，缓慢静脉注射 10~50mg，5 分钟内可以起效，若血压下降不明显，可以重复注射。本品在静脉注射后，为了维持其降血压效果，起效后以静脉滴注维持，起始给药剂量推荐 2mg/min，视患者血压水平调整滴速，维持滴速为 9mg/h。

（2）围产期高血压：起始静脉缓慢注射 25mg，观察 2 分钟，如未下降，再注射 25mg，如 2 分钟后仍无效果可再静脉注射追加 50mg，如注射后血压下降，可以改为静脉滴注以 9mg/h 给药量维持。减小外科手术后插管、拔管引起的血压反应，手术麻醉诱导前 3 分钟，静脉注射 0.4~0.6mg/kg 减小插管引起的高血压反应；手术结束后静脉注射 0.4mg/kg 减小拔管引起的高血压；冠脉搭桥术中及术后的血压控制，术中静脉注射 25~50mg，总剂量可用至 230mg；术后如出现高血压可 25mg 静脉注射后以 0~90mg/h 静脉滴注。

2. 儿科剂量　用于治疗儿童高血压急症，尤其是心血管手术后的高血压危象。

（1）儿童：3.5mg/（kg·h）起始，起效后以 1.1mg/（kg·h）维持。

（2）婴儿：以 2.1mg/（kg·h）起始，起效后以 0.8mg/（kg·h）维持。

3. 剂量调整　老年人临时降血压无须调整剂量。

【加药调配】

1. 药物溶解　本品可用 5% 葡萄糖注射液、10% 葡萄糖注射液、0.9% 氯化钠注射液、5% 果糖注射液、含右旋糖酐 40 的 0.9% 氯化钠注射液溶解。

2. 药物稀释　若将本品 250mg 稀释于 500ml 输液中，44 滴或 2.2ml 输液约含 1mg 乌拉地尔。静脉滴注最大浓度为 4mg/ml。

3. 成品输液外观检查　应为无色澄明液体。

【用法】给药途径：静脉滴注或静脉注射。

【相容性】

1. 相容药物　有文献报道过可以在大输液中配伍的药物为右旋糖酐。

2. 不相容药物　有文献报道存在配伍禁忌的药物为脑蛋白水解物。

【药物相互作用】

1. 西咪替丁　升高乌拉地尔血药浓度。

2. 乙醇　引起降血压作用增强，用药期间避免饮酒。

3. 其他降血压药　降血压效果增强，如静脉使用乌拉地尔降血压，需等待其他降血压药物作用显现后才可使用。

4. β受体拮抗剂　合用引起α受体拮抗剂首剂低血压效应加重,必须合用时应减少乌拉地尔的给药剂量。

【禁忌证】

1. 对乌拉地尔过敏者禁用。

2. 主动脉峡部狭窄、除外肾透析的动静脉分流患者禁用。

3. 哺乳期妇女禁用。

【注意事项】

1. 注意事项

(1)静脉使用时间不超过7天。用药期间,患者必须保持卧位。

(2)如使用乌拉地尔前,先使用其他药物降血压,必须给予充足的时间,待降血压效果完全显现后才可以更换乌拉地尔,否则可引起血压骤然下降,甚至引发心搏骤停。

2. **特殊警示**　本品不宜与血管转换酶抑制剂合用。

【不良反应】

1. 直立性低血压　静脉给药需采取卧位,用药后起身应缓慢,避免突然站立,必要时应检测患者卧位、坐位及立位血压水平。

2. 头晕　本品可引起头晕、视物模糊,尤其是口服给药后,应避免驾驶和机械操作。

3. 血压下降引起的相关症状　初始给药后可由于血压下降引起患者不适,常见恶心、呕吐、烦躁、心悸、心动过速或过缓、呼吸困难、胸部紧缩感、大汗等,一般在数分钟后可以消失,不必停药处理。

4. 引起血钾升高。

5. 偶见谷草转氨酶(GOT)、谷丙转氨酶(GPT)升高,停药后可自行恢复。

6. 过敏。

7. 口服给药可以引起胃部不适,一般可自行消失,与食物同服可以缓解。

8. 失眠。

9. 反跳现象　停药需缓慢,过快停药可引起血压反跳性升高。

10. 颅内压升高。

【过量解救】如发生严重低血压,可首先抬高下肢,并及时补充血容量。如上述操作仍无法缓解,可考虑在监测血压的情况下缓慢静脉注射肾上腺素。

酚 妥 拉 明

【中文名称】甲磺酸酚妥拉明注射液。

【英文名称】Phentolamine Mesylate Injection。

【辅料】葡萄糖、焦亚硫酸钠、注射用水。

【pH值】4.5~6.5。

【储存及稳定性】遮光、密闭保存。

【药理作用】酚妥拉明为非选择性 α 肾上腺素受体拮抗剂,与受体以氢键及离子键的形式结合,易于解离,为竞争性阻断剂,对 α_1 受体拮抗作用为 α_2 受体的 3~5 倍。扩张血管,阻断血管平滑肌 α_1 受体,直接导致血管扩张,舒张小动脉、大静脉和小静脉,血压下降。兴奋心脏,增强心肌收缩力、心率加快,主要通过舒张血管反射性兴奋心脏,同时通过阻断突触前膜 α_2 受体,促进去甲肾上腺素递质释放,激动心肌 β_1 受体,产生正性心脏作用。同时具有拟胆碱作用,可兴奋胃肠平滑肌,有组胺样作用,增加胃酸分泌。

静脉注射 2 分钟达峰,作用持续 15~30 分钟,半衰期为 19 分钟,经肝脏代谢,13% 以原药形式随尿排出,透析不可清除本品代谢产物。

【适应证】

1. 用于诊断嗜铬细胞瘤及治疗其所致的高血压发作。

2. 治疗左心室衰竭。

3. 治疗去甲肾上腺素静脉给药外溢,用于防止皮肤坏死。

【剂量】

1. 通用剂量

(1)用于酚妥拉明试验:静脉注射 5mg,也可先注入 1mg,若反应阴性,再给 5mg,如此假阳性的结果可以减少,也减少血压剧降的危险性。

(2)用于防止皮肤坏死:在每 1 000ml 含去甲肾上腺素溶液中加入本品 10mg 作静脉滴注,作为预防之用。已经发生去甲肾上腺素外溢,用本品 5~10mg 加 10ml 氯化钠注射液作局部浸润,此法在外溢后 12 小时内有效。

(3)用于嗜铬细胞瘤手术:术时如血压升高,可静脉注射 2~5mg 或滴注 0.5~1mg/min,以防肿瘤手术时出现高血压危象。

(4)用于心力衰竭时减轻心脏负荷:0.17~0.4mg/min 静脉滴注。

2. 小儿常用剂量

(1)嗜铬细胞瘤手术:术中血压升高可静脉注射 1mg,或按体重 0.1mg/kg(或按体表面积 3mg/m²),必要时可重复或持续静脉滴注。

(2)酚妥拉明试验:静脉注射一次 1mg 或 0.15mg/kg 或按体表面积 3mg/m²。

3. 剂量调整 老年人适当减量。

【加药调配】

1. 成品输液外观检查 应为无色至微黄色澄明液体。

2. 成品输液的储存 建议现用现配,但有实验表明其溶液室温可稳定 48 小时。

【用法】

1. 操作指导　PVC 输液袋、聚乙烯管、聚丙烯注射器对酚妥拉明无吸附。

2. 给药途径　静脉注射和静脉滴注。

3. 滴速

（1）用于嗜铬细胞瘤手术：0.5~1mg/min 静脉滴注。

（2）用于心力衰竭时减轻心脏负荷：0.17~0.4mg/min 静脉滴注。

【相容性】

1. 相容药物　有文献报道过可以在大输液中配伍的药品为多巴酚丁胺、维拉帕米、奥美拉唑、美西律、普鲁卡因、肌苷、硫酸镁、氯化钾等。

2. 不相容药物　有文献报道存在配伍禁忌的药品为氨茶碱、乳酸钠、碳酸氢钠、脑蛋白水解物及铁剂。

【药物相互作用】

1. 与胍乙啶合用，直立性低血压或心动过缓的发生率提高；为避免跌倒造成不可挽回结果，用药前应告诫患者，宜缓慢起身，不可突然站立，起身后应在床边站立至无明显头晕、恶心症状后再开始缓慢活动。

2. 与苯巴比妥类、格鲁米特等合用，加强本品降血压作用。

3. 与二氮嗪合用，抑制二氮嗪抑制胰岛素释放的作用。

4. 减弱或抵消拟交感胺药物的周围血管收缩作用。

【禁忌证】

1. 酚妥拉明过敏者禁用。

2. 严重动脉粥样硬化及肾功能不全患者禁用。

3. 胃炎及胃溃疡者禁用。

4. 低血压患者禁用。

5. 冠心病、心绞痛、心肌梗死等器质性心脏病患者禁用。

【注意事项】

1. 监测患者血压及心率，防止直立性低血压发生，用药前充分进行患者教育，防止跌倒。

2. 患者进行酚妥拉明试验应在安静略暗的房间平卧进行，静脉刺穿对血压影响消失后立即快速注射。于给药前静脉注射 3 分钟内每 30 秒，之后 7 分钟内每 1 分钟测一次。尿毒症、降血压药、巴比妥、阿片类药物、镇静药可造成假阳性反应，应于试验 24 小时前停药，试验结束后如使用降血压药需要等血压回升至用药前水平方可给药。阵发性高血压或儿茶酚胺分泌不多的嗜铬细胞瘤可能出现假阴性反应。

【不良反应】

1. 较常见　直立性低血压、心动过速或心律失常、鼻塞、恶心、呕吐等。

2. 较少见　晕厥和乏力。

3. 极少见　突然胸痛(心肌梗死)、神志模糊、头痛、共济失调、言语含糊等。

【过量解救】如出现严重的低血压或休克,停药并立即给予抗休克药物治疗,但由于 α 受体拮抗产生的肾上腺素升压翻转作用,不可使用肾上腺素,防止血压进一步下降,应尽早静脉注射去甲肾上腺素。

(四)抗休克药

肾上腺素

【中文名称】盐酸肾上腺素注射液。

【英文名称】Adrenaline Hydrochloride Injection。

【辅料】氯化钠、焦亚硫酸钠、盐酸、注射用水。

【pH 值】2.2~5.0。

【储存】遮光、密闭、阴凉处(不超过 20℃)保存。

【药理作用】肾上腺素是儿茶酚胺类药物,激动心脏 β_1 受体产生正性肌力、正性传导、正性频率作用。激动血管 α_1 使血管收缩,激动 β_2 受体使血管舒展,最终效果根据受体分布数量综合表现,皮肤黏膜、肾、胃肠道 α 受体占优,其血管收缩,脑、肺血管收缩微弱,反而因血压升高被动扩张,骨骼肌、肝脏血管 β_2 受体占优,血管扩张,冠状动脉因心肌收缩力增加,灌注压增大,且 β_2 受体占优而舒张,心肌血供改善。激动支气管平滑肌 β_2 受体,舒张支气管,并抑制肥大细胞释放组胺,激动支气管黏膜血管的 α_1 受体,使毛细血管收缩,通透性下降,消除黏膜水肿。激动 β 受体舒张膀胱逼尿肌,激动 α 受体收缩三角肌和括约肌,导致排尿困难、尿潴留。兴奋 β_1 和 β_3 受体,增强代谢,脂肪分解加速,血中游离的脂肪酸升高。激动肝脏 α_1 和 β_2 受体,肝糖原分解加速,血糖升高。对于血压的影响,呈现剂量依赖性,小剂量和常规治疗剂量下,兴奋 β_1、β_2 受体收缩压升高,兴奋皮肤黏膜胃肠道血管 α_1 受体舒张压升高,但同时兴奋骨骼肌血管 β_2 受体,扩张骨骼肌血管,导致舒张压下降,两者相互抵消,舒张压不变或略下降,脉压增大。大剂量 α_1 受体强烈兴奋,血管剧烈收缩,舒张压明显升高 α_1 作用强且迅速,β_2 作用缓慢而持久且较弱,血压表现为先升后降。

【适应证】

1. 适用于支气管痉挛引起的严重呼吸困难。

2. 适用于缓解青霉素等药物引起的过敏性休克。

3. 可以延长局麻药作用时间。

4. 适用于治疗心脏停搏。

5. 适用于治疗荨麻疹、花粉症、血清反应。

6. 适用于治疗鼻黏膜或齿龈出血。

【剂量】

1. 通用剂量

（1）支气管哮喘：皮下注射一次 0.25~0.5mg，3~5 分钟起效，维持 1 小时，可每 4 小时注射一次，单次最大注射剂量 1mg。

（2）过敏性休克：皮下注射一次 0.5~1mg，单次最大注射剂量 1mg。肌内注射一次 0.5~1mg。静脉滴注以 5% 葡萄糖溶液 500~1 000ml 稀释 4~8mg 给药。静脉推注 0.1~0.5mg 本品以 0.9% 氯化钠注射液稀释至 10ml 后注射。

（3）延长局麻药作用时间：以 1∶50 万~1∶20 万比例加入局麻药中，浓度为 2~5μg/ml，总量不超 0.3mg。

（4）心脏停搏：0.25~0.5mg 本品以 0.9% 氯化钠注射液稀释至 10ml 后静脉注射或心内注射，同时辅助闭胸心脏按压及人工呼吸。

（5）荨麻疹：皮下注射 0.2~0.5mg，必要时可重复注射 1 次，极量为 1mg。

2. 儿科剂量

（1）过敏反应：皮下或肌内注射，体重 30kg 以下患者，于大腿前外侧，一次注射 0.01mg/kg，单次最高剂量 0.3mg，必要时每 5~10 分钟重复一次。体重大于等于 30kg 患者同成人用法。

（2）对初期除颤无效的室性心动过速、心室纤颤，心动过缓：静脉注射每 3~5 分钟给药 0.01mg/kg，单次最高剂量 1mg，直至恢复自主循环。

（3）容量复苏无效的低血压或休克：静脉以 0.1~1μg/（kg·min）滴注，最高 5μg/（kg·min）。

【加药调配】

1. 药物溶解　不推荐单次给药分别从多个安瓿中吸取药液，打开安瓿后，操作要快，尽快吸取药品并排出注射器内多余空气，与空气接触可导致肾上腺素氧化。当肾上腺素处于 pH 5.5 以上的 5% 葡萄糖溶液中，稳定性可受到明显影响。

2. 药物稀释　本品静脉或皮下注射推荐使用 0.9% 氯化钠注射液稀释至 10ml 使用，静脉滴注推荐使用 pH 5.5 以下的 5% 葡萄糖溶液 500~1 000ml 稀释使用。

3. 成品输液外观检查　应为无色透明溶液，氧化可导致溶液变为粉红色、棕色等，一旦发生变色，应弃去不用。

4. 成品输液的储存　现用现配，如需要储存，遮光并保存于 5℃。

5. 成品输液的稳定性　配制后药品稳定性，实验显示肾上腺素 5% 葡萄糖溶液在 5℃下可保持 24 小时稳定。

【用法】

1. 操作指导 静脉滴注选取大静脉,老年及血管闭塞性病变患者避免下肢静脉给药。

2. 给药途径 本品可通过静脉滴注、静脉注射以及心内注射给药。

3. 滴速 初始滴速为 0.05~0.2μg/(kg·min),可按每 10~15 分钟增加 0.05~0.2μg/(kg·min)直至达到满意的血压。皮下给药极量为 1 次 1mg。

【相容性】

1. 相容药物 有文献报道可以在大输液中配伍的药品为多巴胺、芬太尼、酚磺乙胺、肌苷、间羟胺、丙泊酚等;盐酸利多卡因与盐酸肾上腺素混合可以使溶液 pH 升高到 5.5 以上,影响肾上腺素稳定性,当升至 6 以上时,可导致肾上腺素大量破坏,应注意混合配制的 pH 调节,商业成品混合制剂已经考虑稳定性问题调整过混合液的 pH 值。

2. 不相容药物 肾上腺素可以被碱性物质、氧化剂快速破坏,包括碳酸氢盐、卤素、硝酸盐、亚硝酸盐、高锰酸盐、还原性金属盐。但颜色变化可能和肾上腺素的破坏具有不同步性、滞后性,因此,不可以单凭颜色变化判断是否可以混溶。有文献报道存在配伍禁忌药品为头孢曲松、氨苄西林。

【药物相互作用】

1. 与 β 受体拮抗剂合用,增强升压及致心律失常作用,密切监测心律。

2. 与拟交感胺类、COMT 抑制剂恩他卡朋、单胺氧化酶抑制剂吗氯贝胺、可乐定、缩宫素、三环类抗抑郁药合用导致血压升高,老年人易诱发脑出血。

3. 与环丙烷、氟烷等麻醉药,强心苷,奎尼丁,甲状腺激素,抗组胺药合用可诱发心律失常。

4. 和排钾利尿剂、皮质激素、茶碱合用使血钾降低。

5. 和利尿剂合用,降血压作用减弱,但易诱发心律失常。

6. 和胍乙啶、利血平合用可致高血压和心动过速。

7. 和具有 α 阻断作用的酚妥拉明、妥拉唑林、吩噻嗪合用引起升压作用翻转,产生严重的低血压和循坏衰竭,避免合用。

8. 可拮抗硝酸酯类抗心绞痛作用。

【禁忌证】

1. 器质性心脏病患者禁用。

2. 高血压患者禁用。

3. 冠状动脉疾病患者禁用。

4. 心源性哮喘患者禁用。

5. 糖尿病患者禁用。

6. 甲状腺功能亢进患者禁用。

7. 外伤或其他原因导致的出血性休克患者禁用。

8. 洋地黄中毒者禁用。

【注意事项】

1. 治疗过敏性休克、感染中毒性休克需纠正血容量,但由于急救时需要其升压以维持脑、冠脉血液灌注,不必等血容量纠正后再使用,可以提前给药。

2. 皮下注射误入血管可导致高血压并诱发脑出血。

3. 用于指、趾局麻的药物中不可加入本品,可引起肢端缺血坏死。

4. 静脉滴注需维持数小时至数日,血流动力学稳定了应及时开始缓慢停药。

【不良反应】

1. 心律失常及室性心律失常　使用β受体拮抗剂如普萘洛尔治疗。

2. 心血管系统　高血压、心肌缺血、心肌梗死、心绞痛。

3. 滴注部位组织缺血、皮肤苍白,药物溢出性皮肤坏死,可更换输注部位缓解。

4. 过敏　与其他拟交感胺类药物存在交叉过敏。

5. 肺水肿　应立即静脉使用甲磺酸酚妥拉明,并给予呼吸支持。

6. 代谢紊乱　低血糖、高血糖、高脂血症、胰岛素抵抗、低钾血症、乳酸中毒。

7. 肾功能不全。

8. 神经系统　引起头痛、嗜睡、记忆障碍、神经质、感觉异常、中枢神经系统出血等。

9. 肢端缺血。

10. 反跳现象　静脉滴注停药需在 12~24 小时内按照每 30 分钟降低一次给药剂量至逐渐停药。

【过量解救】本品作用时间短,出现过量反应进行支持治疗,可使用速效血管扩张药或α受体拮抗药治疗血压升高。

去甲肾上腺素

【中文名称】重酒石酸去甲肾上腺素注射液。

【英文名称】Noradrenaline Bitartrate Injection。

【性状】无色或几乎无色的澄明液体;遇光和空气易变质。

【辅料】焦亚硫酸钠、氯化钠。

【pH 值】3~4.5。

【储存】遮光、密闭阴凉处(不超过 20℃)保存。

【药理作用】去甲肾上腺素是儿茶酚胺类药物,激动 α_1、α_2 肾上腺素受体,

但对 β_1 受体作用弱。激动血管 α_1 受体,使小动脉、小静脉收缩,由于受体分布,各部位血管收缩程度不同,皮肤黏膜 > 肾脏 > 脑、肝、肠系膜及骨骼肌,冠状动脉由于心肌代谢产物腺苷堆积而处于舒张状态。轻微激动 β_1 受体,产生较弱的正性肌力、正性传导、正性频率作用。对于血压的影响呈现剂量依赖,小剂量即每分钟小于 $10\mu g$,心脏兴奋收缩压升高,舒张压升高不明显,脉压增大。大剂量血管强烈收缩,舒张压明显升高,脉压减小。大剂量可导致血糖升高。可增加孕妇子宫收缩频率。

静脉给药立即起效,可维持 1~2 分钟,不能通过血脑屏障,可快速被去甲肾上腺素能神经摄取,在肝脏和其他组织中,通过儿茶酚氧位甲基转移酶和单胺氧化酶,催化生成无活性的间甲去甲肾上腺素和 3- 甲氧基 -4- 羟基扁桃酸。

【适应证】

1. 适用于急性心肌梗死、体外循环引起的低血压。

2. 血容量不足引起的休克、低血压,仅为急救时血容量补充的辅助治疗,通过升高血压维持脑与冠状动脉灌注,直到补充血容量起效。

3. 适用于嗜铬细胞瘤切除术后的低血压。

4. 用于椎管内阻滞时的低血压及心搏骤停复苏后的血压维持。

【剂量】

1. 成人通用剂量　开始以每分钟 8~12μg 速度滴注,调整滴速以达到血压升到理想水平;维持量为每分钟 2~4μg。在必要时可按医嘱超越上述剂量,但需注意保持或补足血容量。

2. 小儿通用剂量　开始按体重以每分钟 0.02~0.1μg/kg 速度滴注,按需要调节滴速。

【加药调配】

1. 药物稀释　本品可用 5% 葡萄糖注射液、5% 葡萄糖氯化钠溶液稀释,不宜用 0.9% 氯化钠稀释,其在 pH 3.6~6 的溶液中稳定。

2. 成品输液外观检查　透明澄清溶液,颜色逐渐变深应弃去不用。

3. 成品输液的储存　避光、室温下储存。

4. 成品输液的稳定性　酒石酸去甲肾上腺素在 5% 葡萄糖注射液、葡萄糖氯化钠溶液且暴露于灯光下,24 小时内保持稳定,损失小于 4%。

【用法】

1. 给药途径　本品仅适宜静脉滴注给药,最好选用前壁静脉或股静脉,儿童应选粗大静脉,定时更换给药部位。0.22μm 的醋酸纤维素膜过滤器对药物无明显结合,中心静脉导管对药物也不具有明显吸附。

2. 滴速　见【剂量】。

【相容性】

1. 相容药物　有文献报道过可以在大输液中配伍的药品为胺碘酮、氯化钾、美西律、葡醛内酯、氯化钙、复方氨基酸、丙泊酚、醋酸地塞米松、多巴胺、酚妥拉明、门冬氨酸钾镁等。

2. 不相容药物　有文献报道存在配伍禁忌药品为阿莫西林、氨茶碱、氨苄西林、青霉素、乳酸钠、脑蛋白水解物、头孢曲松、右旋糖酐铁,颜色外观变化具有滞后性,不足以作为评估相容性依据。

【药物相互作用】

1. 甲基多巴合用可使升压作用增强。

2. 和拟交感胺类合用导致心血管作用增强。

3. 合用三环类抗抑郁药可导致心律失常、心动过速、高血压,合用需在心电监护下,从小剂量开始。

4. 与麦角胺、麦角新碱、缩宫素合用导致严重高血压、心动过缓。

5. 与氯仿、环丙烷、氟烷等全麻药合用引起室性心律失常,避免合用。

6. 与β受体拮抗剂合用,可由于β效应被阻滞,引起高血压、心动过缓。

7. 抵消降血压药物作用。

8. 与妥拉唑林合用引起血压下降后快速上升的翻转作用,避免合用。

【禁忌证】

1. 缺血性心脏病患者禁用。

2. 少尿及无尿患者禁用。

3. 微循环障碍的休克患者禁用。

4. 可卡因中毒者禁用。

5. 心动过速者禁用。

【注意事项】

1. 注意事项

(1)与全血合用可用 Y 型管连接或分开输注。

(2)静脉给药必须监测血压。

(3)不易长期滴注,如必须长期使用应更换输注部位。

(4)停药需缓慢,防止反跳现象引起血压骤降。

2. 特殊警示　高警示药物,非抗休克主要用药,仅可作为短暂措施,长时间使用加重微循环障碍。

【不良反应】

1. 强烈收缩血管,可导致组织供血不足、酸中毒,长期使用可导致外周血管阻力增高、回心血量减少、心排出量减少。

2. 缺氧、电解质紊乱、器质性心脏病患者大剂量可致心律失常。

3. 升高血压、反射性心率减慢。

4. 长时间或大剂量使用,应剧烈收缩肾脏血管,可导致急性肾衰竭。

5. 过敏,和儿茶酚胺存在交叉过敏。

6. 外渗引起局部血管剧烈收缩,引起组织坏死,也可导致静脉滴注路径的皮肤变白或引起发绀;如发生药液外渗,需在 12 小时内用 10~15ml 0.9% 氯化钠溶解 5~10mg 酚妥拉明,进行局部浸润注射。在含有本品每 1 000ml 溶液中加入酚妥拉明 5~10mg,可以在不影响升压作用的同时有效预防组织缺血损伤。若出现静脉滴注通路皮肤苍白或缺血性坏死,应在使用血管扩张药的同时,热敷并大剂量注射普鲁卡因封闭,仍需输注者更换输注部位。

7. 反跳现象。

【过量解救】出现过量应立即停药,补充体液及电解质,血压升高者可静脉注射 10mg 酚妥拉明。

异丙肾上腺素

【中文名称】盐酸异丙肾上腺素注射液。

【英文名称】Isoprenaline Hydrochloride Injection。

【性状】本品为无色澄明液体。

【pH 值】2.5~4.0。

【储存】密闭、避光保存。

【药理作用】

为 β 受体激动药,对 β_1 和 β_2 受体均有强大的激动作用,对 β、α 受体几乎无作用。主要作用如下:

1. 作用于心脏 β_1 受体,使心收缩力增强,心率加快,传导加速,心输出量和心肌耗氧量增加。

2. 作用于血管平滑肌 β_2 受体,使骨骼肌血管明显舒张,肾、肠系膜血管及冠脉亦不同程度舒张,血管总外周阻力降低,其心血管作用导致收缩压升高,舒张压降低,脉压差变大。

3. 作用于支气管平滑肌 β_2 受体,使支气管平滑肌松弛。

4. 促进糖原和脂肪分解,增加组织耗氧量。

【适应证】本品用于治疗心源性或感染性休克;治疗完全性房室传导阻滞、心搏骤停。

【剂量】

1. 救治心脏骤停,心腔内注射 0.5~1mg。

2. 三度房室传导阻滞,心率每分钟不及 40 次时,可以本品 0.5~1mg 加在 200~300ml 5% 葡萄糖注射液内缓慢静脉滴注。

【加药调配】本品可稀释于 5% 葡萄糖注射液中。

【用法】给药途径:本品可心腔内注射和缓慢静脉滴注。

【药物相互作用】

1. 与其他拟肾上腺素药物合用可增效,但不良反应也增多。

2. 并用普萘洛尔时本品的作用受到拮抗。

【禁忌证】心绞痛、心肌梗死、甲状腺功能亢进及嗜铬细胞瘤患者禁用。

【注意事项】

1. 心律失常并伴有心动过速;心血管疾患,包括心绞痛、冠状动脉供血不足;糖尿病;高血压;甲状腺功能亢进;洋地黄中毒所致的心动过速慎用。

2. 遇有胸痛及心律失常应及早重视。

3. 交叉过敏,患者对其他肾上腺能激动药过敏者,对本品也常过敏。

【不良反应】

1. 常见的不良反应　口咽发干、心悸不安。

2. 少见的不良反应　头晕、目眩、面潮红、恶心、心率增速、震颤、多汗、乏力等。

间 羟 胺

【中文名称】重酒石酸间羟胺注射液。

【英文名称】Metaraminol Bitartrate Injection。

【性状】本品为无色澄明液体。

【pH 值】3.0~4.0。

【储存】遮光、密闭保存。

【药理作用】

1. 本品主要作用于 α 受体,直接兴奋 α 受体,较去甲肾上腺素作用为弱。但较持久,对心血管的作用与去甲肾上腺素相似。能收缩血管,持续地升高收缩压和舒张压,也可增强心肌收缩力,正常人心输出量变化不大,但能使休克患者的心输出量增加。

2. 对心率的兴奋不显著,很少引起心律失常,无中枢神经兴奋作用。由于开压作用可靠,维持时间较长,较少引起心悸或尿量减少等反应。连续给药时,因本品间接在肾上腺素神经囊泡中取代递质,可使递质减少,内在效应减弱,故不能突然停药,以免发生低血压反跳。

【适应证】

1. 本品适用于防治椎管内阻滞麻醉时发生的急性低血压。

2. 出血、药物过敏、手术并发症及脑外伤或脑肿瘤合并休克而发生的低血压,本品可用于辅助性对症治疗。

3. 心源性休克或败血症所致的低血压。

【剂量】

1. 通用剂量:成人极量一次 100mg(每分钟 0.3~0.4mg)。

(1)肌内或皮下注射:2~10mg/ 次(以间羟胺计),由于最大效应不是立即显现,在重复用药前对初始量效应至少应观察 10 分钟。

(2)静脉注射:初量为 0.5~5mg,继而静脉滴注,用于重症休克。

(3)静脉滴注:将间羟胺 15~100mg,加入 5% 葡萄糖液或氯化钠注射液 500ml 中滴注,调节滴速以维持合适的血压。

2. 小儿用量

(1)肌内或皮下注射:按 0.1mg/kg,用于严重休克。

(2)静脉滴注:0.4mg/kg 或按体表面积 $12mg/m^2$,用氯化钠注射液稀释至每 25ml 中含间羟胺 1mg 的溶液,滴速以维持合适的血压水平为度。

【加药调配】

1. 药品稀释 可用 5% 葡萄糖液或氯化钠注射液稀释。

2. 成品输液外观检查 澄明无异物。

3. 配制后应于 24 小时内用完,滴注液中不得加入其他难溶于酸性溶液配伍禁忌的药物。

【用法】

1. 给药途径 本品可经肌内注射、皮下注射、静脉注射和静脉滴注给药。

2. 滴速 以维持合适血压为准。

【相容性】不宜与碱性药物共同滴注,因可引起本品分解。

【药物相互作用】

1. 与环丙烷、氟烷或其他卤化羟类麻醉药合用,易致心律失常。

2. 与单胺氧化酶抑制剂并用,使升压作用增强,引起严重高血压。

3. 与洋地黄或其他拟肾上腺素药并用,可致异位心律。

【注意事项】

1. 甲状腺功能亢进、高血压、冠心病、充血性心力衰竭、糖尿病患者和疟疾病史者慎用。

2. 血容量不足者应先纠正后再用本品。

3. 本品有蓄积作用,如用药后血压上升不明显,须观察 10 分钟以上再决定是否增加剂量,以免冒然增量致使血压上升过高。

4. 给药时应选用较粗大静脉注射,并避免药液外溢。

5. 短期内连续应用,出现快速耐受性,作用会逐渐减弱。

6. 孕妇及哺乳期妇女用药 尚不明确。

7. 儿童用药 尚不明确。

8. 老年用药　尚不明确。

【不良反应】

1. 心律失常发生率随用量及患者的敏感性而异。

2. 升压反应过快过猛可致急性肺水肿、心律失常、心跳停顿。

3. 过量的表现为抽搐、严重高血压、严重心律失常,此时应立即停药观察。血压过高者可用 5~10mg 酚妥拉明静脉注射,必要时可重复。

4. 静脉滴注时药液外溢,可引起局部血管严重收缩,导致组织坏死糜烂或红肿硬结形成脓肿。

5. 长期使用骤然停药时可能发生低血压。

【过量解救】药物过量,血压过高者可静脉注射酚妥拉明 5~10mg。

多 巴 胺

【中文名称】盐酸多巴胺注射液。

【英文名称】Dopamine Hydrochloride Injection。

【辅料】亚硫酸氢钠、氯化钠、氢氧化钠、依地酸二钠、柠檬酸 / 柠檬酸钠缓冲液。

【性状】无色澄明溶液。

【pH 值】pH 平均在 3.3(2.5~5)。

【储存】遮光、密闭保存。

【药理作用】本品为神经递质,同时也是交感神经递质生物合成的前体,对 α 受体、β 受体、多巴胺受体均有激动作用,且呈剂量依赖性。

小剂量即 0.5~2μg/(kg·min),兴奋肾脏、肠系膜的多巴胺受体,扩张肾及肠系膜血管,肾血流量增加,尿量及钠排泄增多。中等剂量即 2~10μg/(kg·min),直接兴奋心脏 β₁ 受体,产生正性变时、变力、变传导作用,每搏输出量增多,收缩压升高,舒张压轻度升高或不变,脉压增大。大剂量即大于 10μg/(kg·min),激动 α 受体,血管收缩,外周阻力增大,肾血管收缩,肾血流量下降,尿量减少,收缩压和舒张压均升高。虽然药理作用理论上可以改善患者肾功能,但美国医学会 2013 年研究证实低剂量多巴胺不能改善急性心力衰竭患者的肾功能。

口服无效,静脉用药 5 分钟起效,可维持 5~10 分钟,半衰期约为 2 分钟,不能通过血脑屏障,可在肝、肾、血浆中通过单胺氧化酶、儿茶酚氧位甲基转移酶及多巴胺 β- 羟化酶降解为无活性代谢物,且 80% 给药量 24 小时内随尿液排出。

【适应证】

1. 用于心肌梗死、充血性心力衰竭、心脏手术、创伤、败血症等引起的休克。

2. 用于补充血容量后休克仍不能纠正的患者,尤其有少尿及周围血管阻力正常或较低的休克。

3. 用于洋地黄和利尿剂无效的心功能不全。

【剂量】

1. 一般剂量 静脉注射,初始治疗剂量为 $1\sim5\mu g/(kg\cdot min)$,每 $10\sim30$ 分钟增加 $1\sim4\mu g/(kg\cdot min)$,直到起效。

2. 危重患者 静脉滴注,先以 $5\mu g/(kg\cdot min)$ 起始滴注,然后按照 $5\sim10\mu g/(kg\cdot min)$ 逐渐递增至 $20\sim50\mu g/(kg\cdot min)$,以达到满意效应。或本品 20mg 加入 5% 葡萄糖注射液 $200\sim300ml$ 中静滴,开始时按 $75\sim100\mu g/$ 分钟滴入,以后根据血压情况,可加快速度和加大浓度,但最大剂量不超过每分钟 $500\mu g$。

3. 闭塞性血管病变的患者 静脉滴注开始时以 $1\mu g/(kg\cdot min)$ 起始,逐渐增加至 $5\sim10\mu g/(kg\cdot min)$,可至 $20\mu g/(kg\cdot min)$,以达到满意效应。

4. 慢性难治性心力衰竭 静脉滴注,开始时 $0.5\sim2\mu g/(kg\cdot min)$ 起始逐渐增加至尿量增加,一般 $1\sim3\mu g/(kg\cdot min)$ 可以达到满意的治疗效果。

【加药调配】

1. 药物溶解 可以使用 5% 葡萄糖注射液、10% 葡萄糖注射液、0.9% 氯化钠注射液、葡萄糖氯化钠注射液、乳酸林格注射液溶解。pH 是影响多巴胺稳定性最重要因素,一般多巴胺可在 pH $4\sim6.4$ 范围内稳定,但在 pH 为 5 时稳定性最佳,碱性溶液加速多巴胺分解。

2. 药物稀释 多巴胺使用前必须稀释,具体稀释终浓度可根据患者循环血量决定,如需要扩容,可以稀释至 0.8mg/ml,如有液体潴留,可以稀释至 $1.6\sim2.3mg/ml$。

3. 成品输液外观检查 如出现浅黄色逐渐变深,或其他的颜色改变,应弃去不用。分解后溶液可表现出深黄色或棕色。

4. 成品输液的储存 药品配制后室温储存,不需避光,24 小时内使用完毕。

5. 成品输液的稳定性 多巴胺的 5% 葡萄糖注射液、10% 葡萄糖注射液、0.9% 氯化钠注射液、5% 葡萄糖/0.9% 氯化钠注射液、乳酸林格注射液溶液,在 25℃非避光条件下 48 小时内损失小于 5%。

【用法】

1. 操作指导 如使用过程发生药物外渗,输注部位皮肤变色,为避免局部组织缺血坏死,应尽快使用 $10\sim15ml$ 0.9% 氯化钠注射液稀释 $5\sim10mg$ 甲磺酸酚妥拉明进行局部浸润注射。如不及时处理 12 小时内可发生明显的局部充血改变。

2. 给药途径 选用粗大的静脉防止药液外渗,可以静脉推注或静脉滴注。多巴胺不被 PVC 输液袋、聚乙烯管、聚丙烯注射器吸附。实验显示,0.2μm 微孔滤膜过滤器过滤多巴胺成品输液,前 60 分钟可导致 3%~5% 损失,结合位点饱和后,多巴胺浓度恢复正常且不再丢失。

3. 滴速 根据患者血压、心率、尿量、是否出现异位搏动调整滴速。初始速率为每分钟 1~5μg/kg,根据患者血压、心排血量和尿量逐渐增加到每分钟 5~10μg/kg。在重病患者中需要达到 20~50μg/kg,更大的剂量已经被使用。

【相容性】

1. 相容药物

(1)有文献报道过可以在大输液中配伍的药品为氨力农、胺碘酮、苯唑西林、博来霉素、毒毛花苷 K、氯化钾、阿托品、氨曲南、丙泊酚、醋酸地塞米松、枸橼酸芬太尼、枸橼酸四环素等。

(2)有文献报道过可以通过"Y"型输液管配伍输注的药品为乳酸环丙沙星、替加环素、罗库溴铵、呋喃硫胺。

2. 不相容药物 有文献报道存在配伍禁忌药品为阿昔洛韦、氨苄西林、氨茶碱、头孢曲松、乳酸钠、脑蛋白水解物。

【药物相互作用】

1. 三环类抗抑郁药 合用诱发心律失常、心动过速、高血压。

2. 正性肌力药物、血管扩张药 可协同改善血流动力学,效果优于单独使用。

3. 胍乙啶 合用降低胍乙啶降血压作用,引起高血压和心律失常。

4. 利尿药 多巴胺通过增加肾血流量,增强利尿剂的利尿作用。

5. 苯妥英钠 同时使用引起低血压和心动过缓,必须同时使用时,则应交替给药。

6. β受体拮抗剂 合用可因 β₁ 受体拮抗而减弱多巴胺的正性肌力作用。

7. 单胺氧化酶抑制剂 抑制多巴胺通过单胺氧化酶代谢,延长作用时间,如患者 2~3 周内接受过单胺氧化酶抑制剂治疗,应用多巴胺初始剂量应降低 10%。

【禁忌证】对多巴胺过敏者禁用。

【注意事项】

1. 注意事项

(1)低血容量和酸中毒患者使用多巴胺前需要纠正血容量和酸中毒,正常后方可使用。

(2)突然停药可以引起严重低血压,引起反跳现象。

(3)和其他拟交感胺类存在交叉过敏。

(4)使用前需建立心电监护,及检测患者尿量。

2. **特殊警示** 高警示药品,使用不当可带来严重危害。

【不良反应】

1. 常见胸痛、呼吸困难、心悸、心律失常、头痛、恶心、呕吐等。

2. 长期使用可使外周血管长期处于收缩状态,引起局部组织坏死。

3. 外渗可导致局部组织缺血坏死。

4. 诱发心房颤动。

【过量解救】应首先停药处理,必要时可使用 α 肾上腺素受体拮抗剂。

多巴酚丁胺

【中文名称】盐酸多巴酚丁胺注射液。

【英文名称】Dobutamine Hydrochloride Injection。

【性状】无色或几乎无色的澄明液体。

【辅料】亚硫酸氢钠、葡萄糖。

【pH 值】其 5% 葡萄糖注射液 pH 范围 2.5~5.5。

【储存】遮光、密闭保存。

【药理作用】本品为儿茶酚胺类,选择性激动心脏 β_1 受体,对 β_2 受体和 α 受体作用小,心脏 β_1 受体兴奋可产生正性肌力、正性传导作用,使心脏搏出量增多,心排出量增多,扩张外周血管,但收缩压、脉压通常保持不变,也可因心排出量增加使收缩压轻度升高。静脉滴注后 2 分钟内起效,10 分钟达最大效应,表观分布容积 0.2L/kg,半衰期为 2 分钟,主要经邻苯二酚甲基化和结合作用代谢,以原型和无活性的 3- 氧基 - 甲基多巴酚丁胺的形式随尿排出。

【适应证】用于器质性心脏病患者因心肌收缩力下降导致的心力衰竭的短期治疗。

【剂量】

1. **通用剂量** 用于治疗心力衰竭,静脉滴注,滴速为 2.5~10μg/(kg·min),具体滴速依据患者心率、血压、尿量、是否出现异位搏动、中心静脉压、心排出量决定。15μg/(kg·min)以下心率外周阻力变化不大,偶可大于 15μg/(kg·min),但易引起心律失常。

2. **儿科剂量** 盐酸多巴酚丁胺已经用于因患有失代偿心力衰竭、心脏手术及心源性和脓毒性休克而导致低输出量、低灌注状态的儿童。在儿童中,盐酸多巴酚丁胺的某些血液动力学作用在定量和定性方面可能与成人有所不同。因此,在儿童中使用盐酸多巴酚丁胺必须进行严密的监测,密切注意其药效变化。

【加药调配】

1. 药物溶解　本品250mg需用10ml灭菌注射用水、5%葡萄糖注射液初溶,若不能完全溶解,需再加入10ml。氯离子影响药物溶解,初溶不可使用0.9%氯化钠注射液。

2. 药物稀释　初溶液需要用5%葡萄糖注射液、0.9%氯化钠注射液、乳酸林格注射液稀释至5mg/ml以下使用。

3. 成品输液外观检查　无色透明或呈淡黄色澄清溶液。

4. 成品输液的稳定性　成品输液必须在24小时之内使用。

【用法】

1. 给药途径:推荐静脉滴注。由于药物半衰期短,因此必须采取连续静脉滴注,约10分钟可达稳态。不推荐符合剂量给药或大剂量快速注射。

2. 滴速　滴速根据药物浓度计算,滴速(ml/h)＝剂量[μg/(kg·min)]×体重(kg)×60(min/h)÷最终浓度(μg/ml)。

【相容性】

1. 相容药物　建议不要将其他药物与盐酸多巴酚丁胺混合在同一种溶液中。

(1)有文献报道过可以在大输液中配伍的为氨基乙酸、氨甲环酸、氨力农、胺碘酮、10%葡萄糖注射液、5%葡萄糖注射液、10%右旋糖酐40注射液、5%果糖注射液、葡萄糖氯化钠注射液、0.9%氯化钠注射液、阿糖胞苷、乳酸林格注射液、丙泊酚、氢化可的松、格拉司琼、甲磺酸左氧氟沙星、卡铂、门冬氨酸钾镁、盐酸美西律、盐酸洛贝林、尼可刹米、普鲁卡因、米力农等。

(2)有文献报道过可以通过"Y"型输液管配伍输注的药品为罗库溴铵、乳酸环丙沙星、替加环素、盐酸环丙沙星、芬太尼、枸橼酸芬太尼、氟康唑、环丙沙星。

2. 不相容药物

(1)不得将盐酸多巴酚丁胺加入到含有5%碳酸氢钠的抑菌注射液或其他任何强碱性溶液中。

(2)不得将盐酸多巴酚丁胺与其他药物或含有亚硫酸氢钠及乙醇的稀释液共同注射。

【药物相互作用】

1. 和硝普钠合用导致心排出量轻微增加。

2. 环丙烷和氟烷等全麻药合用可导致室性心律失常。

3. 与β受体拮抗剂合用,导致α受体作用占优,外周阻力增加。

4. 与α受体拮抗剂合用,导致本品轻微α受体激动作用消失,β受体激动作用占优势,引起心悸、血管舒张。

【禁忌证】

1. 对本品有过敏史者禁用。

2. 特发性肥厚性主动脉下狭窄患者禁用。

【注意事项】

1. 注意事项 本品半衰期短,必须连续静脉给药才能维持疗效,停药为防止反跳现象方式,需经过缓慢减量过程,切不可突然停药。

2. **特殊警示 高警示药品,使用不当可带来严重危害。**

【不良反应】

1. 引起心悸、血压升高、低血压、心绞痛、心率加快等心血管反应。如出现严重的收缩压升高、心率加快应及时减量甚至停药。

2. 血清钾轻度降低。

3. 超敏反应,包括皮疹、发热、嗜酸性粒细胞增多。

4. 头痛。

5. 恶心。

6. 血小板减少。

7. 耐受性。

8. 反跳现象,停用本品应缓慢停药。

【过量解救】 如表现出药物过量,应立即停药,气管插管确保供氧和通气。出现快速心律失常可使用普萘洛尔或利多卡因。出现高血压通常可减小剂量或终止给药可缓解。未有数据显示血液透析对本品有效。

八、呼吸系统用药

氨 茶 碱

【中文名称】氨茶碱注射液。

【英文名称】Aminophylline Injection。

【性状】本品为无色至微黄色的澄明液体。

【辅料】乙二胺、苯甲醇、注射用水。

【pH 值】8.6~9.1。

【储存】遮光、密闭保存,避免冷冻。

【药理作用】本品为茶碱与乙二胺复盐,其药理作用主要来自茶碱,乙二胺使其水溶性增强。本品对呼吸道平滑肌有直接松弛作用。本品尚有微弱舒张冠状动脉、外周血管和胆管平滑肌作用。有轻微增加收缩力和轻微利尿作用。

【适应证】适用于支气管哮喘、慢性喘息性支气管炎、慢性阻塞性肺疾病等疾病缓解喘息症状;也可用于心功能不全和心源性哮喘。

【剂量】

1. 通用剂量　成人常用量:①静脉注射,一次 0.125~0.25g,一日 0.5~1g,每次 0.125~0.25g 用 50% 葡萄糖注射液稀释至 20~40ml,注射时间不得短于 10 分钟;②静脉滴注,一次 0.25~0.5g,一日 0.5~1g,以 5%~10% 葡萄糖注射液稀释后缓慢滴注。注射给药,极量一次 0.5g,一日 1g。

2. 儿科剂量　小儿常用量:静脉注射,一次按体重 2~4mg/kg 给药,以 5%~25% 葡萄糖注射液稀释后缓慢注射。

3. 剂量调整　老年人因血浆清除率降低,潜在毒性增加,55 岁以上患者应慎用或酌情减量。

【加药调配】

1. 药物稀释　以 5%~10% 葡萄糖注射液稀释后缓慢滴注。

2. 成品输液外观检查　澄清透明溶液,避免结晶或沉淀析出。

3. 成品输液的储存　遮光、密闭保存,避免冷冻。

4. 成品输液的稳定性　5%~10% 葡萄糖溶液配制后至少稳定放置 24 小时。

【用法】给药途径:缓慢静脉滴注。

【药物相互作用】

1. 地尔硫䓬、维拉帕米　可干扰茶碱在肝内的代谢,与本品合用,增加本品血药浓度和毒性。

2. 西咪替丁　可降低本品肝清除率,合用时可增加茶碱的血清浓度和/或毒性。

3. 某些抗菌药物　如大环内酯类的红霉素、罗红霉素、克拉霉素;氟喹诺酮类的依诺沙星、环丙沙星、氧氟沙星、左氧氟沙星;克林霉素、林可霉素等可降低茶碱清除率,增高其血药浓度。其中尤以红霉素、依诺沙星为主,当茶碱与上述药物配伍使用时,应适当减量或监测茶碱血药浓度。

4. 苯巴比妥、苯妥英、利福平　可诱导肝药酶,加快茶碱的肝清除率,使茶碱血清浓度降低;茶碱也干扰苯妥英的吸收,两者血浆浓度均下降,合用时应调整剂量,并监测血药浓度。

5. 锂盐　与锂盐合用,可使锂的肾排泄增加,影响锂盐的作用。

6. 美西律　与美西律合用,可减低茶碱清除率,增加血浆中茶碱浓度,需调整剂量。

7. 咖啡因或其他黄嘌呤类药　与咖啡因或其他黄嘌呤类药并用,可增加其作用和毒性。

8. 尼古丁　吸烟(1~2 包 /d)可使本品的半衰期缩短。

【禁忌证】

对本品过敏的患者、活动性消化溃疡和未经控制的惊厥性疾病患者禁用。

【注意事项】

1. 注意事项

(1)应定期监测血清茶碱浓度,以保证最大的疗效而不发生血药浓度过高的危险。

(2)肾功能或肝功能不全的患者,年龄超过 55 岁特别是男性和伴发慢性肺部疾病的患者,任何原因引起的心功能不全患者,持续发热患者,使用某些药物的患者及茶碱清除率减低者,血清茶碱浓度的维持时间往往显著延长。应酌情调整用药剂量或延长用药间隔时间。

(3)茶碱制剂可致心律失常和 / 或使原有的心律失常加重;患者心率和 / 或节律的任何改变均应进行监测。

(4)高血压或者非活动性消化道溃疡病史的患者慎用本品。

【不良反应】茶碱的毒性常出现在血清浓度为 15~20μg/ml 时,特别是在治疗开始,早期多见的有恶心、呕吐、易激动、失眠等,当血清浓度超过 20μg/ml,可出现心动过速、心律失常,血清中茶碱超过 40μg/ml,可发生发热、失水、惊厥等症状,严重的甚至引起呼吸、心脏停搏致死。

【过量解救】一旦出现过量中毒症状,应立即停药,予以对症处理。轻度中毒反应经停药后,症状可减轻。严重中毒者,应立即抢救,静脉补充大量液体,稀释过高的血药浓度,加速排泄;口服过量氨茶碱者还可洗胃,口服药用炭,或用缓泻剂。

九、消化系统用药

(一) 抗酸药及抗溃疡病药

雷 尼 替 丁

【中文名称】盐酸雷尼替丁注射液。

【英文名称】Ranitidine Hydrochloride Injection。

【性状】本品为微黄色或淡黄色的澄明液体。

【pH 值】6.5~7.5。

【储存】遮光、密闭保存。

【药理作用】本品为 H_2 受体拮抗剂,以呋喃环取代了西咪替丁的咪唑环。

对 H_2 受体具有更高的选择性,能显著抑制正常人和溃疡患者的基础和夜间胃酸分泌,以及五肽胃泌素、组胺和进餐引起的胃酸分泌,其抑制胃酸作用较西咪替丁强 5~12 倍。静脉注射本品可使胃酸分泌降低 90%;对胃蛋白酶原的分泌有一定的抑制作用。对实验性胃黏膜损伤和急性溃疡有保护作用。对胃泌素和性激素的分泌无影响。

【适应证】

1. 消化性溃疡出血、弥漫性胃黏膜病变出血、吻合口溃疡出血、胃手术后预防再出血等。

2. 应激状态时并发的急性胃黏膜损害,和阿司匹林引起的急性胃黏膜损伤。亦常用于预防重症疾病(如脑出血、严重创伤等)应激状态下应激性溃疡大出血的发生。

3. 防止全身麻醉或大手术后以及衰弱昏迷患者胃酸反流合并吸入性肺炎。

【剂量】

1. 成人通用剂量

(1)上消化道出血:每次 50mg,稀释后缓慢静脉滴注(1~2 小时),或缓慢静脉推注(超过 10 分钟),以上方法可每日 2 次或每 6~8 小时给药 1 次。

(2)术前给药:全身麻醉或大手术前 60~90 分钟缓慢静脉注射 50~100mg,或 5% 葡萄糖注射液 200ml 稀释后缓慢静脉滴注 1~2 小时。

2. 儿童剂量

(1)静脉注射:每次 1~2mg/kg,每 8~12 小时一次。

(2)静脉滴注:每次 2~4mg/kg,24 小时连续滴注。

【加药调配】

药品稀释:可用 5% 葡萄糖注射液 200ml 稀释。

【用法】

1. 给药途径:本品可经静脉推注、静脉滴注方式给药。

2. 滴速

(1)成人上消化道出血或全身麻醉或大手术前:缓慢静脉滴注(1~2 小时)。

(2)儿童　静脉滴注:24 小时连续滴注。

【药物相互作用】

1. 本品能减少肝血流量,当与某些经肝代谢、受肝血流影响较大的药物配伍使用时。如华法林、利多卡因、环孢素、地西泮、普萘洛尔(心得安)等,可增加上述药物的血浓度,延长其作用时间和强度,可能增加某些药物的毒性,需要注意。

2. 与抗凝药或抗癫痫药配伍使用时,要比西咪替丁更为安全。

3. 与华法林合用可以降低或增加凝血酶原时间。

【禁忌证】 有过敏史者禁用。

【注意事项】

1. 本品可掩盖胃癌症状,用药前首先要排除癌性溃疡。

2. 严重肝、肾功能不全患者慎用,必须使用时应减少剂量和进行血药浓度监测。

3. 肝功能不全者偶见服药后出现定向力障碍、嗜睡、焦虑等精神状态。

4. 血清肌酐及转氨酶可轻度升高,容易干扰诊断,治疗后期可恢复到原来水平。

5. 男性乳房女性化少见,发生率随年龄的增加而升高。

6. 妊娠期和哺乳期妇女除非必要时才用。

7. 长期使用可持续降低胃液酸度,有利于细菌在胃内繁殖,从而使食物内硝酸盐还原为亚硝酸盐,形成 *N*-亚硝基化合物。

8. 8 岁以下儿童禁用。

9. 老年患者偶见服药后出现定向力障碍、嗜睡、焦虑等精神状态。

【不良反应】

1. 常见的有恶心、皮疹、便秘、腹泻、乏力、头痛、眩晕等,一般较轻微,继续用药过程中可缓解。

2. 部分患者于静脉注射后出现面热感、胃刺痛等,10 余分钟后自行消失;静脉注射局部可有瘙痒、发红,1 小时后可消失。

3. 偶见静脉注射后出现心动过缓。

4. 与西咪替丁相比,损伤肾功能、性腺功能和中枢神经的不良作用较轻。

5. 少数患者用药后引起白细胞或血小板减少,停药后症状可自行消失。

6. 本品可引起轻度肝功能损伤,GPT 可逆性升高,停药后症状即消失,肝功能也恢复正常。可能系药物过敏反应,与药物的用量无关。

7. 偶有发热、男性乳房发育、肾炎等。

法 莫 替 丁

【中文名称】 注射用法莫替丁。

【英文名称】 Famotidine for Injection。

【性状】 本品为白色多孔性固体或粉末,用时溶解即可。

【辅料】 甘露醇、门冬氨酸。

【pH 值】 稀释溶液 pH 为 5.0~5.6。

【储存】 密闭、室温(10~30℃)保存。

【药理作用】

本品是呱基噻唑类 H_2 受体拮抗剂,具有对 H_2 受体亲和力高的特点,对胃酸分泌有明显的抑制作用,对基础分泌及因给予各种刺激而引起的胃酸及胃蛋白酶增加有抑制作用。

本品不改变胃排空速率,不干扰胰腺功能,对心血管系统和肾脏功能也无不良影响。

本品不同于西咪替丁,但与雷尼替丁有相似之处,即长程大剂量治疗时不并发雄激素拮抗的不良反应,如男性乳房发育、勃起功能障碍、性欲缺乏及女性乳房胀痛、溢乳等,无致畸、致癌、抑制药酶和抑制雄性激素作用。

【适应证】用于治疗消化性溃疡出血及应激状态时并发的急性胃黏膜损害和非甾体抗炎药引起的消化道出血。

【剂量】

1. 成人　静脉注射,一次 20mg,每日 2 次,用 0.9% 氯化钠注射液或葡萄糖注射液 20ml 进行溶解,缓慢静脉注射或与输液混合进行静脉点滴。

2. 儿童　剂量一般为一次 0.4mg/kg,每日 2 次,用法同上。

【加药调配】

1. 药物溶解　静脉滴注,用 0.9% 氯化钠注射液或 5% 葡萄糖注射液溶解。

2. 药物稀释　静脉滴注,用 0.9% 氯化钠注射液或 5% 葡萄糖注射液稀释。

3. 成品输液外观检查　应为澄清透明溶液。

【用法】给药途径:静脉滴注。

【药物相互作用】

1. 法莫替丁对茶碱、华法林、安定和硝苯吡啶的药代动力学有轻度影响。

2. 丙磺舒会抑制法莫替丁从肾小管的排泄。

【禁忌证】

1. 对本品成分过敏的患者禁用。

2. 哺乳期、孕妇禁用。

【注意事项】

1. 注意事项

(1)对于肾功能障碍的患者,会出现本品血中浓度的蓄积,所以应调整给药剂量。

(2)出现皮疹或荨麻疹、红斑等不良反应时,应停药就医。

(3)使用本品后会隐蔽胃癌症状,所以,须在排除胃癌诊断后方可使用。

2. 特殊警示　下列患者应慎用本品:①有药物过敏史的患者;②肾功能障碍者(由于会出现血中浓度蓄积,所以使用时需减少给药量或延长给药间隔);③心脏疾患的患者;④肝功能障碍者;⑤高龄者。

【不良反应】

1. 一般不良反应

（1）刺激：引起刺激的情况很少发生，要充分观察，发生异常时，停止用药，进行适当的处置。

（2）消化系统：偶见便秘、软便、口渴、恶心、呕吐、腹胀、食欲缺乏、口腔炎等及一过性的肝功变化。

（3）循环系统：偶见血压上升、颜面潮红、耳鸣等。

（4）神经系统：偶见全身疲倦、头痛、困倦、失眠等症状。

2. 严重不良反应

（1）偶尔出现休克、过敏样反应（低于 0.1%），例如呼吸困难、全身潮红、水肿（颜面肿胀、喉头水肿等）、荨麻疹等，应密切观察，出现异常时应立即停药，并给予适当处置。

（2）偶尔出现各类血细胞减少、粒细胞缺乏症、再生障碍性贫血、溶血性贫血（初期症状为全身倦息、无力、皮下和黏膜下出血、发烧等）（发生率不清），应定期地进行血液学检查，出现异常时应立即停药，并给予适当处置。

（3）偶尔出现眼、皮肤黏膜综合症（史 - 约综合征）、中毒性表皮坏死松解症的报告（发生率不清），应给予密切观察，出现此症状时，应立即停药，并给予适当处置。

（4）偶尔出现 GOT、GPT 等升高症状，有时出现黄疸（发生率不清），所以应给予密切观察，出现异常时，应立即停药，并给予适当处置。

（5）偶尔出现横纹肌溶解综合征（发生率不清），所以当出现高钾血症、肌红蛋白尿、血清逸出酶显著升高、肌肉痛等情况时，应立即停药，并给予适当处置。

（6）由于偶尔出现 Q-T 间期延长、心室性心动过速、心室纤维颤动（发生率不清），用药后需仔细观察，出现异常症状时应立即停止用药，并进行适当处置。特别是在患有心脏疾病的患者中（心肌梗死、瓣膜性心脏病、心肌疾病等）容易出现上述情况，所以要密切观察给药后患者的状态。

（7）因为偶尔出现意识障碍、全身性痉挛（抽搐性、阵挛性、肌阵挛性）（发生率不清），应密切观察，出现异常时应立即停药，并给予适当处置。尤其在患有肾功能障碍患者中容易发生，应给予特别注意。

（8）因为偶尔出现间质性肾炎、急性肾功能衰竭（发生率不清），作为初期症状发热、皮疹、肾功能检查值异常等（BUN、肌酐升高等）被确认时，应立即停药，并给予适当处置。

（9）因为偶尔出现伴有发热、咳嗽、呼吸困难、胸部 X 线检查异常的间质性肺炎（发生率不清），当出现这些症状时，应立即停药。

【过量解救】过量使用（80mg/d）可引起血清催乳素升高，出现乳房疼痛、敏感及肿胀，停药后上述症状消失。若用药过量，应洗胃，并进行支持疗法。若出现头痛、眩晕和幻觉等中枢神经系统症状，可用氟哌啶醇控制。

奥 美 拉 唑

【中文名称】注射用奥美拉唑钠。

【英文名称】Omeprazole Sodium for Injection。

【性状】

1. 无专用溶媒的注射用奥美拉唑钠（静脉滴注）　本品为白色或类白色疏松块状物或粉末。

2. 自带专用溶媒的注射用奥美拉唑钠（静脉注射）　本品为白色或类白色疏松块状物或粉末，注射用奥美拉唑钠专用溶媒为无色澄明液体，略黏稠。

【辅料】

1. 无专用溶媒的注射用奥美拉唑钠（静脉滴注）　辅料为依地酸二钠、氢氧化钠。

2. 自带专用溶媒的注射用奥美拉唑钠（静脉注射）　辅料为氢氧化钠。本品专用溶媒成分为聚乙二醇 400、一水合枸橼酸、注射用水。

【储存】

1. 注射用奥美拉唑钠　密闭，在凉暗处保存（避光并不超过 20℃）。

2. 注射用奥美拉唑钠专用溶媒　避光，在 15~25℃密封保存。

【药理作用】奥美拉唑是苯并咪唑类化合物，是包含两种活性对映体的消旋体。奥美拉唑通过对壁细胞质子泵的特异性作用降低胃酸的分泌。奥美拉唑对胃酸分泌的作用是可逆的。奥美拉唑是一种弱碱性物质，在壁细胞内的酸性环境中浓集并转化为活性物质，抑制 H^+-K^+-ATP 酶。奥美拉唑的抑制作用呈剂量相关性，并抑制基础胃酸分泌和刺激性胃酸分泌，但与刺激类型无关。

【适应证】主要用于消化性溃疡出血、吻合口溃疡出血；应激状态时并发的急性胃黏膜损害、非甾体类抗炎药引起的急性胃黏膜损伤；预防重症疾病（如脑出血、严重创伤等）应激状态及胃手术后引起的上消化道出血等；作为当口服疗法不适用时下列病症的替代疗法：十二指肠溃疡、胃溃疡、反流性食管炎及佐林格 - 埃利森（Zollinger-Ellison）综合征。

【剂量】

1. 通用剂量

（1）无专用溶媒的注射用奥美拉唑钠（静脉滴注）：静脉滴注，本品应溶于 100ml 0.9% 氯化钠注射液或 100ml 5% 葡萄糖注射液中。一次 40mg，应在

20~30 分钟或更长时间内静脉滴注。每日 1~2 次。禁止用其他溶剂或药物溶解和稀释。佐林格 - 埃利森（Zollinger-Ellison）综合征患者每日剂量可能要求更高，剂量应个体化，推荐静脉滴注 60mg 作为起始剂量，每日 1 次，当每日剂量超过 60mg 时分两次给予。

（2）自带专用溶媒的注射用奥美拉唑钠（静脉注射）：本品应缓慢静脉注射。一次 40mg，每日 1~2 次。临用前将 10ml 专用溶媒注入冻干粉小瓶内，禁止用其他溶媒溶解。如果配制方法不正确可能会变色。本品溶解后必须在 4 小时内使用，配制后应缓慢注射至少 2.5 分钟，最大速率为每分钟 4ml。佐林格 - 埃利森（Zollinger-Ellison）综合征患者每日剂量可能要求更高，剂量应个体化，推荐静脉滴注 60mg 作为起始剂量，每日 1 次，当每日剂量超过 60mg 时分两次给予。

2. 儿科剂量　儿童使用本品的经验有限。

3. 妊娠期及哺乳期妇女用药　三项前瞻性流行病学研究（>1 000 例暴露结果）的结果表明，奥美拉唑对孕妇或者胎儿 / 新生儿的健康没有任何不良影响。患者在妊娠期间可以使用奥美拉唑。奥美拉唑可分泌入乳汁，但是当给予治疗剂量的药物时不大可能会对婴儿造成影响。

4. 老年用药　老年患者无须调整剂量。

【加药调配】

1. 无专用溶媒的注射用奥美拉唑钠（静脉滴注）

（1）药物溶解：临用前将 5ml 0.9% 氯化钠注射液或 5% 葡萄糖注射液注入冻干粉小瓶内，完全溶解。禁止用其他溶剂溶解。

（2）药物稀释：药物溶解后加入 100ml 0.9% 氯化钠注射液或 100ml 5% 葡萄糖注射液中稀释后进行静脉滴注。

（3）成品输液外观检查：配制好的药液为澄清透明溶液。

（4）成品输液的储存：配制好的溶液室温（不超过 25℃）避光存放。

（5）成品输液的稳定性：本品溶于 5% 葡萄糖注射液后应在 6 小时内使用，而溶于 0.9% 氯化钠注射液后可在 12 小时内使用。配制后即可立刻开始静脉滴注。

2. 自带专用溶媒的注射用奥美拉唑钠（静脉注射）

（1）药物溶解：临用前将 10ml 专用溶媒全部注入冻干粉小瓶内，振摇小瓶使奥美拉唑与溶媒充分混合。禁止用其他溶媒溶解。

（2）药物稀释：本品禁止用其他溶剂或药物溶解和稀释。

（3）成品输液外观检查：配制好的药液为澄清透明溶液。

（4）成品输液的储存：本品注射用奥美拉唑钠（静脉注射）配制后应在 25℃ 以下保存，4 小时内使用。

（5）成品输液的稳定性：配制后应在 25℃ 以下保存，4 小时内使用。

【用法】

1. 给药途径

（1）无专用溶媒的注射用奥美拉唑钠：静脉滴注。

（2）自带专用溶媒的注射用奥美拉唑钠：静脉注射。

2. 滴速

（1）无专用溶媒的注射用奥美拉唑钠：静脉滴注，一次 40mg，应在 20~30 分钟或更长时间内静脉滴注。

（2）自带专用溶媒的注射用奥美拉唑钠：静脉注射，本品溶解后必须在 4 小时内使用，配制后应缓慢注射至少 2.5 分钟，最大速率每分钟 4ml。

3. 冲管　给药前后需要冲管。

【相容性】

1. 无专用溶媒的注射用奥美拉唑钠（静脉滴注）　配制的溶液不应与其他药物混合或在同一输液装置中合用。

2. 自带专用溶媒的注射用奥美拉唑钠（静脉注射）　本品禁止用其他溶剂或药物溶解和稀释。配制的溶液不能与其他药物混合或在同一注射器中合用。

【药物相互作用】

1. 奥美拉唑对其他活性物质药代动力学的影响

（1）吸收呈 pH 依赖性的活性物质：在使用奥美拉唑进行治疗时，胃内酸度的降低可能会促进或抑制吸收依赖于胃部 pH 值的活性物质的吸收。

1）奈非那韦、阿扎那韦：在与奥美拉唑合用时，奈非那韦和阿扎那韦的血浆浓度会降低。禁止联合使用奥美拉唑和奈非那韦。不推荐联合使用奥美拉唑和阿扎那韦进行治疗。

2）地高辛：在健康受试者中，合并使用奥美拉唑（20mg，每日 1 次）和地高辛会使地高辛的生物利用度增加 10%。罕有地高辛中毒的报道。尽管如此，较高剂量的奥美拉唑应慎用于老年患者。此外，还应加强对地高辛药物治疗的监测。

3）氯吡格雷：为了预防起见，不得联合使用奥美拉唑和氯吡格雷。

4）其他活性物质：泊沙康唑、厄洛替尼和伊曲康唑的吸收可显著降低，进而影响其临床疗效。应当避免泊沙康唑和厄洛替尼的联合使用。

（2）经由 CYP2C19 代谢的活性物质：奥美拉唑是一种中等强度的 CYP2C19 抑制剂，后者为奥美拉唑的主要代谢酶。因此，合并使用同样经由 CYP2C19 代谢的活性物质会降低其代谢，进而升高这些物质的全身暴露量。此类药物包括 *R*- 华法林和其他维生素 K 拮抗剂、西洛他唑、地西泮和苯妥英。

苯妥英:在初次采用奥美拉唑进行治疗的前两周内,建议监测苯妥英的血浆浓度,并且,如果调整了苯妥英的用药剂量,在奥美拉唑治疗结束后,必须继续进行监测,同时作进一步的剂量调整。

2. 未知机理

(1)沙奎那韦:合并使用奥美拉唑和沙奎那韦/利托那韦可导致沙奎那韦的血浆浓度升高大约70%,并在 HIV 感染患者中表现出良好的耐受性。

(2)他克莫司:已有报道显示,合并使用奥美拉唑可升高他克莫司的血清浓度。故而应加强对他克莫司浓度以及肾功能(肌酐清除率)的监测,并在必要时调整他克莫司的用药剂量。

(3)甲氨蝶呤:已有报道显示,与质子泵抑制剂同时给药时,某些患者的甲氨蝶呤水平升高。给予高剂量的甲氨蝶呤时,可以考虑暂停奥美拉唑给药。

3. 其他活性物质对奥美拉唑药代动力学的影响

(1)CYP2C19 和/或 CYP3A4 抑制剂:由于已知奥美拉唑可通过 CYP2C19 和 CYP3A4 代谢,故而已知可抑制 CYP2C19 或者 CYP3A4 的活性物质(如克拉霉素和伏立康唑)可能通过抑制奥美拉唑的代谢速率进而升高奥美拉唑的血清浓度。合并使用伏立康唑可导致奥美拉唑的暴露量 >2 倍正常暴露量。由于已经证实高剂量奥美拉唑的耐受性良好,故而通常无须调整奥美拉唑的用药剂量。但是,重度肝损害患者或需长期治疗时,则需考虑对奥美拉唑的用药剂量进行调整。

(2)CYP2C19 和/或 CYP3A4 诱导剂:已知可对 CYP2C19 和/或 CYP3A4 产生诱导作用的活性物质(如利福平和贯叶连翘)可以通过加快奥美拉唑的代谢速率从而降低奥美拉唑的血清浓度。

1)当本品与克拉霉素或红霉素合用时,奥美拉唑血浆浓度会增加。但本品与阿莫西林或甲硝唑合用时,奥美拉唑血浆浓度无影响。

2)本品与下列酶底物无代谢性相互作用,如 CYP1A2(咖啡因、非那西丁、茶碱)、CYP2C9(S- 华法林、吡罗昔康、双氯芬酸和萘普生)、CYP2D6(美托洛尔、普萘洛尔)、CYP2E1(乙醇)和 CYP3A(环孢素、利多卡因、奎尼丁、雌二醇、红霉素、布地奈德)。

【禁忌证】

1. 已知对奥美拉唑过敏者禁用。

2. 与其他质子泵抑制剂一样,本品不应与阿扎那韦合用。

【注意事项】

1. 疑似或确诊为胃溃疡的患者如出现警示症状(如无意识的明显消瘦、反复呕吐、吞咽困难、呕血、黑便),使用本品前应排除恶性肿瘤的可能,因本品可能掩盖症状而延误诊断。

2. 不推荐阿扎那韦和质子泵抑制剂联合使用。如果已经确定阿扎那韦和质子泵抑制剂的联合使用无法避免,建议进行严密地临床监测(如病毒载量),并同时将阿扎那韦的用药剂量增加至 400mg,利托那韦的用药剂量增加至 100mg;奥美拉唑的用药剂量不得超过 20mg。

3. 奥美拉唑可能会抑制维生素 B_{12} 的吸收。

4. 当开始或者停止使用奥美拉唑治疗时,需要考虑到奥美拉唑与通过 CYP2C19 进行代谢的药物间存在的潜在相互作用。不建议奥美拉唑和氯吡格雷合并使用。

5. 使用质子泵抑制剂进行治疗时可能会导致胃肠道感染风险轻微升高,如沙门菌和弯曲杆菌感染。

6. 接受质子泵抑制剂(PPI)如奥美拉唑的患者有重度低镁血症的报道,可能会发生低镁血症的严重临床表现。对于大多数患者,在补镁治疗和停用 PPI 后,低镁血症改善。

7. 对于需要接受长期治疗的患者或者是使用 PPI 治疗的同时还要接受地高辛或可能会导致低镁血症药物(如利尿药)治疗的患者,需要考虑在给予 PPI 治疗之前和治疗期间定期监测患者的血镁浓度。

8. 质子泵抑制剂,特别是在使用高剂量和使用时间 >1 年的情况下,可能会增加髋、腕和脊柱骨折的风险,主要是发生在老年人或存在其他已知风险因素的患者中。存在骨质疏松风险的患者应按照当前的临床指南接受治疗,且服用适量的维生素 D 和钙。

9. 英国药品和医疗产品管理局警示质子泵抑制剂和亚急性皮肤型红斑狼疮病例有相关性的风险。

10. 实验室检查的干扰。干扰神经内分泌肿瘤的检查。

11. 对驾驶和机械操作能力的影响。不大可能会影响患者的驾驶和操作机械能力。使用本品可能会出现头晕和视觉障碍等药物不良反应。如果患者出现了此类事件,切勿驾车或者操作机械。

【不良反应】

1. 最常见的不良反应(发生率为 1%~10%)包括头痛、腹痛、便秘、腹泻、胃肠胀气和恶心 / 呕吐。

2. 在奥美拉唑的临床试验项目以及上市后经验中,已经证实或怀疑出现了下列药物不良反应;但这些不良反应均不属于剂量相关的不良反应。

根据报告频率和系统器官分类(SOC)对下面列出的不良反应进行分类,见表 9-1。依据如下惯例对频率分类进行界定:非常常见(≥1/10)、常见(≥1/100~<1/10)、偶见(≥1/1 000~<1/100)、罕见(≥1/10 000~<1/1 000)、非常罕见(<1/10 000)、不详(无法根据所获得数据进行评估)。

表 9-1　根据报告频率和系统器官对不良反应进行分类表

SOC/ 频率	不良反应
血液和淋巴系统疾病	
罕见	白细胞减少症、血小板减少症
非常罕见	粒细胞缺乏症、全血细胞减少症
免疫系统疾病	
罕见	超敏反应,如发热、血管性水肿和速发过敏反应 / 休克
代谢和营养疾病	
罕见	低钠血症
不详	低镁血症;重度低镁血症可能导致低钙血症 低镁血症可能与低钾血症有关
精神障碍	
偶见	失眠
罕见	激动、意识模糊、抑郁
非常罕见	攻击、幻觉
神经系统疾病	
常见	头痛
偶见	头晕、感觉异常、嗜睡
罕见	味觉障碍
眼部疾病	
罕见	视物模糊
耳部和迷路系统疾病	
偶见	眩晕
呼吸系统、胸廓和纵隔疾病	
罕见	支气管痉挛
胃肠道疾病	
常见	腹痛、便秘、腹泻、肠胃胀气、恶心 / 呕吐
罕见	口干、口炎、胃肠道念珠菌病
未知	显微镜下结肠炎

SOC/ 频率	不良反应
肝胆系统疾病	
偶见	肝酶升高
罕见	肝炎,伴有或不伴有黄疸
非常罕见	肝功能衰竭,之前即患有肝脏疾病的患者出现脑病
皮肤和皮下组织疾病	
偶见	皮炎、瘙痒、皮疹、荨麻疹
罕见	脱发、光敏反应
非常罕见	多形性红斑、史-约综合征、中毒性表皮坏死松解症
肌肉骨骼和结缔组织疾病	
偶见	髋关节、腕关节或脊柱骨折
罕见	关节痛、肌痛
非常罕见	肌无力
肾脏和泌尿系统疾病	
罕见	间质性肾炎
生殖系统和乳腺疾病	
非常罕见	男性乳腺发育
全身性疾病和给药部位异常	
偶见	不适、外周水肿
罕见	出汗增加

3. 在个别病例中,危重患者通过静脉内注射给予奥美拉唑有出现不可逆性视觉损害的报道,尤其是在给予高剂量药物时,但并未证实二者之间存在任何因果关系。

【过量解救】有关服用过量奥美拉唑影响的信息非常有限。过量服用,已有恶心、呕吐、头晕、腹痛、腹泻和头痛的报道。在个别病例中还报道出现了淡漠、抑郁和意识模糊等事件。但上述所描述的症状均为暂时性,并未收到严重结果的病例报告。增加奥美拉唑的用药剂量,其清除速率未见改变(一级动力学)。必要时,可给予对症治疗。

（二）胃肠解痉药及胃动力药

山 莨 菪 碱

【中文名称】盐酸消旋山莨菪碱注射液。

【英文名称】Raceanisodamine Hydrochloride Injection。

【性状】本品为无色的澄明液体。

【辅料】氢氧化钠、氯化钠、稀盐酸、注射用水。

【pH 值】4.0~6.0。

【储存】密闭保存。

【药理作用】本品具有外周抗 M 胆碱受体作用,能解除乙酰胆碱所致平滑肌痉挛,也能解除微血管痉挛,改善微循环。对胃肠道平滑肌有松弛作用,并抑制其蠕动,作用较阿托品稍弱,其抑制消化道腺体分泌作用为阿托品的 1/10。抑制唾液腺分泌及扩瞳作用较弱,为阿托品的 1/20~1/10。因不易通过血脑屏障,故中枢作用亦弱于阿托品。

【适应证】抗 M 胆碱药,主要用于解除平滑肌痉挛、胃肠绞痛、胆道痉挛以及急性微循环障碍及有机磷中毒等。

【剂量】

1. 通用剂量

（1）常用量:成人每次肌内注射 5~10mg,每日 1~2 次。

（2）抗休克及有机磷中毒:静脉注射,成人每次 10~40mg,必要时每隔 10~30 分钟重复给药,也可增加剂量。病情好转后应逐渐延长给药间隔,至停药。

2. 儿科剂量

（1）常用量:小儿每次肌内注射 0.1~0.2mg/kg,每日 1~2 次。

（2）抗休克及有机磷中毒:静脉注射,小儿每次 0.3~2mg/kg,必要时每隔 10~30 分钟重复给药,也可增加剂量。病情好转后应逐渐延长给药间隔,至停药。

【加药调配】

1. 药物稀释　本品注射液每 5~10mg 以 200ml 5% 葡萄糖注射液稀释。

2. 成品输液外观检查　配制好的药液为澄清透明溶液。

3. 成品输液的储存　遮光、密闭保存。

【用法】给药途径:静脉注射、缓慢静脉滴注。

【药物相互作用】

1. 与金刚烷胺、吩噻嗪类药、三环类抗抑郁药、扑米酮、普鲁卡因胺及其他抗胆碱药合用,可使不良反应增加。

2. 与单胺氧化酶抑制剂（包括呋喃唑酮和丙卡巴肼）合用，可加强抗毒蕈碱的副作用。

3. 能减弱胃肠运动和延迟胃排空，对一些药物产生影响，如红霉素在胃内停留过久可降低疗效，对乙酰氨基酚吸收延迟，地高辛、呋喃妥因等药物的吸收增加。

【禁忌证】颅内压增高、脑出血急性期、青光眼、幽门梗阻、肠梗阻及前列腺肥大者禁用。

【注意事项】

1. 急腹症诊断未明确时，不宜轻易使用。

2. 夏季用药时，因其闭汗作用，可使体温升高。

3. 静脉滴注过程中若出现排尿困难，对于成人可肌内注射新斯的明0.5~1.0mg 或氢溴酸加兰他敏 2.5~5mg，对于小儿可肌内注射新斯的明 0.01~0.02mg/kg，以解除症状。

4. 年老体虚者慎用，老年男性多患有前列腺肥大，用药后易致前列腺充血导致尿潴留发生。

5. 反流性食管炎、重症溃疡性结肠炎患者慎用。

【不良反应】

1. 常见的有口干、面红、视物模糊等。

2. 少见的有心跳加快、排尿困难等；上述症状多在 1~3 小时内消失。用量过大时可出现阿托品样中毒症状。

【过量解救】剂量过大可出现阿托品样中毒症状，可用 1% 毛果芸香碱注射液解救，每次 0.25~0.5ml，皮下注射，每 15 分钟 1 次，直至症状缓解。

阿 托 品

【中文名称】硫酸阿托品注射液。

【英文名称】Atropine Sulfate Injection。

【性状】本品为无色的澄明液体。

【辅料】氯化钠、注射用水。

【pH 值】3~6.5。

【储存】室温密闭保存，避免冷冻。

【药理作用】本品为典型的 M 胆碱受体拮抗剂。除一般的抗 M 胆碱作用解除胃肠平滑肌痉挛、抑制腺体分泌、扩大瞳孔、升高眼压、视力调节麻痹、心率加快、支气管扩张等外，大剂量时能作用于血管平滑肌，扩张血管、解除痉挛性收缩，改善微循环。此外本品能兴奋或抑制中枢神经系统，具有一定的剂量依赖性。对心脏、肠和支气管平滑肌作用比其他颠茄生物碱更强而持久。

【适应证】

1. 适用于各种内脏绞痛,如胃肠绞痛及膀胱刺激症状。对胆绞痛、肾绞痛的疗效较差。

2. 适用于全身麻醉前给药、严重盗汗和流涎症。

3. 用于迷走神经过度兴奋所致的窦房阻滞、房室阻滞等缓慢型心律失常,也可用于继发于窦房结功能低下而出现的室性异位节律。

4. 抗休克作用。

5. 解救有机磷酸酯类中毒。

【剂量】

1. 通用剂量

(1)皮下、肌内或静脉注射:成人常用量为一次 0.3~0.5mg,一日 0.5~3mg;极量为一次 2mg。

(2)抗心律失常:成人静脉注射一次 0.5~1mg,按需可 1~2 小时给药 1 次;极量为一次 2mg。

(3)解毒:用于锑剂引起的阿 - 斯综合征,静脉注射一次 1~2mg,15~30 分钟后再注射 1mg,如患者无发作,按需每 3~4 小时皮下或肌内注射 1mg。用于有机磷中毒时,肌内注射或静脉注射 1~2mg(严重有机磷中毒时可加大 5~10倍),每 10~20 分钟重复给药,直到青紫消失,继续用药至病情稳定,然后用维持量,有时需 2~3 天。

(4)抗休克改善循环:成人一般按体重 0.02~0.05mg/kg,用 50% 葡萄糖注射液稀释后静脉注射或用葡萄糖水稀释后静脉滴注。

(5)麻醉前用药:成人术前 0.5~1 小时,肌内注射一次 0.5mg。

2. 儿科剂量

(1)儿童皮下注射:每次 0.01~0.02mg/kg,每日 2~3 次。

(2)麻醉前用药:小儿皮下注射用量分别为,体重 3kg 以下者为 0.1mg,7~9kg 者为 0.2mg,12~16kg 者为 0.3mg,20~27kg 者为 0.4mg,32kg 以上者为 0.5mg。

【加药调配】

1. 药物稀释 0.9% 氯化钠和 5% 葡萄糖溶液稀释。

2. 成品输液外观检查 应为无色的澄明液体。

3. 成品输液的储存 避光、在阴凉处保存。

【用法】给药途径:皮下注射、肌内注射、静脉注射、静脉滴注。

【药物相互作用】

1. 与尿碱化药包括含镁或钙的制酸药、碳酸酐酶抑制药、碳酸氢钠、枸橼酸盐等合用时,阿托品排泄延迟,作用时间和 / 或毒性增加。

2. 金刚烷胺、吩噻嗪类药、其他抗胆碱药、扑米酮、普鲁卡因胺、三环类抗抑郁药合用，阿托品的毒副作用可加剧。

3. 与单胺氧化酶抑制剂（包括呋喃唑酮、丙卡巴肼等）合用时，可加强抗 M 胆碱作用的副作用。

4. 与甲氧氯普胺并用时，后者的促进肠胃运动作用可被拮抗。

【禁忌证】青光眼及前列腺肥大者、高热者禁用。

【注意事项】

1. 注意事项

（1）对其他颠茄生物碱不耐受者，对本品也不耐受。

（2）孕妇静脉注射阿托品可使胎儿心动过速。

（3）本品可分泌入乳汁，并有抑制泌乳作用。

（4）婴幼儿对本品的毒性反应极为敏感，特别是痉挛性麻痹与脑损伤的小儿，反应更强，环境温度较高时，因闭汗有体温急骤升高的危险，应用时要严密观察。

（5）老年人容易发生抗 M 胆碱样副作用，如排尿困难、便秘、口干（特别是男性），也易诱发未经诊断的青光眼，一经发现，应即停药。老年人应慎用。

（6）发烧、速脉、腹泻患者慎用。

2. 下列情况应慎用

（1）脑损害，尤其是儿童。

（2）心脏病，特别是心律失常、充血性心力衰竭、冠心病、二尖瓣狭窄等。

（3）反流性食管炎、食管与胃的运动减弱、下食管扩约肌松弛，可使胃排空延迟，从而促成胃潴留，并增加胃食管的反流。

（4）20 岁以上患者存在潜隐性青光眼时，有诱发的危险。

（5）溃疡性结肠炎，用量大时肠能动度降低，可导致麻痹性肠梗阻，并可诱发加重中毒性巨结肠症。

（6）前列腺肥大引起的尿路感染（膀胱张力减低）及尿路阻塞性疾病，可导致完全性尿潴留。

（7）对诊断有干扰，酚磺酞试验时可减少酚磺酞的排出量。

3. 特殊警示　静脉给药每次极量 2mg，超过上述用量，会引起中毒。最低致死量成人为 80~130mg。用药过量表现为动作笨拙不稳、神志不清、抽搐、呼吸困难、心跳异常加快等。

【不良反应】不同剂量所致的不良反应大致如下：

1. 0.5mg　轻微心率减慢，略有口干及少汗。

2. 1mg　口干、心率加速、瞳孔轻度扩大。

3. 2mg　心悸、显著口干、瞳孔扩大，有时出现视物模糊。

4. 5mg 上述症状加重,并有语言不清、烦躁不安、皮肤干燥发热、小便困难、肠蠕动减少。

5. 10mg 以上 上述症状更重,脉速更弱,中枢兴奋现象严重,呼吸加快加深,出现谵妄、幻觉、惊厥等。

6. 严重中毒时可由中枢兴奋转入抑制,产生昏迷和呼吸麻痹等。最低致死剂量成人为 80~130mg,儿童为 10mg。

【过量解救】本品过量可引起动作不协调、神志不清、抽搐、呼吸困难、心跳异常加快。过量后除洗胃等措施外,还可注射新斯的明、毒扁豆碱或毛果芸香碱等解救。透析不可清除本品。

甲氧氯普胺

【中文名称】盐酸甲氧氯普胺注射液。

【英文名称】Metoclopramide Dihydrochloride Injection。

【性状】本品为无色的澄明液体。

【辅料】浓盐酸、无水醋酸钠、亚硫酸氢钠。

【pH 值】4.5~6.5。

【储存】避光、密闭保存,稳定至少 24 小时。避免冷冻。

【药理作用】本品为多巴胺 D_2 受体拮抗药,亦具有 5- 羟色胺第 4 受体(5-HT_4)激动效应,对 5-HT_3 受体有轻度抑制作用。本品可作用于延髓催吐化学感受区(CTZ)中的多巴胺受体而提高 CTZ 的阈值,具有强中枢性镇吐作用。对中枢其他部位的抑制作用较微,有较弱的安定作用,较少引起催眠作用。同时,本品对胃肠道的作用主要在上消化道,促进胃及上部肠段的运动;提高静息状态胃肠道括约肌的张力,增加下食管括约肌的张力和收缩的幅度,使食管下端压力增加,阻滞胃食管反流,加强胃和食管蠕动,并增强对食管内容物的廓清能力,促进胃的排空;促进幽门、十二指肠及上部空肠的松弛,形成胃窦、胃体与上部小肠间的功能协调。这些作用亦可增强本品的镇吐效应。本品对小肠和结肠的传送作用尚不确定。本品亦能阻断下丘脑多巴胺受体,抑制催乳素抑制因子,促进泌乳素的分泌,故有一定的催乳作用。

【适应证】镇吐药。

1. 用于化疗、放疗、手术、颅脑损伤、脑外伤后遗症、海空作业以及药物引起的呕吐。

2. 用于急性胃肠炎、胆道胰腺、尿毒症等各种疾患引发的恶心、呕吐症状的对症治疗。

3. 用于诊断性十二指肠插管前用,有助于顺利插管;胃肠钡剂 X 线检查,可减轻恶心、呕吐反应,促进钡剂通过。

【剂量】静脉注射。

1. 通用剂量　成人，一次 10~20mg，一日剂量不超过 0.5mg/kg。

2. 儿科剂量　小儿，6 岁以下每次 0.1mg/kg，6~14 岁一次 2.5~5mg。

3. 剂量调整　肾功能不全者，剂量减半。

【加药调配】

1. 药物稀释　可用 0.9% 氯化钠和 5% 葡萄糖溶液稀释。

2. 成品输液外观检查　配制好的药液为澄清透明溶液。

3. 成品输液的储存　配制好的溶液室温（不超过 25℃）避光存放。

4. 成品输液的稳定性　稀释液在 pH2~9 内稳定，因甲氧氯普胺具有光敏性，需避光存放，在不避光条件下存放 24 小时稳定。

【用法】

1. 给药途径　静脉注射。

2. 滴速　静脉注射时速度要缓慢，至少 1 分钟。稀释后 50ml 溶液至少滴注 15 分钟。

【药物相互作用】

1. 与对乙酰氨基酚、左旋多巴、锂化物、四环素、氨苄青霉素、乙醇和安定等同用时，胃内排空增快，使后者在小肠内吸收增加。

2. 与乙醇或中枢抑制药等同时并用，镇静作用均增强。

3. 与抗胆碱能药物和麻醉止痛药物合用有拮抗作用。

4. 与抗毒蕈碱麻醉性镇静药并用，甲氧氯普胺对胃肠道的能动性效能可被抵消。

5. 由于其可释放儿茶酚胺，正在使用单胺氧化酶抑制剂的高血压患者，使用时应注意监控。

6. 与阿扑吗啡并用，后者的中枢性与外周性效应均可被抑制。

7. 与西咪替丁、慢溶剂型地高辛同用，后者的胃肠道吸收减少，如间隔 2 小时服用可以减少这种影响；本品还可增加地高辛的胆汁排出，从而改变其血浓度。

8. 与能导致锥体外系反应的药物，如吩噻嗪类药等合用，锥体外系反应发生率与严重性均有所增加。

【禁忌证】

1. 对普鲁卡因或普鲁卡因胺过敏者禁用。

2. 癫痫发作的频率与严重性均可因用药而增加时禁用。

3. 胃肠道出血、机械性肠梗阻或穿孔患者，可因用药使胃肠道的动力增加，病情加重时禁用。

4. 嗜铬细胞瘤因用药出现高血压危象时禁用。

5. 不能用于因行化疗和放疗而呕吐的乳腺癌患者。

【注意事项】

1. 注意事项

（1）对晕动病所致呕吐无效。

（2）醛固酮与血清催乳素浓度可因甲氧氯普胺的使用而升高。

（3）严重肾功能不全患者剂量至少减少 60%，这类患者容易出现锥体外系症状。

（4）静脉注射甲氧氯普胺须慢，1~2 分钟注完，快速给药可出现燥动不安，随即进入昏睡状态。

（5）因本品可降低西咪替丁的口服生物利用度，若两药必须合用，间隔时间至少要 1 小时。

（6）本品遇光变成黄色或黄棕色后，毒性增高。

（7）肝功能衰竭时，丧失了与蛋白结合的能力。

2. 特殊警示　本品可导致迟发性运动障碍，其风险随疗程和累积总剂量的增加而增大，故应避免疗程超过 12 周。一旦出现迟发性运动障碍的体征或症状，应停药。

【不良反应】

1. 较常见的不良反应为昏睡、烦燥不安、疲怠无力。

2. 少见的不良反应有乳腺肿痛、恶心、便秘、皮疹、腹泻、睡眠障碍、眩晕、严重口渴、头痛、容易激动。

3. 用药期间出现乳汁增多，是由于催乳素的刺激所致。

4. 注射给药可引起直立性低血压。

5. 大剂量长期应用可能因阻断多巴胺受体，使胆碱能受体相对亢进而导致锥体外系反应（特别是年轻人），可出现肌震颤、发音困难、共济失调等，可用苯海索等抗胆碱药物治疗。

【过量解救】用药过量时给予抗胆碱药（如苯海索）、治疗帕金森病药或抗组胺药，可有助于制止锥体外系反应。

（三）肝病辅助治疗药

精　氨　酸

【中文名称】注射用盐酸精氨酸。

【英文名称】Arginine Hydrochloride for Injection。

【性状】本品为白色冻干块状物或粉末。

【pH 值】溶液 pH 值为 5~6.5。

【储存】室温密封保存。

【药理作用】本品为氨基酸类药物。可在人体内参与鸟氨酸循环,促进尿素的形成,使人体内产生的氨经鸟氨酸循环转变成无毒的尿素,从尿中排出,从而降低血氨浓度。本品经口服从肠道吸收较好,绝对生物利用度约为70%,静脉给药后22~30分钟,口服给药90分钟达血药峰值浓度。本品在肝脏代谢,经肾小球滤过后几乎被肾小管完全重吸收,其清除半衰期为1.2~2小时。

精氨酸是精子蛋白的主要成分,口服本品能增加精子的数量和活动力,因而用于男性不育症。

静脉注射精氨酸能刺激脑垂体释放生长激素,临床可用于辅助测定脑垂体功能。

【适应证】

1. 用于肝性脑病,适用于忌钠的患者,也适用于其他原因引起血氨增高所致的精神症状治疗。

2. 用于生长激素刺激试验。

3. 用于代谢性碱中毒。

4. 口服用于精液分泌不足和精子缺乏引起的男性不育症。

5. 用于婴幼儿补充精氨酸。

【剂量】

1. 通用剂量

(1)肝性脑病:静脉滴注,一次15~20g于4小时内滴完。

(2)生长激素刺激试验:静脉滴注,本品用量为30g(即10%的精氨酸溶液300ml),输注30分钟,并以稳定的速度(最好采用输液泵)通过留置针头或置入肘前静脉的软塑料或硅胶管输入。给药剂量不当或输注时间过长均可导致对脑垂体的刺激不足,而得到错误的结果。

(3)营养补充:静脉滴注,精氨酸占饮食中热卡摄入量的7%,可使手术后淋巴细胞对促细胞分裂剂的反应更佳。

2. 儿科剂量 生长激素刺激试验,静脉滴注的推荐用量为500mg/kg(即10%的精氨酸溶液5ml/kg),通过留置针头或置于肘前静脉内的软管输入。

【加药调配】

1. 药物溶解 临用前用5%葡萄糖注射液溶解。

2. 药物稀释 溶解后可用1 000ml 5%葡萄糖注射液稀释。

3. 成品输液外观检查 配制好的药液为澄清透明溶液。

【用法】

1. 给药途径 配制好的药液具有高渗性(950mOsml/L),只能静脉滴注给药。

2. 滴速 临用前用 1 000ml 5% 葡萄糖注射液溶解稀释,滴注时间超过 30 分钟。

【相容性】10% 盐酸精氨酸溶液与苯乙酸钠和苯甲酸钠具有相容性。

【药物相互作用】

1. 本品与谷氨酸钠、谷氨酸钾合用,可增加疗效。

2. 本品与螺内酯合用可引起高钾血症,特别是合并严重肝脏疾病的患者。

3. 本品禁与强心苷类联合应用。

4. 用于抢救肝昏迷有缺钙者,可与谷氨酸合用。

5. 使用雌激素补充治疗或口服含雌激素避孕药的患者,应用本品进行垂体功能测定时,可出现生长激素水平假性升高,从而干扰对垂体功能的判断。

【禁忌证】

1. 对本品中任何成分过敏者禁用。

2. 高氯酸性酸中毒、肾功能不全及无尿患者禁用。

3. 暴发性肝衰竭患者,因体内缺乏精氨酸酶不宜使用本品。

4. 肾功能不全者禁用。

【注意事项】

1. 注意事项

(1) 本品不含钠离子,适用于不宜用谷氨酸钠的患者。

(2) 用药期间宜监测血气分析、酸碱平衡和电解质,有酸中毒和高钾血症者不宜使用。

(3) 用药前请详细检查,如有封口松动、内有异物及玻璃瓶破损时切勿使用。

2. 特殊警示

(1) 本品禁止与强心苷类药物合用。

(2) 用于抢救肝性脑病伴缺钙的患者,可与谷氨酸合用。

(3) 生长激素刺激试验的方法:试验应安排在清晨,试验前一日晚上应整晚禁食并有正常的睡眠。在整个试验期间应保持禁食和卧床休息状态。在开始输注精氨酸前至少 30 分钟,应让患者尽量消除忧虑和紧张,特别是儿童。血液标本应在手臂内侧通过静脉穿刺获得,并分别于静脉滴注精氨酸前 30 分钟、开始输注精氨酸时以及输注精氨酸后每隔 30 分钟,共 150 分钟内采集。采集的血液标本应经离心分离后储存于 −20℃ 的环境中。

【不良反应】

1. 代谢 / 内分泌系统

(1) 可引起肌酸升高。

（2）本品盐酸盐（10% 溶液）内氯离子含量为 47.5mmol/100ml，可引起高氯性酸血症，肾功能减退者或大剂量使用时更易发生酸中毒。

（3）据报道肝肾功能不良或糖尿病患者使用本品可引起高钾血症。

（4）有报道囊性纤维化患者口服本品后可出现明显的体重下降。

（5）有本品可致肝移植术后急性高钾血症的报道。

（6）可引起生长激素、胰岛素、胰高血糖素和催乳素的释放。

2. 呼吸系统　患有囊性纤维化的儿童吸入本品后可导致严重咳嗽，并出现临床状况恶化。

3. 泌尿生殖系统　可引起血尿素氮及血肌酸酐水平升高。

4. 胃肠道　有囊性纤维化患者口服本品后可发生腹部痉挛痛和胃胀气的报道。

5. 皮肤　可引起皮肤组胺的释放。有个案报道静脉滴注后可出现皮肤组织损伤，表现为伴有疼痛的皮肤水肿及发红等，建议将本品稀释为 10% 的溶液使用。

6. 过敏反应　少数患者可出现过敏反应。若发生过敏反应，可给予抗组胺药和肾上腺素。

7. 其他

（1）静脉滴注可引起肢体麻木、头痛、恶心、呕吐、局部静脉炎。

（2）静脉给予大剂量本品可使外周血管扩张而引起低血压。

（3）静脉滴注过快可引起流涎、面部潮红及呕吐等。

【过量解救】过量的输液可能导致局部刺激和脸红、恶心或呕吐。静脉大剂量给予本品可引起低血压，一旦发生药物过量，应立即停药，并给予支持和对症治疗。

十、泌尿系统用药

呋 塞 米

【中文名称】呋塞米注射液。

【英文名称】Furosemide Injection。

【性状】无色或几乎无色的澄明液体。

【辅料】氢氧化钠、氯化钠、盐酸、注射用水。

【pH 值】水溶液的 pH 值 >8.0。

【储存】25℃贮藏，贮藏温度允许范围是 15~30℃；避光。

【药理作用】

1. 对水和电解质排泄的作用 能增加水、钠、氯、钾、钙、镁、磷等的排泄。本类药物主要通过抑制肾小管髓祥厚壁段对 NaCl 的主动重吸收,结果使管腔液 Na^+、Cl^- 浓度升高,而髓质间液 Na^+、Cl^- 浓度降低,使渗透压梯度差降低,肾小管浓缩功能下降,从而导致水、Na^+、Cl^- 排泄增多。由于 Na^+ 重吸收减少,远端小管 Na^+ 浓度升高,促进 Na^+-K^+ 和 Na^+-H^+ 交换增加,K^+ 和 H^+ 排出增多。至于呋塞米抑制肾小管髓祥升支厚壁段重吸收 Cl^- 的机制,过去曾认为该部位存在氯泵,目前研究表明该部位基底膜外侧存在与 Na^+-K^+-ATP 酶有关的 Na^+、Cl^- 配对转运系统,呋塞米通过抑制该系统功能而减少 Na^+、Cl^- 的重吸收。另外,呋塞米可能还能抑制近端小管和远端小管对 Na^+、Cl^- 的重吸收,促进远端小管分泌 K^+。呋塞米通过抑制髓祥对 Ca^{2+}、Mg^{2+} 的重吸收而增加 Ca^{2+}、Mg^{2+} 排泄。短期用药能增加尿酸排泄,而长期用药则可引起高尿酸血症。

2. 对血流动力学的影响 呋塞米能抑制前列腺素分解酶的活性,使前列腺素 E2 含量升高,从而具有扩张血管作用。扩张肾血管,降低肾血管阻力,使肾血流量尤其是肾皮质深部血流量增加。另外,与其他利尿药不同,祥利尿药在肾小管液流量增加的同时肾小球滤过率不下降,可能与流经致密斑的氯减少,从而减弱或阻断了球 - 管平衡有关。呋塞米能扩张肺部容量静脉,降低肺毛细血管通透性,加上其利尿作用,使回心血量减少,左心室舒张末期压力降低,有助于急性左心衰竭的治疗。由于呋塞米可降低肺毛细血管通透性,可用于治疗成人呼吸窘迫综合征。

【适应证】

1. 水肿性疾病 包括心脏性水肿、肾性水肿(肾炎、肾病及各种原因所致的急性、慢性肾衰竭)、肝硬化腹水、功能障碍或血管障碍所引起的周围性水肿,尤其是应用其他利尿药效果不佳时,应用本品仍可能有效。静脉给药或与其他药物合用,可治疗急性肺水肿和急性脑水肿等。

2. 高血压 不作为原发性高血压的首选药,但当噻嗪类药物疗效不佳,尤其当伴有肾功能不全或出现高血压危象时,尤为适用。

3. 预防急性肾衰竭 用于各种原因导致的肾脏血流灌注不足,例如失水、休克、中毒、麻醉意外以及循环功能不全等,及时应用可减少急性肾小管坏死的机会。

4. 高钾血症及高钙血症。

5. 稀释性低钠血症 尤其是当血钠浓度低于 120mmol/L 时。

6. 抗利尿激素分泌过多症(SLADH)。

7. 急性药物中毒 用本品可加速毒物排泄。

【剂量】

1. 通用剂量

（1）治疗水肿，急救或不能口服治疗时，可缓慢静脉注射呋塞米 20~50mg；异常病例可肌内注射但是不适合于急症病例。如有必要，可以给予更多剂量，以 20mg 幅度增加，并且禁止给药频率小于 2 小时。如果剂量大于 50mg，静脉滴注速度须减缓。肺水肿患者，如果初始缓慢静脉注射 40mg 剂量后 1 小时没有获得满意疗效，可以静脉缓慢再次给予 80mg。

2. 儿科剂量

（1）呋塞米已经被用于治疗新生儿、婴儿和儿童的水肿和少尿。对于水肿，美国注册药品信息允许每日静脉注射或滴注 0.5~1.5mg/kg，最高剂量每日 20mg。另外，英国国家处方集（儿童卷）（BNFC2009）建议，根据年龄用以下方案缓慢静脉注射①婴儿：12~24 小时，0.5~1mg/kg（胎龄小于 31 周的每 24 小时）；② 1 个月 ~12 岁：必要时每 8 小时，0.5~1mg/kg（最高 4mg/kg）；③ 12 岁及以上：必要时每 8 小时，20~40mg。

治疗难治性水肿可采用更高剂量，并持续静脉滴注。1 个月 ~18 岁：每小时 0.1~2mg/kg。心脏手术后，初始剂量应为较低的每小时 100μg/kg，直到尿液排出量超过每小时 1ml/kg 后加倍，每 2 小时 1 次。

（2）治疗少尿：BNFC2009 建议采用以下剂量静脉注射① 1 个月 ~12 岁：2~5mg/kg，最多每日 4 次（最高剂量为每日 1g）；② 12~18 岁：1 小时内初始剂量为 250mg，速度不超过 4mg/min。如果理想尿液排出量未能测得，2 小时内应另外给药 500mg，然后 4 小时内给药 1g。若无反应，可能需要透析。有效剂量（最高 1g）可重复给药，每 24 小时 1 次。

3. 剂量调整　对于治疗肾小球滤过率少于 20ml/min，但大于 5ml/min 的急性或慢性肾衰竭所引起的少尿，呋塞米 250mg 用合适的溶剂稀释到 250ml，并用超过 1 小时的时间滴注。如果 1 小时内尿排出量不足，接下来用 500mg 呋塞米加入到合适的溶剂中，总容积根据患者体内缺水状态定夺，并输注时间超过 2 小时。如果第二次输注后 1 小时内仍没有达到满意的尿输出量，那么第三次给药剂量 1g 用超过 4 小时的时间输注；输注速度禁止超过 4mg/min。少尿患者有显著的液体过剩，可以直接使用带有微米螺旋调节器的输注泵以恒速输注而不需用稀释的方式；给药速度仍然禁止超过 4mg/min。对 1g 的剂量仍然没有反应的患者可能需要使用透析。如果以上任何一种方法达到比较满意的疗效，那么此种方法的有效剂量方法（最大 1g）每 24 小时须重复一次。随后的治疗须根据患者的反应调整剂量。可以有选择地使用口服治疗，口服 500mg 相当于注射 250mg。

呋塞米以这些高剂量形式治疗时，应谨慎监控水和电解质，尤其是休克患者,在开始使用呋塞米治疗前须纠正血压和循环血容量。由肾毒性药物或肝毒性药物所引起的肾衰竭患者和肾衰竭伴随肝昏迷患者,禁止使用高剂量呋塞米治疗。

【加药调配】

1. 药物稀释 可用 0.9% 氯化钠注射液稀释。本品注射液为碱性较强的钠盐注射液,静脉注射时宜用氯化钠注射液稀释,而不宜用葡萄糖注射液稀释。

2. 成品输液外观检查 配制好的药液为澄清透明溶液。

3. 成品输液的储存 配制后的溶液稳定,可在常温非阳光直射下保存。

【用法】

1. 给药途径 静脉注射、静脉滴注。

2. 滴速 在紧急情况下或患者不能口服时,可静脉注射(不主张肌内注射)。常规剂量静脉注射时间应超过 2 分钟,大剂量静脉注射时不超过 4mg/min。

3. 冲管 本品注射液为碱性较强的钠盐注射液,给药前后需要冲管。

【药物相互作用】

1. 肾上腺糖、盐皮质激素,促肾上腺皮质激素及雌激素能降低本药的利尿作用,并增加电解质紊乱尤其是低钾血症的发生机率。

2. 非甾体类消炎镇痛药能降低本药的利尿作用,肾损害机会也增加,这与前者抑制前列腺素合成,减少肾血流量有关。

3. 与拟交感神经药物及抗惊厥药物合用,利尿作用减弱。

4. 与氯贝丁酯(安妥明)合用,两药的作用均增强,并可出现肌肉酸痛、强直。

5. 与多巴胺合用,利尿作用加强。

6. 饮酒及含酒精制剂和可引起血压下降的药物能增强本药的利尿和降压作用;与巴比妥类药物、麻醉药合用,易引起体位性低血压。

7. 本药可使尿酸排泄减少,血尿酸升高,故与治疗痛风的药物合用时,后者的剂量应作适当调整。

8. 降低降血糖药的疗效。

9. 降低抗凝药物和抗纤溶药物的作用,主要是利尿后血容量下降,致血中凝血因子浓度升高,以及利尿使肝血液供应改善、肝脏合成凝血因子增多。

10. 本药加强非去极化肌松药的作用,与血钾下降有关。

11. 与两性霉素、头孢菌素、氨基糖苷类等抗生素合用,肾毒性和耳毒性增加,尤其是原有肾损害时。

12. 与抗组胺药物合用时耳毒性增加,易出现耳鸣、头晕、眩晕。

13. 与锂合用肾毒性明显增加,应尽量避免。

14. 服用水合氯醛后静脉注射本药可致出汗、面色潮红和血压升高,此与甲状腺素由结合状态转为游离状态增多,导致分解代谢加强有关。

15. 与碳酸氢钠合用发生低氯性碱中毒机会增加。

【禁忌证】

1. 对本品、磺胺类药或噻嗪类利尿药过敏者禁用。

2. 妊娠早期妇女禁用。

【注意事项】

1. 交叉过敏　对磺胺药和噻嗪类利尿药物过敏者,对本药可能亦过敏。

2. 对诊断的干扰　可致血糖升高、尿糖阳性,尤其是糖尿病或糖尿病前期患者。过度脱水可使血尿酸和尿素氮水平暂时性升高。血 Na^+、Cl^-、K^+、Ca^{2+} 和 Mg^{2+} 浓度下降。

3. 下列情况慎用

(1) 无尿或严重肾功能损害者,后者因需加大剂量,故用药间隔时间应延长,以免出现耳毒性等副作用;

(2) 糖尿病;

(3) 高尿酸血症或有痛风病史者;

(4) 严重肝功能损害者,因水、电解质紊乱可诱发肝昏迷;

(5) 急性心肌梗死,过度利尿可促发休克;

(6) 胰腺炎或有此病史者;

(7) 有低钾血症倾向者,尤其是应用洋地黄类药物或有室性心律失常者;

(8) 红斑狼疮,本药可加重病情或诱发活动;

(9) 前列腺肥大。

4. 随访检查　①血电解质,尤其是合用洋地黄药物或皮质激素类药物、肝肾功能损害者;②血压,尤其是用于降血压、大剂量应用或用于老年人;③肾功能;④肝功能;⑤血糖;⑥血尿酸;⑦酸碱平衡情况;⑧听力。

5. 药物剂量应从最小有效剂量开始,然后根据利尿反应调整剂量,以减少水、电解质紊乱等副作用的发生。

6. 肠道外用药宜静脉给药、不主张肌内注射。常规剂量静脉注射时间应超过 1~2 分钟,大剂量静脉注射时每分钟不超过 4mg。

7. 本药为加碱制成的钠盐注射液,碱性较高,故静脉注射时宜用氯化钠注射稀释,而不宜用葡萄糖注射液稀释。

8. 存在低钾血症或低钾血症倾向时,应注意补充钾盐。

9. 与降血压药合用时,后者剂量应酌情调整。

10. 少尿或无尿患者应用最大剂量后 24 小时仍无效时应停药。

11. 运动员慎用。

【不良反应】

1. 心血管系统 直立性低血压、血栓性静脉炎、心律失常。

2. 代谢/内分泌系统 血清胆固醇升高、血清三酰甘油升高、高血糖、糖尿、糖尿病加重、高尿酸血症、低钾血症、低氯血症、低氯性碱中毒、低钠血症、低钙血症、低镁血症、脱水。有早产儿长期使用本品出现甲状旁腺功能亢进的个案报道。

3. 肌肉骨骼系统 肌肉痉挛、肌肉酸痛、肌肉强直。

4. 泌尿生殖系统 膀胱痉挛、肾结石、一过性尿素氮升高。

5. 神经系统 感觉异常、眩晕、头晕、头痛。

6. 精神躁动。

7. 肝脏 肝性脑病(肝细胞功能不全患者)、黄疸(肝内胆汁淤积性黄疸)、肝酶升高、肝功能损害。

8. 胃肠道系统 胰腺炎、畏食、口腔和胃刺激、绞痛、腹泻、便秘、恶心、呕吐、口渴、纳差、腹痛。

9. 血液系统 血液贫血(包括再生障碍性贫血、溶血性贫血)、血小板减少、粒细胞缺乏、白细胞减少、嗜酸性粒细胞增多。

10. 皮肤 中毒性表皮坏死松解症、史-约综合征、多形性红斑、药物疹伴嗜酸性粒细胞增多和系统症状、急性泛发性发疹性脓疱病、剥脱性皮炎、大疱性类天疱疮、紫癜、光敏感性、皮疹、瘙痒、荨麻疹。

11. 眼视物模糊、黄视症。

12. 耳鸣、听力丧失。

13. 过敏反应 过敏或过敏样反应(如伴休克)、系统性血管炎、间质性肾炎、坏死性脉管炎。

14. 其他 无力、发热、休克、特发性水肿加重。

【过量解救】过量时,给予支持治疗,包括补充过度丢失的水和电解质。应频繁监测血清电解质、二氧化碳水平和血压。须确保膀胱出口梗阻(如前列腺肥大)患者的尿液引流充分。血液透析不会加速本品的清除。

甘 油 果 糖

【中文名称】甘油果糖注射液。

【英文名称】Glycerol Fructose Injection。

【性状】为无色澄明液体,渗透压比约为7(与0.9%氯化钠注射液相比)。味微甜、微咸。

【辅料】0.9%氯化钠注射液。

【pH值】pH为3~6。

【储存】密闭、阴凉处保存。

【药理作用】静脉给药后能提高血浆渗透压,导致组织内(包括眼、脑、脑脊液等)的水分进入血管内,从而减轻组织水肿,降低颅内压、眼内压和脑脊液容量及其压力;通过促进组织中含有的水分向血液中移动,使血液得到稀释,降低毛细血管周围水肿,改善微循环,使脑灌注压升高,脑血流量增大,增加缺血部位的供血量及供氧量;本品为高能量输液,在体内产生热量,增加脑组织耗氧量,促进脑代谢,增强细胞活力。研究发现,当甘油浓度低于 20% 时加入果糖,可防止甘油不良反应(溶血和血尿)的发生。代谢后,本品对血浆渗透压及尿渗透压无明显影响。

与甘露醇比较,本品的起效较慢,达峰时间较长,作用持续时间比甘露醇约长 2 小时,且无反跳现象,无明显利尿作用,对肾脏影响较小,对电解质影响亦不大。

【适应证】

1. 用于治疗由脑血管疾病、脑外伤、脑肿瘤、颅内炎症及其他原因引起的急性 / 慢性颅内压增高、脑水肿症。

2. 改善下列疾病的意识障碍、神经障碍和自觉症状,如脑梗死(脑栓塞、脑血栓)、脑内出血、蛛网膜下出血、头部外伤、脑脊髓膜炎等。

3. 用于脑外科手术术前缩小脑容积。

4. 用于脑外科手术后降颅内压。

5. 用于青光眼患者降低眼压或眼科手术缩小眼容积。

【剂量】

1. 通用剂量

(1)颅内压增高、脑水肿:静脉滴注,一次 250~500ml,一日 1~2 次,250ml需滴注 1~1.5 小时,500ml 需滴注 2~3 小时。用量可根据年龄、症状适当增减。

(2)脑外科手术时减小脑容积:静脉滴注,一次 500ml,30 分钟内滴完。

(3)降低眼压或减小眼容积:静脉滴注,一次 250~500ml,45~90 分钟内滴完。

2. 儿科剂量　按体重 5~10ml/kg 给药。每 500ml 需滴注 2~3 小时,连续给药 1~2 周。

【加药调配】

1. 成品输液外观检查　配制好的药液为澄清透明溶液。使用前请详细检查,如发生药液混浊变色或有异物,瓶体细微破裂、瓶盖松动,切勿使用。

2. 成品输液的储存　密闭保存。本品只使用一次,剩余药液,应废弃。

3. 成品输液的稳定性　开瓶后不可储存。

【用法】

1. 给药途径　静脉滴注。

2. 滴速　颅内压增高、脑水肿,静脉滴注,一次 250~500ml,一日 1~2 次,250ml 需滴注 1~1.5 小时,500ml 需滴注 2~3 小时。用量可根据年龄、症状适当增减。脑外科手术时减小脑容积时,静脉滴注,一次 500ml,30 分钟内滴完。降低眼压或减小眼容积时,静脉滴注,一次 250~500ml,45~90 分钟内滴完。

3. 冲管　本品为高渗制剂,给药前后需要冲管。

【禁忌证】

1. 对本品任一成分过敏者禁用。

2. 遗传性果糖不耐受症患者禁用。

3. 无尿患者禁用。

4. 严重脱水者禁用。

5. 高钠血症患者禁用。

6. 心功能不全者禁用。

【注意事项】

1. 注意事项

(1) 眼科手术中,本品可引起尿意,故应用本品时应于术前先行排尿。

(2) 本品含氯化钠,用药时须注意患者的食盐摄入量。

(3) 长期使用本品应注意防止水、电解质紊乱。

2. **特殊警示**　如外界温度较低,应将本品加热至体温再用。

3. 水、电解质水平异常的老年患者慎用本品。肾功能障碍者慎用。

4. 疑似急性硬膜下、硬膜外血肿者,应先处理出血灶,确认不再出血后使用。

【不良反应】

1. 心血管系统　血压升高。

2. 代谢 / 内分泌系统　高钠血症、低钾血症、糖尿病高渗性非酮症昏迷、高血糖、乳酸性酸中毒。

3. 泌尿生殖系统　尿潜血、尿频、血红蛋白尿、血尿。

4. 神经系统　头痛、倦怠感。

5. 胃肠道系统　恶心、呕吐、口渴。

6. 血液系统　溶血。

7. 皮肤　瘙痒、皮疹。

8. 其他　臂痛、不适。

【过量解救】如发生乳酸性酸中毒,应给予碳酸氢钠注射液。

十一、血液系统用药

（一）抗贫血药

右旋糖酐铁

【中文名称】右旋糖酐铁注射液

【英文名称】Iron Dextran Injection。

【性状】无菌深棕色胶体溶液,由氢氧化铁和平均分子量为 5 000~7 000 的大分子右旋糖酐组成复合物,含 4.75%~5.25% 的铁和 17%~23% 的右旋糖酐。

【辅料】注射用水、盐酸或氢氧化钠(调节 pH 值)、氮气(充安瓿瓶)。

【pH 值】5.2~6.5。

【储存】10~25℃保存。

【药理作用】本品中的铁以一种稳定的右旋糖酐氢氧化铁复合物的形式存在,与生理状态的铁即铁蛋白(磷酸氢氧化铁蛋白复合物)相似。在去离子水中以溶解状态存在。血清铁蛋白在静脉给药后 7~9 日达到峰浓度,而在 3 周后又缓慢地回到基线。测定骨髓的铁储备在右旋糖酐铁治疗的延长期没有意义,因为残留的右旋糖酐铁可能滞留于网状内皮细胞。

【适应证】主要用于不能口服铁剂或口服铁剂治疗不满意的缺铁性贫血患者。

【剂量】

1. 通用剂量　对于缺铁性贫血,铁的总剂量是通过血红蛋白浓度和患者体重计算出来的;还要考虑附加铁以补充贮存铁。剂量(ml)={ 0.044 2 × 体重(kg)×[理想血红蛋白水平(g/100ml) – 测量的血红蛋白水平 +(0.26 × 体重)] },得到的剂量是对于缺铁性贫血而言的,不适用于对单纯失血的铁的补充。

在治疗开始前,所有患者都应通过计划的途径接受试验剂量,应对其不良反应进行监测。

可经静脉或全量输注(TD1)或分次注射给予。25mg 作为一个试验剂量,在第一次治疗剂量之前给予并应监测患者至少 1 小时。如果监测时间内无不良反应发生,应给予起始量剩余的部分。至于随后的剂量,第一部分剂量给予时应慢于它,并在此时间内监测患者是否有不良反应出现。对于完成输注的速度的推荐意见,不同国家存在差异。

在全量输注时,根据血红蛋白浓度计算公式,计算的总剂量应置于 500ml

0.9% 氯化钠溶液或 5% 葡萄糖溶液中静脉缓慢输注;氯化钠可能更适宜输注,因为其血栓性静脉炎的发生率较低。英国注册药品信息推荐,第一次使用时 25mg 的铁在 5~15 分钟输注,如果在此期间内未出现不良反应,输注速度可逐渐提高至每分钟 45~60 滴,输注时间为 4~6 小时。推荐在测试剂量后至少观察 1 小时,输注时间在 1~8 小时。

2. 儿科剂量　包括美国在内的许多国家,不能经口服治疗或治疗无效时,右旋糖酐铁可以用于治疗 4 个月的缺铁性贫血儿童。根据儿童的血红蛋白浓度和体重来计算总使用剂量。

右旋糖酐铁通常按照一定浓度经肌内注射达到需求剂量,也可以日常缓慢静脉注射。在一些国家使用总静脉注射剂量,在治疗开始之前,应先进行剂量测试,还要观察儿童的不良反应。按体重划分测试剂量:① <10kg:0.2ml(10mg);② 10~20kg:0.3ml(15mg);③ >20kg:0.5ml(25mg),成年人也用此剂量。

如果没有不良反应发生,那么就可以用该剂量进行治疗。当右旋糖酐铁经静脉或肌内注射,下述的日常剂量可以参考为最大剂量,通过体重区分,坚持注射直到总剂量为:① <5kg:0.5ml(25mg);② 5~10kg:1ml(50mg);③ ≥10kg:成人剂量。

【加药调配】

1. 药物稀释　仅能用 0.9% 氯化钠溶液或 5% 葡萄糖溶液稀释。可将 100~200mg 铁(相当于 2~4ml 右旋糖酐铁)稀释至 100ml。

2. 成品输液外观检查　使用前仔细检查安瓿瓶中有无沉积物和破损,仅适用不含沉积物且均匀的制剂。

3. 成品输液的储存及稳定性　从微生物学角度考虑,稀释后应立即使用。如不能立即使用,使用者应确保其贮藏时间及条件,应在 2~8℃下保存不超过 24 小时,除非稀释过程是在严格无菌条件中进行的。稀释液不可冷冻。

【用法】

1. 给药途径　静脉注射、静脉滴注。

2. 滴速　将 100~200mg 铁(相当于 2~4ml 右旋糖酐铁)稀释至 100ml。每次给药时,应先缓慢滴注 25mg 铁至少 15 分钟。如无不良反应发生,可将剩余剂量以最高 100ml/30min 的速度滴注完毕。总剂量滴注:按照剂量表或通过计算确定所需右旋糖酐铁的总量,将右旋糖酐铁在无菌条件下立即稀释至所需体积,通常为使用 500ml 无菌 0.9% 氯化钠注射液或 5% 葡萄糖溶液。总量最高为 20mg/kg 体重,静脉滴注 4~6 小时。最初 25mg 铁应至少滴注 15 分钟。需对患者密切观察,如无不良反应发生,再给予剩余剂量,滴注速度可逐渐增加到 45~60 滴/min。滴注期间及滴注完成后至少 30 分钟内,需对患者进行密切观察。总剂量滴注的方式伴随不良反应,尤其是迟发性过敏样反应发生率升高,仅能在医院使用。

3. 冲管　需使用 0.9% 氯化钠注射液或 5% 葡萄糖注射液冲管。

【药物相互作用】

口服铁剂　本品注射液可减少口服铁剂的吸收,两者不可合用。

【禁忌证】

1. 对铁剂过敏者禁用。

2. 非缺铁性贫血患者禁用。

3. 铁超负荷或铁利用紊乱患者禁用。

4. 代偿失调的肝硬化患者禁用。

5. 传染性肝炎患者禁用。

6. 急慢性感染患者禁用。

7. 哮喘、湿疹或其他特应性变态反应患者禁用。

8. 严重肝、肾功能不全患者禁用。

9. 胃及十二指肠溃疡患者禁用。

10. 溃疡性结肠炎患者禁用。

11. 严重肝损伤或急性肾感染的患者禁用。

12. 本品含苯甲醇,禁止用于儿童肌肉注射。

【注意事项】

1. 若有可能应避免用于孕妇。

2. 右旋糖酐铁还应慎用于有过敏性疾病或哮喘既往史的患者,并且这些患者应使用肌内注射的途径而非静脉途径。

3. 静脉使用右旋糖酐铁时,有类风湿关节炎的患者可能会发生症状加重的现象。有其他炎症性疾病的患者可能有增加迟发反应的风险。输注大剂量的右旋糖酐铁会导致血清变色,不应把其误认为是溶血的证据。在使用肠外铁剂前要停用口服的铁盐。

4. 在给予全治疗剂量之前应先给予试验剂量,并且应具备治疗过敏反应的应急措施,患者在使用试验剂量 1 小时后或使用静脉剂量后应对其进行严密观察。

5. 用药期间应定期检查血相和血清铁水平。

【不良反应】

1. 使用右旋糖酐铁时可能会发生严重的过敏样反应,并且已经有死亡的报道。因此,建议应在具备急诊救治能力的地方使用右旋糖酐铁,并且建议监测其注意事项和使用试验剂量。

2. 快速静脉给药可能与血管潮红和低血压发生相关。注射部位可能会发生血栓性静脉炎,使用 0.9% 氯化钠溶液稀释可降低发生率。心血管影响,如胸痛或紧缩感、休克、心肌梗死、高血压、心动过速、心动过缓或心律失常等在使用两条途径时都可能发生。已经有发生皮疹、荨麻疹、紫癜和瘙痒的报道。其他反应包括胃肠道疾病、血尿、呼吸困难和味觉紊乱。患者还可能在注射右旋糖酐铁后 1~2 天发生迟发反应，如背痛、关节痛、肌痛、淋巴结病、寒战、高热、感觉异常、头晕、不适、头痛、恶心、呕吐等。

【过量解救】肠外铁剂的过量一般不会与急性表现相关，长期无证据的肠外铁剂治疗会导致铁过量和贮存铁过量，其结果包括肝功与内分泌异常和心脏疾病，以及可能的感染风险的增加。铁过量发生时可能需要去铁胺的螯合治疗。

（二）促凝血药

维生素 K_1

【中文名称】维生素 K_1 注射液。

【英文名称】Vitamin K_1 Injection。

【性状】本品为黄色液体。

【辅料】聚山梨酯 -80、醋酸钠、焦亚硫酸钠、丙二醇。

【pH 值】pH 值为 5~7。

【储存及稳定性】遮光、密闭、防冻保存。（如有油滴析出或分层，则不宜使用，但可在遮光条件下加热至 70~80℃，振摇使其自然冷却，如可见异物正常仍可继续使用。）在琥珀玻璃瓶中重新包装时，本品在室温下稳定至少 30 天。当冷藏在 4℃和 8℃时，其在塑料和棕色玻璃中都是稳定的。本品在静脉溶液中的研究表明，在荧光灯下 15 天内分解 50%，在阳光照射 3 小时内分解 43%~63%，在荧光灯或阳光下暴露 24 小时内会损失 10%~15%。

【药理作用】本品为维生素类药物。维生素 K 是肝脏合成因子 Ⅱ、Ⅶ、Ⅸ、Ⅹ 所必须的物质。维生素 K 缺乏可引起这些凝血因子合成障碍或异常，临床可见出血倾向和凝血酶原时间延长。

本品肌内注射 1~2 小时起效，3~6 小时止血效果明显，12~14 小时后凝血酶原时间恢复正常。本品在肝内代谢，经肾脏和胆汁排出。

【适应证】用于治疗维生素 K 缺乏引起的出血，如梗阻性黄疸、胆瘘、慢性腹泻等所致出血，香豆素类、水杨酸钠等所致的低凝血酶原血症，新生儿出血以及长期应用广谱抗生素所致的体内维生素 K 缺乏。

【剂量】

1. 通用剂量

（1）低凝血酶原血症：肌内或深部皮下注射，每次 10mg，每日 1~2 次，24

小时内总量不超过 40mg。

（2）预防新生儿出血：可于分娩前 12~24 小时给母亲肌内注射或缓慢静脉注射 2~5mg。也可在新生儿出生后肌内或皮下注射 0.5~1mg,8 小时后可重复。

（3）本品用于重症患者静脉注射时,给药速度不应超过 1mg/min。

（4）新生儿出血症:肌内或皮下注射,每次 1mg,8 小时后可重复给药。

【加药调配】

1. 药物稀释　可用 0.9% 氯化钠溶液或 5% 葡萄糖溶液稀释。

2. 成品输液外观检查　配制好的药液为透明液体。

3. 成品输液的储存　配制好的溶液应遮光、密闭,避免冻结。如有油滴析出或分层则不宜使用,但可在避光条件下加热至 70~80℃,振摇使其自然冷却,如澄明度正常则仍可继续使用。

4. 成品输液的稳定性　当需要稀释时,应在与稀释剂混合后立即开始给药。

【用法】

1. 给药途径　肌内注射或皮下注射是本品给药的首选途径。

2. 滴速　如必须进行静脉给药,可以不超过 1mg/min 的速度直接静脉给药。

【相容性】

1. 相容药物　0.45% 氯化钠注射液、10% 葡萄糖氯化钠注射液、10% 葡萄糖注射液、2.5% 葡萄糖注射液、2.5% 葡萄糖氯化钠注射液、5% 葡萄糖氯化钠注射液、5% 葡萄糖氯化钠注射液、5% 葡萄糖注射液、5% 葡萄糖氯化钠注射液、0.9% 氯化钠注射液、乙醇葡萄糖注射液等。

2. 不相容药物　2% 氨基酸注射液、12.5% 葡萄糖注射液等。

3. 本品与苯妥英钠混合 2 小时后可出现颗粒沉淀,与维生素 C、维生素 B_{12}、右旋糖酐混合易出现混浊。

【药物相互作用】与双香豆类口服抗凝剂合用,作用相互抵消。水杨酸类、磺胺、奎宁、奎尼丁等也影响维生素 K_1 的效果。

【禁忌证】

1. 严重肝脏疾患或肝功能不良者禁用。

2. 对本制剂的任何成分过敏者禁用。

【注意事项】

1. 注意事项

（1）有肝功能损伤的患者,本品的疗效不明显,盲目加量可加重肝损伤。

（2）本品对肝素引起的出血倾向无效。外伤出血无必要使用本品。

（3）本品用于静脉注射宜缓慢,给药速度不应超过 1mg/min。

（4）维生素 K_1 遇光快速分解,使用过程中应避光。

（5）本品可通过胎盘,故对临产孕妇应尽量避免使用。

2. **特殊警示** 维生素 K_1 注射液可能引起严重药品不良反应,如过敏性休克,甚至死亡。给药期间应对患者密切观察,一旦出现过敏症状,应立即停药并进行对症治疗。

【不良反应】

1. 偶见过敏反应 静脉注射过快,超过 5mg/min,可引起面部潮红、出汗、支气管痉挛、心动过速、低血压等,曾有快速静脉注射致死的报道。肌内注射可引起局部红肿和疼痛。新生儿应用本品后可能出现高胆红素血症、黄疸和溶血性贫血。

2. 严重不良反应

（1）心血管系统:心脏停搏、休克。

（2）皮肤:皮肤超敏反应。

（3）内分泌与代谢系统:代谢性酸中毒。

（4）免疫系统:超敏反应。

（5）神经系统:中枢神经系统紊乱。

（6）呼吸系统:喘息、呼吸骤停。

【过量解救】药物大剂量或超剂量可加重肝损害。

氨 甲 苯 酸

【中文名称】氨甲苯酸注射液。

【英文名称】Aminomethylbenzoic Acid Injection。

【性状】本品为无色的澄明液体。

【辅料】氯化钠。

【pH 值】5.5~7.5。

【储存】密闭保存。

【药理作用】本品为促凝血药。血循环中存在各种纤溶酶原的天然拮抗物,如抗纤溶酶素等。正常情况下,血液中抗纤溶物质活性比纤溶物质活性高很多倍,所以不致发生纤溶性出血。

但这些拮抗物不能阻止已吸附在纤维蛋白网上的激活物（如尿激酶等）所激活而形成纤溶酶。纤溶酶是一种肽链内切酶,在中性环境中能裂解纤维蛋白原的精氨酸和赖氨酸肽链,形成纤维蛋白降解产物,并引起凝血块溶解出血。纤溶酶原通过其分子结构中的赖氨酸结合部位而特异性地吸附在纤维蛋白上,赖氨酸则可竞争性地阻断这种吸附作用,减少纤溶酶原的吸附率,从而减少纤溶酶原的激活程度,以减少出血。本品的立体构型与赖氨酸(1,5-二氨基己酸)相似,因此,能竞争性阻止纤溶酶原在纤维蛋白上吸附,从而防止其激活,保护纤维蛋白不被纤溶酶降解而达到止血作用。

【适应证】主要用于治疗因原发性纤维蛋白溶解过度所引起的出血,包括急性和慢性、局限性或全身性的高纤溶出血,后者常见于癌肿、白血病、妇产科意外、严重肝病出血等。

【剂量】

1. 通用剂量　静脉注射或静脉滴注,一次 0.1~0.3g,一日不超过 0.6g。

2. 儿科剂量　未进行相关实验且无可靠参考文献。

3. 剂量调整　对于高龄患者、妊娠期及哺乳期妇女未进行相关实验且无可靠参考文献。

【加药调配】

1. 药物稀释　可用 0.9% 氯化钠溶液或 5% 葡萄糖溶液稀释。

2. 成品输液外观检查　配制好的药液为无色的澄明液体。

3. 成品输液的储存　配制好的溶液应密闭保存。

【用法】静脉注射、缓慢静脉滴注。

【相容性】

1. 相容药物　2.5mg/ml 奥硝唑。

2. 不相容药物　1mg/ml 洛美沙星。

【药物相互作用】

1. 与青霉素或尿激酶等溶栓剂有配伍禁忌。

2. 口服避孕药、雌激素或凝血酶原复合物浓缩剂与本品合用,有增加血栓形成的危险。

【禁忌证】目前尚不明确。

【注意事项】

1. 应用本品患者要监护血栓形成并发症的可能性。

2. 本品一般不单独用于弥散性血管内凝血所致的继发性纤溶性出血,以防进一步血栓形成,影响脏器功能,特别是急性肾功能衰竭。如有必要,应在肝素化的基础上才应用本品。

3. 如与其他凝血因子(如因子Ⅸ)等合用,应警惕血栓形成。一般认为在凝血因子使用后 8 小时再用本品较为妥善。

4. 由于本品可导致继发肾盂和输尿管凝血块阻塞,血友病或肾盂实质病变发生大量血尿时要慎用。

5. 宫内死胎所致低纤维蛋白原血症出血,使用肝素治疗较本品更为安全。

6. 慢性肾功能不全时用量酌减,给药后尿液浓度常较高。治疗前列腺手术出血时,用量也应减少。

7. 有心肌梗死倾向者应慎用。

【不良反应】本品不良反应极少见。长期应用未见血栓形成,偶有头昏、头痛、瞳部不适。

氨 甲 环 酸

【中文名称】氨甲环酸注射液。

【英文名称】Tranexamic Acid Injection

【性状】本品为无色澄明液体。

【辅料】辅料为注射用水。

【pH 值】6.5~8。

【储存及稳定性】完整的小瓶和安瓿应储存在可控的室温下,并防止光线照射和冷冻。该溶液不含任何防腐剂,仅供一次使用。任何未使用的产品都应丢弃。在一项研究中,氨甲环酸在 -20~50℃的温度下保存 12 周后仍具有抗纤溶活性,但在 -20℃保存的所有安瓿在 1 周内均明显破裂。

【药理作用】纤溶现象与机体在生理或病理状态下的纤维蛋白分解、血管通透性增加等有关,亦与纤溶引起的机体反应、各种出血症状及变态反应等的发生发展和治愈相关联。氨甲环酸可抑制这种纤溶酶的作用,而显示止血、抗变态反应、消炎的效果。

1. 抗纤维蛋白溶酶作用 氨甲环酸能与纤溶酶和纤溶酶原上的纤维蛋白亲和部位的赖氨酸结合位点(LBS)强烈吸附,阻抑了纤溶酶、纤溶酶原与纤维蛋白结合,从而强烈地抑制了由纤溶酶所致的纤维蛋白分解。

2. 止血作用 异常亢进的纤溶酶将会引起血小板的凝集抑制及凝固因子的分解。轻度的亢进首先导致纤维蛋白的分解。因而,考虑在一般出血时,氨甲环酸可阻止纤维蛋白分解而起到止血作用。

3. 抗变态反应、消炎作用 氨甲环酸可抑制引起血管渗透性增强、变态反应及炎症性病变的激肽及其他活性肽的产生(豚鼠、大鼠)。

【适应证】

1. 用于全身纤溶亢进所致的出血,如白血病、再生不良性贫血、紫癜等,以及手术中和手术后的异常出血。

2. 用于局部纤溶亢进所致的异常出血,如肺出血、鼻出血、生殖器出血、肾出血、前列腺手术中和术后的异常出血。

【剂量】

静脉注射或静脉滴注:一次 0.25~0.5g,一日 0.75~2.0g。为防止手术前后出血,可参考上述剂量。治疗原发性纤维蛋白溶解所致出血,剂量可酌情加大。

【加药调配】

1. 药物稀释　用 5%~10% 葡萄糖注射液稀释。

2. 成品输液外观检查　配制好的药液为澄清透明溶液。

3. 成品输液的储存　配制好的溶液置于在可控的室温下保存,并防止光线照射和冷冻。

4. 成品输液的稳定性　配制好的输液室温下可保存 24 小时。

【用法】建议以不超过 100mg/min 的速度缓慢静脉注射氨甲环酸。

【相容性】

1. **本药与多种药物存在配伍禁忌,不建议与其他药物混合输注。**

2. 严禁与氨甲环酸溶液、青霉素类和头孢菌素类药物等配伍。

【药物相互作用】

1. 与止血性脏器制剂、蛇毒凝血酶合用,可引起血栓形成。

2. 本品与氯丙嗪、托可维 A 酸、维生素 A 及维 A 酸可发生严重药物相互作用,应避免合用。

【禁忌证】

对本品中任何成分过敏者禁用。

【注意事项】

1. 因其有使血栓稳定化的倾向,有血栓的患者(脑血栓、心肌梗死、血栓性静脉炎等)以及可能引起血栓症的患者应慎重给药。

2. 正确用药的注意事项　缓慢静脉注射,静脉注射时间为 2~5 分钟,或根据临床上的需要缓慢至 5~10 分钟(注射速度过快时,偶会产生恶心、胸内不适、心悸、血压下降等症状);启封时,为了防止异物的混入,应用酒精棉消毒后再开启。

3. 妊娠期及哺乳期妇女用药　少量在怀孕期间使用氨甲环酸的数据显示对胎儿没有危害。由于母乳中氨甲环酸的浓度很低(只有血中的百分之一),婴儿每日从母乳中吸收的药量很少,所以哺乳期妇女可以使用氨甲环酸。

【不良反应】

1. 偶有药物过量所致颅内血栓形成和出血。

2. 可有腹泻、恶心及呕吐。

3. 较少见的有经期不适(经期血液凝固所致)。

4. 由于本品可进入脑脊液,注射后可有视力模糊、头痛、头晕、疲乏等中枢神经系统症状,特别与注射速度有关,但很少见。

【过量解救】一旦发生过量,应给予对症和支持治疗。

鱼精蛋白

【中文名称】硫酸鱼精蛋白注射液。

【英文名称】Protamine Sulfate Injection。

【性状】本品为无色澄明液体。

【辅料】苯酚、氯化钠、注射用水。

【pH 值】6~7。

【储存及稳定性】鱼精蛋白可以冷藏保存,避免冷冻,储存在 2~8℃的密闭容器中。但同时,本品在密闭、凉暗处(避光且不超过 20℃)也可稳定保存 10 日到 2 周。

【药理作用】本品具有强碱性基团,在体内可与强酸性的肝素结合。形成稳定的复合物。这种直接拮抗作用使肝素失去抗凝活性。肝素与抗凝血酶Ⅲ结合,加强其对凝血酶的抑制作用。个别实验证实,本品可分解肝素与抗凝血酶Ⅲ的结合,从而消除其抗凝作用。本品尚具有轻度抗凝血酶原激酶作用,但临床一般不用于对抗非肝素所致的抗凝作用。

注射后 0.5~1 分钟即能发挥止血效能。作用持续约 2 小时。$t_{1/2}$ 与用量相关,用量越大,$t_{1/2}$ 越长。

【适应证】本品为抗肝素药,用于因注射肝素过量所引起的出血。

【剂量】

1. 通用剂量 静脉注射:抗肝素过量。用量与最后 1 次肝素使用量相当(1mg 硫酸鱼精蛋白可中和 100 单位肝素),每次不超过 5ml(50mg)。缓慢静脉注射,一般以每分钟 0.5ml 的速度静脉注射,在 10 分钟内注入量以不超过 50mg 为度。由于本品自身具有抗凝作用,因此 2 小时内(即本品作用有效持续时间内)不宜超过 100mg,除非另有确凿证据,不得加大剂量。

2. 儿科剂量

①静脉滴注:用于治疗抗自发性出血,每日 5~8mg/kg,每日 2 次,间隔 6 小时,每次以 300~500ml 0.9% 氯化钠注射液稀释后使用,3 日后改用半量。一次用量不超 25mg。②静脉注射:用于抗肝素过量的治疗,用量与最后 1 次肝素使用量相当。一般用其 1% 溶液,每次不超过 5ml(25mg),缓慢静脉注射。1mg 硫酸鱼精蛋白可中和 100U 肝素。

3. 剂量调整 有关妊娠期及哺乳期妇女使用本品的资料少,妊娠期及哺乳期妇女慎用。高龄患者用药相关信息未进行实验且无可靠参考文献。

【加药调配】

1. 药物稀释 本品静脉滴注时需用 0.9% 氯化钠注射液稀释后给药。

2. 成品输液外观检查 配制好的药液为澄清透明溶液。

3. 成品输液的储存　配制好的溶液置于室温环境（不超过 25℃）保存。

【用法】

1. 给药途径　静脉注射或静脉滴注。

2. 滴速　缓慢静脉注射。一般以每分钟 0.5ml 的速度静脉注射，在 10 分钟内注入量以不超过 50mg 为度。由于本品自身具有抗凝作用，因此，2 小时内（即本品作用有效持续时间内）不宜超过 100mg。除非另有确凿依据，不得加大剂量。

【药物相互作用】碱性药物可使其失去活性。

【禁忌证】对鱼精蛋白制剂有超敏反应者禁用。

【注意事项】

1. 注意事项

（1）本品易被破坏，口服无效。禁与碱性物质接触。

（2）静脉注射速度过快可致热感、皮肤发红、低血压、心动过缓等。

（3）注射器具不能带有碱性。

（4）本品过敏反应少，但对鱼类过敏者应用时应注意。

2. 特殊警示

（1）过快给药可能引起严重的低血压和过敏症样反应。

（2）对鱼类有超敏反应者慎用（超敏反应风险增加）。

（3）男性不育症或输精管切除者慎用（超敏反应风险增加）。

（4）之前接触过鱼精蛋白者慎用（超敏反应风险增加）。

（5）尽管使用鱼精蛋白可充分中和肝素，但曾有心脏手术患者出现肝素反跳或出血的报道。

【不良反应】

1. 本品可引起心动过缓、胸闷、呼吸困难及血压降低症状，大多因静脉注射过快所致，系药物直接作用于心肌或周围血管扩张引起的；也有肺动脉高压或高血压的报道。

2. 注射后有恶心、呕吐、面红潮热及倦怠症状，如作用短暂，无须治疗。

3. 偶有过敏症状。

4. 常见不良反应　①皮肤：潮红；②胃肠道系统：恶心、呕吐；③呼吸系统：呼吸困难。

5. 严重不良反应　①心血管系统：心动过缓、低血压；②免疫系统：过敏症样反应、循环衰竭、毛细血管渗漏、非心源性肺水肿、过敏症。

【过量解救】使用本品不可过量，在短时间内用量不超过 100mg，因本品是一弱抗凝剂，可抑制凝血酶形成及其功能，过量可引起再度出血及其他不良反应。

（三）抗凝血药及溶栓药

肝　素

【中文名称】肝素钠注射液。

【英文名称】Heparin Sodium Injection。

【性状】本品为无色至淡黄色的澄明液体。

【辅料】2.5‰苯酚。

【pH 值】5.5~8.0。

【储存】本品应储存在室温下,防止冷冻或超过 40℃,密闭保存。

【药理作用】由于本品具有带强负电荷的理化特性,能干扰血凝过程的许多环节,在体内外都有抗凝血作用。其作用机制比较复杂,主要通过与抗凝血酶Ⅲ（AT-Ⅲ）结合,而增强后者对活化的Ⅱ、Ⅳ、Ⅹ、Ⅺ和Ⅻ凝血因子的抑制作用。其作用为阻止血小板凝集和破坏,妨碍凝血激活酶的形成;阻止凝血酶原变为凝血酶;抑制凝血酶,从而妨碍纤维蛋白原变成纤维蛋白。

【适应证】

1. 用于防治血栓形成或栓塞性疾病（如心肌梗死、血栓性静脉炎、肺栓塞等）及各种原因引起的弥漫性血管内凝血（DIC）。

2. 用于血液透析、体外循环、导管术、微血管手术等操作中及某些血液标本或器械的抗凝处理。

【剂量】

1. 通用剂量

（1）深部皮下注射:首次 5 000~10 000U,以后每 8 小时 8 000~10 000U 或每 12 小时 15 000~20 000U;每 24 小时总量 30 000~40 000U,一般均能达到满意的效果。

（2）静脉注射:首次 5 000~10 000U 之后,或按体重每 4 小时给药 100U/kg,用氯化钠注射液稀释后应用。

（3）静脉滴注:每日 20 000~40 000U,加至 1 000ml 氯化钠注射液中持续滴注。滴注前可先静脉注射 5 000U 作为初始剂量。

（4）预防性治疗:高危血栓形成的患者,大多是用于腹部手术之后,以防止深部静脉血栓。在外科手术前 2 小时先给 5 000U 肝素皮下注射,但麻醉方式应避免硬膜外麻醉,然后每隔 8~12 小时给药 5 000U,共约 7 日。

2. 儿科剂量

（1）静脉注射:按体重一次注入 50U/kg,以后每 4 小时给予 50~100U。

（2）静脉滴注:按体重注入 50U/kg,以后按体表面积 24 小时给予每日

$20\,000U/m^2$,加入氯化钠注射液中缓慢滴注。

（3）血栓栓塞引起的心房颤动:初始剂量,75~100U/kg 静脉推注持续 10 分钟。①婴儿:维持剂量,25~30U/(kg·h);调整剂量以维持活化部分凝血活酶时间(APTT)为 60~85 秒,相当于抗凝血因子 Xa 的水平为 0.35~0.7U/ml。②1 岁以上:维持剂量,18~20U/(kg·h);年龄较大的儿童可能需要较少的肝素;调整剂量以维持 APTT 为 60~85 秒,相当于抗凝血因子 Xa 的水平为 0.35~0.7U/ml。

（4）弥散性血管内凝血:初始剂量,75~100U/kg 静脉推注,持续 10 分钟。①婴儿:维持剂量,25~30U/(kg·h);调整剂量以维持 APTT 为 60~85 秒,相当于抗凝血因子 Xa 的水平为 0.35~0.7U/ml。②1 岁以上:维持剂量,18~20U/(kg·h);年龄较大的儿童可能需要较少的肝素;调整剂量以维持 APTT 为 60~85 秒,相当于抗凝血因子 Xa 的水平为 0.35~0.7U/ml。

（5）心脏手术:心脏直视手术的总灌注量,150~400U/kg 静脉给药。

（6）预防非静脉导管相关的血栓形成:(新生儿和儿童)原位外周动脉导管,0.5U/ml,以 1ml/h 的速率通过导管连续输注(指南推荐用法)。其中(新生儿)开放脐动脉导管,0.25~1U/ml,通过导管以低剂量输注;总剂量为 25~200U/(kg·d)(指南推荐用法)。

（7）预防中央静脉导管闭塞:根据装置的类型,通常注入一定量的肝素(10U/ml 或 100U/ml)以填充整个装置;每次使用装置时更换溶液;医疗机构间特定的使用方法会有所不同;只有不含防腐剂的肝素冲洗剂可用于新生儿(药品说明书推荐用法)。其中新生儿中心静脉通路装置:以 0.5U/(kg·h)连续输注(指南推荐用法)。

（8）静脉血栓栓塞①(1 岁以下)负荷剂量:75U/kg 持续给药 10 分钟;维持剂量,28U/(kg·h);至 APTT 达到相当于抗凝血因子 Xa 为 0.35~0.7U/ml 的水平(超说明书用药)。②(1 岁以上)负荷剂量:75U/kg 持续给药 10 分钟;维持剂量,20U/(kg·h);至 APTT 达到相当于抗凝血因子 Xa 为 0.35~0.7U/ml 的水平(超说明书用药)。③初始剂量:75~100U/kg 静脉推注持续 10 分钟(药品说明书推荐用法)。④(婴儿)维持剂量:25~30U/(kg·h);调整剂量以维持 APTT 为 60~85 秒,相当于抗凝血因子 Xa 的水平为 0.35~0.7U/ml(药品说明书推荐用法)。⑤(1 岁以上)维持剂量:18~20U/(kg·h);年龄较大的儿童可能需要较少的肝素;调整剂量以维持 APTT 为 60~85 秒,相当于抗凝血因子 Xa 的水平为 0.35~0.7U/ml(药品说明书推荐用法)。

3. 剂量调整

（1）老年患者:60 岁以上老年人,尤其是老年妇女对该药较敏感,用药期间容易出血,应减量并加强用药随访。

（2）APTT:根据 APTT 进行剂量调整。

（3）病态肥胖（BMI≥40kg/m²）：对肝素的需求可能较低；较高的剂量（相比于 5 000U，给予 7 500U，每 8 小时 1 次）并没有降低静脉血栓栓塞（VTE）的发生率，但显著增加了同时使用阿司匹林的Ⅲ型肥胖患者的出血风险和对红细胞输血的需要。

（4）妊娠期：小剂量预防用药，在整个怀孕期间每 12 小时皮下给药 5 000U。妊娠早期，每 12 小时皮下给药 5 000~7 500U；妊娠中期，每 12 小时皮下给药 7 500~10 000U；妊娠晚期，除非 APTT 升高，每 12 小时皮下给药 10 000U（指南推荐剂量）。

治疗剂量（也称为体重调整剂量或完全治疗剂量）：整个妊娠期间每 12 小时皮下给药 10 000U 或更多，调整剂量至 APTT 在治疗范围之内（正常值的 1.5~2.5 倍，注射后 6 小时）（指南推荐剂量）。

产后：分娩后 6 周内，5 000U 皮下给药，每 12 小时 1 次。

【加药调配】

1. 药物稀释　本品可以在 50~100ml 5% 葡萄糖注射液或 0.9% 氯化钠注射液中稀释。容器在加入肝素钠后应倒置至少 6 次，以防止肝素汇集。

2. 成品输液外观检查　配制好的药液为无色至淡黄色的澄明液体。

3. 成品输液的储存　配制好的溶液品应储存在受控的室温下，防止冷冻和超过 40℃。密闭保存。

【相容性】

1. 相容药物　2.5% 葡萄糖氯化钠（0.45%）注射液、2.5% 葡萄糖氯化钠（0.9%）注射液、氯唑西林钠、氟马西尼、碳酸氢钠、替考拉宁等。

2. 不相容药物　5% 葡萄糖氯化钠（0.9%）注射液、氨苄西林钠、苯磺酸阿曲库铵等。

【药物相互作用】

1. 本品与下列药物合用，可加重出血危险。

（1）香豆素及其衍生物，可导致严重的凝血因子Ⅸ缺乏而致出血。

（2）阿司匹林及非甾体消炎镇痛药，包括甲芬那酸、水杨酸等均能抑制血小板功能，并能诱发胃肠道溃疡出血。

（3）双嘧达莫、右旋糖酐等可能抑制血小板功能。

（4）肾上腺皮质激素、促肾上腺皮质激素等易诱发胃肠道溃疡出血。

（5）其他尚有利尿酸、组织纤溶酶原激活物（t-PA）、尿激酶、链激酶等。

2. 肝素并用碳酸氢钠、乳酸钠等纠正酸中毒的药物可促进肝素的抗凝作用。

3. 肝素与透明质酸酶混合注射，既能减轻肌内注射痛，又可促进肝素吸收。但肝素可抑制透明质酸酶活性，故两者应临时配伍使用，药物混合后不宜久置。

4. 肝素可与胰岛素受体作用,从而改变胰岛素的结合和作用。已有肝素致低血糖的报道。

5. 下列药物与本品有配伍禁忌:卡那霉素、阿米卡星、柔红霉素、乳糖酸红霉素、硫酸庆大霉素、氢化可的松琥珀酸钠、多黏菌素 B、多柔比星、妥布霉素、万古霉素、头孢孟多、头孢氧哌唑、头孢噻吩钠、氯喹、氯丙嗪、异丙嗪、麻醉性镇痛药。

6. 甲巯咪唑、丙硫氧嘧啶与本品有协同作用。

【禁忌证】

1. 对肝素过敏、有自发出血倾向者、血液凝固迟缓者(如血友病、紫癜、血小板减少)、溃疡病、创伤、产后出血者及严重肝功能不全者禁用。

2. 无法在必要的时间间隔内进行凝血试验的情形(仅限于全剂量肝素)禁用。

3. 新生儿或婴儿及妊娠期或哺乳期妇女,禁止给予用苯甲醇保存的本品。

4. 严重血小板减少症者禁用。

5. 不受控制的活动性出血(除非是由于 DIC 引起的)禁用。

【注意事项】

1. 注意事项　用药期间应定时测定凝血时间。

2. 特殊警示

(1)给药:曾发生由于用药差错导致的致命性出血。肝素钠注射瓶不应与"导管冲洗"产品混淆或当作此类产品使用;在给药前仔细检查并确认选择正确的药瓶;10U/ml 的浓度应谨慎用于体重小于 1kg 并频繁接受冲洗的早产儿,因为治疗量的肝素可持续 24 小时给药;避免肌内注射,因为在注射部位会经常出现血肿。

(2)苯甲醇:一些肝素钠产品中含有苯甲醇,由于苯甲醇与一些严重的不良事件和死亡有关,尤其在儿童患者中,应考虑每日苯甲醇的总负荷,特别是与其他含有防腐剂的药物同时使用时。

(3)心血管系统:亚急性细菌性心内膜炎会增加出血风险;严重的高血压会增加出血风险。

(4)胃肠道:胃肠道溃疡会增加出血风险;胃或小肠的连续引流管会增加出血风险。

(5)血液系统:肝素诱导的血小板减少症(HIT)和血小板减少症伴血栓形成(HITT)可能会在停止治疗期间和之后的几周内发生;如果怀疑或确诊,特别是在诊断后 3~6 个月内以及患者为 HIT 抗体阳性时,应停用所有肝素钠,并在将来避免使用;先天性或获得性出血性疾病,如血友病、血小板减少症和一些血管性紫癜会增加出血风险;曾发生过血小板减少症,建议进行抗体检测,并且可能需要停药。

（6）肝脏：止血功能受损的肝脏疾病患者会增加出血风险。

（7）免疫系统：仅在明显危及生命的情况下进行对肝素产生超敏反应的患者治疗。

（8）生殖系统：月经期间使用会增加出血风险。

（9）抗药性：肝素抵抗常见于发热、血栓形成、血栓性静脉炎、伴血栓形成倾向的感染、心肌梗死、癌症和手术后。

（10）特殊人群：由于全身抗凝风险增加，新生儿和体重低于10kg的婴儿应避免使用100U/ml的浓度；年龄超过60岁的患者，特别是女性，出血风险会增加。

（11）手术：大手术，特别是涉及脑、脊髓、眼睛、脊髓穿刺或脊椎麻醉，在手术过程中和术后会有更大的出血风险。

【不良反应】

1. 毒性较低　主要不良反应是用药过多导致的自发性出血，故每次注射前应测定凝血时间。如注射后引起严重出血，可静脉注射硫酸鱼精蛋白进行急救（1mg硫酸鱼精蛋白可中和100U肝素）。

2. 过敏反应及血小板减少　偶可引起过敏反应及血小板减少，常发生在用药后5~9天，故开始治疗1个月内应定期监测血小板计数。偶见一次性脱发和腹泻。尚可引起骨质疏松和自发性骨折。肝功能不良者长期使用可引起抗凝血酶Ⅲ耗竭而有血栓形成倾向。

3. 常见不良反应　血液系统不良反应为血小板减少症（高达30%）。肝脏为肝转氨酶水平升高。

4. 严重不良反应　血液系为出血（5%~10%），肝素诱导的血小板减少症（1%~10%），肝素诱导的血小板减少症伴血栓形成（低于1%）。免疫系统为超敏反应。神经系统为非创伤性脊髓硬膜下血肿。

【过量解救】本品过量可致自发性出血倾向。肝素过量时可用1%的硫酸鱼精蛋白溶液缓慢滴注，如此可中和肝素作用。每1mg鱼精蛋白可中和100U的肝素钠。

尿　激　酶

【中文名称】注射用尿激酶。

【英文名称】Urokinase for Injection。

【性状】本品为白色或类白色的冻干块状物或粉末。

【辅料】人血白蛋白。

【pH值】6.0~7.5。

【储存】遮光、密闭,在 10℃以下保存。

【药理作用】本品直接作用于内源性纤维蛋白溶解系统,能催化裂解纤溶酶原成纤溶酶,后者不仅能降解纤维蛋白凝块,亦能降解血循环中的纤维蛋白原、凝血因子 V 和凝血因子Ⅷ等,从而发挥溶栓作用。本品对新形成的血栓起效快、效果好。本品还能提高血管二磷酸腺苷(ADP)酶活性,抑制 ADP 酶诱导的血小板聚集,预防血栓形成。本品在静脉滴注后,患者体内纤溶酶活性明显提高;停药几小时后,纤溶酶活性恢复原水平。但血浆纤维蛋白或纤维蛋白原水平的降低,以及它们的降解产物的增加可持续 12~24 小时。本品显示溶栓效应与药物剂量、给药的时间呈明显的相关性。

【适应证】本品主要用于血栓栓塞性疾病的溶栓治疗。包括急性广泛性肺栓塞、胸痛 6~12 小时内的冠状动脉栓塞和心肌梗死、症状短于 3 小时的急性期脑血管栓塞、视网膜动脉栓塞和其他外周动脉栓塞症状严重的髂 - 股静脉血栓形成者。也用于人工心瓣手术后预防血栓形成,保持血管插管和胸腔及心包腔引流管的通畅等。溶栓的疗效均需后继的肝素抗凝加以维持。

【剂量】

1. 通用剂量

(1)肺栓塞:初次剂量 4 400U/kg 体重,以 0.9% 氯化钠注射液或 5% 葡萄糖注射液配制,以 90ml/h 速度在 10 分钟内滴完;其后以每小时 4 400U 的给药速度,连续静脉滴注 2 小时或 12 小时。肺栓塞时,也可按体重 15 000U/kg 0.9% 氯化钠注射液配制后肺动脉内注入;必要时,可根据情况调整剂量,间隔 24 小时重复 1 次,最多使用 3 次。

(2)心肌梗死:建议以 0.9% 氯化钠注射液配制后,按 6 000U/min 速度冠状动脉内连续滴注 2 小时,滴注前应先行静脉给予肝素 2 500~10 000U。也可将本品 200 万 ~300 万 U 配制后静脉滴注,45~90 分钟滴完。

(3)外周动脉血栓:以 0.9% 氯化钠注射液配制本品(浓度 2 500U/ml)4 000U/min 速度经导管注入血凝块。每 2 小时夹闭导管 1 次;可调整滴入速度为 1 000U/min,直至血块溶解。

(4)防治心脏瓣膜替换术后的血栓形成:血栓形成是心脏瓣膜术后最常见的并发症之一。可用本品按体重 4 400U/kg,0.9% 氯化钠注射液配制后10~15 分钟滴完。然后以每小时 4 400U/(kg·h)静脉滴注维持。当瓣膜功能正常后即停止用药;如用药 24 小时仍无效或发生严重出血倾向应停药。

(5)脓胸或心包积脓:常用抗生素和脓液引流术治疗。引流管常因纤维蛋白形成凝块而阻塞。此时可胸腔或心包腔内注入灭菌注射用水配制(5 000U/ml)的本品 10 000~250 000U。既可保持引流管通畅,又可防止胸膜或心包粘连或形成心包缩窄。

（6）眼科应用：用于溶解眼内出血引起的前房血凝块。使血块崩解，有利于手术取出。常用量为 5 000U 本品用 2ml 0.9% 氯化钠注射液配制冲洗前房。

2. 剂量调整

（1）肾衰竭患者无须调整剂量。

（2）对于妊娠期及哺乳期妇女用药情况：动物实验显示，本品 1 000 倍于人用量对雌性小鼠和大鼠生殖能力及胎儿均无损伤。长期用药无致癌性报道。尚未见有严格对照组在孕妇女中用药的报道。因此，除非急需用本品，否则孕妇不应使用。本品能否从乳汁中排泄尚无报道。因此，哺乳期妇女慎用本品。

（3）本品在老年患者中应用的安全性和有效性尚未见确切报道。但年龄 >70 岁者慎用。

（4）儿童患者用药的安全性和有效性尚未明确。

【加药调配】

1. 药物溶解　本品临用前应以注射用灭菌 0.9% 氯化钠注射液或 5% 葡萄糖溶液配制。

2. 成品输液外观检查　配制好的药液为澄清透明溶液。

3. 成品输液的储存　已配制的注射液在室温下（25℃）或冰箱内（2~5℃）保存。

4. 成品输液的稳定性　本品配制完成后室温（25℃）条件存储，应于 8 小时内使用；冰箱内（2~5℃）可保存 48 小时。

【用法】

1. 给药途径　静脉滴注。

2. 滴速

（1）肺栓塞：初次剂量 4 400U/kg 体重，以 90ml/h 速度在 10 分钟内滴完；其后以每小时 4 400U 的给药速度，连续静脉滴注 2 小时或 12 小时。

（2）心肌梗死：按 6 000U/min 速度冠状动脉内连续滴注 2 小时。也可将本品 200 万 ~300 万 U 配制后静脉滴注，45~90 分钟滴完。

（3）外周动脉血栓：以 0.9% 氯化钠注射液配制本品（浓度 2 500U/ml）4 000U/min 速度经导管注入血凝块。每 2 小时夹闭导管 1 次；可调整滴入速度为 1 000U/min，直至血块溶解。

（4）防治心脏瓣膜替换术后的血栓形成：可用本品 4 400U/kg 给药，0.9% 氯化钠注射液配制后 10~15 分钟滴完。然后以 4 400U/（kg·h）静脉滴注维持。

【相容性】

1. 相容药物　0.9% 氯化钠注射液、艾司洛尔、苯海拉明、法莫替丁、肝素钠等。

2. 不相容药物　乳酸氨力农、万古霉素、苯妥英钠、异丙嗪、氨苄西林钠舒巴坦钠等。

【药物相互作用】

1. 本品与其他药物的相互作用尚无报道。鉴于本品为溶栓药,因此,影响血小板功能的药物,如阿司匹林、吲哚美辛、保泰松等不宜合用。肝素和口服抗凝血药不宜与大剂量本品同时使用,以免增加出血危险。

2. 本品禁止与阿昔单抗合用。与贝诺酯、布洛芬、西洛他唑以及部分头孢菌素类等药物合用,会产生较严重的药物相互作用,应谨慎选用。本品与利伐沙班等药物合用,会出现轻微的药物相互作用。

【禁忌证】

1. 下列情况的患者禁用本品:急性内脏出血、急性颅内出血、陈旧性脑梗死、近两月内进行过颅内或脊髓内外科手术、颅内肿瘤、动静脉畸形或动脉瘤、血液凝固异常、严重难控制的高血压患者。

2. 相对禁忌证包括:延长的心肺复苏术、严重高血压、近 4 周内的外伤、3 周内手术或组织穿刺、妊娠、分娩后 10 天、活动性溃疡病。

【注意事项】

1. 注意事项

(1)应用本品前,应对患者进行血细胞比容、血小板记数、凝血酶时间(TT)、凝血酶原时间(PT)、激活的部分凝血激活酶时间(APTT)的测定。TT 和 APTT 应小于 2 倍延长的范围内。

(2)用药期间应密切观察患者反应,如脉率、体温、呼吸频率和血压、出血倾向等,至少每 4 小时记录 1 次。

(3)静脉给药时,要求穿刺一次成功,以避免局部出血或血肿。

(4)动脉穿刺给药时,给药后,应在穿刺局部加压至少 30 分钟,并用无菌绷带和敷料加压包扎,以免出血。

(5)下述情况使用本品会使所冒风险增大,应权衡利弊后慎用本品。

1)近 10 天内分娩、进行过组织活检、静脉穿刺、大手术的患者及严重胃肠道出血患者。

2)极有可能出现左心血栓的患者,如二尖瓣狭窄伴心房纤颤。

3)亚急性细菌性心内膜炎患者。

4)继发于肝、肾疾病而有出血倾向或凝血障碍的患者。

(6)孕妇、脑血管病患者和糖尿病性出血性视网膜病患者慎用。

(7)废弃药品包装不应随意丢弃。

2. **特殊警示** 重要提示,注射尿激酶后,在尿激酶起效和抗凝剂形成前,活化部分凝血激活酶时间(APTT)的值应小于正常值的 2 倍。

【不良反应】

1. 出血　可为表浅部位的出血（主要在皮肤、黏膜和血管穿刺部位），也可为内脏出血（消化道出血、咯血、尿血、腹膜后出血、脑出血等），严重者需输血，甚至导致死亡。严重出血的发生率为 1%~5%，其中脑出血的发生率一般 <1%。发生严重出血并发症时需立即停止输注，必要时输新鲜血或红细胞、纤维蛋白原等，也可适用氨基己酸等抗纤溶药注射止血，但通常效果不显著。预防出血主要是严格选择适应证和禁忌证，事先建立好静脉通路，开始输注本品后禁止肌内注射给药。

2. 过敏反应　本品为内源性纤溶酶原激活剂，无抗原性，但个别患者可发生轻度过敏反应，如皮疹、支气管痉挛、发热等。

3. 消化道反应　恶心、呕吐、食欲缺乏。

4. GPT 可能升高。

5. 常见不良反应　血液系统表现为血细胞比容的水平下降（37%）

6. 严重不良反应　心血管系统表现为胸痛、静脉栓塞、室性心律失常、再灌注损伤；血液系统表现为大量出血（2%）；免疫系统表现为过敏反应（<1%）、输液并发症、发热、寒战、紧张、呼吸困难、心动过速、低血压、酸中毒、背痛、恶心、呕吐。

【过量解救】本品静脉给予一般达 2 500U/min 方有明显疗效。成人总用药量不宜超过 300 万单位。溶栓药效必然伴有一定出血风险。一旦出现出血症应立即停药，按出血情况和血液丧失情况补充新鲜全血，纤维蛋白原血浆水平 <100mg/dl 伴出血倾向者应补充新鲜冷冻血浆或冷沉淀物，不宜用右旋糖苷羟乙基淀粉。氨基己酸的解救作用尚无报道，但可在紧急情况下使用。

（四）血容量扩充剂

羟乙基淀粉

【中文名称】羟乙基淀粉（130/0.4）氯化钠注射液。

【英文名称】Hydroxyethyl Starch（130/0.4）and Sodium Chloride Injection。

【性状】本品为无色至微黄色澄明液体。

【辅料】辅料为氯化钠和注射用水。

【pH 值】4.0~5.5。

【储存】密闭，于室温下保存，不得冷冻。

【药理作用】本品为血液容量扩充剂，其容量扩充效应和血液稀释效应，取决于分子量大小、取代度、取代方式和药物浓度，以及给药剂量和滴注速度。健康志愿者在 30 分钟内滴注本品 500ml 后，其容量扩充效应为本品滴注体积的 100%，该 100% 容量效应可稳定维持 4~6 小时。用本品进行等容血液置换，可维持血容量至少 6 个小时。

【适应证】

1. 治疗和预防与下列情况有关的血容量不足或休克，手术、失血性休克、创伤、创伤性休克、感染、感染性休克、烧伤。

2. 减少手术中对供血的需要。

3. 治疗性血液稀释。

【剂量】

1. 通用剂量　用于静脉滴注。每日最大剂量为 50ml/kg 体重。根据患者的需要，本品在数日内可持续使用，治疗持续时间，取决于低血容量持续的时间和程度及血液动力学参数和稀释效果。对于长时间每日给予最大剂量的治疗，目前只有有限的经验或遵医嘱。

2. 儿科剂量　关于本品用于儿童的临床资料很少，当可能获得的治疗利益大于风险时，才能应用于儿童。

3. 剂量调整　对轻度至重度肾功能不全者进行本品的药代动力学研究，受试者单次给予本品 500ml，结果显示，药物的 AUC 有中等程度的增加，药物在肌酐清除率 $Cl_{cr}<50ml/min$ 的受试者体内 AUC 为 $Cl_{cr}\geqslant50ml/min$ 受试者体内的 1.7 倍（95% 可信限为 1.44~2.07），肾功能不全不影响药物的消除半衰期。当 Cl_{cr} 为 30ml/min 时，59% 的药物经尿排泄；当 $Cl_{cr}<30ml/min$ 时，51% 的药物经尿排泄。

对受试者进行的研究显示，每日给予 10% 羟乙基淀粉 130/0.4 溶液 500ml，连续给药 10 天，药物在血浆中没有出现明显的蓄积现象。

【加药调配】

1. 成品输液外观检查　需观察溶液澄清、无颗粒杂质。

2. 成品输液的储存　除去外包装后，应立即使用。

3. 成品输液的稳定性　在使用前，应保证外包装完整。插入输液装置后，应立即输注。

【用法】

1. 操作指导　初始的 10~20ml，应缓慢输入，并密切观察患者（防止可能发生的过敏性样反应）。每日剂量及滴注速度应根据患者失血量、血液动力学参数的维持或恢复及稀释效果确定。没有心血管或肺功能危险的患者使用胶体扩容剂时，血细胞比容应不低于 30%。

2. 给药途径　静脉滴注。

3. 滴速　初始的 10~20ml，应缓慢输入，并密切观察患者。滴注的剂量和速度应根据患者的状态和反应个体化调整。

【相容性】应避免与其他药物混合。如果在特别情况下需要与其他药物混合,要注意相容性(无絮状或沉淀、无菌及均匀混合)。

1. 相容药物 氨苄青霉素钠、氯化钙、葡萄糖酸钙、头孢唑林钠、头孢曲松钠、环丙沙星、克林霉素磷酸酯、多巴酚丁胺、多巴胺、盐酸艾司洛尔、枸橼酸芬太尼、呋塞米、硫酸庆大霉素、肝素钠、盐酸二氢吗啡酮、常规胰岛素、盐酸拉贝洛尔、左氧氟沙星、硫酸镁、盐酸哌替啶、甲泼尼龙琥珀酸钠、甲硝唑、盐酸咪达唑仑、多种维生素、硝酸甘油、重酒石酸去甲肾上腺素、醋酸奥曲肽、氯化钾、磷酸钾、丙泊酚、碳酸氢钠、后叶加压素。

2. 不相容药物 盐酸肾上腺素、苯妥英钠。

【药物相互作用】尚未发现与其他药物或肠外营养产品的相互作用。

【禁忌证】

1. 液体负荷过重(水分过多),包括肺水肿者禁用。

2. 少尿或无尿的肾功能衰竭者禁用。

3. 接受透析治疗患者禁用。

4. 颅内出血患者禁用。

5. 严重高钠或高氯血症患者禁用。

6. 已知对羟乙基淀粉和/或本品中其他成分过敏患者禁用。

【注意事项】

1. 注意事项

(1)应密切监测血清电解质水平。

(2)有关过敏性样反应的发生,见【不良反应】项。

(3)超过有效期后不能使用;未用完的药品应丢弃。只有在溶液澄清及容器未损坏时使用。

(4)放在儿童不能接触到的地方。

(5)使用本品期间,如出现任何不良事件和/或不良反应,应咨询医师。

(6)同时使用其他药品,请告知医师。

(7)运动员慎用。

2. 特殊警示

(1)避免过量使用引起液体负荷过重,特别是心功能不全和严重肾功能不全的患者,液体负荷过重的危险性增加,应调整剂量。

(2)为防止重度脱水,使用本品前应先给予晶体溶液。

(3)严重肝脏疾病或严重凝血功能紊乱的患者应慎用。

(4)应补充充足的液体,定期监测肾功能和液体平衡。

【不良反应】

1. 极个别患者在使用含羟乙基淀粉的药品时,可能发生过敏反应(过敏反应类似中度流感的症状,心动过缓、心动过速、支气管痉挛、非心源性肺水肿,在输液过程中,如患者发生不可耐受的反应,应立即终止给药,并给予适当的治疗处理。

2. 给予羟乙基淀粉时,患者血淀粉酶浓度将升高,可能干扰胰腺炎的诊断。

3. 长期大剂量使用羟乙基淀粉,患者会出现皮肤瘙痒。

4. 大剂量使用时,由于稀释效应,可能引起血液成分如凝血因子、血浆蛋白的稀释,以及血细胞比容的下降。

5. 使用羟乙基淀粉时,可能发生与剂量相关的血液凝结异常。

【过量解救】同其他容量替代品一样,如使用过量,可能引起循环系统负荷过重(如肺水肿),应立即停药,必要时给予利尿剂。

十二、激素及影响内分泌药

(一)下丘脑垂体激素及其类似物

去氨加压素

【中文名称】醋酸去氨加压素注射液

【英文名称】Desmopressin Acetate Injection。

【性状】本品为无色澄明液体。

【辅料】氯化钠、盐酸。

【储存】密封于 2~8℃,暗处保存。

【药理作用】本品含去氨加压素,与天然激素精氨酸加压素的结构类似。它与精氨酸加压素的区别,主要是对半胱氨酸作脱氨基处理和以 D-精氨酸取代 L-精氨酸。这些结构改变后,使临床剂量的去氨加压素的作用时间延长,而不产生加压的副作用。

按体重 0.3μg/kg 静脉注射去氨加压素后,使血浆中凝血因子Ⅷ(Ⅷ:C)的活力增加 2~4 倍;该剂量也增加血管性血友病抗原因子,同时释放出组织型纤维蛋白溶酶原激活剂(t-PA)。

因尿毒症、肝硬化、先天性或用药诱发的血小板机能障碍,以及不明病因引起的出血时间过长,在给药后可缩短出血时间或使出血时间正常化。

使用本品可避免因使用第Ⅷ因子制剂而导致人类免疫缺陷病毒(HIV)及肝炎病毒感染的危险。

按 0.3μg/kg 给药后,血浆达峰浓度约为 60 分钟,平均值约为 600pg/ml。血浆半衰期在 3~4 小时之间,皮下注射的生物利用度约为静脉注射生物利用度的 85%。

本品静脉给药 2~4μg,抗利尿作用可达 5~20 小时。

【适应证】

1. 在介入性治疗或诊断性手术前,使延长的出血时间缩短或恢复正常;适用于先天性或药物诱发的血小板机能障碍、尿毒症、肝硬化及不明原因而引起的出血时间延长的患者。

2. 对本品试验剂量呈阳性反应的轻度甲型血友病及血管性血友病的患者,可用于控制及预防小型手术时的出血。在个别情况下,本品甚至会对中度病情的患者产生疗效。禁用于 II_B 型血管性血友病患者。

3. 中枢性尿崩症 本品可用于治疗中枢性尿崩症。给药后可增加尿渗透压,降低血浆渗透压,从而减少尿液排出,减少排尿次数和夜尿。

4. 肾尿液浓缩功能试验 本品可用作测试肾尿液浓缩功能,有助于对肾功能的诊断;对于诊断尿道感染的程度尤其有效;膀胱炎有别于肾盂肾炎,因此,并不会引起低于正常值的肾尿液浓缩功能。

【剂量】

1. 通用剂量

(1) 控制出血或手术前预防出血:按体重 0.3μg/kg 的剂量,用 0.9% 氯化钠注射液稀释至 50~100ml,在 15~30 分钟内静脉滴注;若效果显著,可间隔时间为 6~12 小时重复给药 1~2 次;若再次重复给药可能会降低疗效。

(2) 中枢性尿崩症:当鼻腔给药不适合时可使用本品注射液,根据患者的尿量和尿渗透压而调整剂量。静脉注射的常用剂量为成人每日 1~2 次,每次 1~4μg;一岁以上儿童每日 1~2 次,每次 0.1~1μg;由于 1 岁以下儿童的用药经验有限,建议首剂量为 0.05μg,然后根据患者的尿量和电解质状态进行滴注。

(3) 肾尿液浓缩功能试验:成人肌内或皮下注射的常用剂量为 4μg(1ml);一岁以上儿童每日 1~2μg;一岁以下的婴儿剂量为 0.4μg。建议对儿童首先使用鼻腔给药的制剂。使用本品后 1 小时内排出的尿液应不计入,此后的 8 小时内收集尿液两次以测量尿渗透压。应注意限制饮水量,同时参阅“特别警示”事项。多数患者使用本品后尿渗透压的正常值为 800mOsm/kg。若低于这个水平,应重复试验;若仍低于该值,表明肾尿液浓缩功能受到损害,应对患者做进一步检查以便确诊。

2. 儿科剂量 慎用于年幼患者。

3. 剂量调整 用于中枢性尿崩症时,根据患者的尿量和尿渗透压调整剂量。

【加药调配】药物稀释:用 0.9% 氯化钠注射液稀释至 50~100ml,在 15~30

分钟内静脉滴注。

【用法】

1. 给药途径　本品注射液通常采用静脉给药,但有需要,也可进行肌内注射液或皮下给药。

2. 滴速　用 0.9% 氯化钠注射液稀释至 50~100ml,在 15~30 分钟内静脉滴注。

3. 冲管　给药前后需要冲管。

【药物相互作用】

1. 一些可引起释放抗利尿激素的药物,如三环类抗抑郁剂、氯丙嗪、卡马西平等,可增加抗利尿作用和增加水潴留的危险。

2. 吲哚美辛会加强患者对去氨加压素的反应,但不会影响其药效的持续时间。该作用可能没有任何临床意义。

【禁忌证】下列患者禁用本品:习惯性及精神性烦渴症患者;不稳定性心绞痛患者;代偿失调的心功能不全患者;Ⅱ$_B$型血管性血友病的患者;需要用利尿剂的其他疾病患者。

【注意事项】

1. 注意事项　由于水中毒的危险性,本品在下列情况时应慎用:

（1）年幼及老年患者、体液或电解质失衡患者、具有颅内压升高危险患者。

（2）止血时。

（3）对于需要服用利尿剂的患者,应采取措施防止体液蓄积过多。

（4）本品不能缩短因血小板减少而引起的出血时间延长。

（5）用于肾尿液浓缩功能试验。

（6）在用药前 1 小时至用药后 8 小时之间,饮水量不可超过 0.5L。一岁以下的患儿,需要住院并在严密监测下使用。

2. **特殊警示**　必须特别注意水潴留的危险性,应尽量减少水的摄入量并定期测体重。如体重逐渐增加,血清钠低于 130mmol/L 或血浆渗透压低于 270mOsm/kg 体重时,应大量减少水的摄入量并停止使用本品。

【不良反应】

1. 常见的不良反应（>1/100）

（1）一般反应:头痛,高剂量时可引起疲劳。

（2）循环系统:高剂量可引起血压一过性降低及反射性心动过速,给药时面部潮红。

（3）肠胃系统:胃痛及恶心。

2. 偶见的不良反应（<1/1 000）　一般反应为高剂量时可产生眩晕现象。使用本品时若不限制饮水可能会引起水潴留／低钠血症及其并发症状（头痛、

恶心/呕吐、血清钠降低和体重增加,更严重者可引起惊厥)。个别病例报道出现皮肤过敏和更为严重的全身过敏反应。

3. 少见情绪障碍 曾报道儿童患者用药后出现兴奋过度、有攻击性或恶梦。

【过量解救】

1. 毒性 即使常规剂量也会因摄入液体过量而导致水中毒。静脉 0.3μg/kg或鼻腔 2.4μg/kg 给药可引起成人或儿童低钠血症惊厥。另一方面,给 5 个月的婴儿鼻腔给药 40μg 以及 5 岁儿童鼻腔给药 80μg 没有出现任何症状。新生儿注射给药 4μg 可引起少尿和体重增加。

2. 症状 药物过量会引起头痛、恶心、水潴留、低钠血症、少尿、惊厥及肺水肿。

3. 治疗 一旦用药过量,可洗胃或口服活性炭,限制液体,检查电解质状况,如需要可服用呋塞米或补充钠制剂,可根据症状采取对症治疗。

(二)肾上腺皮质激素类药

氢化可的松

【中文名称】氢化可的松注射液。

【英文名称】Hydrocortisone Injection。

【性状】本品为无色的澄明液体。

【辅料】乙醇、注射用水。

【储存】避光、贮藏于密闭容器中,不超过 25℃保存。

【药理作用】肾上腺皮质激素类药。氢化可的松琥珀酸钠是氢化可的松的盐类化合物,具有抗炎、抗过敏和抑制免疫等多种药理作用。

1. 抗炎作用 糖皮质激素能减轻和防止组织对炎症的反应,从而减轻炎症的表现。

2. 免疫抑制作用 防止或抑制细胞中介的免疫反应,延迟性的过敏反应,并减轻原发免疫反应的扩展。

3. 抗毒、抗休克作用 糖皮质激素能对抗细菌内毒素对机体的刺激反应,减轻细胞损伤,发挥保护机体的作用。

氢化可的松琥珀酸钠盐为水溶性制剂,可用于静脉注射或作为迅速吸收的肌内注射剂而迅速发挥作用,其 $t_{1/2}$ 约为 100 分钟,血中 90% 以上的氢化可的松与血浆蛋白相结合。本品主要经肝脏代谢,转化为四氢可的松和四氢氢化可的松,大多数代谢产物结合成葡糖醛酸酯,极少量以原型经尿排泄。

【适应证】用于抢救危重患者,如中毒性感染、过敏性休克、严重的肾上腺皮质功能减退症、结缔组织病、严重的支气管哮喘等过敏性疾病,并可用于预防和治疗移植物急性排斥反应。

【剂量】

1. 通用剂量　临用前,用 0.9% 氯化钠注射液或 5% 葡萄糖注射液稀释后使用。

(1) 静脉滴注:用于治疗成人肾上腺皮质功能减退及垂体前叶功能减退危象,严重过敏反应,哮喘持续状态、休克,每次游离型 100mg 或氢化可的松琥珀酸钠 135mg 静脉滴注,可用至每日 300mg,疗程不超过 3~5 日。

(2) 静脉滴注:一日 20~40mg,静脉滴注一次 100mg,一日 1 次。

2. 儿科剂量　小儿如长期使用肾上腺皮质激素,须十分谨慎。

3. 剂量调整　老年患者用糖皮质激素易发生高血压及糖尿病。老年患者尤其是更年期后的女性应用糖皮质激素易加重骨质疏松。

【加药调配】

1. 药物稀释　临用前,用 0.9% 氯化钠注射液或 5% 葡萄糖注射液稀释后使用。

2. 成品输液外观检查　配制好的药液为澄清透明溶液。

【药物相互作用】

1. 非甾体消炎镇痛药可加强其致溃疡作用。

2. 可增强对乙酰氨基酚的肝毒性。

3. 与两性霉素 B 或碳酸酐酶抑制剂合用,可加重低钾血症,长期与碳酸酐酶抑制剂合用,易发生低血钙和骨质疏松。

4. 与蛋白质同化激素合用,可增加水肿的发生率,使痤疮加重。

5. 与抗胆碱能药(如阿托品)长期合用,可致眼压增高。

6. 三环类抗抑郁药可使其引起的精神症状加重。

7. 与降血糖药如胰岛素合用时,因可使糖尿病患者血糖升高,应适当调整降血糖药剂量。

8. 甲状腺激素可使其代谢清除率增加,故甲状腺激素或抗甲状腺药与其合用,应适当调整后者的剂量。

9. 与避孕药或雌激素制剂合用,可加强其治疗作用和不良反应。

10. 与强心苷合用,可增加洋地黄毒性及心律紊乱的发生率。

11. 与排钾利尿药合用,可致严重低血钾,并由于水钠潴留而减弱利尿药的排钠利尿效应。

12. 与麻黄碱合用,可增强其代谢清除。

13. 与免疫抑制剂合用,可增加感染的危险性,并可能诱发淋巴瘤或其他淋巴细胞增生性疾病。

14. 可增加异烟肼在肝脏代谢和排泄,降低异烟肼的血药浓度和疗效。

15. 可促进美西律在体内代谢,降低血药浓度。

16. 与水杨酸盐合用,可减少血浆水杨酸盐的浓度。

17. 与生长激素合用,可抑制后者的促生长作用。

【禁忌证】下列患者禁用本品:严重的精神病(过去或现在)和癫痫,活动性消化性溃疡病,新近胃肠吻合手术,骨折,创伤修复期,角膜溃疡,肾上腺皮质机能亢进症,高血压,糖尿病,孕妇,抗菌药物不能控制的感染如水痘、麻疹、霉菌感染,较重的骨质疏松等。

【注意事项】

1. 注意事项

(1)糖皮质激素感染:肾上腺皮质激素功能减退患者易发生感染。在激素作用下,原来已被控制的感染可活动起来,最常见者为结核感染复发。在某些感染时应用激素可减轻组织的破坏,减少渗出、减轻感染中毒症状,但必须同时用有效的抗生素治疗,密切观察病情变化,在短期用药后,即应迅速减量、停药。

(2)对诊断的干扰:糖皮质激素可使血糖、血胆固醇和血脂肪酸、血钠水平升高,使血钙、血钾下降。对外周血相的影响为淋巴细胞、真核细胞及嗜酸、嗜碱细胞减少,多核白细胞和血小板增加,后者也可下降。活性较强的糖皮质激素(如地塞米松)可使尿中 17- 羟皮质类固醇和 17- 酮类固醇下降。长期大剂量服用糖皮质激素可使皮肤试验结果呈假阴性,如结核菌素试验、组织胞浆菌素试验和过敏反应皮试等。还可使甲状腺 ^{131}I 摄取率下降,减弱促甲状腺激素(TSH)对促甲状腺素释放素(TRH)刺激的反应,使 TRH 兴奋实验结果呈假阳性。干扰促黄体素释放素(LHRH)兴奋试验的结果。可使同位素脑和骨显象减弱或稀疏。

(3)下列情况应慎用:心脏病或急性心力衰竭、糖尿病、憩室炎、情绪不稳定和有精神病倾向、全身性真菌感染、青光眼、肝功能损害、眼单纯性疱疹、高脂蛋白血症、高血压、甲减(此时糖皮质激素作用增强)、重症肌无力、骨质疏松、胃溃疡、胃炎或食管炎、肾功能损害或结石、结核病等。

2. 特殊警示 随访检查:长期应用糖皮质激素者,应定期检查以下项目。

(1)血糖、尿糖或糖耐量试验,尤其是糖尿病或糖尿病倾向者。

(2)小儿应定期监测生长和发育情况。

(3)眼科检查,需注意白内障、青光眼或眼部感染的发生。

(4)血清电解质和大便隐血。

(5)高血压和骨质疏松的检查,尤其老年人施行胃大部切除术后亦可出现。

【不良反应】糖皮质激素在应用生理剂量替代治疗时无明显不良反应,不良反应多发生在应用药理剂量时,而且与疗程、剂量、用药种类、用法及给药途径等有密切关系。

常见不良反应有以下几类:

1. 长期使用可引起以下不良反应 医源性库欣综合征面容和体态、体重增加、下肢浮肿、紫纹、易出血倾向、创口愈合不良、痤疮、月经紊乱、肱或股骨头缺血性坏死、骨质疏松或骨折(包括脊椎压缩性骨折、长骨病理性骨折)、肌无力、肌萎缩、低血钾综合征、胃肠道刺激(恶心、呕吐)、胰腺炎、消化性溃疡或穿孔、儿童生长受到抑制、青光眼、白内障、良性颅内压升高综合征、糖耐量减退和糖尿病加重。

2. 患者可出现精神症状 欣快感、激动、谵妄、不安、定向力障碍,也可表现为抑制。精神症状尤易发生于患慢性消耗性疾病的人及以往有过精神不正常者。

3. 并发感染为肾上腺皮质激素的主要不良反应。以真菌、结核菌、葡萄球菌、变形杆菌、绿脓杆菌和各种疱疹病毒为主。

4. 下丘脑 - 垂体 - 肾上腺轴受到抑制,为激素治疗的重要并发症,其发生与制剂、剂量、疗程等因素有关。

5. 糖皮质激素停药综合征:有时患者在停药后出现头晕、昏厥倾向、腹痛或背痛、低热、食欲减退、恶心、呕吐、肌肉或关节疼痛、头疼、乏力、软弱,经仔细检查如能排除肾上腺皮质功能减退和原来疾病的反跳,则可考虑为对糖皮质激素的依赖综合征。

【过量解救】可引起类肾上腺皮质功能亢进综合征,主要原因为物质代谢和水、盐代谢紊乱。

甲泼尼龙

【中文名称】注射用甲泼尼龙琥珀酸钠。

【英文名称】Methylprednisolone Sodium Succinate for Injection。

【性状】

1. 本品 40mg、125mg 规格为双室瓶,下室为白色至类白色冻干块状物或粉末,上室为无色澄明液体。

2. 本品 500mg 规格为白色冻干块状物或粉末。

【辅料】

1. 本品 40mg、125mg 规格 每支 1ml 双室瓶上室含稀释液(苯甲醇 9mg 及注射用水);下室为甲泼尼龙琥珀酸钠及辅料:一水磷酸二氢钠、磷酸氢二钠(无水)、乳糖、10% 氢氧化钠溶液和注射用水。

2. 本品 500mg 规格　含无菌粉末一瓶，另附带 1 瓶稀释液（7.8ml，含苯甲醇 70.2mg 及注射用水）。其中无菌粉末内含甲泼尼龙琥珀酸钠及辅料：一水磷酸二氢钠、磷酸氢二钠（无水）、10% 氢氧化钠溶液和注射用水。

【pH 值】7~8。

【储存】未溶解的药品，密封，15~25℃保存。

【药理作用】甲泼尼龙具有很强的抗炎、免疫抑制及抗过敏活性。糖皮质激素扩散透过细胞膜，并与胞浆内特异的受体相结合。此结合物随后进入细胞核内与 DNA 结合，启动信使核糖核酸（mRNA）的转录，继而合成各种酶蛋白，糖皮质激素最终即靠这些酶得以发挥其多种全身作用。糖皮质激素不仅对炎症和免疫过程有重要作用，还能影响碳水化合物、蛋白质和脂肪代谢，并且对心血管系统、骨骼和肌肉系统及中枢神经系统也有作用。

1. 用于炎症和免疫过程　糖皮质激素的大部分治疗作用都与其抗炎、免疫抑制和抗过敏特性有关，这些特性会导致炎症病灶周围的免疫活性细胞减少、血管扩张减少，还可以稳定溶酶体膜、抑制吞噬作用、减少前列腺素和相关物质的产生。4mg 甲泼尼龙的糖皮质激素（抗炎作用）与 20mg 氢化可的松的作用相同。甲泼尼龙仅有很低的盐皮质激素作用（200mg 甲泼尼龙等价于 1mg 脱氧皮质酮）。

2. 对碳水化合物及蛋白质代谢的作用　糖皮质激素具有分解蛋白质的作用，释放出的氨基酸经糖异生过程在肝脏内转化为葡萄糖和糖原，同时，外周组织对葡萄糖的吸收减少，从而导致血糖增高和葡萄糖尿。有糖尿病倾向的患者尤其明显。

3. 对脂肪代谢的作用　糖皮质激素具有分解脂肪的作用，该作用主要影响四肢，另外，糖皮质激素又具有脂肪合成作用，该作用在胸部、颈部和头部尤为明显。所有这些导致了脂肪的重新分布。糖皮质激素的最大药理作用出现在血药峰浓度之后，表明其大部分作用是通过改变酶活性发挥作用的，而不是药物的直接作用。

【适应证】除非用于某些内分泌疾病的替代治疗，糖皮质激素仅仅是一种对症治疗的药物。

1. 抗炎治疗

（1）风湿性疾病：作为短期使用的辅助药物（帮助患者度过急性期或危重期），用于创伤后骨关节炎、骨关节炎引发的滑膜炎、类风湿性关节炎（包括幼年型类风湿性关节炎，个别患者可能需要低剂量维持治疗）、急性或亚急性滑囊炎、上踝炎、急性非特异性腱鞘炎、急性痛风性关节炎、银屑病关节炎、强直性脊柱炎。

（2）胶原疾病（免疫复合物疾病）：用于下列疾病危重期或维持治疗，如系统性红斑狼疮和/或狼疮性肾炎、急性风湿性心肌炎、多发性肌炎、结节性多动脉炎、肺出血-肾炎综合征(Goodpasture syndrome)。

（3）皮肤疾病：天疱疮、严重的多形性红斑（史-约综合征）、剥脱性皮炎、大疱疱疹性皮炎、严重的脂溢性皮炎、严重的银屑病、蕈样真菌病、荨麻疹。

（4）过敏状态：用于控制如下以常规疗法难以处理的严重的或造成机能损伤的过敏性疾病，如支气管哮喘、接触性皮炎、异位性皮炎、血清病、季节性或全年过敏性鼻炎、药物过敏反应、荨麻疹样输血反应、急性非感染性喉头水肿（肾上腺素为首选药物）。

（5）眼部疾病：严重的眼部急性、慢性过敏和炎症，如眼部带状疱疹、虹膜炎、虹膜睫状体炎、脉络膜视网膜炎、扩散性后房色素层炎和脉络膜炎、视神经炎、交感性眼炎。

（6）胃肠道疾病：帮助患者度过以下疾病的危重期，如溃疡性结肠炎（全身治疗）、局限性回肠炎（全身治疗）。

（7）呼吸道疾病：肺部肉瘤病、铍中毒与适当的抗结核化疗法合用于暴发性或扩散性肺结核，其他方法不能控制的肺嗜酸性粒细胞浸润症（Loeffler's Syndrom）、吸入性肺炎。

（8）水肿状态：用于无尿毒症的自发性或狼疮性肾病综合征以利尿及缓解蛋白尿。

2. 免疫抑制治疗

（1）器官移植：治疗血液疾病及肿瘤。

（2）血液疾病：获得性（自身免疫性）溶血性贫血、成人自发性血小板减少性紫癜（仅允许静脉注射，禁忌肌内注射）、成人继发性血小板减少、幼红细胞减少（红细胞性贫血）、先天性（红细胞）再生不良性贫血。

（3）肿瘤：用于下列疾病的姑息性治疗，如成人白血病和淋巴瘤、儿童急性白血病。

（4）治疗休克：继发于肾上腺皮质机能不全的休克，或因可能存在的肾上腺皮质机能不全而使休克对常规治疗无反应（常用药是氢化可的松，若不希望有盐皮质激素活性，可使用甲泼尼龙）。对常规治疗无反应的失血性、创伤性及手术性休克。尽管没有完善的（双盲对照）临床研究，但动物实验的资料显示本品可能对常规疗法（如补液）无效的休克有效。

（5）其他

1）神经系统，由原发性或转移性肿瘤或手术及放疗引起的脑水肿；多发性硬化症急性危重期；急性脊髓损伤。治疗应在创伤后8小时内开始。

2）与适当的抗结核化疗法合用，用于伴有蛛网膜下腔阻塞或趋于阻塞的结核性脑膜炎。

3）累及神经或心肌的旋毛虫病。

4）预防癌症化疗引起的恶心、呕吐。

（6）内分泌失调

1）原发性或继发性肾上腺皮质机能不全。

2）急性肾上腺皮质机能不全。

以上疾病，氢化可的松或可的松为首选药物，如有需要，合成的糖皮质激素可与盐皮质激素合用。

【剂量】

1. 通用剂量　作为对生命构成威胁的情况下的辅助药物时，推荐剂量为 30mg/kg，应至少用 30 分钟静脉注射。根据临床需要，此剂量可在医院内于 48 小时内每隔 4~6 小时重复 1 次。

（1）冲击疗法：用于疾病严重恶化和 / 或对常规治疗（如非甾体类抗炎药、金盐及青霉胺）无反应的疾病。建议方案为类风湿性关节炎：1g/d，静脉注射，用 1~4 日；1g/m，静脉注射，用 6 个月。因大剂量皮质类固醇能引起心律失常，因此，仅限在医院内使用本治疗方法，以便及时做心电图及除颤检查。每次应至少经 30 分钟给药，如果治疗后一周内病情无好转，或因病情需要，本治疗方案可重复。

（2）预防肿瘤化疗引起的恶心及呕吐

1）对于化疗引起的轻度至中度呕吐：在化疗前 1 小时、化疗开始时及化疗结束后，以至少 5 分钟静脉注射本品 250mg。在给予首剂本品时，可同时给予氯化酚噻嗪以增强效果。

2）对于化疗引起的重度呕吐：化疗前 1 小时，以至少 5 分钟静脉注射本品 250mg，同时给予适量的甲氧氯普胺或丁酰苯类药物，随后在化疗开始时及结束时分别静脉注射本品 250mg。

3）急性脊髓损伤治疗：应在损伤后 8 小时内开始。对于在损伤 3 小时内接受治疗的患者，初始剂量为按体重 30mg/kg 给药，在持续的医疗监护下，以 15 分钟静脉注射。大剂量注射后应暂停 45 分钟，随后以 5.4mg/（kg·h）的速度持续静脉滴注 23 小时。应选择与大剂量注射不同的注射部位安置输液泵。对于在损伤 3~8 小时内接受治疗的患者，初始剂量为按体重 30mg/kg 给药，在持续的医疗监护下，以 15 分钟静脉注射。大剂量注射后应暂停 45 分钟，随后以 5.4mg/（kg·h）的速度持续静脉滴注 47 小时。仅此适应证能以此速度进行大剂量注射，并且应在心电监护并能提供除颤器的情况下进行。短时间内静脉注射大剂量甲泼尼龙（以不到 10 分钟的时间给予大于 500mg 的甲泼尼龙）可能引起心律失常、循环性虚脱及心搏骤停。

4）其他适应证：初始剂量从 10mg 到 500mg 不等，依临床疾病而变化。大剂量甲泼尼龙可用于短期内控制某些急性重症疾病,如支气管哮喘、血清病、荨麻疹样输血反应及多发性硬化症急性恶化期。小于等于 250mg 的初始剂量应至少用 5 分钟静脉注射;大于 250mg 的初始剂量应至少用 30 分钟静脉注射。根据患者的反应及临床需要,间隔一段时间后可静脉注射或肌内注射下一剂量。皮质类固醇只可辅助,不可替代常规疗法。婴儿和儿童可减量,但不仅仅是依据年龄和体格大小,而更应考虑疾病的严重程度及患者的反应。每 24 小时总量不应少于 0.5mg/kg。用药数天后,必须逐量递减用药剂量或逐步停药。如果慢性疾病自发缓解,应停止治疗。长期治疗的患者应定期作常规实验室检查,如尿常规、饭后 2 小时血糖、血压和体重、胸部 X 线检查。有溃疡史或明显消化不良的患者应作上消化道 X 线检查。中断长期治疗的患者也需要作医疗监护。

2. 儿科剂量 婴儿和儿童可减量,但不仅仅是依据年龄和体积大小,而更应考虑疾病的严重程度及患者的反应,每 24 小时总量不应少于 0.5mg/kg。本品中含有苯甲醇。据报道,苯甲醇与致命的早产儿"喘息综合征"有关。应注意观察长期接受皮质类固醇治疗的婴儿和儿童的生长发育。正在接受长期每日分剂量糖皮质激素治疗的儿童的生长可能受到抑制,这种治疗方案应被限制使用在最紧急的适应证中。通常,隔日糖皮质激素治疗可避免或者减少这种副作用。接受长期皮质类固醇治疗的婴儿和儿童具有颅内压升高的特殊风险。高剂量的皮质类固醇可能会引发儿童患胰腺炎。

3. 剂量调整 目前尚缺乏本品老年患者用药的安全性及有效性研究资料。请遵医嘱用药。由于对骨质疏松症的潜在风险增加,以及对体液潴留伴随可能产生高血压的风险增加,所以建议对老年人采用长期的皮质类固醇治疗应谨慎。皮质类固醇应谨慎用于患有肾功能不全的患者。

【加药调配】

1. 药物溶解 在无菌的环境下将稀释液加入含无菌粉末的小瓶中,只可使用特定的稀释液。

2. 药物稀释 制备输注溶液:首先按指示制备溶液,再将已溶解的药品与 5% 葡萄糖溶液、0.9% 氯化钠注射液或 5% 葡萄糖与 0.45% 氯化钠的混合液混合。

3. 成品输液的储存与稳定性

(1)双室瓶包装用所附稀释溶液稀释所得的溶液可在室温(15~25℃)下贮藏 48 小时。小瓶包装产品重组后立即使用。

(2)配制后的成品输液在 48 小时内物理和化学性质保持稳定。

【用法】

1. 操作指导 关于使用双室瓶的指导:①按下塑料推动器,使稀释液流入下层瓶室;②轻轻摇动药瓶;③除去塞子中心的塑料袢;④用适当的消毒剂消毒顶部橡皮头;⑤将针头垂直插入橡皮头中心直至可以见到针尖,倒转药瓶并抽取药液。

2. 给药途径　本品可通过静脉注射、肌内注射或静脉滴注给药,紧急情况的治疗应使用静脉注射。静脉注射(肌内注射)时,按指导方法配制溶液。

3. 滴速　静脉注射需持续至少一分钟或几分钟。高剂量治疗时,应至少用 30 分钟静脉注射。

【相容性】为了避免相容性和稳定性问题,建议将本品与其他经由静脉注射给药的化合物分开进行给药。

与甲泼尼龙琥珀酸钠在溶液中物理不相容的药物包括但不限于别嘌醇钠、盐酸多沙普仑、替加环索、盐酸地尔硫䓬、葡萄糖酸钙、维库溴铵、罗库溴铵、顺苯磺阿曲库铵、甘罗溴铵、异丙酚。

静脉注射甲泼尼龙琥珀酸钠溶液以及甲泼尼龙琥珀酸钠与其他静脉注射剂药物混合的相容性和稳定性取决于混合溶液的 pH 值、浓度、时间、温度以及甲泼尼龙自身的溶解性。因此,为了避免相容性和稳定性问题,建议无论是通过静脉药物腔室进行静脉注射,还是作为背负式重力输液"piggy-back"静脉输注,都尽可能地将甲泼尼龙琥珀酸钠与其他药物分开给药。

【药物相互作用】甲泼尼龙是细胞色素 P450 酶(CYP)的底物,其主要经 CYP3A4 酶代谢。CYP3A4 是成人肝脏内最丰富的 CYP 亚家族中占主导地位的酶,它催化类固醇的 6β- 羟基化,这是内源性的和合成的皮质类固醇基本的第一阶段代谢。许多其他化合物也是 CYP3A4 的底物,通过 CYP3A4 酶的诱导或者抑制,其中一些(以及其他药物)显示能够改变糖皮质激素的代谢。

1. CYP3A4 抑制剂　抑制 CYP3A4 活性的药物,通常降低肝脏清除,并增加 CYP3A4 底物药物的血浆浓度,例如甲泼尼龙。由于 CYP3A4 抑制剂的存在,可能需要调整甲泼尼龙的剂量,以避免类固醇毒性。

2. CYP3A4 诱导剂　诱导 CYP3A4 活性的药物,通常增加肝脏清除,导致 CYP3A4 底物药物的血浆浓度降低。同时服用可能需要增加甲泼尼龙的剂量,以达到预期的效果。

3. CYP3A4 底物　由于另一个 CYP3A4 底物的存在,甲泼尼龙的肝脏清除可能受到抑制或者诱导,需要调整相应的剂量。使用任一种药物引起的不良反应可能在两种药物同时使用时更容易发生。

4. 非 CYP3A4 介导的影响　以下药物与甲泼尼龙合用发生相互作用。如排钾药物(利尿剂、两性霉素 B):合用时会增加低钾血症的风险。非甾体抗炎药:可能会增加胃肠道出血和溃疡的发生率。氨鲁米特:可能会阻碍由长期糖皮质激素治疗引起的内分泌变化。抗糖尿病药物：因为皮质类固醇可能会增加血糖浓度。抗胆碱能药物（神经肌肉阻断剂如泮库溴铵、维库溴铵）：引起急性肌病。口服抗凝药：应监测凝血指标，以维持所需的抗凝血作用。

【禁忌证】

1. 在下列情况下禁止使用甲泼尼龙琥珀酸钠。

（1）全身性霉菌感染的患者。

（2）已知对甲泼尼龙或者配方中的任何成分过敏的患者。

（3）鞘内注射途径给药的使用。

（4）禁止对正在接受皮质类固醇类免疫抑制剂量治疗的患者使用活疫苗或减毒活疫苗。

2. 相对禁忌证　对属于下列特殊危险人群的患者应采取严密的医疗监护并应尽可能缩短疗程：儿童；糖尿病患者；高血压患者；有精神病史者；有明显症状的某些感染性疾病，如结核病，或有明显症状的某些病毒性疾病，如波及眼部的疱疹及带状疱疹。

【注意事项】

1. 注意事项

（1）免疫抑制剂作用／感染易感性增高：皮质类固醇可能会增加感染的易感性，可能掩盖感染的一些症状，而且在皮质类固醇的使用过程中可能会出现新的感染。使用皮质类固醇可能会减弱抵抗力而无法使感染局限化。在人体任何部位出现的，由包括病毒、细菌、真菌、原生动物或蠕虫生物体的任何一种病原体引发的感染，可能与皮质类固醇的单独使用或者它与其他影响细胞或体液免疫或者中性粒细胞功能的免疫抑制剂的联合使用有关。这些感染可能是轻度的，但也可以是严重的，有时甚至是致命的。随着皮质类固醇剂量的增加，感染并发症的发生率也会增加。正在服用抑制免疫系统药物的人比健康个体更容易患感染。同样地，对于已知患有或怀疑患有寄生虫感染的患者，如类圆线虫感染，可能会导致类圆线虫高度感染及伴随广泛幼虫迁移的散播，常常伴有重度的小肠结肠炎和潜在致命的革兰氏阴性菌败血症，应非常谨慎地使用皮质类固醇。皮质类固醇在活动性结核病中的使用应仅限于暴发性或扩散性结核病，皮质类固醇与适当的抗结核病疗法联合使用以控制病情。如果皮质类固醇用于潜伏性结核病或结核菌素阳性反应的患者时，必须密切观察以防病情复发。这些患者在长期服用皮质类固醇期间，应接受化学预防治疗。

（2）血液和淋巴系统：阿司匹林和非甾体抗炎药与皮质类固醇一起使用时应慎重。

（3）免疫系统影响：可能会发生过敏反应。因为正在接受皮质类固醇治疗的患者罕有发生皮肤反应和严重过敏反应/类似严重过敏反应,所以在给药之前,特别是对有任何药物过敏史的患者,应采取适当的预防措施。

（4）内分泌影响:长期给予药理剂量的皮质类固醇药物可能会导致下丘脑-垂体-肾上腺抑制（继发性肾上腺皮质功能不全）。引起的肾上腺皮质功能不全的程度和持续时间在不同的患者中各不相同,取决于给药的剂量、频率、给药时间以及糖皮质激素治疗的疗程。隔日治疗可能会减小这一影响。此外,如果突然停用糖皮质激素,可能会发生由急性肾上腺皮质功能不全导致的致命性结果。因此,逐渐减少剂量可能会减少由药物引起的继发性肾上腺皮质功能不全。这种相对功能不全在治疗停止后可能会持续数月,因此,在此期间出现任何应激情况,都应重新恢复激素治疗。由于盐皮质激素的分泌可能受到损害,所以应同时给予盐和/或盐皮质激素。接受皮质类固醇治疗的患者经受不寻常的应激时,在应激情况发生前、发生时和发生后需要迅速增加皮质类固醇的剂量。类固醇"停药综合征"似乎与肾上腺皮质功能不全无关,也可能会在糖皮质激素突然停药后出现。这种综合征包括的症状诸如畏食、恶心、呕吐、嗜睡、头痛、发热、关节疼痛、脱屑、肌痛、体重减轻和/或低血压。这些影响被认为是由于糖皮质激素浓度的突然变化,而不是因为皮质类固醇的水平低引起的。因为糖皮质激素能引发或加重库欣综合征,所以应避免对库欣病患者使用糖皮质激素。皮质类固醇对患有甲状腺功能减退症的患者效应具有增强效果。

（5）代谢和营养:包括甲泼尼龙在内的皮质类固醇,能使血糖增加,使原有糖尿病恶化,使那些长期接受皮质类固醇治疗的患者易患糖尿病。

（6）精神影响:服用皮质类固醇时,可能会出现精神紊乱,表现为欣快、失眠、情绪波动、人格改变以及重度抑郁直至明显的精神病表现。此外,皮质类固醇可能会加剧原有的情绪不稳或精神病倾向。全身性类固醇治疗时可能会发生潜在的严重精神不良反应。在治疗开始后的数天或数周内出现典型的症状。尽管可能需要针对性的治疗,大多数反应在减少剂量或停药后恢复。根据报道,在皮质类固醇停药后会出现心理效应,但频率尚不知晓。如果患者出现心理症状,特别是如果怀疑出现抑郁情绪或自杀意念,应鼓励患者马上就医。患者/看护者应警惕可能在全身性类固醇剂量递减/停药过程中或者之后立即出现的精神错乱。

（7）神经系统影响:皮质类固醇应谨慎用于癫痫及重症肌无力患者。

（8）眼部影响:因为可能会引起角膜穿孔,所以皮质类固醇应谨慎用于眼部单纯疱疹患者。长期使用皮质类固醇可能会引发后房囊下白内障和核性白内障（尤其在儿童中）、眼球突出或者眼内压增高,可能会导致可能损害视神经的青光眼。也可能增加正在接受糖皮质激素治疗患者的眼部继发性真菌和病毒感染。

（9）心脏影响:糖皮质激素对心血管系统具有不良反应,例如血脂异常和高血压,如果高剂量且长期使用,可能会使原有心血管危险因素的患者易于发生心血管不良反应。因此,皮质类固醇应谨慎用于这类患者,如果需要,应注意风险修正以及增加心脏监测。低剂量和隔日疗法可能会减少皮质类固醇治疗的并发症发生率。据报道,快速静脉注射大剂量甲泼尼龙琥珀酸钠(10分钟内给药量超过0.5g)会引发心律失常、循环虚脱和/或心搏骤停。已有报道,给予大剂量甲泼尼龙琥珀酸钠的过程中或者之后会发生心动过缓,可能与滴注速度或时间无关。除非绝对必要时,全身性皮质类固醇应谨慎用于充血性心力衰竭病。

（10）心血管影响:类固醇应谨慎用于高血压患者。

（11）胃肠道影响:对于皮质类固醇本身是否与治疗过程中出现的消化性溃疡有关,没有达成普遍的共识。但是,糖皮质激素治疗可能会掩盖消化性溃疡的症状,以至于发生穿孔或者出血而无明显的疼痛。非特异性溃疡性结肠炎患者,如果有即将穿孔、脓肿、其他化脓性感染、憩室炎、新近肠吻合术或者活跃的或潜在的消化性溃疡的可能,应谨慎使用皮质类固醇。

（12）肝胆影响:高剂量的皮质类固醇可能会引发急性胰腺炎。

（13）肌肉骨骼影响:已有报道,高剂量皮质类固醇的使用会引起急性肌病,最常发生在患有神经肌肉传递障碍(例如,重症肌无力)的患者身上,或者发生在正在同时接受抗胆碱能药物如神经肌肉阻断药(例如,泮库溴铵)治疗的患者身上。急性肌病是全身性的,可能累及眼部和呼吸系统的肌肉,并可能导致四肢瘫痪。可能会发生肌酸激酶的升高。皮质类固醇停药后的临床改善或恢复可能需要几周到几年时间。骨质疏松症是一种常见的但不常被识别的副作用,与长期大剂量使用糖皮质激素有关。

（14）肾和泌尿系统异常:皮质类固醇应谨慎用于患有肾功能不全的患者。

（15）检查:氢化可的松或可的松的平均剂量和大剂最能够引起血压升高、盐和水潴留以及增加钾的排泄。除非大剂量使用,合成的衍生物较少发生这些作用。限制盐的摄入量和补充钾可能是必要的。所有皮质类固醇都会增加钙的排泄。

（16）损伤、中毒和操作并发症:一项多中心研究结果表明,甲泼尼龙琥珀酸钠不应用于颅脑损伤的常规治疗。研究结果显示与安慰剂相比,给予甲泼尼龙琥珀酸钠的患者在创伤后2周或6个月内死亡率增加。与甲泼尼龙琥珀酸钠治疗的因果关系尚未确定。

（17）其他不良事件:①因为糖皮质激素治疗的并发症与用药剂量大小和疗程有关,所以必须对每个病例就剂量和疗程以及采用每日给药或者间歇治

疗做出风险 - 效益决定。②应尽可能使用低剂量的皮质类固醇来控制治疗情况,而且当可能减少剂量时,应逐步减少。③如用药时发现不良反应和不良事件应告知医师。④本品使用苯甲醇作为溶媒,禁止用于儿童肌内注射。⑤运动员慎用。⑥对于皮质类固醇对驾驶或使用机器能力的影响尚未做出系统性评价。使用皮质类固醇治疗后可能出现不良反应,例如头晕、眩晕、视觉障碍和疲劳感。患者如果受到影响,不应驾车或操作机器。

2. 特殊警示 如果突然停用糖皮质激素,可能会发生由急性肾上腺皮质功能不全导致的致命性结果。

【不良反应】可能会观察到全身性不良反应。尽管在短期治疗时很少出现,但仍应仔细随访。这是类固醇治疗的随访工作的一部分,并不针对某一药物。糖皮质激素(如甲泼尼龙)可能的不良反应如下:

1. 感染和侵染 感染、机会性感染。

2. 免疫系统异常 药物过敏(包括类似严重过敏反应或严重过敏反应,伴有或不伴有循环虚脱、心搏骤停、支气管痉挛)。

3. 内分泌异常 类库欣综合征、垂体功能减退症、类固醇停药综合征。

4. 代谢和营养异常 葡萄糖耐量受损、低钾性碱中毒、血脂异常、增加糖尿病患者对胰岛素或口服降糖药的需求。钠潴留、体液潴留、负氮平衡(由蛋白质分解造成)、血尿素氮增高、食欲增加(可能会导致体重增加)、脂肪过多症。

5. 精神异常 情感障碍(包括情绪不稳定、情绪低落、欣快、心理依赖、自杀意念)、精神病性异常[包括躁狂、妄想、幻觉、精神分裂症(加重)]、意识模糊状态、精神障碍、焦虑、人格改变、情绪波动、行为异常、失眠、易激惹。

6. 神经系统异常 颅内压增高[可能出现视神经乳头水肿(良性颅高压)]、惊厥、健忘、认知障碍、头晕、头痛。

7. 眼部异常 眼球突出、青光眼、白内障。

8. 耳和迷路异常 眩晕。

9. 心脏异常 充血性心力衰竭(易感患者)、心律失常。

10. 血管异常 高血压、低血压。

11. 呼吸系统 胸和纵隔异常、呃逆。

12. 胃肠道异常 胃出血、肠穿孔、消化性溃疡(可能出现消化性溃疡穿孔和消化性溃疡出血)、胰腺炎、腹膜炎、溃疡性食管炎、食管炎、腹痛、腹胀、腹泻、消化不良、恶心。

13. 皮肤和皮下组织异常 血管性水肿、外周水肿、瘀斑、瘀点、皮肤萎缩、条纹状皮肤、皮肤色素减退、多毛、皮疹、红斑、瘙痒、荨麻疹、痤疮、多汗症。

14. 肌肉骨骼和结缔组织异常 骨坏死、病理性骨折、发育迟缓(儿童)、肌肉萎缩、肌病、骨质疏松症、神经病性关节病、关节痛、肌肉痛、肌无力。

15. 生殖系统和乳房异常　月经失调。

16. 全身异常和给药部位情况　愈合不良、注射部位反应、疲劳感、不适。

17. 检查　谷丙转氨酶升高、谷草转氨酶升高、血碱性磷酸酶升高、眼内压升高、糖耐量降低、血钾降低、尿钙增加、皮试反应抑制。

18. 损伤、中毒和操作并发症　肌腱断裂（特别是跟腱）、脊椎压缩性骨折。

【过量解救】未发现皮质类固醇急性过量引起的临床综合征，皮质类固醇用药过量引起的急性毒性和 / 或死亡罕有报道。如果发生药物过量，没有特效的解毒剂，治疗是支持对症性的。本品可经透析排出。

地 塞 米 松

【中文名称】地塞米松磷酸钠注射液。

【英文名称】Dexamethasone Sodium Phosphate Injection。

【性状】本品为无色的澄明液体。

【辅料】磷酸氢二钠、丙二醇、依地酸二钠、注射用水。

【pH 值】1% 水溶液的 pH 值为 7.5~9.5（Ph.Eur.6.8），7.5~10.5（USP33）。

【储存】遮光，贮藏于密闭容器中。

【药理作用】具有抗炎、抗过敏、抗风湿、免疫抑制作用。

1. 抗炎作用　本品可以减轻和防止组织对炎症的反应，从而减轻炎症的表现。能够抑制炎症细胞，包括巨噬细胞和白细胞在炎症部位的集聚，并抑制吞噬作用、溶酶体酶的释放以及炎症化学中介物的合成和释放。

2. 免疫抑制作用　包括防止或抑制细胞介导的免疫反应，延迟性的过敏反应，减少 T 细胞、单核细胞、嗜酸性细胞的数目，降低免疫球蛋白与细胞表面受体的结合能力，并抑制白介素的合成与释放，从而降低 T 淋巴细胞向淋巴母细胞转化，并减轻原发免疫反应的扩展。本品还能减少免疫复核物通过基底膜，并能减少补体成分及免疫球蛋白的浓度。

【适应证】

1. 主要用于过敏性与自身免疫性炎症性疾病。多用于结缔组织病、活动性风湿病、类风湿性关节炎、红斑狼疮、严重支气管哮喘、严重皮炎、溃疡性结肠炎、急性白血病等。

2. 用于某些严重感染及中毒、恶性淋巴瘤的综合治疗。

【剂量】

1. 通用剂量

（1）一般剂量为静脉注射每次 2~20mg。

（2）静脉滴注时，应以 5% 葡萄糖注射液稀释，可 2~6 小时重复给药至病情稳定,但大剂量连续给药一般不超过 72 小时。

（3）还可用于缓解恶性肿瘤所致的脑水肿,首剂静脉推注 10mg,随后每 6 小时肌内注射 4mg 直至脑水肿症状缓解;通常 12~24 小时患者可有所好转,2~4 日后逐渐减量,5~7 日停药。

（4）对不宜手术的脑肿瘤,首剂静脉推注 50mg,随后每 2 小时重复给予 8mg,连续 3 日,第 4 日减量至每 2 小时 4mg,第 5~8 日为每 4 小时 4mg,逐渐至每日 4mg。

（5）用于鞘内注射每次 5mg,间隔 1~3 周注射 1 次。

（6）关节腔内注射一般每次 0.8~4mg,按关节腔大小而定。

2. 儿科剂量　小儿如使用肾上腺皮质激素,须十分慎重,用激素可抑制患儿的生长和发育,如确有必要长期使用时,应使用短效或中效制剂,避免使用长效地塞米松制剂,并观察颅内压的变化。

3. 剂量调整　长期服药后,停药前应逐渐减量。

【加药调配】

1. 药物稀释　静脉滴注时,应以 5% 葡萄糖注射液稀释。

2. 成品输液的储存　避光、避免冷冻。

3. 成品输液的稳定性　需避光、避免冷冻。此外,地塞米松磷酸钠遇热不稳定,不可高温灭菌。

【用法】给药途径:静脉滴注、静脉推注、肌内注射、鞘内注射、关节腔内注射。

【相容性】

1. 相容药物　5% 葡萄糖溶液、0.9% 氯化钠注射液、氨茶碱、硫酸博来霉素、氟氯西林钠、呋塞米、盐酸格拉司琼、盐酸利多卡因等。

2. 不相容药物　盐酸柔红霉素、劳拉西泮和盐酸苯海拉明等。

【药物相互作用】

1. 与巴比妥类、苯妥英、利福平同服,本品代谢促进作用减弱。

2. 与水杨酸类药合用,增加其毒性。

3. 可减弱抗凝血剂、口服降血糖药作用,应调整剂量。

4. 多种药物会干扰地塞米松抑制试验,有报道称应用卡马西平的患者出现地塞米松抑制试验假阳性。

5. 皮质激素和 NSAIDs 合用时,消化道出血和溃疡的发生率升高。

【禁忌证】对本品及肾上腺皮质激素类药物有过敏史患者禁用,特殊情况下权衡利弊使用,注意病情恶化的可能。高血压、血栓症、胃与十二指肠溃疡、精神病、电解质代谢异常、心肌梗死、内脏手术、青光眼等患者一般不宜使用。

【注意事项】

1. 注意事项

（1）结核病、急性细菌性或病毒性感染患者应用时，必须给予适当的抗感染治疗。

（2）长期服药后，停药前应逐渐减量。

（3）糖尿病、骨质疏松症、肝硬化、肾功能不良、甲状腺功能低下患者慎用。

（4）运动员慎用。

（5）孕妇使用可增加胎盘功能不全、新生儿体重减少或死胎的发生率，动物实验有致畸作用，应权衡利弊使用。乳母接受大剂量给药，则不应哺乳，防止药物经乳汁排泄，造成婴儿生长抑制、肾上腺功能抑制等不良反应。

（6）地塞米松对水钠潴留产生很少或没有作用。

2. 特殊警示

（1）老年用药易产生高血压及糖尿病，老年患者尤其是更年期后的女性使用易加重骨质疏松。

（2）感觉异常，尤其是局限于会阴部，与静脉应用地塞米松磷酸钠有关。

【不良反应】糖皮质激素在应用生理剂量替代治疗时无明显不良反应，不良反应多发生在应用药理剂量时，而且与疗程、剂量、用药种类、用法及给药途径等有密切关系。

1. 长程使用可引起的副作用　医源性库欣综合征面容和体态、体重增加、下肢浮肿、紫纹、易出血倾向、伤口愈合不良、痤疮、月经紊乱、肱或股骨头缺血性坏死、骨质疏松及骨折（包括脊椎压缩性骨折、长骨病理性骨折）、肌无力、肌萎缩、低血钾综合征、胃肠道刺激（恶心、呕吐）、胰腺炎、消化性溃疡或穿孔、儿童生长受到抑制、青光眼、白内障、良性颅内压升高综合征、糖耐量减退和糖尿病加重。

2. 精神症状　欣快感、激动、谵妄、不安、定向力障碍，也可表现为抑制。精神症状由易发生与患慢性消耗性疾病的人及以往有过精神不正常者。

3. 并发感染　并发感染为肾上腺皮质激素的主要不良反应。以真菌、结核菌、葡萄球菌、变形杆菌、绿脓杆菌和各种疱疹病毒为主。

4. 糖皮质激素停药综合征　有时患者在停药后出现头晕、昏厥倾向、腹痛或背痛、低热、食欲减退、恶心、呕吐、肌肉或关节疼痛、头疼、乏力、软弱，经仔细检查，如能排除肾上腺皮质功能减退和原来疾病的复发，则可考虑为对糖皮质激素的依赖综合征。

【过量解救】药物过量可引起类肾上腺皮质功能亢进综合征。可辅助对症治疗，同时可酌情加用其他免疫抑制剂，以减少激素用量，逐渐过渡到停用皮质激素。

（三）胰岛素及口服降血糖药

胰 岛 素

【中文名称】胰岛素注射液。

【英文名称】Insulin Injection。

【性状】本品为无色或几乎无色的澄明液体。

【pH 值】6.6~8.0。

【储存】密闭,在冷处(2~10℃)保存,避免冰冻。

【药理作用】

本品为降血糖药。胰岛素的主要药效为降血糖,同时影响蛋白质和脂肪代谢,包括以下多方面的作用:

1. 抑制肝糖原分解及糖原异生作用,减少肝输出葡萄糖。

2. 促使肝摄取葡萄糖及肝糖原的合成。

3. 促使肌肉和脂肪组织提取葡萄糖和氨基酸,促使蛋白质和脂肪的合成和贮存。

4. 促使肝生成极低密度脂蛋白并激活脂蛋白酯酶,促使极低密度脂蛋白的分解。抑制脂肪及肌肉中蛋白质的分解,抑制酮体的生成并促进周围组织对酮体的利用。

【适应证】

1. Ⅰ型糖尿病。

2. Ⅱ型糖尿病有严重感染、外伤、大手术等严重应激情况,以及合并心、脑血管并发症、肾脏或视网膜病变等。

3. 糖尿病酮症酸中毒,高血糖非酮症性高渗性昏迷。

4. 长病程Ⅱ型糖尿病患者的血浆胰岛素水平确实较低,经合理饮食、体力活动和口服降血糖药治疗控制不满意,Ⅱ型糖尿病具有口服降血糖药禁忌时,如妊娠、哺乳等。

5. 成年或老年糖尿病患者发病急、体重显著减轻伴有明显消瘦。

6. 妊娠糖尿病。

7. 继发于严重的胰腺疾病的糖尿病。

8. 对严重营养不良、消瘦、顽固性妊娠呕吐、肝硬变初期可同时静脉滴注葡萄糖和小剂量胰岛素,以促进组织利用葡萄糖。

【剂量】

1. 通用剂量

（1）静脉注射:成人静脉持续滴入每小时 4~6U,也可首次静脉注射 10U

加肌内注射 4~6U,根据血糖变化调整。病情较重者,可先静脉注射 10U,继之以静脉滴注,在血糖下降到 13.9mmol/L(250mg/ml)以下时,胰岛素剂量及注射频率随之减少。在用胰岛素的同时,还应补液纠正电解质紊乱及酸中毒并注意机体对热量的需要。

不能进食的糖尿病患者,在静脉输注葡萄糖液的同时应滴注胰岛素。

(2)皮下注射:一般每日三次,餐前 15~30 分钟注射,必要时睡前加注一次小量。剂量根据病情、血糖、尿糖由小剂量(视体重等因素每次 2~4U)开始,逐步调整。

Ⅰ型糖尿病每日胰岛素需用总量多介于每公斤体重 0.5~1U,根据血糖监测结果调整。

Ⅱ型糖尿病患者每日需用总量变化较大,在无急性并发症情况下,敏感者每日仅需 5~10U,一般约 20U,肥胖、对胰岛素敏感性较差者需要量可明显增加。

在有急性并发症(感染、创伤、手术等)情况下,对Ⅰ型及Ⅱ型糖尿病患者,应每 4~6 小时注射一次,剂量根据病情变化及血糖监测结果调整。

2. 儿童剂量 小儿按每小时体重 0.1U/kg,根据血糖变化调整剂量。

【用法】给药途径:皮下注射或静脉注射。

【药物相互作用】

1. 氯喹、奎尼丁、奎宁等可延续胰岛素的降解,在血中胰岛素浓度升高从而加强其降血糖作用。

2. 口服降血糖药与胰岛素有协同降血糖作用。

3. 抗凝血药、水杨酸盐、磺胺类药及抗肿瘤药甲氨蝶呤等可与胰岛素竞争和血浆蛋白结合,从而使血液中游离胰岛素水平增高。非甾体消炎镇痛药可增强胰岛素降血糖作用。

4. β受体阻滞剂如普萘洛尔可阻止肾上腺素升高血糖的反应,干扰机体调节血糖功能,与胰岛素同用可增加低血糖的危险,而且可掩盖低血糖的症状,延长低血糖时间。合用时应注意调整胰岛素的剂量。

5. 中等量至大量的酒精可增强胰岛素引起的低血糖作用,可引起严重、持续的低血糖,在空腹或肝糖原贮备较少的情况下更易发生。

6. 糖皮质类固醇、促肾上腺皮质激素、胰升血糖素、雌激素、口服避孕药、肾上腺素、苯妥英钠、噻嗪类利尿剂、甲状腺素等可不同程度地升高血糖浓度,同用时应调整这些药或胰岛素的剂量。

7. 升血糖药物如某些钙通道阻滞剂、可乐定、丹那唑、二氮嗪、生长激素、肝素、H_2受体拮抗剂、大麻、吗啡、尼古丁、磺吡酮等可改变糖代谢,使血糖升高,因此胰岛素同上述药物合用时应适当调整剂量。

8. 血管紧张素酶抑制剂、溴隐亭、氯贝特、酮康唑、锂、甲苯咪唑、吡多辛、茶碱等可通过不同方式直接或间接致血糖降低,胰岛素与上述药物合用时应适当减量。

9. 奥曲肽可抑制生长激素、胰高血糖素及胰岛素的分泌,并使胃排空延迟及胃肠道蠕动减缓,引起食物吸收延迟,从而降低餐后高血糖,从开始用奥曲肽时,胰岛素应适当减量,以后再根据血糖调整。

10. 吸烟可通过释放儿茶酚胺而拮抗胰岛素的降血糖作用,吸烟还能减少皮肤对胰岛素的吸收,所以正在使用胰岛素治疗的吸烟患者突然戒烟时,应观察血糖变化,考虑是否需适当减少胰岛素用量。

【禁忌证】对胰岛素过敏者禁用。

【注意事项】

1. 低血糖反应 严重者低血糖昏迷,有严重肝、肾病变等患者应密切观察血糖。

2. 患者伴有下列情况,胰岛素需要量增加 高热、甲状腺功能亢进、肢端肥大症、糖尿病酮症酸中毒、严重感染或外伤、重大手术等。

3. 用药期间应定期检查血糖、尿常规、肝及肾功能、视力、眼底视网膜血管、血压及心电图等,以了解病情及糖尿病并发症情况。

4. 运动员慎用。

5. 患者伴有下列情况,胰岛素需要量减少 肝功能不正常,甲状腺功能减退,恶心呕吐,肾功能不正常,肾小球滤过率每分钟 10~50ml,胰岛素的剂量减少到 95%~75%;肾小球滤过率减少到每分钟 10ml 以下,胰岛剂量减少到50%。

6. 孕妇及哺乳期妇女用药 糖尿病孕妇在妊娠期间对胰岛素的需要量增加,分娩后需要量减少;如妊娠中发现的糖尿病为妊娠糖尿病,分娩后应终止胰岛素治疗。随访其血糖,再根据有无糖尿病决定治疗。

7. 儿童用药 儿童易产生低血糖,血糖波动幅度较大,调整剂量应为 0.5~1U,逐步增加或减少;青春期少年适当增加剂量,青春期后再逐渐减少。

8. 老年用药 老年人易发生低血糖,需特别注意饮食、体力活动的适量。

【不良反应】

1. 过敏反应、注射部位红肿、瘙痒、荨麻疹、血管神经性水肿。

2. 低血糖反应、出汗、心悸、乏力,重者出现意识障碍、共济失调、心动过速、甚至昏迷。

3. 胰岛素抵抗,日剂量需超过 200U 以上。

4. 注射部位脂肪萎缩、脂肪增生。

5. 眼屈光失调。

【过量解救】对糖尿病患者,若用量过大或未按规定进食,均可引起血糖过低甚至产生低血糖性昏迷,有先兆症状时应口服葡萄糖、进食糕饼或糖水,如患者失去知觉,应肌肉、皮下或静脉注射胰高血糖素,神志清醒后,口服糖类物质。对胰高血糖素无反应者,需静脉注射葡萄糖溶液。

十三、抗肿瘤药

(一)烷化剂

环磷酰胺

【中文名称】注射用环磷酰胺。

【英文名称】Cyclophosphamide for Injection。

【性状】白色结晶或结晶性粉末。

【pH值】取本品0.20g加水10ml溶解,pH值应为4.5~6.5。

【储存】储存温度不得高于25℃。

【药理作用】环磷酰胺是属于烷化剂类的细胞毒性药物。环磷酰胺的细胞毒作用基于其烷化代谢物与DNA的相互作用。烷化的结果导致了DNA链断裂及与DNA-蛋白交联的联结,导致细胞周期中G_2被延迟。

【适应证】环磷酰胺以联合化疗和单剂治疗的方式可用于下列疾病。①白血病:如急性或慢性淋巴细胞和髓细胞性白血病;②恶性淋巴瘤:如霍奇金病、非霍奇金病、浆细胞瘤;③转移性和非转移性的恶性实体瘤:如卵巢癌、睾丸癌、乳腺癌、小细胞肺癌、成神经细胞瘤、Ewings肉瘤;④进行性自身免疫性疾病:如类风湿性关节炎、银屑病关节炎、系统性红斑狼疮、硬皮病、全身性脉管炎(例如伴有肾病综合征)、某些类型的肾小球肾炎(例如伴肾病综合征)、重症肌无力、自身免疫性溶血性贫血、冷凝集素病;⑤器官移植时的免疫抑制治疗;对儿童横纹肌肉瘤及骨肉瘤有一定疗效。

【剂量】

1. 通用剂量

(1)进口药品:对于间断性治疗,按体重10~15mg/kg给药(相当于400~600mg/m²体表面积)间隔2~5日;对于大剂量的间断性治疗和大剂量冲击治疗(如对于骨髓移植前冲击)按体重20~40mg/kg(相当于800~1 600mg/m²体表面积)静脉滴注给药,间隔21~28日。

(2)国产药品:单药静脉注射按体表面积每次500~1 000mg/m²,加0.9%氯化钠注射液20~30ml,静脉注射,每周1次,连用2次,休息1~2周重复。联合用药为 500~600mg/m²。

2. 儿科剂量　对于持续治疗的儿童,按体重 3~6mg/(kg·d)(相当于 120~240mg/m² 体表面积)静脉滴注给药。

3. 剂量调整　推荐的剂量主要指单用环磷酰胺,若与其他相同细胞毒性药物合用,需减少剂量或延长给药间期。

对于骨髓抑制的剂量调整建议见表 13-1。

表 13-1　骨髓抑制的剂量调整建议

白细胞计数 /μl	血小板计数 /μl	剂量
>4 000	>100 000	100% 原计划剂量
2 500~4 000	50 000~100 000	50% 原计划剂量
<2 500	<100 000	调整剂量直至细胞数值恢复或遵循医师的建议

对于肝、肾功能损害的患者,剂量调整建议如下:严重肝、肾功能损害的患者,需减少给药剂量。血浆胆红素在 3.1~5mg/100ml 的,应减少 25% 剂量;肾小球滤过率低于 10ml/min 的,应减少 50% 剂量。环磷酰胺可经透析排出。

【加药调配】

1. 药物溶解　将适量的氯化钠注射液加入瓶内配制成注射溶液,具体如表 13-2。

表 13-2　环磷酰胺配制方法

环磷酰胺 / 瓶	200mg
干粉	213.8mg
(相当于无水环磷酰胺)	200mg
氯化钠	10ml

溶液加入至装有粉剂的药物瓶后,经摇荡,干粉立即被溶解,如果干粉不能立即完全溶解,可将溶液静置数分钟直至完全清澈为止。

2. 药物稀释　对于短时间静脉滴注,可加入 500ml 林格注射液、氯化钠或葡萄糖溶液进行输注。

3. 成品输液的储存　溶液制备后应储存于 8℃。

4. 成品输液的稳定性　溶液制备后储存于 8℃,必须在 24 小时内应用,温度影响可导致活性成分环磷酰胺的熔化。

【用法】

1. 给药途径　静脉滴注。

2. 滴速　输注持续时间,根据容量不同从 30 分钟至 2 小时。

【相容性】不相容药物:苯甲醇(Benzyl alcohol),因该药物能降低环磷酸胺的稳定性。

【药物相互作用】

1. 磺脲类抗糖尿病药物　当磺脲类抗糖尿病药物与环磷酰胺同时给予时,可能加强其降血糖作用,如果环磷酰胺与别嘌醇或氢氯噻嗪同时给药则可能加重骨髓抑制。之前使用或合并使用苯巴比妥、苯妥英、苯二氮䓬类、水合氯醛,可能造成肝脏线粒体内酶的诱导。

2. 由于环磷酰胺有免疫抑制作用,患者在接受疫苗接种时,对疫苗的反应降低;注射活性疫苗时,可伴有疫苗所致的感染。

3. 如果在应用去极化肌松药物(如琥珀酰胆碱卤化物)时进行环磷酰胺治疗,可降低胆碱脂酶水平,可能发生呼吸暂停的延长。

4. 如合并使用氯霉素,可导致环磷酰胺的半衰期延长及代谢延迟。

【禁忌证】

环磷酰胺不能在以下患者中使用:

1. 对环磷酰胺过敏。

2. 严重的骨髓功能损害(特别是已使用细胞毒性药物治疗和 / 或放射治疗的患者)。

3. 膀胱炎症(膀胱炎)、尿路阻塞、急性感染。

4. 妊娠期和哺乳期。

用于同种异体骨髓移植的一般禁忌证:如年龄超过 60 岁上限,骨髓转移的恶性肿瘤(上皮)细胞,HLA 系统未做同一性测定之前,对慢性髓细胞性白血病患者的有意向捐赠者进行环磷酰胺预处理需谨慎评估。

【注意事项】

1. 注意事项

(1)在治疗开始前,应排除或纠正影响尿流动力的梗阻,纠正水和电解质紊乱。

(2)年老体弱的患者和已接受放疗的患者。在接受环磷酰胺治疗时应与接受其他细胞抑制药物一样,给予密切观察。

(3)对于伴有免疫功能低下的患者,特别是糖尿病患者及有慢性肝、肾功能损害的患者,应给予严格监测。

(4)在用环磷酰胺治疗时,患者有膀胱炎并伴有镜下血尿和肉眼血尿,治疗需中断直到患者血尿被纠正。

（5）在治疗过程中,需定期监测白细胞计数,治疗开始时间隔为 5~7 日,如白细胞计数低于 3 000/mm³。该现象出现时,建议监测在某些情况下是必需的。接受长期治疗的患者,建议每 2 周监测;当有任何骨髓抑制现象出现时,建议监测红细胞和血小板计数。应定期检测尿沉淀物以计数尿红细胞。

2. 特殊警示 环磷酰胺针剂在运输和贮存期间,如果受到温度影响,将会导致活性成分环磷酰胺溶解。溶解的环磷酰胺是一种澄清的、黄色黏性液体(通常以液相或滴状存在于针剂瓶中),如果针剂瓶中成分的产品外观不同时不得使用。若发现环磷酰胺成分溶解,不得使用。避免儿童能接触到药品。

【不良反应】

1. **血液和淋巴系统疾病** 骨髓抑制显示出骨髓造血功能丧失、全血细胞减少症、中性粒细胞减少症、粒细胞缺乏症、粒细胞减少症、血小板减少症(并发出血)、白细胞减少症、贫血、伴发热的中性粒细胞减少症、淋巴细胞减少症、弥散性血管内凝血、溶血性尿毒症综合征(伴血栓性微血管病)、血红蛋白减少。

2. **胃肠道反应** 如恶心、呕吐常为剂量相关的不良反应。50% 患者有不同程度的中度到重度胃肠道反应。

3. **肾和尿道疾病** 肾功能衰竭、肾小管坏死、肾小管疾病、肾功能损伤、中毒性肾病、出血性膀胱炎、出血性输尿管炎、膀胱坏死、溃疡性膀胱炎、膀胱纤维化、膀胱挛缩、血尿、肾性尿崩症、膀胱炎、非典型膀胱上皮细胞、血中肌酐增加、血中尿素氮增加。注意,使用美司钠或强效水化和碱化尿液时,可显著减少泌尿道副作用的发生频率和减轻严重程度。

4. **妊娠期、产后和围产期** 可能会导致早产发生。

5. **先天性、家族性和遗传疾病** 胎儿宫内死亡、胎儿畸形、胎儿发育迟缓、对胎儿毒性作用(包括骨髓抑制和肠胃炎)。

6. **肝胆疾病** 胆汁淤积性肝炎、细胞溶解性肝炎、肝炎、胆汁淤积、肝毒性伴有肝功能衰竭、肝性脑病、腹水、肝肿大、黄疸、血胆红素增加。

7. **心脏疾病** 心脏停搏、心室颤动、室性心动过速、心源性休克、渗出性心包炎(进展成心脏压塞)、心肌出血、心肌梗死、充血性心力衰竭、心力衰竭(有致命后果)、左心室衰竭、左心室功能障碍、心肌病、心肌炎、心包炎、心脏炎、心房颤动、室上性心律失常、室性心律失常、心动过缓、心动过速、心悸、心电图 Q-T 间期延长、射血分数下降。

8. **血管疾病** 肺栓塞、静脉血栓形成、脉管炎、外周血管缺血、高血压、低血压、脸红、潮热、血压下降。

9. **呼吸系统、胸腔和纵隔疾病** 肺静脉闭塞性疾病、急性呼吸窘迫综合征、表现为肺纤维化的间质性肺病、呼吸衰竭（有致命后果）、闭塞性细支气管炎、间质性肺炎、过敏性肺泡炎、局限性肺炎、呼吸窘迫、肺动脉高压、肺水肿、胸腔积液、支气管痉挛、呼吸困难、缺氧、咳嗽、鼻塞、鼻部不适、口咽疼痛、流涕、喷嚏。

10. 代谢和营养紊乱　畏食、血糖升高和下降。

11. 横纹肌溶解综合征　有可能发生横纹肌溶解综合征，表现为肌痛、乏力、肌酸激酶（肌酸磷酸激酶）升高、血和尿肌红蛋白升高。如观察到任何异常，应停用该药并采取恰当的治疗措施。

异环磷酰胺

【中文名称】注射用异环磷酰胺。

【英文名称】Ifosfamide for Injection。

【性状】白色结晶性粉末。

【pH 值】取本品 1.0g 加水 10ml 溶解，pH 值应为 4.0~7.0。

【储存】进口药品贮藏在 25℃以下，国产药品要求冷处保存。

【药理作用】异环磷酰胺属于氧氮磷环类细胞毒性药物。其首选攻击点是 DNA 的磷酸二酯键。烷基化导致 DNA 链的断裂和关联。在细胞周期中，通过 G_2 期受阻。其细胞毒性不是细胞周期特异的。异环磷酰胺及其 4- 羟基代谢产物的血浆半衰期是 4~7 小时。它们主要通过肾脏排泄。

【适应证】

1. 睾丸肿瘤　用于按照 TNM 分级（精原细胞瘤和非精原细胞瘤）属于 Ⅱ 到 Ⅳ 期的、对初始治疗不应答或应答不足的晚期肿瘤患者的联合化疗。

2. 宫颈癌　FIGO 分期 IV_B 期的宫颈癌（如果通过手术或放疗进行本病的根治疗法已不可能）的姑息性顺铂 / 异环磷酰胺联合化疗（单独使用时，不再用其他联合药物），作为姑息性治疗的替代治疗。

3. 乳腺癌　用于晚期的难治性或复发性乳腺癌的姑息性治疗。

4. 非小细胞肺癌　用于不能手术或转移性肿瘤患者的单独或联合化疗。

5. 小细胞肺癌　用于联合化疗。

6. 软组织肉瘤（包括骨肉瘤和横纹肌肉瘤）　用于横纹肌肉瘤或标准治疗失败后的骨肉瘤的单独或联合化疗，用于手术或放疗失败后的其他软组织肉瘤的单独或联合化疗。

7. 尤文氏肉瘤　用于细胞生长抑制剂初始治疗失败后的联合化疗。

8. 非霍奇金淋巴瘤　用于对初始治疗不应答或应答不够的高度恶性非霍奇金淋巴瘤患者的联合化疗。用于复发肿瘤患者的联合治疗。

9. 霍奇金淋巴瘤　用于治疗初始化疗或放化疗失败后的进展初期或早

期复发(完全缓解的持续时间短于一年)的霍奇金淋巴瘤患者,在已制定的联合化疗方案,比如 MINE(美司钠/异环磷酰胺、米托蒽醌和足叶乙甙)方案的框架下实施。

【剂量】

1. 通用剂量

(1) 进口药品:成人单药治疗中,最普遍采用的给药方式是分次给药。分次给药(根据剂量,滴注时间为 30~120 分钟)方式一般采用异环磷酰胺每日剂量为按体表面积每次 $1.2~2.4g/m^2$ 给药,最高为按体重 60mg/kg 给药,以静脉滴注的形式连续使用 5 日。本品也可以以单一大剂量作 24 小时的连续性静脉滴注方式给药,剂量一般为每疗程按体表面积 $5g/m^2$(按体重 125mg/kg)给药,不应高于按体表面积 $8g/m^2$(按体重 200mg/kg)给药。单一大剂量给药可能导致更严重的血液、泌尿、肾和中枢神经毒性。

(2) 国产药品:单药治疗,静脉注射按体表面积每次 $1.2~2.5g/m^2$,连续 5 日为一疗程。联合用药,静脉注射按体表面积每次 $1.2~2.0g/m^2$,连续 5 日为一疗程。每一疗程间隙 3~4 周,$500~600mg/m^2$。

2. 剂量调整 异环磷酰胺骨髓抑制时的剂量调整见表 13-3。

表 13-3 异环磷酰胺骨髓抑制时的剂量调整表

白细胞 /μl	血小板 /μl	剂量
>4 000	>100 000	计划剂量的 100%
2 500~4 000	50 000~100 000	计划剂量的 50%
<2 500	<50 000	延迟给药直至数据恢复正常或根据个体情况决定

在与其他细胞生长抑制剂合用作为联合化疗时,必须遵守适当治疗方案中的剂量指导。在与其他骨髓毒性药物联用时,必须适当调节用药剂量。

同时,老年患者发生肝脏、肾脏、心脏或其他器官功能降低以及伴随疾病或使用其他药物治疗的频率更高,因此,应进行毒性监测或剂量调整。

【加药调配】

1. 药物溶解 配制 4% 的等渗注射液只需根据不同的装量,按表 13-4 中的体积将双蒸馏水注入干粉中。

表 13-4 异环磷酰胺的调配

异环磷酰胺	200mg	500mg	1g	2g	3g	4g	5g
双蒸馏水	5ml	13ml	25ml	50ml	75ml	100ml	125ml

干粉在加入水之后经用力摇匀,在 0.5~1 分钟之后,迅速溶解。如果药品没有立即完全溶解,可将溶液放置数分钟有助于溶解。

2. 药物稀释　静脉滴注(30~120 分钟)时可将上述已配制的药液稀释于 250ml 的林格注射液或 5% 葡萄糖溶液或 0.9% 氯化钠注射液中,如滴注时间达 2 小时以上推荐将本溶液稀释于 500ml 的林格注射液、5% 葡萄糖溶液或 0.9% 氯化钠注射液中。对于 24 小时连续滴注大剂量的异环磷酰胺(如 $5g/m^2$)时,配制好的异环磷酰胺药液,需以 5% 葡萄糖溶液或 0.9% 氯化钠注射液稀释到 3 000ml。应注意用于人体的异环磷酰胺滴注液的浓度不能超过 4%。

3. 成品输液外观检查　注射给药的药品应在给药前对外观进行颗粒物和色泽目视检查,药物必须完全溶解。

4. 成品输液的稳定性　本品水溶液不稳定,须现用现配。

【用法】

1. 操作指导　见【加药调配】。

2. 给药途径　静脉滴注。

3. 滴速　根据剂量,滴注时间为 30~120 分钟。

【药物相互作用】

1. 当与其他细胞生长抑制剂或放疗合用时其骨髓毒性会增加。

2. 异环磷酰胺可能加重放疗导致的皮肤反应。

3. 如患者曾经或同时接受具有肾毒性的药物如顺铂、氨基糖苷类、阿昔洛韦或两性霉素 B 等药物时,异环磷酰胺的肾毒性会加剧,继之骨髓毒性和神经(中枢神经)毒性也会加剧。

4. 因异环磷酰胺对免疫系统产生抑制,所以有可能减弱患者对疫苗的反应,接种活性疫苗时会加剧疫苗引起的损害。

5. 与华法林同时使用,可能增强后者的抗凝血作用而导致出血的危险性增加。

6. 作用于中枢神经系统的药物(比如止吐药、镇静药、麻醉药或抗组胺药)应非常谨慎使用或在必要时停止使用,尤其在异环磷酰胺引发的脑病患者中。

【禁忌证】已知对异环磷酰胺高度过敏者、严重骨髓抑制者(特别是以前曾接受细胞毒性药物和 / 或放疗的患者)、感染、肾功能不全和 / 或尿路梗阻、膀胱炎、妊期和哺乳期妇女禁用。

【注意事项】

1. 注意事项　应当小心监察患者在接受异环磷酰胺治疗时,可能会出现的中枢神经系统毒性反应。脑病症状一经出现,应该停止使用异环磷酰胺,即使患者在恢复正常后,也不应该再次使用该药。

在治疗过程开始之前,应先排除或妥当处理尿路梗阻、膀胱炎、感染及电解质失衡等问题。与使用其他细胞生长抑制剂一样,体弱、年老及先前放疗患者使用时应特别谨慎。对免疫功能较差的患者,如糖尿病、慢性肝病和肾病等亦应特别注意。对脑转移、具有脑部症状和/或肾功能损伤患者应予常规监控。

(1)避孕措施:异环磷酰胺具有遗传毒性,患者或其配偶应避免在接受在治疗期间及治疗后6个月内受孕。男性可考虑在治疗开始前作精子贮存,女性不应在治疗期间怀孕。如果在治疗期间怀孕,患者应向医师寻求遗传方面的咨询。化疗后避孕的持续时间应根据病情进展和患者夫妇的生育意愿而定。

(2)对驾车及操作机器能力的影响:异环磷酰胺有可能会影响患者驾车及操作机器的能力。这可能直接由脑病引发,特别是患者同时服用影响中枢神经药物或酒精时更应注意,或间接由恶心及呕吐所产生影响。

(3)作为一种烷化剂,该产品可能诱发突变甚至致癌,因此,应避免接触皮肤及黏膜。

2. 特殊警示 由于异环磷酰胺具有泌尿道毒性,使用异环磷酰胺治疗肿瘤应该同时联合使用美司钠。美司钠不影响异环磷酰胺的疗效及其毒性。在治疗期间如出现膀胱炎伴镜下血尿或肉眼血尿时,应该将治疗暂时中止直到恢复正常。

【不良反应】

1. 骨髓抑制 白细胞减少较血小板减少更为常见,最低值在用药后1~2周,多在2~3周后恢复。

2. 胃肠道反应 包括食欲减退、恶心及呕吐,一般停药1~3日即可消失。

3. 泌尿道反应 可致出血性膀胱炎,表现为排尿困难、尿频和尿痛,可在给药后几小时或几周内出现,通常在停药后几天内消失。

4. 中枢神经系统毒性 与剂量有关,通常表现为焦虑不安、神情慌乱、幻觉和乏力等。少见晕厥、癫痫样发作甚至昏迷。

5. 肝、肾毒性 少见的有一过性无症状肝、肾功能异常;若高剂量用药可因肾毒性产生代谢性酸中毒。罕见心脏和肺毒性。

6. 其他反应 尚包括脱发、恶心和呕吐等。注射部位可产生静脉炎。

7. 长期用药可产生免疫抑制、垂体功能低下、不育症和继发性肿瘤。

【过量解救】无特异的解毒剂,可进行血液透析,并采用支持性措施治疗。

（二）抗代谢药

甲 氨 蝶 呤

【中文名称】甲氨蝶呤注射液。

【英文名称】Methotrexate Injection。

【性状】本品为不含防腐剂的黄色至橙色的无菌澄明液体。

【辅料】氢氧化钠和／或氯化钠、注射用水。

【pH 值】取本品加水溶解并稀释制成每 1ml 约含 2.5mg 本品的溶液，pH 值应为 7.0~9.0。

【储存】在 25℃以下避光保存。

【药理作用】甲氨蝶呤的主要作用机理是竞争性抑制叶酸还原酶。在 DNA 合成和细胞复制的过程中叶酸必须被此酶还原为四氢叶酸。甲氨蝶呤抑制叶酸的还原，并且干扰了组织细胞的复制。甲氨蝶呤是一种细胞周期特异性药物，它主要作用于 DNA 合成期细胞。恶性肿瘤组织中的细胞增殖比大部分正常组织中的更快，因此，甲氨蝶呤可以削弱恶性肿瘤的生长而不对正常组织产生非可逆性的损伤。主要由肾脏排泄。

【适应证】甲氨蝶呤具有广谱抗肿瘤活性，可单独使用或与其他化疗药物联合使用。具体适应证如下：

1. 抗肿瘤治疗　单独使用时，用于治疗乳腺癌、妊娠性绒毛膜癌、恶性葡萄胎或葡萄胎。联合使用时，用于治疗急性白血病（特别是急性淋巴细胞白血病）、伯基特淋巴瘤、晚期淋巴肉瘤（Ⅲ和Ⅳ期，据 Peter 分期法）和晚期蕈样霉菌病。

2. 鞘内注射　用于治疗脑膜转移癌（只能使用等渗制剂）。

3. 大剂量应用　单独应用大剂量甲氨蝶呤或与其他化疗药物联合应用用于治疗成骨肉瘤、急性白血病、支气管肺癌或头颈部表皮癌。大剂量甲氨蝶呤应用时，必须应用亚叶酸钙进行解救。

4. 银屑病化疗　甲氨蝶呤可用于治疗对常规疗法不敏感的严重、顽固、致残性银屑病。但因使用时有较大危险，应在经过活检和／或皮肤科医师会诊明确诊断后使用。

【剂量】

1. 通用剂量

（1）进口药品：下列使用剂量仅供参考。常规甲氨蝶呤治疗时不需亚叶酸钙解救，静脉注射，每次 15~20mg/m²，每周 2 次；静脉注射，每次 30~50mg/m²，每周 1 次；静脉注射或肌内注射，每次 15mg/(m²·d)，连用 5 日，2~3 周后重复用药。中剂量甲氨蝶呤治疗时,静脉注射,每次 50~150mg/m²,不需亚叶酸钙解救,2~3 周后重复用药;静脉注射,每次 240mg/m²,输注时间超过 24 小时,需用亚叶酸钙解救,4~7 日后重复用药;静脉注射,每次 0.5~1.0g/m²,输注时间为 42 小时以上,需亚叶酸钙解救,2~3 周后重复用药。大剂量甲氨蝶呤治疗时,需亚叶酸钙解救,静脉注射,每次 1~2g/m²,输注时间为 1~6 小时,1~3 周后重复用药。

（2）国产药品:抗肿瘤化疗,对于转换 mg/kg 体重至 mg/m² 体表面积或反之,指南推荐 1:30 的比例。根据年龄和体格的不同选择的转换系数范围在 1:20 至 1:40 之间。绒毛膜癌及类似滋养细胞疾病,常规剂量是 15~30mg/d,肌内注射,连用 5 日。通常一周至数周后,在所有毒性反应全部消失后,再开始下一个疗程,通常需要 3~5 个疗程。治疗的疗效可采用 24 小时尿 HCG（人绒毛膜促性腺激素）定量分析进行评估。HCG 水平恢复正常后,建议继续给予 1 或 2 个疗程甲氨蝶呤的治疗。

1）乳腺癌:对于淋巴结阳性的早期乳腺癌患者,作为乳腺癌根治术后的辅助治疗,甲氨蝶呤联合环磷酰胺、氟尿嘧啶进行长期周期性化疗可取得较好的疗效。甲氨蝶呤的剂量为 40mg/m²,于第一日和第八日静脉给药。

2）白血病:当用于诱导缓解治疗时,甲氨蝶呤给药剂量为 3.3mg/（m²·d）联合泼尼松 60mg/（m²·d）。甲氨蝶呤单用或与其他药物合用,可选择用于巩固维持治疗。当获得缓解并且支持治疗改善了临床一般状况之后可以开始维持治疗,用法为每 14 日 2.5mg/kg 静脉内给药。当出现复发时,重复最初的诱导方案可以再次获得缓解。

3）淋巴瘤:Ⅲ期淋巴肉瘤可能对含甲氨蝶呤 0.625~2.5mg/（kg·d）剂量的联合治疗有效。霍奇金淋巴瘤对甲氨蝶呤和大多数化疗缓解率低。

4）蕈样霉菌病:甲氨蝶呤 50mg 每周一次或 25mg 每周两次,肌内注射,可以做为口服疗法的替代方法。

大剂量疗法:参见注意事项,给药方案可根据病史、疾病的严重程度以及医师的临床经验加以调整。大剂量给药方案只能在具备充分设备处理不良反应的条件下,由有资质的专家执行。

2. 儿科剂量　对小于四个月的婴儿,毒性可能会增加,因此可适当减量。

3. 剂量调整

（1）对 70 岁或 70 岁以上的成人,以及小于四个月的婴儿,毒性可能会增加,因此可适当减量。

（2）给药应间隔 2~5 日,有些适应证所给剂量间隔少于一周可能导致毒性增加。

（3）可持续使用甲氨蝶呤直至脑脊液中的细胞总数恢复正常,随后建议再给一次甲氨蝶呤。

（4）甲氨蝶呤经常与其他细胞毒药物联用。如果化疗方案中包含了同样药理学效应的药物,那么毒性反应可能会增加。此时,要对骨髓抑制以及肾、胃肠道和肺毒性进行特别的监测。如果甲氨蝶呤与其他有交叉毒性作用的化疗药物联合使用时其剂量需要调整。

【加药调配】

配制甲氨蝶呤注射液(BP)必须由受过训练的专业人员在指定地点完成(最好在细胞毒性层流柜中),在操作过程中应戴防护手套,如果溶液意外地与皮肤或黏膜接触,污染部位应立即用肥皂和清水彻底清洗。

建议使用配有 Luer-lock 的注射器,建议使用大孔针头以减少压力,避免形成气雾。在配制药液过程中,使用带排气孔的注射针头,也可减少气雾的形成。

【用法】

1. 操作指导　与所有抗肿瘤药物相同,配制甲氨蝶呤注射液必须由受过训练的专业人员在指定地点完成(最好在细胞毒性层流柜中)。在操作过程中应戴防护手套。如果皮肤或黏膜意外接触甲氨蝶呤溶液,污染部位应立即用肥皂和清水彻底清洗。建议孕妇不要接触细胞毒药物例如甲氨蝶呤。建议使用配有 Luer-lock 的注射器。建议使用大孔针头以减小压力,避免形成气雾。在配制药液过程中,使用带排气孔的注射针头,也可减少气雾的形成。如果发生泄漏,限制进入污染区域,戴双层乳胶手套、呼吸面罩、防护罩衣和护目镜。用纸、锯屑或细小碎屑来吸附泄漏物,防止其扩展。泄漏物也可用 5% 次氯酸钠处理。

2. 给药途径　肌内、静脉或鞘内注射给药。

3. 废弃物处理　从泄漏区域收集的吸附性物质和碎屑,置于防漏的塑料容器中,贴上相应的标签。配制甲氨蝶呤所有物品和 / 或药瓶有关的废物应装入双层密封的聚乙烯口袋中,细胞毒性废弃物作为有害和有毒物质,应明确标上"细胞毒性废弃物,于 1 100℃下焚烧"字样。废弃物应在 1 100℃下至少焚烧 1 秒(废弃药瓶分解为 H_2O 及 CO_2)。随后用大量的清水冲洗污染区域。

【相容性】不相容药物:有报道甲氨蝶呤与阿糖胞苷、氟尿嘧啶及泼尼松龙存在配伍禁忌。

【药物相互作用】

1. 甲氨蝶呤吸收之后与血清白蛋白部分结合,由于其结合能被某些药物替代,例如水杨酸盐、磺胺类药、磺酰脲、保泰松和苯妥英,故毒性反应可能会增加。丙磺舒能减少肾小管的转运功能,因此,甲氨蝶呤与丙磺舒合用时应仔细监测。降血脂化合物(例如考来烯胺)与甲氨蝶呤合用时,其结合甲氨蝶呤能力大于血清蛋白。

2. 多种维生素制品,包括叶酸或其衍生物可以改变甲氨蝶呤的疗效,所以不能同时给予。

3. 在骨肉瘤患者的治疗中,如果大剂量甲氨蝶呤与有潜在肾毒性的化疗药物(如顺铂)联用,需要慎重。

4. 口服抗生素例如四环素、氯霉素和不能吸收的广谱抗生素,可能通过抑制肠道菌群和通过细菌抑制药物代谢,从而降低甲氨蝶呤肠道吸收或干扰肝肠循环。

5. 使用一氧化二氮麻醉增强了甲氨蝶呤对叶酸代谢的作用而产生严重的、不可预知的骨髓抑制和口腔炎。使用亚叶酸钙可以降低该效应。

6. 甲氨蝶呤与来氟米特联用也可以增加全血细胞减少的风险。

7. 给予接受甲氨蝶呤治疗的银屑病患者,使用胺碘酮可以诱发溃疡性皮肤损伤。

8. 甲氨蝶呤增加了巯嘌呤的血浆浓度。因此,巯嘌呤与甲氨蝶呤联用时可能需要调整用药剂量。

9. 当红细胞浓缩液和甲氨蝶呤同时给予时应小心。接受 24 小时甲氨蝶呤输注之后行输血的患者出现毒性反应增强,这可能是由于血清甲氨蝶呤浓度持续时间延长所致。

10. 甲氨蝶呤是一种免疫抑制剂,可以减少接种疫苗后的免疫应答。如果同时接种某种活疫苗,可能会引起严重的抗原反应。

11. 甲氨蝶呤可以降低茶碱的清除率,当与甲氨蝶呤同时给药时需要监测茶碱水平。

【禁忌证】有以下情况时禁用甲氨蝶呤:患银屑病的妊娠期及哺乳期妇女;有严重肝功能不全的银屑病患者;有严重肾功能不全的患者;有酒精中毒或酒精性肝病的银屑病患者;有明显的或实验室检查证实的免疫缺陷患者;已存在血液系统损伤的患者,如骨髓发育不全、白细胞减少、血小板减少或贫血;存在严重感染的银屑病患者;已知对甲氨蝶呤或任何辅料过敏的患者;有消化性溃疡病或溃疡性结肠炎的银屑病患者;接受中枢神经系统放疗的患者不应同时接受甲氨蝶呤鞘内注射。

【注意事项】

(1)在大剂量使用或药物排泄减弱(肾功能损害、胸腔积液、腹水)的情况下,必须严密监测药物毒性反应。

(2)在治疗银屑病时甲氨蝶呤仅限用于对其他治疗方式疗效不明显的严重、顽固和致残性病例,并且只能在组织活检和 / 或适当会诊明确诊断后使用。

(3)甲氨蝶呤可以引起显著的骨髓抑制、贫血、再生障碍性贫血、白细胞减少、中性粒细胞减少、血小板减少和出血。由于这些反应可以在没有胃肠道或血液学毒性的预兆下发生,所以必须在治疗开始前评估肝功能,并且在治疗的过程中定期监测。在已有肝细胞损害或肝功能受损的情况下要特别注意。必须避免同时使用其他有潜在肝脏毒性的药物(包括酒精)。

(4)当体质虚弱和儿童患者使用甲氨蝶呤时要格外谨慎。由于老年患者的肝功能和肾功能都减弱而且体内叶酸也减少,需要给予相对的低剂量,而且此类患者用药时需严密监测。

(5)在银屑病患者中,急性肝炎和慢性肝细胞毒性的发生似乎不仅与药物的累积剂量有关,也与下述情况的同时存在有关,如酒精中毒、肥胖症、糖尿病、老年以及摄入含砷剂的化合物。慢性毒性是潜在致死的,通常在长期使用(一般为2年或更长)和总累积剂量至少为1.5g时发生。

(6)存在骨髓发育不良、白细胞减少、血小板减少或贫血的恶性肿瘤患者,药物使用需谨慎。

(7)放射治疗与甲氨蝶呤治疗同时进行会增加软组织坏死和骨坏死的风险。

(8)大剂量甲氨蝶呤结合亚叶酸解救用于特定的肿瘤性疾病的实验性治疗。上述操作程序尚在研究中并且是危险的。在没有必要的专业技术和资源组合的设施下不能尝试使用大剂量甲氨蝶呤。使用大剂量甲氨蝶呤治疗时必须给予亚叶酸钙。在给予亚叶酸钙解救、水化和碱化尿液的同时须持续监测毒性作用和甲氨蝶呤清除情况。

(9)用药前和用药期间检查以下项目:甲氨蝶呤会引起肾功能损伤而导致急性肾功能衰竭,需密切观察肾功能。在甲氨蝶呤治疗的过程中尿液要保持碱性(甲氨蝶呤是弱酸性的,当尿pH低于6时会发生沉淀)。

(10)大剂量甲氨蝶呤用于治疗骨肉瘤时会引起肾功能损伤而导致急性肾功能衰竭。密切监测肾功能,包括充分的水化、碱化和测定血清甲氨蝶呤浓度及肌酐浓度,这些对安全用药都是必须的。

(11)呕吐、腹泻和溃疡性口腔炎是常见的毒性反应,需要中断治疗。

(12)在甲氨蝶呤治疗期间出现的肺部症状(尤其是无痰性干咳)或非特异性肺炎,可能是潜在危险性损伤的先兆,此时需要中断治疗并给予仔细的检查。

(13)全身高剂量或鞘内注射甲氨蝶呤会引起明显的中枢神经系统毒性。严密监测患者的神经系统症状,如果在治疗期间发生异常,需要停止用药并给予相应的治疗。

(14)甲氨蝶呤有产生严重毒性作用的危险。毒性反应确实发生时,需要减少药物的剂量或停药并且给予相应的解救措施。如果重新开始甲氨蝶呤治疗,用药需极为谨慎,充分考虑再次用药的必要性,并且更加注意重新出现毒性反应的可能性。

（15）因为甲氨蝶呤有常见的造血抑制作用，所以化疗中使用甲氨蝶呤时必须行预防性治疗和定期的血液学检查。它可以在安全剂量下突然发生。任何血细胞数量的严重下降提示需要立刻中断治疗并给予相应的治疗。如果在治疗期间发生白细胞重度下降，可能会发生细菌性感染并引发危险。通常需要停药并给予适当的抗生素治疗。在发生严重骨髓抑制时，输注全血细胞或血小板可能是必要的。

（16）甲氨蝶呤能引起肝细胞毒性、肝纤维化和肝硬化，但一般仅发生于长期用药后。对于接受长期治疗的银屑病患者推荐定期行肝脏活检。

（17）在银屑病患者中，在给药前需要多次测定有无肝细胞损害和其功能是否正常，包括血清白蛋白和凝血酶原时间。

【不良反应】甲氨蝶呤的主要毒性反应发生在正常和增殖迅速的组织中，特别是骨髓和胃肠道。口腔黏膜溃疡通常是毒性反应的最早期症状。最常见的不良反应包括溃疡性口腔炎、白细胞减少、恶心和腹部不适。其他有不适、过度疲劳、寒战、发热、头痛、头晕、困倦、耳鸣、视力模糊、眼睛不适和对感染抵抗力下降。一般而言，不良反应的发生率和严重性与用药的剂量和频率有关。

【过量解救】第一次出现溃疡或出血、腹泻或造血功能显著抑制时应停用甲氨蝶呤。甲氨蝶呤不慎过量时应尽可能及时地给予亚叶酸制剂以解救。每6 小时给予 $10mg/m^2$ 静脉或肌内注射直到血清甲氨蝶呤浓度低于 $10^{-8}mg/m^2$。随着间隔时间的增加，亚叶酸解救的疗效减弱。检测甲氨蝶呤的血药浓度对决定给予亚叶酸的时间和剂量是必要的。在甲氨蝶呤严重超量时，补液和碱化尿液有利于预防甲氨蝶呤及其代谢物在肾小管的析出。

阿 糖 胞 苷

【中文名称】注射用阿糖胞苷。

【英文名称】Cytarabine for Injection。

【性状】本品为白色或类白色的冻干块状物。

【辅料】盐酸、氢氧化钠。

【pH 值】5。

【储存】未配制的产品应在规定的室温下贮藏（15~25℃）。

【药理作用】本品是一种抗代谢药物。给药后 24 小时，约 80% 的放射活性能从尿中检测，其中 90% 以阿糖尿苷（1-β-D-arabinofuranosyluracil）的形式排泄。

【适应证】阿糖胞苷主要适用于成人和儿童急性非淋巴细胞性白血病的诱导缓解和维持治疗。它对其他类型的白血病也有治疗作用，如急性淋巴细胞白血病、慢性髓细胞性白血病（急变期）。本品可单独或与其他抗肿瘤药联合应用，联合用药疗效更好。如果无维持治疗，阿糖胞苷诱导的缓解很短暂。单独或联合其他药物，2~3g/m² 高剂量的阿糖胞苷在 1~3 小时内静脉滴注，每12 小时 1 次，共 2~6 日，对高危白血病、难治性和复发性急性白血病有效。单独或和其他药物（甲氨蝶呤、氢化可的松琥珀酸钠）联合鞘内应用可预防或治疗脑膜白血病。

【剂量】

1. 通用剂量　在大多数治疗过程中，本品需要与其他具有细胞毒性药物联合使用，合用其他药物后需要对本品做相应剂量调整，下面是文献报道的本品在联合应用中的剂量。

（1）急性髓细胞性白血病诱导缓解：成人。

1）低剂量化疗：阿糖胞苷 200mg/m²，静脉滴注，每日持续输入共 5 日（120小时），总剂量 1 000mg/m²，每 2 周重复一次，需要根据血象反应作调整。

2）高剂量化疗：在开始高剂量化疗前，医师必须熟悉所有涉及此化疗药物的文献报道、不良反应、注意事项、禁忌证和警告。阿糖胞苷静脉滴注，2g/m²，每 12 小时 1 次（每次输入时间大于 3 小时），从第 1 日到第 6 日给药（包括第6 日，即 12 次）或者 3g/m²，每 12 小时 1 次（每次输入时间大于 1 小时），从第 1日到第 6 日给药（包括第 6 日，即 12 次）或者 3g/m²，每 12 小时 1 次（每次输入时间大于 75 分钟），从第 1 日到第 6 日给药（包括第 6 日，即 12 次）。

阿糖胞苷与多柔比星联合用药，阿糖胞苷静脉滴注，3g/m²，每 12 小时 1 次（每次输入时间大于 2 小时），从第 1 日到第 6 日给药（包括第 6 日，即 12 次）；第 6 日、第 7 日，多柔比星 30mg/m²，静脉注射。

阿糖胞苷与门冬酰胺酶联合用药，阿糖胞苷静脉滴注，3g/m²，分别于 0、12小时、24 小时、36 小时给药，每次输入大于 3 小时，在第 42 小时，门冬酰胺酶6 000U/m² 肌内注射。第 1 日及第 2 日给药，第 8、第 9 日重复 1 次。

3）联合化疗：在开始联合化疗前，医师必须熟悉方案中药物的文献报道、不良反应、注意事项、禁忌证和警告。

阿糖胞苷和多柔比星联合用药，阿糖胞苷，100mg/（m²·d），持续静脉注射，从第 1 日到第 10 日给药（含第 10 日）；多柔比星 30mg/（m²·d），30 分钟内静脉注射，第 1 日到第 3 日给药（含第 3 日）；如果病情未缓解，在 2~4 周间歇后，必要时增加疗程（完整的疗程或作调整）。

阿糖胞苷、硫鸟嘌呤、柔红霉素联合用药，阿糖胞苷 100mg/m²，静脉注射（大于 30 分钟），每 12 小时 1 次，第 1~7 日给药（含第 7 日）；硫鸟嘌呤 100mg/m²口服，每 12 小时 1 次，第 1~7 日给药（含第 7 日）；柔红霉素 60mg/（m²·d），静脉注射，第 5 日到第 7 日给药（含第 7 日）；如果病情未缓解，在 2~4 周间歇后，必要时增加疗程（完整的疗程或作调整）。

阿糖胞苷、多柔比星、长春新碱与泼尼松龙联合用药，阿糖胞苷 100mg/$(m^2 \cdot d)$，持续静脉注射，第 1~7 日给药（含第 7 日）；多柔比星 30mg/$(m^2 \cdot d)$，静脉注射，第 1~3 日给药（含第 3 日）；长春新碱 1.5mg/$(m^2 \cdot d)$，静脉注射，第 1 日和第 5 日给药；泼尼松龙 40mg/$(m^2 \cdot d)$，静脉注射，每 12 小时 1 次，第 1 日到第 5 日给药（含第 5 日）；如果病情未缓解，在 2~4 周间歇后，必要时增加疗程（完整的疗程或作调整）。

阿糖胞苷、柔红霉素、硫鸟嘌呤、泼尼松龙与长春新碱联合用药，阿糖胞苷 100mg/m^2，静脉注射，每 12 小时 1 次，第 1~7 日给药（含第 7 日）；柔红霉素 70mg/$(m^2 \cdot d)$，静脉注射，第 1~3 日给药（含第 3 日）；硫鸟嘌呤 100mg/m^2，口服，每 12 小时 1 次，第 1~7 日给药（含第 7 日）；泼尼松龙 40mg/$(m^2 \cdot d)$，口服，第 1~7 日给药（含第 7 日）；长春新碱 1mg/$(m^2 \cdot d)$，静脉注射，第 1 日和第 7 日给药；如果病情未缓解，在 2~4 周间歇后，必要时增加疗程（完整的疗程或作调整）。

阿糖胞苷与柔红霉素联合用药，阿糖胞苷 100mg/$(m^2 \cdot d)$，持续静脉注射，第 1~7 日给药（含第 7 日）；柔红霉素 45mg/$(m^2 \cdot d)$，静脉注射，第 1~3 日（含第 3 日）；如果病情未缓解，在 2~4 周间歇后，必要时增加疗程（完整的疗程或作调整）。

（2）成人维持治疗：维持治疗方案是对诱导方案作调整。总体来看，治疗方案与诱导阶段相似，但在缓解后维持阶段，每个疗程之间都有较长的时间间歇。急性淋巴细胞白血病总体上剂量与急性髓细胞白血病相应，略作调整。

（3）儿童诱导及维持治疗

大量研究表明，在同一方案治疗下，儿童急性髓性白血病较成人效果要好，当成人药物剂量是根据体重或体表面积计算时，儿童的剂量也相应计算，但一些药物特定为成人剂量时，儿童剂量则应根据年龄、体重、体表面积等因素作一调整。

1）急性淋巴细胞白血病：总体上剂量与急性髓细胞白血病相似，略作调整。

2）脑膜白血病的鞘内应用：在急性白血病中，本品鞘内应用的剂量范围为 5~75mg/m^2。给药的次数可从每日 1 次，共 4 至 4 日 1 次。最常用的方法是 30mg/m^2，每 4 日 1 次直至脑脊液检查正常，然后再给予一个疗程治疗。一般根据中枢神经系统表现类型和严重程度，以及对以前治疗的反应来决定给药方案。预防性三联治疗即本品 30mg/m^2、氢化可的松琥珀酸钠 15mg/m^2 和甲氨蝶呤 15mg/m^2（绝对最大单剂量的甲氨蝶呤 15mg）。

2. 剂量调整　当出现严重的血象降低时，本品的剂量必须作调整或暂时终止治疗。当外周血小板 ≤50 000/mm^3 或多形核粒细胞 <1 000/mm^3 时，就要

考虑暂停治疗,这些治疗指导原则需要根据其他系统的毒性现象以及血象下降速度来作调整,当骨髓功能恢复、血小板和粒细胞恢复到一定水平时可以重新开始用药,如果一直等到患者的血象恢复正常后才开始治疗,可能导致药物不能控制病情。

【加药调配】

1. 药物溶解　阿糖胞苷无菌粉末能溶于注射用水、0.9% 氯化钠注射液或 5% 葡萄糖溶液。本品主要被配制成溶液作为单剂量给药。当分多次用药时,溶剂中需含防腐剂。鞘内注射时,建议用不含防腐剂的 0.9% 氯化钠注射液配制。

2. 药物稀释　本品配制后的最高浓度为 100mg/ml。配制方法见表 13-5。

表 13-5　阿糖胞苷的配制方法

需加入的体积 /ml	阿糖胞苷 /g
4.7	0.5
9.4	1
18.7	2

3. 成品输液的储存　用含防腐剂的稀释液配制后,此溶液可在规定的室温下贮藏 48 小时。若用不含防腐剂的稀释液配制,此溶液应尽快使用以保证溶液的无菌状态。

4. 成品输液的稳定性　阿糖胞苷化学和物理稳定性研究的结果显示,本品在静脉滴注玻璃瓶和静脉滴注塑料袋内与注射用水、5% 葡萄糖注射液或 0.9% 氯化钠注射液配制成浓度为 0.5mg/ml 的输注液时,其在室温下可保持稳定七天。与此相似,本品在静脉滴注玻璃瓶和静脉滴注塑料袋内与 5% 葡萄糖注射液、5% 葡萄糖 0.2% 氯化钠注射液或 0.9% 氯化钠注射液配制成浓度为 8~32mg/ml 的输注液时,亦可在室温、–20℃和 4℃下保持稳定七天。室温下,阿糖胞苷在含 50meg/500ml 氯化钾的 5% 萄葡糖水溶液或 0.9% 氯化钠溶液中,浓度为 2mg/ml 时,可保持稳定达八天。室温或置于冰箱冷藏温度(8℃)下,阿糖胞苷在含 50meq/L 碳酸氢钠的 5% 葡萄糖水溶液或 5% 葡萄糖氯化钠溶液中,浓度为 0.2~1.0mg/ml 时,在玻璃瓶或软袋内也可保持稳定七天。

【用法】给药途径:本品可供静脉滴注、静脉注射、皮下注射或鞘内注射。

【相容性】

1. 相容药物　特定浓度下,在 5% 葡萄糖水溶液中,可与下列药物相容达 8 小时:阿糖胞苷 0.8mg/ml 和头孢噻吩钠 1.0mg/ml,阿糖胞苷 0.4mg/ml 和泼尼松龙磷酸钠 0.2mg/ml，阿糖胞苷 16mcg/ml 和硫酸长春新碱 0.4mg/ml。阿糖胞苷还与甲氨蝶呤有物理相容性。

2. 不相容药物　除上述药物外，阿糖胞苷不可与其他药物混合。在与任何其他药物混合前应确保相容性。物理性质上阿糖胞苷与肝素、胰岛素、氟尿嘧啶、青霉素类（例如苯唑西林和青霉素 G）以及甲泼尼龙琥珀酸钠有配伍禁忌。

【药物相互作用】阿糖胞苷与下列药物会产生药物相互作用：

1. 地高辛　患者接受含环磷酰胺、长春新碱和泼尼松的化疗方案时，无论是否包括阿糖胞苷或丙卡巴肼，联合 β- 醋地高辛治疗，其地高辛稳态血浆浓度和肾葡萄糖分泌发生可逆性地下降。洋地黄毒苷的稳态浓度似不变。因此，接受类似联合化疗方案治疗的患者需密切监测地高辛的浓度。此类患者可考虑用洋地黄毒苷替代地高辛的使用。

2. 甲氨蝶呤　静脉注射阿糖胞苷与鞘内注射甲氨蝶呤合用会增加严重神经系统不良反应的风险，如头痛、瘫痪、昏迷和卒中样发作。

【禁忌证】

1. 对本品活性成分或任何辅料成分过敏者禁用。

2. 本品使用苯甲醇作为溶媒，禁止用于儿童肌内注射。

3. 已存在其他药物诱导的骨髓抑制的患者不应接受阿糖胞苷治疗，除非认为该疗法是患者的最佳治疗选择。

退行性和中毒性脑病，特别在使用甲氨蝶呤或电离辐射治疗后，以及由于癌症外的原因存在非常低的血细胞计数时，不应接受阿糖胞苷的治疗。

【注意事项】

1. 只有对肿瘤化疗有经验的医师才可用阿糖胞苷。

2. 患者在诱导治疗时，应有足够的实验室和辅助设备以监测患者对药物的耐受性，确保患者免遭药物的毒性损害。

3. 在考虑应用本品治疗时，医师必须考虑药物可能的有效作用和其毒性反应。在考虑应用或开始使用时，医师必须熟悉下列内容：本品是一种强效的骨髓抑制剂。对既往药物已引起骨髓抑制的患者必须谨慎地开始用药。患者用药时必须接受密切的医疗监护，在诱导治疗时，每日须测定白细胞和血小板计数。在周围血象粒细胞消失后，需经常进行骨髓检查。必须具备可处理复杂、可能致死的骨髓抑制（粒细胞减少和其他机体防御功能受损所致的感染和血小板减少所致的出血）的条件。如果用大剂量治疗，不要用含苯甲醇的稀释剂。应用不含防腐剂的 0.9% 氯化钠制备注射剂并立即应用。应用的患者必须被密切观察。血小板、白细胞计数和骨髓的经常检查应视为常规。当药物引起骨髓抑制使血小板计数低于 50 000/mm³，或多核粒细胞计数低于 1 000/mm³

时,应考虑停药或改变治疗方案。外周血有形成分计数在停药后可能进一步降低,在停药后 12~24 日达最低谷。需要时,当有确切骨髓恢复的表现(连续的骨髓检查)时,可再次开始治疗。当患者周围血象达所谓的"正常"时停药,可能会使病情不能控制。

4. 一些患者药物注射或滴注部位可出现血栓性静脉炎,很少患者有皮下注射部位疼痛和炎症。在大多数情况下,药物能被很好地耐受。当快速给予大剂量静脉注射时,患者常常在注射后数小时有频繁地恶心和呕吐。当静脉滴注时则恶心和呕吐的程度较轻,人体的肝脏可对大部分的所给药物解毒。肝功能不良的患者用药时需小心并减少剂量。应用本品的患者应定期测定骨髓、肝和肾功能。与其他细胞毒药物相似,本品可引起继发于肿瘤细胞快速分解的高尿酸血症。临床医师应观察患者血尿酸水平并准备在需要时用支持和药物治疗来控制病情。

【不良反应】

1. 可预见的不良反应

(1)阿糖胞苷是一种骨髓抑制剂,应用后会出现贫血、白细胞减少症、血小板减少症、巨幼红细胞增多症和网状红细胞减少等不良反应。这些反应的严重程度取决于剂量和疗程的多少。

(2)阿糖胞苷综合征:本品综合征主要表现为发热、肌痛、骨痛、偶尔胸痛、斑丘疹、结膜炎和不适。通常发生于用药后 6~12 小时。皮质类固醇能预防和治疗此综合征。如认为需要治疗此综合征,皮质类固醇可与本品同时应用。

2. 最常见的不良反应　主要表现为畏食、肝功能不正常、恶心、发热、呕吐、皮疹、腹泻、血栓性静脉炎、口腔或肛门炎症或溃疡等不良反应,其中恶心和呕吐在快速静脉注射后最常见。

【过量解救】本品过量无解救药。本品 $4.5g/m^2$ 静脉滴注超过 1 小时,每 12 小时 1 次,共 12 次,已能引起不可逆中枢神经系统毒性的增加和死亡。

氟 尿 嘧 啶

【中文名称】氟尿嘧啶注射液。

【英文名称】Fluorouracil Injection。

【性状】本品为无色或几乎无色的澄明液体。

【辅料】氢氧化钠、依地酸二钠。

【pH 值】8.4~9.2。

【储存】遮光、密闭保存。

【药理作用】本品在体内先转变为 5- 氟 -2- 脱氧尿嘧啶核苷酸,后者抑制胸腺嘧啶核苷酸合成酶,阻断脱氧尿嘧啶核苷酸转变为脱氧胸腺嘧啶核苷酸,从而抑制 DNA 的生物合成。此外,通过阻止尿嘧啶和乳清酸掺入 RNA,达到抑制 RNA 合成的作用。本品为细胞周期特异性药,主要抑制 S 期细胞。

【适应证】本品的抗瘤谱较广,主要用于治疗消化道肿瘤。较大剂量氟尿嘧啶用于治疗绒毛膜上皮癌。亦常用于治疗乳腺癌、卵巢癌、肺癌、宫颈癌、膀胱癌及皮肤癌等的治疗。

【剂量】氟尿嘧啶作静脉注射或静脉滴注所用剂量相差甚大。单药静脉注射剂量一般为按体重 $10\sim20mg/(kg\cdot d)$ 给药,连用 5~10 日,每疗程 5~7g(甚至 10g)。若为静脉滴注,通常按体表面积一日 $300\sim500mg/m^2$ 给药,连用 3~5 日,每次静脉滴注时间不得少于 6 小时,静脉滴注时可用输液泵连续给药维持 24 小时。用于原发性或转移性肝癌,多采用动脉插管注药。腹腔内注射按体表面积一次 $500\sim600mg/m^2$ 给药,每周 1 次,2~4 次为 1 疗程。

【用法】

1. 给药途径　静脉注射或静脉滴注。

2. 给药顺序　与甲氨蝶呤合用,应先给予后者,4~6 小时后,再给予氟尿嘧啶,否则会减效。

3. 滴速　每次静脉滴注时间不得少于 6 小时,静脉滴注时可用输液泵连续给药维持 24 小时。

【药物相互作用】

1. 本品与乙醇或其他中枢神经抑制药合用,中枢抑制作用增强。

2. 本品与苯丙胺合用,可降低后者的作用。

3. 本品与苯巴比妥或其他抗惊厥药合用时,可改变癫痫的发作方式,不能使抗惊厥药增效。

4. 本品与抗高血压药合用时,可产生严重低血压。

5. 本品与抗胆碱药物合用时,有可能使眼压升高。

6. 本品与肾上腺素合用,由于阻断了 α 受体,使 β 受体的活动占优势,可导致血压下降。

7. 本品与锂盐合用时,须注意观察神经毒性与脑损伤。

8. 本品与甲基多巴合用,可产生意识障碍、思维迟缓、定向障碍。

9. 本品与卡马西平合用可使本品的血药浓度降低,效应减弱。

【禁忌证】

1. 妊娠初期三个月禁用本品。

2. 应用本品期间禁止哺乳。

3. 当伴发水痘或带状疱疹时禁用本品。

4. 氟尿嘧啶禁忌用于衰弱患者。

【注意事项】

1. 除单用本品较小剂量作放射增敏剂外,一般不宜和放射治疗同用。

2. 有下列情况者慎用本品:①肝功能明显异常;②周围血白细胞计数低于 3 500/mm³,血小板低于 5 万 /mm³ 者;③感染、出血(包括皮下和胃肠道)或发热超过 38℃者;④明显胃肠道梗阻;⑤脱水和 / 或酸碱、电解质平衡失调者;⑥老年患者。

3. 开始治疗前及疗程中应定期检查周围血象。

4. 用本品时不宜饮酒或同用阿司匹林类药物,以减少消化道出血的可能。

【不良反应】

1. 恶心、食欲减退或呕吐。一般剂量多不严重。

2. 周围血白细胞减少常见(大多在疗程开始后 2~3 周内达最低点,在 3~4 周后恢复正常)。

3. 长期应用可导致神经系统毒性。

吉 西 他 滨

【中文名称】注射用盐酸吉西他滨。

【英文名称】Gemcitabine Hydrochloride for Injection。

【性状】白色疏松块状物。

【辅料】甘露醇、醋酸钠、盐酸、氢氧化钠。

【pH 值】取本品加 0.9% 氯化钠注射液溶解并稀释,制成每 1ml 含吉西他滨 40mg 的溶液,pH 值应为 2.7~3.3。

【储存】室温下保存(15~30℃)。

【药理作用】吉西他滨是一种嘧啶类抗代谢物,在细胞内经过核苷激酶的作用转化为具有活性的二磷酸核苷(dFdCDP)及三磷酸核苷(dFdCTP)。dFdCDP 和 dFdCTP 通过两种作用机制抑制 DNA 合成,从而实现吉西他滨的细胞毒作用。吉西他滨在肝脏、肾脏、血液和其他组织中被胞苷脱氨酶快速代谢。少于 10% 以原药形式排泄,给药后一周内,吉西他滨给药剂量的 92%~98% 被检出,其中 99% 主要以氟脲苷形式经尿排泄,1% 经粪便排泄。尚不明确吉西他滨是否可从乳汁分泌,其对哺乳期幼儿的不良反应不能排除。

【适应证】用于治疗局部晚期或已转移的非小细胞肺癌和局部晚期或已转移的胰腺癌。吉西他滨与紫杉醇联合,可用于治疗经辅助 / 新辅助化疗后复发,不能切除的、局部复发或转移性乳腺癌。除非临床上有禁忌,否则既往化疗中应使用过蒽环类抗生素。

【剂量】

1. 通用剂量

（1）非小细胞肺癌：单药化疗时，吉西他滨的推荐剂量为 1 000mg/m²，静脉滴注 30 分钟。每周 1 次，治疗 3 周后休息 1 周。重复上述的 4 周治疗周期。根据患者对吉西他滨的耐受性可考虑在每个治疗周期或一个治疗周期内降低剂量。联合治疗时，吉西他滨与顺铂联合治疗有两种治疗方案，分别为 3 周疗法和 4 周疗法。3 周疗法是吉西他滨的推荐剂量为 1 250mg/m²，静脉滴注 30 分钟。每 21 日治疗周期的第 1 日和第 8 日给药。根据患者对吉西他滨的的耐受性可考虑在每个治疗周期或一个治疗周期内降低剂量。4 周疗法是吉西他滨的推荐剂量为 1 000mg/m²，静脉滴注 30 分钟。每 28 日治疗周期的第 1 日、第 8 日和第 15 日给药。根据患者对吉西他滨的耐受性可考虑在每个治疗周期或一个治疗周期内降低剂量。

（2）胰腺癌：吉西他滨推荐剂量为 1 000mg/m²，静脉滴注 30 分钟。每周 1 次，连续 7 周，随后休息 1 周。随后的治疗周期改为 4 周疗法，即每周 1 次给药，连续治疗 3 周，随后休息 1 周。根据患者对吉西他滨的耐受性可考虑在每个治疗周期或一个治疗周期内降低剂量。

（3）乳腺癌：推荐吉西他滨与紫杉醇联合给药。在每 21 日治疗周期的第 1 日给予紫杉醇（175mg/m²），静脉滴注约 3 小时，随后在第 1 日和第 8 日给予吉西他滨（1 250mg/m²），静脉滴注 30 分钟。根据患者对吉西他滨的耐受性可考虑在每个治疗周期或一个治疗周期内降低剂量。在接受吉西他滨＋紫杉醇联合化疗之前，患者的粒细胞绝对计数至少为 1 500×10⁶/L。

2. 儿科剂量　由于没有充分的数据支持儿童用药的有效性及安全性，因此，不推荐将吉西他滨用于 18 岁以下的儿童。

3. 剂量调整

（1）因非血液毒性进行的剂量调整：使用吉西他滨的患者应定期进行肝、肾功能的临床常规检查，以检测是否发生非血液学毒性。根据患者对吉西他滨的耐受性可考虑在每个治疗周期或一个治疗周期内降低剂量。通常，对于除恶心、呕吐外的严重（3 级或 4 级）的非血液学毒性，应停止吉西他滨治疗或由医师判断减量治疗。根据临床医师的意见可考虑停止治疗直至毒性反应消失。

（2）因血液学毒性进行的剂量调整：治疗周期开始时，对于所有适应证，每次使用吉西他滨前，必须对患者进行血小板和粒细胞计数检查。在每个治疗周期开始前，患者的粒细胞绝对计数应不少于 1 500×10⁶/L，且血小板计数需达到 100 000×10⁶/L。治疗周期内，吉西他滨的剂量调整应该根据表 13-6、表 13-7 进行。

表 13-6 吉西他滨单独用药或与顺铂联合用药治疗非小细胞肺癌和胰腺癌剂量调整

粒细胞绝对计数 /(×10^6/L)	血小板计数 /(×10^6/L)	吉西他滨标准剂量的百分比 /%
>1 000 且	>100 000	100
500~1 000 或	50 000~100 000	75
<500 或	<50 000	停药 *

* 在该治疗周期内,在粒细胞绝对计数未恢复到至少 500(×10^6/L),血小板计数未恢复到至少 50 000(×10^6/L)时,不能恢复治疗。

表 13-7 吉西他滨联合紫杉醇治疗乳腺癌时治疗周期内的剂量调整

粒细胞绝对计数 /(×10^6/L)	血小板计数 /(×10^6/L)	吉西他滨标准剂量的百分比 /%
≥1 200 且	>75 000	100
1 000~1 200 或	50 000~75 000	75
700~1 000 且	≥50 000	50
<700 或	<50 000	停药 *

* 在治疗周期内不能恢复治疗。下一周的第一天,若患者粒细胞绝对计数达到至少 1 500×10^6/L,血小板计数达到 100 000×10^6/L 时,可开始治疗。

对于所有适应证,按血液学毒性对相随的下一治疗周期进行剂量调整。出现下列血液学毒性时,吉西他滨的剂量应当减少至最初治疗周期使用剂量的 75%。

1)粒细胞绝对计数 <500×10^6/L,持续 5 天以上;

2)粒细胞绝对计数 <100×10^6/L,持续 3 天以上;

3)发热性中性粒细胞减少症;

4)血小板 <25 000×10^6/L;

5)由于毒性治疗周期延迟一周以上。

【加药调配】

1. 药物溶解

(1)浓度为 9mg/ml(0.9%)的氯化钠注射液(不含防腐剂)是唯一被允许用于重新溶解吉西他滨无菌粉末的溶液。根据药物的溶解性,重新溶解后吉西他滨浓度不应超过 40mg/ml。如果重新溶解溶液浓度大于 40mg/ml,可能会导致药物溶解不完全,应该避免。

(2)重新溶解及进一步稀释静脉滴注用吉西他滨时应无菌操作。重新溶解时,将 5ml 浓度为 9mg/ml(0.9%)的无菌无防腐剂的氯化钠注射液加入到 200mg 规格的小瓶中或将 25ml 浓度为 9mg/ml(0.9%)的无菌无防腐剂的氯化钠注射液加入到 1 000mg 规格的小瓶中。重新溶解后溶液的总体积分别是 5.26ml(200mg 规格)或 26.3ml(1 000mg 规格)。溶解后得到吉西他滨的浓度是 38mg/ml(计算时包括了冻干粉的排水体积),震摇至溶解。

2. 药物稀释 可以用 9mg/ml(0.9%)无菌无防腐剂的氯化钠注射液进一步稀释。

3. 成品输液外观检查 重新溶解的溶液应是澄清无色至淡黄色的液体。

4. 成品输液的稳定性 重新溶解的溶液物理化学性质在 30℃下 24 小时内保持稳定。

【用法】

1. 操作指导 制备和处置输液时,必须阅读细胞抑制剂的常规操作安全注意事项。应在安全箱中处理输液,穿着防护服和佩戴防护手套。如果没有安全箱还应佩戴防护面罩和防护眼镜。如果所制备的溶液与眼睛接触,可能引起严重的刺激,应立即用水彻底冲洗眼睛。如果持续刺激,应咨询医师。如果溶液溅到皮肤上,应用水彻底冲洗。

2. 给药途径 肌内注射、静脉注射或鞘内注射给药。

3. 滴速 静脉滴注的滴速为 30 分钟,5~8ml/min。

4. 废弃物处理 任何未使用过的产品或废弃物都应根据当地要求处置。

【药物相互作用】未进行特别的相互作用研究。

【相容性】不相容药物 本品不得和其他药品混合。

【禁忌证】

1. 对吉西他滨或任何辅料高度过敏的患者禁用。

2. 禁用于吉西他滨与放射治疗同时联合应用(由于辐射敏化和发生严重肺及食道纤维样变性的危险)。

3. 禁用于在严重肾功能不全的患者中联合应用吉西他滨与顺铂。

【注意事项】延长输液时间和增加给药频率都可能增加毒性。

1. 血液学毒性 患者在每次接受吉西他滨治疗前,必须监测血小板、白细胞、粒细胞计数。当证实有药物引起的骨髓抑制时,应暂停化疗或修改治疗方案。骨髓功能受损的患者,用药应当谨慎。与其他的抗肿瘤药物配伍进行联合或序贯化疗时,应考虑对骨髓抑制作用的蓄积。

2. 肝功能不全 对已经出现肝转移的患者或既往有肝炎、酗酒或肝硬化病史的患者使用吉西他滨,可能会导致潜在肝功能不全的恶化。应定期对患者进行肾和肝功能(包括病毒学检查)的实验室评价。

3. 心血管系统 由于吉西他滨可引起心脏和 / 或心血管病症,因此,具有心血管疾病患病史的患者使用吉西他滨时要特别谨慎。

4. 肾脏　若有微血管病性溶血性贫血的表现,如伴血小板减少症的血色素迅速下降,血清胆红素、肌酐、尿素氮、乳酸脱氢酶上升,应立即停药。停药后,患者肾功能损伤可能为不可逆的,应给予透析治疗。

5. 生育能力　接受吉西他滨治疗的男性,在治疗期间和治疗后 6 个月不要生育,而且由于吉西他滨治疗可能引起不育,因此,应告知男性治疗前保存精子。

6. 同步放化疗　放疗的同时给予 1 000mg/m^2 的吉西他滨可导致严重的肺或食管病变。如果吉西他滨与放射治疗连续给予,由于会引起严重辐射敏化的可能,吉西他滨化疗与放射治疗的间隔至少 4 周。如果患者情况允许可缩短间隔时间。

7. 活疫苗　不推荐接受吉西他滨治疗的患者使用黄热病疫苗和其他减毒活疫苗。

【不良反应】

1. 血液和淋巴系统　贫血、白细胞减少和血小板减少症、发热性中性粒细胞减少症。

2. 代谢和营养疾病　畏食症。

3. 神经系统疾病　头痛、失眠、嗜睡。

4. 心脏疾病　偶见心律失常(主要为室上性心律失常)及心力衰竭。

5. 呼吸系统　呼吸困难常有报告(通常为轻度的,不需要治疗即可迅速消失),常见咳嗽、鼻炎,偶见间质性肺炎、支气管痉挛。

6. 胃肠系统　恶心、呕吐、腹泻和口腔炎及便秘。

7. 肝胆疾病　肝脏转氨酶(GOT 和 GPT)和碱性磷酸酶升高、胆红素升高,偶见严重肝毒性(包括肝功能衰竭和死亡)。

8. 皮肤和皮下组织疾病　过敏性皮疹(往往伴随瘙痒)、秃头症和出汗。

9. 骨骼肌与结缔组织疾病　常见背痛、肌痛。

10. 肾脏和泌尿系统疾病　血尿、轻度蛋白尿,偶见肾功能衰竭、溶血性尿毒综合征。

11. 全身　流感样症状非常常见。发热、头痛、寒战、肌痛、乏力和畏食都是最常见的症状。水肿 / 外周水肿(包括面部水肿)、发热和乏力也常常是单独出现的症状。

【过量解救】对吉西他滨过量尚无解毒剂。隔周单次静脉滴注给药 5 700mg/m^2,输注时间 30 分钟以上,所产生的毒性反应是临床上可以接受的。临床一旦怀疑有过量情况,应对血液学指标进行适当地检测,必要时对患者进行支持治疗。

（三）抗肿瘤抗生素

依 托 泊 苷

【中文名称】依托泊苷注射液。

【英文名称】Etoposide Injection。

【性状】本品为无色至淡黄色的澄明液体。

【辅料】吐温、枸橼酸、聚乙二醇、无水乙醇。

【pH 值】2.9~4.0。

【储存】遮光、密闭保存。

【药理作用】本品为细胞周期特异性抗癌药物,但作用于 DNA 拓扑异构酶Ⅱ,形成药物 - 酶 -DNA 稳定的可逆性复合物,阻碍 DNA 修复。人体血药浓度的半衰期为 7 小时。97% 与血浆蛋白结合,44%~60% 由肾排泄(其中 67% 以原型排泄)。粪便排泄仅占 16%。脑脊液中的浓度(给药 2~20 小时后)为血药浓度的 1%~10%。

【适应证】主要用于治疗小细胞肺癌、恶性淋巴瘤、恶性生殖细胞瘤、白血病,对神经母细胞瘤、横纹肌肉瘤、卵巢癌、非小细胞肺癌、胃癌和食管癌等有一定疗效。

【剂量】

1. 通用剂量 将本品需用量用氯化钠注射液稀释,浓度每毫升不超过 0.25mg,静脉滴注时间不少于 30 分钟。实体瘤,一日 60~100mg/m²,连续 3~5 日,每隔 3~4 周重复用药。白血病,一日 60~100mg/m²,连续 5 日,根据血象情况,间隔一定时间重复给药。

2. 儿科剂量 静脉滴注每日按体表面积 100~150mg/m² 给药,连用 3~4 日。

【加药调配】

1. 药物稀释 将本品需用量用氯化钠注射液稀释,浓度每毫升不超过 0.25mg,静脉滴注时间不少于 30 分钟。

2. 成品输液外观检查 若有沉淀产生严禁使用。

3. 成品输液的稳定性 本品稀释后立即使用。

【用法】

1. 操作指导 将本品需用量用氯化钠注射液稀释,浓度不超过 0.25mg/ml,静脉滴注时间不少于 30 分钟。

2. 给药途径 静脉滴注。

3. 滴速 静脉滴注时速度不得过快,至少 30 分钟。

【药物相互作用】

1. 由于本品有明显骨髓抑制作用,与其他抗肿瘤药物联合应用时应注意。

2. 本品可抑制机体免疫防御机制,使疫苗接种不能激发人体抗体产生。

3. 化疗结束后 3 个月以内,不宜接种病毒疫苗。

4. 本品与血浆蛋白结合率高,因此,与其他血浆蛋白结合的药物可影响本品排泄。

【禁忌证】

1. 骨髓抑制、白细胞和血小板明显低下者禁用。

2. 心、肝、肾功能有严重障碍者禁用。

【注意事项】

1. 本品不宜静脉推注,静脉滴注时速度不得过快,至少 30 分钟,否则容易引起低血压、喉痉挛等过敏反应。

2. 不得作胸腔、腹腔和鞘内注射。

3. 本品在动物中有生殖毒性及致畸现象,并可经乳汁排泄,妊娠期及哺乳期妇女慎用。

4. 用药期间应定期检查周围血象和肝、肾功能。

【不良反应】

1. 可发生可逆性的骨髓抑制不良反应,包括白细胞及血小板减少,多发生在用药后 7~14 日,20 日左右恢复正常。

2. 可见食欲减退、恶心、呕吐、口腔炎等消化道反应,脱发亦常见。

多 柔 比 星

【中文名称】注射用盐酸多柔比星。

【英文名称】Doxorubicin Hydrochloride for Injection。

【性状】本品为红色疏松块状冻干物。

【辅料】对羟基苯甲酸甲酯、乳糖。

【pH 值】取本品加水制成每毫升中含盐酸多柔比星 5mg 的溶液,pH 值应为 4.5~6.5。

【储存及稳定性】配制后的溶液于室温正常光照下可保持稳定 48 小时,但根据药物操作规范,通常建议溶液避光保存在 2~8℃,并在 24 小时内使用。配制后的溶液在室温强烈光照的条件下化学性质可至少保持 24 小时的稳定。

【药理作用】多柔比星抗肿瘤的确切机理尚不清楚。一般认为它具有抑制 DNA、RNA 和蛋白质合成的细胞毒作用。这是由于这种蒽环类抗生素嵌入 DNA 双螺旋的碱基对之间,从而抑制其连接后再复制。

【适应证】多柔比星是抗有丝分裂的细胞毒性药物,能成功地诱导多种恶性肿瘤的缓解,包括急性白血病、淋巴瘤、软组织和骨肉瘤、儿童恶性肿瘤及成人实体瘤,尤其用于乳腺癌和肺癌的治疗。

【剂量】

1. 通用剂量

(1)进口药品:剂量通常根据体表面积计算。通常当多柔比星单一用药时,每 3 周 1 次,以 60~75mg/m² 给药,静脉滴注。当与其他有重叠毒性的抗肿瘤制剂合用时,多柔比星的剂量须减少至每 3 周 1 次,以 30~40mg/m² 给药。如剂量根据体重计算,则每 3 周 1 次,以 1.2~2.4mg/kg 单剂量给药。

(2)国产药品:单药为 50~60mg/m²,每 3~4 周 1 次,或一日 20mg/m²,连用 3日,静脉滴注,停用 2~3 周后重复。联合用药 40mg/m²,每 3 周 1 次或 25mg/m²,每周 1 次,连用 2 周,3 周重复。总剂量按体表面积不宜超过 400mg/m²。分次用药的心肌毒性、骨髓抑制和胃肠道反应(包括口腔溃疡)较每 3 周用药一次为轻。

2. 儿科剂量 适当减量。

3. 剂量调整 先前曾用过其他细胞毒性药物的患者给药时可能须减少剂量,儿童和老年人亦须减量。如肝肾功能受损,多柔比星的剂量应按表 13-8减量。

表 13-8 多柔比星剂量调整表

血清胆红素水平 /(mg/100ml)	BSP 潴留	推荐剂量
1.2~3.0	9%~15%	正常剂量的 50%
3.0	>15%	正常剂量的 25%

【加药调配】

1. 药物溶解 配制药液时,每小瓶内容物用 5ml 注射用水或氯化钠注射液溶解。加入溶解液后,可轻摇小瓶半分钟以使内容物溶解,但不要倒转小瓶。

2. 药物稀释 常用的溶液为 0.9% 氯化钠注射液、5% 葡萄糖注射液或氯化钠葡萄糖注射液。

3. 成品输液的储存 配制后的溶液于室温正常光照下可保持稳定 48 小时,但根据药物操作规范,通常建议溶液避光保存在 2~8℃。

4. 成品输液的稳定性 配制后的溶液于室温正常光照下可保持稳定 48小时,但根据药物操作规范,通常建议溶液避光保存在 2~8℃,并在 24 小时内使用。配制后的溶液在室温强烈光照的条件下化学性质可至少保持 24 小时的稳定。

【用法】

1. 操作指导　配制药液时,每小瓶内容物用 5ml 注射用水或氯化钠注射液溶解。加入溶解液后,可轻摇小瓶半分钟以使内容物溶解,但不要倒转小瓶。瓶内药物处于负压状态,以此减少溶液配制时形成的气雾,当针头插入后应特别小心。在配制药液时应避免吸入任何气雾。如不慎与皮肤或眼睛接触,应立即用肥皂和清水彻底清洗接触处皮肤,以碳酸氢钠溶液冲洗眼部,并向医师咨询。

2. 给药途径　静脉滴注、动脉内用药、膀胱内灌注。

3. 水化　水化、碱化尿液、预防性使用别嘌醇以预防高尿酸血症的出现,从而尽可能地减少肿瘤溶解综合征的发生。

4. 废弃物处理　弃去任何多余未用的量。所有用于药物配制、使用或清洗的材料包括手套等,用后应置于标有"高度危险"的废弃袋内供高温焚烧。

【相容性】不相容药物:本品应避免与碱性溶液长期接触。因会产生沉淀,速溶型多柔比星不可与肝素混用,亦不建议速溶型多柔比星与其他药物混合。

【药物相互作用】多柔比星通常与其他细胞毒药物联合治疗,所以可能出现毒性作用,特别是骨髓、血液学和胃肠道毒性作用的叠加。另外,如多柔比星与其他已报道有潜在心脏毒性作用的抗肿瘤药物(如氟尿嘧啶、环磷酰胺、顺铂等)伴随使用时或与其他具有心脏活性作用的药物(如钙通道拮抗剂)伴随使用时,需在整个治疗期间密切监测心脏功能。多柔比星主要在肝脏代谢,其他的伴随治疗所引起的肝功能改变可影响多柔比星的代谢、药代动力学、疗效和 / 或毒性。

【禁忌证】严重器质性心脏病和心功能异常及对本品及蒽环类过敏者禁用。

1. 静脉给药治疗的禁忌证　既往细胞毒药物治疗所致持续的骨髓抑制或严重全身性感染,明显的肝功能损害,严重心律失常、心功能不全,既往心肌梗死,既往蒽环类治疗已达药物最大累积剂量。

2. 膀胱内灌注治疗的禁忌证　侵袭性肿瘤已穿透膀胱壁,泌尿道感染,膀胱炎症,导管插入困难(如由于巨大的膀胱内肿瘤),血尿。

【注意事项】

1. 注意事项

(1)多柔比星开始治疗前,患者应已从之前的细胞毒药物治疗的急性毒性反应(如口腔炎、中性粒细胞减少、血小板减少和全身性感染)中恢复。肥胖患者其多柔比星的全身清除率下降。

(2)心脏功能:使用蒽环类药物有发生心脏毒性的风险,表现为早期(即急性)或晚期(即迟发)事件。发生心脏毒性的风险因素包括活动性或非活动性心血管疾病、目前或既往接受过纵隔／心脏周围区域的放射治疗、之前用过其他蒽环类药物或者蒽二酮药物、同时使用其他抑制心肌收缩功能的药物或者具有心脏毒性的药物（例如曲妥珠单抗）。除非患者的心功能能得到严密地监测，否则蒽环类药物包括多柔比星不能与其他具有心脏毒性的药物同时使用。患者在停止使用其他具有心脏毒性的药物（特别是具有长半衰期的药物，例如曲妥珠单抗）之后接受蒽环类药物，也可能会增加发生心脏毒性的风险。

（3）血液学毒性：当与其他细胞毒性药物联用时，多柔比星可以导致骨髓抑制。使用多柔比星前及每个周期前都应进行血液学检查，包括白细胞（WBC）计数。

（4）胃肠道：多柔比星会引起呕吐反应。口腔炎／黏膜炎通常会发生在给药后的早期，如果情况严重，几天后可能会进展为黏膜溃疡。绝大多数的患者在给药后的第三周得以恢复。

（5）肝功能：多柔比星主要通过肝胆系统清除。在用药前及用药过程中需对血清总胆红素水平进行评估。伴有胆红素升高的患者可能出现药物清除减慢，全身毒性增加。这些患者需要进行减量。有严重肝功能损害的患者不能接受多柔比星的治疗。

（6）注射部位反应：小静脉注射或者反复注射同一静脉可能造成静脉硬化，按照推荐的给药流程操作，可以尽可能地减少注射部位静脉炎／血栓性静脉炎的发生。

（7）药物外渗：多柔比星静脉注射时发生外渗会导致局部疼痛、严重组织损伤（发疱、严重的蜂窝组织炎）和坏死。注射时一旦发生药液外渗的症状和体征，应立即停止注射。

（8）肿瘤溶解综合征：使用多柔比星可能会导致高尿酸血症，其原因是伴随药物诱导的肿瘤细胞的迅速崩解而产生过度的嘌呤分解代谢（肿瘤溶解综合征）。因此，在初始治疗开始后需要监测血尿酸、钾、钙、磷和肌酐等情况。水化、碱化尿液、预防性使用别嘌醇以预防高尿酸血症的出现，从而尽可能地减少肿瘤溶解综合征的发生。

（9）免疫抑制效应／感染易感性增加：对于接受化疗药物包括多柔比星而导致免疫妥协的患者，接种活疫苗或者减毒活疫苗可能会产生严重甚至致命的感染。正在接受多柔比星的患者应该避免接种活疫苗，可以接种死疫苗或者灭活疫苗，但是对这些疫苗的免疫应答可能会降低。

（10）膀胱内给药：膀胱内使用本品时要特别谨慎。多柔比星膀胱内给药可能会引起化学性膀胱炎相关症状（如排尿困难、多尿、夜尿、痛性尿淋沥、血尿、膀胱不适感、膀胱壁坏死）及膀胱痉挛。需要特别留意插管的问题（例如因膀胱内巨大肿瘤引起的尿道梗阻）。建议在给药期间及药液从膀胱排空后立即给予正确的尿道冲洗。

（11）其他：多柔比星可以加重其他抗肿瘤药物的毒性反应。

（12）多柔比星在给药后 1~2 日可使尿液呈红色。

（13）本品含有对羟基苯甲酸甲酯，可能引起过敏反应（可能为迟发性），偶见支气管痉挛。

（14）本品含有乳糖，因此，有罕见的遗传性乳糖不耐症、乳糖酵素缺乏症、葡萄糖 - 乳糖吸收障碍的患者不宜使用本品治疗。

2. **特殊警示**　当多柔比星用于妊娠期患者时曾导致胎儿损伤。如果女性患者在妊娠期间接受多柔比星治疗或在用药期间发生妊娠，则必须告知患者药物对胎儿有潜在的危害。

【不良反应】

1. 骨髓抑制和心脏毒性　是多柔比星最主要的两种不良反应。

2. 皮肤及皮下组织损伤　脱发是最常见的不良反应，大约 86% 接受多柔比星治疗的患者会出现脱发，男性患者伴有胡须生长停滞，但停止治疗后所有毛发均可恢复正常生长。局部毒性、皮疹 / 瘙痒、皮肤变化、皮肤及指甲过度色素沉着、光敏反应、照射皮肤过敏（放射线回忆反应）、风疹、肢体末端红斑和手足综合征。

3. 血液和淋巴系统损伤　骨髓抑制、白细胞减少、中性粒细胞减少、贫血和血小板减少。

4. 全身性及给药部位异常　不适、虚弱、发热、寒战，多柔比星给药时溢出静脉会造成组织损伤甚至坏死。小静脉注射或反复注射同一血管会造成静脉硬化。

5. 胃肠道反应　黏膜炎、口腔炎，给药后 5~10 日可出现口腔炎，症状表现为剧痛，主要发生在舌侧及舌下黏膜，其发生频率及严重程度与重复给药有关，包括连续三天给予多柔比星。其他胃肠道反应还包括恶心、呕吐、口腔黏膜色素沉着、食道炎、腹痛、胃黏膜损伤、胃肠道出血、腹泻和结肠炎。

【过量解救】单次使用 250mg 和 500mg 的多柔比星已证实是致命的。这些剂量可导致 24 小时内急性心肌衰竭和严重的骨髓抑制，且用药后 10~15 日效应最大，在此期间应加强支持疗法，并采取输血、无菌隔离护理等措施。延迟性心力衰竭可于过量用药半年后出现，患者应密切观察，一旦出现心力衰竭征象时应予以常规治疗。

柔 红 霉 素

【中文名称】注射用盐酸柔红霉素。

【英文名称】Daunorubicin Hydrochloride for Injection。

【性状】红色疏松块状物或粉末。

【辅料】甘露醇。

【pH 值】4.5~6.5 或 4.9~6。

【储存】药物溶液须避光保存。室温下 24 小时或 4~10℃温度下 48 小时，药物保持稳定。

【药理作用】该药物可能通过与 DNA 形成分子复合物来抑制 DNA 和 DNA- 依赖性 RNA 的合成;更确切地说,是药物分子的平面环插入到核苷酸的碱基对之间,使 DNA 双螺旋无法解开,阻碍 DNA 模板进行复制。柔红霉素还能干扰 DNA 聚合酶的活性,改变基因表达的调控,同时参与氧化还原反应,形成具有高活性或高毒性的自由基。柔红霉素的抗增殖和细胞毒性可能是上述一种或多种机制作用的结果;也可能存在其他作用机制。柔红霉素对处在 S 期的细胞毒性最大,但是该药物并不具有细胞周期特异性或分裂相特异性。

【适应证】

1. 急性粒细胞白血病　无论是单一使用柔红霉素或者与其他抗肿瘤药物合用,柔红霉素均适用于治疗该病的各个分期。

2. 早幼粒细胞白血病。

3. 急性淋巴细胞白血病　用柔红霉素治疗该病,缓解率很高,但由于其副作用大及尚有其他有效治疗方法,故柔红霉素只适用于那些对其他药物已产生耐药的病例。在急性期联合使用柔红霉素、泼尼松和长春新碱已证实十分成功。

4. 其他肿瘤　已观察到柔红霉素对神经母细胞瘤及横纹肌肉瘤有良好的疗效。

【剂量】

1. 通用剂量　单一剂量从 0.5mg/kg 至 3mg/kg。0.5~1mg/kg 的剂量须间隔 1 日或以上,才可重复注射;而 2mg/kg 的剂量则须间隔 4 日或以上才可重复注射;虽然很少应用 2.5~3mg/kg 的剂量,这个剂量须间隔 7~14 日才可重复注射。每个患者需要注射的次数不同。无论成人或儿童,总剂量不能超过 20mg/kg。

2. 儿科剂量　柔红霉素的给药剂量一般按照患者的体表面积计算（m^2）,但对于小于 2 岁的患者（或体表面积小于 0.5m^2）,建议采用体重（kg）代替体表面积（m^2）计算用量。柔红霉素诱导缓解儿童的急性粒细胞 / 急性淋巴细胞白血病。在联合治疗中柔红霉素的剂量范围为每次 0.5~1.5mg/kg（每次 25~45mg/m^2）,给药频率取决于治疗方案。

3. 剂量调整　对于年龄大于 65 岁的老年患者,柔红霉素单独给药时应减至 45mg/m^2,联合给药时应减至 30mg/m^2。

对于肝脏损伤者,肝功能不良的患者须减量,以避免药物毒性的增强。对于血液中有以下化学参数的患者,建议减少剂量:

(1)柔红霉素不可用于严重肝脏功能损伤患者[Child—Pugh 分级 C 级(总分 10~15)]。

(2)对于轻度和中度肝损伤患者[Child—Pugh 分级 A 级(总分 5~6)和 B 级(总分 7~9)],建议按照如下血清胆红素数值降低剂量:①胆红素 20.4~51umol/L 时,建议使用起始剂量的一半;②胆红素 >51umol/L 时,建议使用起始剂量的 1/4。

对于中度肾损伤患者,肾小球滤过率(GFR)在 10~20ml/min 或血清肌酐在 300~698umol/L 之间时,柔红霉素剂量应减半。

【加药调配】

柔红霉素口服无效。只能静脉注射给药,须避免肌内注射或鞘内注射。应先点滴生理盐水,以确保针头在静脉内,然后才在这一通畅的静脉输液管内注射柔红霉素。这项技术可减少药物外渗的危险性及保证在注射完毕后可冲洗静脉。

【用法】

1. 操作指导 应先点滴 0.9% 氯化钠注射液,以确保针头在静脉内,然后才在这一通畅的静脉输液管内注射柔红霉素。

2. 给药途径 柔红霉素口服无效,须避免肌内注射或鞘内注射,只能静脉注射给药。

3. 水化 水化、碱化尿液、预防性口服别嘌醇防止高尿酸血症,可降低肿瘤溶解综合征导致并发症的风险。

【相容性】

1. 相容药物 柔红霉素可以和其他抗肿瘤药物联合使用,但建议不要在同一注射器中混合。

2. 不相容药物 有报道柔红霉素与肝素钠不相容,会导致药物在溶液中或 / 和铝产生沉淀。盐酸柔红霉素溶液与地塞米松磷酸钠溶液、氨曲南、别嘌醇、氟达拉滨、哌拉西林他唑巴坦和氨茶碱等不相容。

【药物相互作用】由于大多数情况下采用盐酸柔红霉素与其他细胞毒药物联合治疗,可能发生毒性相加作用,尤其是骨髓抑制和胃肠道反应。如果患者曾经或正在接受其他影响骨髓功能的治疗(如细胞毒药物、磺胺类药物、氯霉素、苯妥英、氨基比林衍生物和抗逆转录病毒制剂等),需注意发生严重造血异常的可能。

【禁忌证】对蒽环类药物的活性成分或辅料过敏者,持续的骨髓抑制患者,存在严重的感染、严重的肝脏损伤[Child—Pugh 分级 C 级,总分(10~15)]

或肾脏功能损伤(肾小球滤过率小于10ml/min或血清肌酐大于7.9mg/dl)患者,心肌功能不全者,近期发生过心肌梗死患者,严重心律失常患者禁用。

如既往使用过最大累积剂量的盐酸柔红霉素(成人500~600mg/m²,2岁以上儿童为300mg/m²,2岁以下儿童为10mg/kg)或其他蒽环类药物,则不得继续使用盐酸柔红霉素,否则,患者发生致命的心脏毒性的风险将显著增加。

妇女在治疗期间不得哺乳。

严重的全血细胞减少或仅白细胞/血小板减少禁用。

进一步相关的禁忌证是严重心律失常,特别是临床表现为血液动力学改变和心力衰竭的室性心动过速、心律失常或曾有此类疾病病史、心肌梗死、严重的肝肾疾病、孕妇及患者总体健康状况差。

【注意事项】

1. 注意事项

(1)由于盐酸柔红霉素具有免疫抑制作用,因此,未经控制的感染,特别是病毒感染(如带状疱疹)在用药后可能恶化至危及生命。既往接受过放疗、正在或计划进行放疗的患者要特别注意。正在接受盐酸柔红霉素治疗的患者,照射区域发生局部反应(放射治疗回忆反应)的风险增加。患者既往接受过纵隔放疗会增加盐酸柔红霉素的心脏毒性。盐酸柔红霉素治疗开始前,患者应已从之前的细胞毒药物治疗的急性毒性反应(如口腔炎、中性粒细胞减少、血小板减少和全身性感染)中恢复。

(2)血液系统毒性:在接受治疗剂量的所有患者中都将发生骨髓抑制。可逆性的骨髓抑制为剂量依赖性,主要表现为白细胞减少、粒细胞减少(中性粒细胞减少)和血小板减少。较少发生贫血。在开始给药后8~10日达到最低点。骨髓通常在末次给药后的第2~3周恢复。为避免骨髓毒性综合征,在治疗前和治疗过程中都应该对患者的血细胞计数进行仔细监测,包括白细胞、粒细胞、血小板和红细胞。骨髓抑制的临床表现有发热、感染、脓毒血症/败血症、感染性休克、出血和组织缺氧,这些症状甚至可导致患者死亡。对于严重感染和/或出血情况应进行及时有效的治疗。对于骨髓抑制可能需要进行强化支持治疗。

(3)心脏毒性:发生心脏毒性是使用盐酸柔红霉素的主要风险之一。盐酸柔红霉素的心脏毒性损害主要表现为两种形式。剂量依赖性的急性事件表现为室上性心律失常(窦性心动过速、室性早搏、房室传导阻滞)和/或非特异性心电图(ECG)异常(ST-T波改变、QRS波群低电压、T波改变)。迟发性心脏毒性可导致充血性心力衰竭,特别是在盐酸柔红霉素的高累积剂量后发生。迟发性心脏毒性有时在柔红霉素治疗中发生,但也常在治疗结束后数月至数年中发生,临床表现为全心衰竭,有时因急性心力衰竭导致患者死亡。这些不良反应的严重程度和发生频率取决于盐酸柔红霉素的累积剂量。建议在治疗前、治疗中及治疗后仔细监测心脏功能，以尽早发现心脏并发症的风险。对于常规监测，最常用的方法是心电图及测定左室射血分数（LVEF），超声心动图，多门核素血管造影术 MUGA 扫描。发生心脏毒性的风险因素包括活动性或隐匿性心血管疾病、目前或既往接受过纵隔／心脏周围区域的放疗、既往采用其他蒽环类或蒽二酮类药物治疗、同时使用其他抑制心肌收缩功能的药物或具有心脏毒性的药物（例如曲妥珠单抗）。除非患者的心脏功能得到严密的监测，否则包括柔红霉素在内的蒽环类药物不能与其他具有心脏毒性的药物同时使用。患者在停止使用其他具有心脏毒性的药物，特别是具有长半衰期的药物（例如曲妥珠单抗）之后接受蒽环类药物，也可能会增加发生心脏毒性的风险。在这些情况下，成人总累积剂量应不超过 $400mg/m^2$。由于儿童及成人中发生心脏毒性的风险增加，建议进行长期心脏功能的随访。

（4）肝肾功能：盐酸柔红霉素主要在肝脏中代谢并随胆汁排泄。为了避免并发症发生，建议在开始柔红霉素治疗前进行肝功能的监测。肝功能受损时需根据血清胆红素的水平减量。肾脏功能受损也可导致毒性增加，开始治疗前应监测肾功能。白血病细胞的大量死亡会导致高尿酸血症和尿酸性肾病，可能损伤肾功能，特别是在治疗前有白细胞计数增高时。其严重程度取决于总的肿瘤细胞数。在急性白血病的首次化疗时，应预防性口服别嘌醇，以避免上述原因所导致的肾小管损伤伴肾功能衰竭。还可能会诱发肾病综合征。开始化疗后，需监测血尿酸、钾、钙、磷及肌酐水平。水化、碱化尿液、预防性口服别嘌醇防止高尿酸血症，可降低肿瘤溶解综合征导致的并发症风险。

（5）免疫抑制作用／感染易感性增加：正在接受包括柔红霉素在内的化疗药物治疗的患者会产生免疫抑制作用，此时接种活疫苗或者减毒活疫苗，可能会产生严重甚至致命的感染。正在接受柔红霉素治疗的患者应当避免接种活疫苗。可以接种死疫苗或灭活疫苗，但是，对这些疫苗的免疫应答可能会降低。

（6）胃肠道反应：柔红霉素可引起恶心和呕吐。严重的恶心和呕吐会造成脱水。可通过采取适当的止吐治疗来防止或减轻恶心、呕吐的发生。

（7）黏膜炎：接受柔红霉素治疗的患者可能发生黏膜炎（主要是口腔炎，其次是食管炎）。黏膜炎／口腔炎一般出现在给药后早期，如果情况严重，可在数日内进展为黏膜溃疡。大多数患者会在治疗的第 3 周恢复。

（8）全身性症状和注射部位反应：静脉注射时，发生药液外渗后会导致局部刺激和与药液外渗量有关的严重蜂窝织炎、痛性溃疡和软组织坏死。某些情况下甚至需要手术处理。有可能产生不可逆的组织损伤，也可能发生局部静脉炎、血栓性静脉炎和／或静脉硬化，特别是将盐酸柔红霉素注射入小血管或同一血管内反复注射。按照推荐的给药流程操作可以尽可能的减少注射部位静脉炎／血栓性静脉炎的发生。输注时一旦出现药物外渗的症状或体征，应立即停止输注。

（9）皮肤及皮下组织异常：脱发，对于采用全剂量柔红霉素治疗的患者，全身各个部位的毛发几乎都会出现完全脱落，包括胡须和头发、腋毛和阴毛。这种不良反应可能会使患者感到苦恼，但是通常都是可逆的，一般在治疗停止后 2~3 个月会出现毛发的再生。

（10）生殖系统及乳腺异常：盐酸柔红霉素可抑制生育力，可能造成停经和精子缺乏，严重程度为剂量依赖性，可能会造成不可逆的生育障碍。

（11）对驾驶及操作机器能力的影响：盐酸柔红霉素可引起恶心和呕吐，有时可导致患者驾驶或操作机器能力的损害。

2. **特殊警示** 在操作盐酸柔红霉素时，需避免皮肤和黏膜的直接接触。因为盐酸柔红霉素具有潜在的致突变和致癌作用，需加强医护人员的安全警示。此外，由于患者的排泄物和呕吐物可能含有柔红霉素或其活性代谢产物，也应特别注意防止接触。孕妇不得接触细胞抑制剂类药物（包括柔红霉素）。

【不良反应】不良反应总结见表 13-9，按照 MedDRA 系统器官分类（SOCs）进行分类，使用表 13-9 表示发生概率：很常见≥1/10（≥10%），常见≥1/100 并 <1/10（≥1% 并 <10%），偶见≥1/1 000 并 <1/100（≥0.1% 并 <1%），罕见≥1/10 000 并 <1/1 000（≥0.01% 并 <0.1%），极罕见 <1/10 000（<0.01%），未知（现有数据无法估算）。

表 13-9　柔红霉素不良反应

MedDRA 系统器官分类	发生概率	不良反应
感染和侵染	很常见	感染
	很常见	脓毒血症／败血症
	未知	感染性休克
良性肿瘤、恶性肿瘤和未详细说明的（包括囊肿和息肉）	偶见	急性髓细胞性白血病
	未知	骨髓增生异常综合征
血液和淋巴系统异常	很常见	贫血
	很常见	粒细胞减少（中性粒细胞减少）
	很常见	白细胞减少
	很常见	血小板减少
免疫系统异常	未知	过敏反应／类过敏反应
代谢和营养异常	未知	脱水

MedDRA 系统器官分类	发生概率	不良反应
	未知	急性高尿酸血症(可能伴有肾功能损伤,尤其是在治疗前 WBC 计数升高的情况下)
心脏异常	很常见	心肌病(临床表现为呼吸困难、发绀、坠积性水肿、肝脏肿大、腹水、胸腔积液和明显的充血性心力衰竭)
	未知	心内膜心肌纤维化
	未知	心肌缺血(心绞痛)
	偶见	心肌梗死
	未知	心包炎/心肌炎
血管异常	未知	潮红
	很常见	出血
	未知	休克
呼吸系统、胸部和纵隔异常	未知	组织缺氧
胃肠道异常	常见	腹痛
	很常见	腹泻
	很常见	食管炎
	很常见	黏膜炎/口腔炎
	很常见	恶心/呕吐
皮肤和皮下组织异常	很常见	脱发
	未知	接触性皮炎
	很常见	红斑
	未知	照射皮肤过敏性反应(放射治疗回忆反应)
	未知	瘙痒
	很常见	皮疹
	未知	皮肤和指甲色素沉着
	未知	荨麻疹
肾脏和泌尿系统异常	未知	给药后 1~2 日尿液呈红色
生殖系统和乳腺异常	未知	闭经
	未知	无精子症
全身性症状和给药部位反应	未知	寒战
	很常见	发热

续表

MedDRA 系统器官分类	发生概率	不良反应
	很常见	疼痛
	未知	死亡
	未知	暴发性高热
	未知	静脉周围外渗
	常见	局部静脉炎
	未知	静脉硬化
	未知	血栓性静脉炎
	未知	静脉硬化
检查	常见	ECG 异常
	很常见	血清胆红素一过性升高
	很常见	谷草转氨酶(GOT)一过性升高
	很常见	碱性磷酸酶一过性升高

（四）抗肿瘤植物成分药

长 春 新 碱

【中文名称】注射用硫酸长春新碱。

【英文名称】Vincristine Sulfate for Injection。

【性状】本品为白色或类白色的疏松状或无定形固体,有引湿性,遇光或热易变黄。

【辅料】乳糖、氢氧化钠。

【pH 值】4.0~6.5。

【储存】遮光、密闭、在冷处(2~10℃)保存。

【药理作用】长春新碱为夹竹桃科植物长春花中提取的有效成分。抗肿瘤作用靶点是微管,主要抑制微管蛋白的聚合而影响纺锤体微管的形成。使有丝分裂停止于中期。还可干扰蛋白质代谢及抑制 RNA 多聚酶的活力,并抑制细胞膜类脂质的合成和氨基酸在细胞膜上的转运。长春新碱对移植性肿瘤的抑制作用大于长春碱且抗瘤谱广。除对长春碱敏感的瘤株有效外,对小鼠 Ridgeway 成骨肉瘤、Mecca 淋巴肉瘤、X-5563 骨髓瘤等也有作用。

【适应证】用于治疗急性白血病,尤其是儿童急性白血病,对急性淋巴细胞白血病疗效显著。还用于治疗恶性淋巴瘤、生殖细胞肿瘤、小细胞肺癌、尤文肉瘤、肾母细胞瘤、神经母细胞瘤、乳腺癌、慢性淋巴细胞白血病、消化道癌、黑色素瘤及多发性骨髓瘤等。

【剂量】

1. 通用剂量　静脉注射,成人剂量一次 1~2mg(或 1.4mg/m²),最高不超过 2mg,每周一次,一次总疗程 20mg;年龄大于 65 岁者,最高每次 1mg。

2. 儿科剂量　儿童 75μg/kg 或 2.0mg/m²,每周 1 次静脉注射或冲入。联合化疗是连用 2 周为一周期。

3. 剂量调整　肝功能异常时减量使用。

【用法】

1. 操作指导　仅用于静脉注射,漏于皮下可导致组织坏死、蜂窝织炎。一旦漏出或可疑外漏,应立即停止输液。

2. 给药途径　静脉注射。

3. 给药顺序　硫酸长春新碱在 L- 天冬酰胺酶给药前 12~24 小时使用。

【药物相互作用】

1. 吡咯类抗真菌剂(伊曲康唑)　增加肌肉神经系统的副作用。如发现有副作用,应进行减量、暂停或停药等适当处理。伊曲康唑有阻碍肝细胞色素 P4503A 的作用,长春新碱通过肝细胞色素 P4503A 代谢,合用可使长春新碱代谢受抑制。

2. 与苯妥英钠合用,降低苯妥英钠吸收,或使代谢亢进。

3. 与含铂的抗亚、恶性肿瘤剂合用,可能增强第 8 对脑神经障碍。

4. 与 L- 天冬酰胺酶合用,可能增强神经系统及血液系统的障碍。为将毒性控制到最小,可将硫酸长春新碱在 L- 天冬酰胺酶给药前 12~24 小时使用。

【禁忌证】尚不明确。

【注意事项】防止药液溅入眼内,一旦发生应立即用大量 0.9% 氯化钠注射液冲洗,以后应用地塞米松眼膏保护。冲入静脉时避免日光直接照射。

【不良反应】

1. 剂量限制性毒性是神经系统毒性,主要引起外周神经症状,如手指、神经毒性等,与累积量有关。出现足趾麻木、腱反射迟钝或消失,外周神经炎症状。偶见腹痛、便秘、麻痹性肠梗阻。运动神经、感觉神经和脑神经也可受到破环,并产生相应症状。神经毒性常发生于 40 岁以上者,儿童的耐受性好于成人,恶性淋巴瘤患者出现神经毒性的倾向高于其他肿瘤患者。

2. 骨髓抑制和消化道反应较轻。

3. 有局部组织刺激作用,药液不能外漏,否则可引起局部坏死。

4. 可见脱发,偶见血压的改变。

紫 杉 醇

【中文名称】紫杉醇注射液。

【英文名称】Paclitaxel Injection。

【性状】本品为无色至淡黄色的澄明黏稠的液体。

【辅料】聚氧乙基代蓖麻油和无水。

【pH值】取本品1ml加入0.9%氯化钠溶液稀释至20ml,pH值3.0~5.0或5.4~7.4。

【储存及稳定性】未打开的紫杉醇浓缩注射剂,在其包装上标明的日期内贮藏于室温15~30℃且原样封装,均是稳定的。置于冰箱冷藏本品不产生不良影响。本品溶液的理化性质在环境温度(约25℃)及室内照明条件下可保持稳定达27小时之久。

【药理作用】紫杉醇是一种抗微管剂,通过促进微管蛋白二聚体的聚合并阻止其解聚而达到稳定微管的作用,从而抑制了对于分裂间期和有丝分裂期细胞功能至关重要的微管网的正常动态重组。另外,在整个细胞周期和细胞有丝分裂产生多发性星状体时,紫杉醇可导致微管"束"的排列异常,影响肿瘤细胞的分裂。

【适应证】用于进展期卵巢癌的一线和后继治疗,淋巴结阳性的乳腺癌患者在含多柔比星标准方案联合化疗后的辅助治疗,转移性乳腺癌联合化疗失败或者辅助化疗六个月内复发的乳腺癌患者的治疗,非小细胞肺癌患者的一线治疗,艾滋病(AIDS)相关性卡氏肉瘤的二线治疗。

【剂量】

1. 通用剂量

(1)进口药品

1)对卵巢癌患者,推荐使用下列疗法:①对于未治疗过的严重卵巢癌患者,每3周1次,紫杉醇175mg/m²静脉滴注,注射时间大于3个小时,并给予顺铂75mg/m²,或者每3周1次,紫杉醇135mg/m²静脉滴注,注射时间大于24个小时,并给予顺铂75mg/m²。②患者已经经历了卵巢癌的化疗,紫杉醇也已经使用了几种剂量和方案,但最佳的剂量方案还不清楚时,推荐治疗方案为紫杉醇静脉滴注135mg/m²或者175mg/m²,每3周注射1次,时间大于3个小时。

2)对乳腺癌患者,推荐使用下列疗法:①对淋巴结阳性的乳腺癌的辅助治疗方案是紫杉醇每3周1次,静脉滴注大于3个小时,剂量为175mg/m²,同时联合使用多柔比星化疗。②对最初的化疗失败,6个月内出现转移或者复发的患者的辅助治疗方案为每3周1次,静脉滴注超过3个小时。

3)对非小细胞肺癌患者推荐方案为:每3周1次,静脉滴注给予紫杉醇

$175mg/m^2$,滴注时间大于 3 个小时。

4）对艾滋病相关性卡氏肉瘤,推荐的治疗方案为:每 3 周 1 次,静脉滴注给予紫杉醇 $135mg/m^2$,滴注时间大于 3 个小时,或者每 2 周 1 次,静脉滴注给予紫杉醇 $100mg/m^2$,滴注时间大于 3 个小时（剂量强度为每周 $45\sim50mg/m^2$）。每 3 周 1 次静脉滴注给予紫杉醇 $135mg/m^2$,滴注时间大于 3 个小时的毒性比后者更大。另外,所有体能状态较差的患者,使用了后者方案（每 2 周静脉给予紫杉醇 $100mg/m^2$,注射时间大于 3 个小时）。

（2）国产药品:单药剂量为 $135\sim200mg/m^2$,在粒细胞集落刺激因子支持下,剂量可达 $250mg/m^2$。联合用药剂量为 $135\sim175mg/m^2$,3~4 周重复。

2. 儿科剂量　紫杉醇在儿童中应用的安全性和有效性尚未被确立。在一项儿科患者的临床试验中,已经有中枢神经系统毒性的报道（罕有引起死亡者）。

3. 剂量调整　鉴于进展期的 HIV 患者均有免疫抑制,对这些患者推荐使用改良方案,即减少三种预先用药中的地塞米松的剂量,用量为口服 10mg（而不是 20mg）;只有当中性粒细胞计数至少为 1 000 个 $/mm^3$ 时,才可首次或者再次使用紫杉醇治疗;对中性粒细胞减少症（中性粒细胞小于 500 个 $/mm^3$）的患者,在后面的疗程中紫杉醇的剂量减少 20%,临床需要时使用粒细胞集落刺激因子对实体瘤患者的治疗（卵巢、乳腺和非小细胞肺癌）,只有当中性粒细胞至少为 1 500 个 $/mm^3$,血小板至少为 100 000 个 $/mm^3$ 时,才可再次使用紫杉醇。在紫杉醇治疗过程中经历了严重的中性粒细胞减少症（中性粒细胞小于 500 个 $/mm^3$ 超过一周或者更长时间）或者外周神经疾病的患者,在随后的治疗中紫杉醇的剂量应减少 20%。神经毒性和严重的中性粒细胞减少症的发生率随紫杉醇使用剂量的增加而增加。肝功能受损患者发生毒性的危险性可能会升高,特别是发生Ⅲ~Ⅳ级骨髓抑制的危险性,对于 3 个小时输注和 24 个小时输注,第一疗程推荐的剂量调整方法参见表13-10,在以后的治疗中是否要进一步减量,应根据个体的耐受性判断,要密切监测患者是否发生了深度骨髓抑制。

表 13-10　根据临床试验数据对肝功能受损患者提出的给药剂量建议 [a]

肝功能受损程度			
转氨酶水平		胆红素水平 [b]	推荐的紫杉醇剂量 [c]
24 个小时静脉输注			
<2 × ULN	并且	≤25.5μmol/L	$135mg/m^2$
2~<10 × ULN	并且	≤25.5μmol/L	$100mg/m^2$
<10 × ULN	并且	27.2~127.5μmol/L	$50mg/m^2$

续表

肝功能受损程度			
转氨酶水平		胆红素水平 [b]	推荐的紫杉醇剂量 [c]
≥10×ULN	或	>127.5μmol/L	不宜使用
3 个小时输注			
<10×ULN	并且	≤1.25×ULN	175mg/m²
<10×ULN	并且	1.26~2.0×ULN	135mg/m²
<10×ULN	并且	2.01~5.0×ULN	90mg/m²
≥10×ULN	或	>5.0×ULN	不宜使用

a:上述推荐的剂量是基于无肝功能损伤的患者的剂量(135mg/m²,滴注时间大于24个小时或175mg/m²,滴注时间大于3个小时),对其他剂量调整的治疗方案没有临床数据(如艾滋病相关性卡氏肉瘤)。b:3个小时输注和24个小时输注的胆红素水平标准有差异,这是由临床试验设计的差异造成的。c:这是对第1个疗程的剂量建议,在以后的疗程中是否要进一步减量,应根据个体的耐受性判断。

【加药调配】

1. 药物溶解　紫杉醇在滴注前必须加以稀释。

2. 药物稀释　应该将紫杉醇稀释于0.9%氯化钠注射液,或于5%葡萄糖注射液,或于5%葡萄糖加0.9%氯化钠注射液或5%葡萄糖林格注射液中,加至最后浓度为0.3~1.2mg/ml。不使用带尖头的装置接触紫杉醇注射液药瓶,因为这些装置可损坏瓶塞,破坏紫杉醇注射液的无菌环境。在稀释制备时,该溶液可能出现雾状物,这是由于配制的稀释溶剂所致。当此溶液流注通过连接着一个过滤器(0.22μm孔道)的静脉滴注管道时,已证明并无明显的效价下降。

3. 成品输液的储存　剧烈搅动、振动或摇晃可能会产生沉淀。

4. 成品输液的稳定性　按所推荐条件配制滴注溶液在平常室温(约25℃)及照明条件下是稳定的,稳定性达27个小时。

【用法】

1. 操作指导

(1)紫杉醇注射液是一种细胞毒类抗肿瘤药物,与其他具有潜在毒性化合物一样,在配制紫杉醇注射液时必须加以注意,应当按照抗肿瘤药取放和处置规程妥善地进行处理,为了尽量降低皮肤暴露的风险,操作含有紫杉醇注射液的药瓶时一定要戴上防渗手套。这包括打开包装和肉眼检查等所有操作过程,还包括本单位内的运送以及配药和给药过程。

（2）使用药品前,在溶液与容器可能的条件下都要以肉眼检查是否有颗粒物或色泽变化。在置于冰箱冷藏下,紫杉醇可能发生沉淀,但是当升至室温时轻轻地或不加振摇即重新溶解。在这些条件下,对于本品的质量无影响。如果该溶液变成雾状或见到不可溶性沉淀,则应弃去此药。

（3）紫杉醇注射液要通过带有过滤器的输液器给药,过滤器装有微孔膜,微孔的孔径不超过 0.22μm,过滤器的入口和出口都要用短的加膜 PVC 管,从而避免释放出大量的 DEHP。

2. 给药途径　静脉滴注。

3. 给药顺序　①为了防止发生严重的过敏反应,接受紫杉醇注射液的所有患者应事先进行预防用药,可采用地塞米松 20mg 口服,通常在用紫杉醇之前 12 小时及 6 小时给予,在紫杉醇之前 30~60 分钟给予静脉注射苯海拉明（或其同类药）50mg,以及在注射紫杉醇之前 30~60 分钟给予静脉注射西咪替丁 300mg 或雷尼替丁 50mg。②与铂类化合物联合使用时,应当先用紫杉醇注射液。③与多柔比星联合使用时,应当先用多柔比星。

4. 滴速　3 个小时输注或 24 个小时输注。

5. 冲管　用药前,要先用没有配伍禁忌的稀释液彻底冲洗输液器。

【相容性】不相容药物:不提倡将未经稀释的浓缩药液接触用于配制滴注溶液的增塑聚氯乙烯（PVC）器皿。为减少患者接触到可能由聚氯乙烯的滴注袋或其他装置释出的 DEHP 塑料物质二 -(2- 乙基已基) 邻苯二甲酸酯,稀释的紫杉醇溶液应贮藏在玻璃瓶、聚丙烯瓶或（聚丙烯、聚烯烃类）塑料袋,滴注时采用聚乙烯衬里的给药设备。

【药物相互作用】许多药物（维拉帕米、地西泮、奎尼丁、地塞米松、环孢素、替尼泊苷、足叶乙苷、长春新碱）在体外可以抑制紫杉醇代谢为 6α- 羟基紫杉醇,但是使用的浓度要超出体内正常的治疗剂量。睾酮、17α- 炔雌二醇、视黄酸以及 CYP2C8 特异性抑制剂 - 橡黄素,在体外也能够抑制 6α- 羟基紫杉醇的生成。

【禁忌证】

1. 紫杉醇注射液禁用于紫杉醇过敏的患者。

2. 紫杉醇注射液不能用于对聚氧乙基蓖麻油（CremophorEL）或用聚氧乙基蓖麻油配制的药物（如环孢素浓缩注射液和替尼泊苷浓缩注射液）有过敏史的患者。

3. 紫杉醇注射液禁用于有严重中性粒细胞减少的患者。

【注意事项】

1. 注意事项

（1）紫杉醇必须在有化疗经验的内科医师监督下使用,只有在配备足够的诊断和治疗设备时,才有可能有效地控制并发症。

(2)骨髓抑制(主要是中性白细胞缺乏症)是剂量限制性毒性反应。中性白细胞数的低谷时间中位数在第 11 日。

(3)建议紫杉醇治疗中监测生命体征,尤其是紫杉醇输注的第一个小时。

(4)有证据表明在血清总胆固醇 >2 倍 ULN 的患者中,紫杉醇的毒性增强,这些患者使用紫杉醇时要慎重,需要考虑调整剂量。

(5)紫杉醇含无水乙醇,因此,对所有患者都要考虑到乙醇可能会产生中枢神经系统影响和其他影响。对乙醇产生的影响,儿童可能比成年人敏感(参见儿童剂量)。

(6)紫杉醇在用于孕妇时可能危害胎儿。尚未在孕妇中进行过研究,如果紫杉醇被用于孕妇或应用本品期间患者怀孕,应立即告诉患者此种潜在危害性,对于正接受紫杉醇治疗期间的育龄妇女,应劝告其避免怀孕。

2. 特殊警示　本品应在专业使用细胞毒化疗药物的医疗机构进行,并在有经验的肿瘤专科医师指导下使用。对聚氧乙烯蓖麻油过敏者、白细胞低于 $1.5 \times 10^9/L$ 严重骨髓抑制者、妊娠期和哺乳期妇女禁用。

【不良反应】

1. 过敏反应　尽管预先给予皮质激素、抗组胺药物和 H_2 受体拮抗剂,仍有报道在接受紫杉醇治疗的患者中有 2% 出现严重的过敏反应。通常在开始输注的第一个小时中会出现严重的症状,最常见的有呼吸困难、低血压和胸痛。

2. 血液学　骨髓抑制是紫杉醇的主要剂量限制性毒性。最常见的血液学不良反应为剂量相关的中性粒细胞减少,这种反应在持续静脉滴注 24 个小时的患者中比静脉滴注 2 个小时更为严重。总之,有 68% 的患者出现严重的中性粒细胞减少。紫杉醇治疗的第一周期中,58% 的患者出现严重的中性粒细胞减少。紫杉醇治疗后,中性粒细胞计数的最低点平均出现在第 11 日。

3. 神经系统　剂量依赖性的周围神经病变通常表现为轻度麻木,应用推荐剂量紫杉醇治疗的患者中,有 60% 的患者出现Ⅰ度毒性,10% 的患者出现Ⅱ度毒性,2% 出现Ⅲ度毒性。

4. 心血管系统　分别有 25% 和 12% 的患者在输注紫杉醇过程中出现低血压和心动过缓症状。

5. 肝脏　基础肝功能正常的患者接受紫杉醇治疗中,最常见的是肝酶(胆红素)升高(8%)、碱性磷酸酶升高(23%)、谷草转氨酶(GOT)升高(20%)和谷丙转氨酶升高(23%)。所有以上酶数值的增高,除 GPT 以外,均是剂量依赖性的。

6. 关节痛 / 肌肉痛　55% 的患者出现关节或肌肉的疼痛,通常表现为手臂或腿部大关节的轻微疼痛。症状持续时间一般较短,治疗后 2~3 天出现,几天之后消失。

7. 注射部位反应　静脉滴注紫杉醇可发生静脉炎症状。

8. 其他　几乎所有接受紫杉醇治疗的患者均会出现脱发。

【过量解救】尚无用于治疗紫杉醇注射液过量的药物。用药过量时最主要的可预测的并发症包括骨髓抑制、外周神经毒性及黏膜炎。儿童患者使用紫杉醇注射液过量可能会导致急性酒精中毒（可能与接受过多的含有乙醇的紫杉醇注射液溶媒有关）。

高三尖杉酯碱

【中文名称】高三尖杉酯碱注射液。

【英文名称】Homoharringtonine Injection。

【性状】本品为无色的澄明液体。

【辅料】酒石酸、丙二醇。

【储存】遮光、密闭、在阴凉处（不超过 20℃）保存。

【药理作用】本品是从三尖杉属植物提取出的有抗癌作用的生物碱,能抑制真核细胞蛋白质的合成,使多聚核糖体解聚,干扰蛋白核糖体功能。本品对细胞内 DNA 的合成亦有抑制作用。

【适应证】适用于各型急性非淋巴细胞白血病,对骨髓增生异常综合征（MDS）、慢性粒细胞性白血病及真性红细胞增多症等亦有一定疗效。

【剂量】

1. 通用剂量　每日 1~4mg(1~4 支),以 4~6 日为一疗程,间歇 1~2 周再重复用药。

2. 儿科剂量　每日按体重 0.05~0.1mg/kg 给药,以 4~6 日为一疗程。

3. 剂量调整　由于老年患者对化疗耐受性较差,因而选用本品时亦需加强支持疗法,并严密观察各种不良反应。

【加药调配】药物稀释:加 250~500ml 5% 葡萄糖注射液。

【用法】

1. 给药途径　静脉滴注。

2. 滴速　加 250~500ml 5% 葡萄糖注射液,缓慢滴入 3 个小时以上,速度低于 1.4ml/min。

【药物相互作用】

1. 与茶碱合用时能提高后者在血浆中的浓度,应注意监测血浆茶碱水平。

2. 与利福布汀合用会增加后者的毒性。

3. 本品与其他可能抑制骨髓功能的抗肿瘤药物或放射疗法合并应用时,应调节本品的剂量与疗程。

4. 蒽环类抗生素有心肌毒性作用,老年患者及已反复使用多柔比星或柔红霉素等蒽环类抗生素治疗的患者,使用三尖杉酯碱应慎用或不用,以免增加心脏毒性。

【禁忌证】妊娠期和哺乳期妇女禁用。

【注意事项】

1. 用药时应缓慢滴注,以减少心脏毒性,并应定期检查心电图、血象及肝功能。

2. 老年患者使用本品应采用支持疗法,并随晨观察。

3. 本品适用于血白细胞不增多,而骨髓增生明显的急性白血病,但应当先从小剂量开始。

4. 白血病时有大量白血病细胞破坏,采用本品时破坏会更增多,血液及尿液中尿酸浓度可能增高。

5. 心血管疾病　原有心律失常及各类器质性心血管疾病患者应慎用或不用本品。对严重或频发的心律失常及器质性心血管疾病患者则不宜选用本品。

6. 下列情况也应慎用　骨髓功能显著抑制、血象呈严重粒细胞减少、血小板减少、肝功能或肾功能损害、有痛风或尿酸盐肾结石病史患者。

7. 用药期间应密切观察下列各项　周围血象,每周应检查白细胞计数及分类、血小板、血红蛋白量 1~2 次,如血细胞在短期内有急骤下降现象者,则应每日观察血象、肝肾功能、心脏体征及心电图检查。

【不良反应】

1. 骨髓抑制　本品对骨髓各系列的造血细胞均有抑制作用,对粒细胞系列的抑制较重,红细胞系列次之。

2. 胃肠道反应　畏食、恶心、呕吐,少数患者可产生肝功能损害。

3. 心脏毒性　较常见的心脏毒性有窦性心动过速,房性或室性过早搏动,及心电图出现 ST 段变化、T 波平坦等心肌缺血表现。

4. 低血压　当 HHRT 每次剂量 >3.0mg/m^2 时,部分患者于给药 4 小时左右可出现血压降低现象。

【过量解救】大剂量静脉推注可引起呼吸抑制,甚至死亡,故应采用缓慢滴注。

(五) 其他抗肿瘤药

顺　铂

【中文名称】注射用顺铂。

【英文名称】Cisplatin for Injection。

【性状】本品为亮黄色至橙黄色的结晶性粉末,或微黄色至黄色疏松块状物或粉末。

【辅料】甘露醇、氯化钠。

【pH 值】5.0~7.0。

【储存】储存于 15~25℃,勿冷冻。

【药理作用】本品为金属铂类络合物,属周期非特异性抗肿瘤药。在细胞内低氯环境中迅速解离,以水合阳离子的形式与细胞内 DNA 结合形成链间、链内或蛋白质 DNA 交联,从而破坏 DNA 的结构和功能。

【适应证】顺铂注射剂适用于非精原细胞性生殖细胞癌、晚期顽固性卵巢癌、晚期顽固性膀胱癌、顽固性头颈鳞状细胞癌的姑息治疗。本品可单药应用或与其他化疗药联合应用,还可被用于适当环境下,加入于其他治疗方式中,如放疗治疗或外科手术。

【剂量】

1. 通用剂量　作为单药治疗成人与儿童常用剂量为 50~100mg/m^2,每 3~4 周静脉滴注 1 次,或每日静脉滴注 15~20mg/m^2,连用 5 日,3~4 周重复用药。

2. 剂量调整　原存有肾功能不良的患者必须小心用药,血清肌酐水平 > 0.2mmol/L 患者忌用顺铂。反复疗程在血清肌酐未低于 0.14mmol/L 或血尿素氮未低于 9mmol/L 前,不赞成使用。

【加药调配】

1. 药物溶解　小剂量使用,每次 20~30mg,或 20mg/m^2,溶于 20~30ml 0.9% 氯化钠注射液中静脉注射,或溶于 250~500ml 5% 葡萄糖注射液中静脉滴注。

2. 药物稀释　本品需用生理盐水或 5% 葡萄糖溶液稀释后静脉滴注。

3. 成品输液外观检查　溶液应澄清。

4. 成品输液的储存　室温避光储存。

5. 成品输液的稳定性　化学上可稳定 24 个小时。

【用法】

1. 给药途径　静脉滴注。

2. 水化

(1) 治疗前的水化:在用顺铂前及 24 小时内患者应充分水化。以保证良好的尿排出量,并减少肾毒。水化必须达到 2 个小时,静脉输入 2L 的 0.9% 氯化钠注射液或葡萄糖氯化钠注射液。在用药前水化的最后 30 分钟或水化之后,可通过侧臂滴入 375ml 的 10% 甘露醇注射液。

(2) 治疗后的水化:必须在静脉滴注后 24 小时内,保持适量的水化及排尿量。曾建议治疗后继续静脉水化。目标是在 6~12 小时应用 2L 的 0.9% 氯化钠注射液或葡萄糖氯化钠注射液。

【相容性】不相容药物:顺铂可与铝相互作用生成黑色沉淀。有含铝部分的针头、注射器、套管或静脉注射装置等可能与顺铂接触者,不应用于制备或使用该药。

【药物相互作用】氨基糖苷类抗生素及肾袢利尿药等,可增强顺铂的肾毒性及耳毒性。

【禁忌证】

(1)与秋水仙碱、丙磺舒或磺吡酮合用时,由于顺铂可能提高血液中尿酸的水平,必须调节其剂量,以控制高尿酸血症与痛风。

(2)抗组胺药、酚噻嗪类药或噻吨类药与顺铂合用,可能掩盖耳毒性的症状,如耳鸣、眩晕等。

(3)顺铂诱发的肾功能损害可导致博来霉素(甚至小剂量)的毒性反应。

(4)与各种骨髓抑制剂或放射治疗同用,可增加毒性作用,用量应减少。

(5)青霉胺或其他的螯合剂会减弱顺铂的活性。故本品不应与螯合剂同时应用。

(6)与异环磷酰胺合用,会加重蛋白尿,同时有可能会增加耳毒性。

(7)顺铂化疗期间,由于其他具有肾毒性或耳毒性药物(例如头孢菌素或氨基苷类)会增加顺铂的毒性,需避免合并使用。

(8)患者接受顺铂化疗后至少三个月,才可接受病毒疫苗接种。

【注意事项】

1. 肝功能不良者 在对人的研究中,证明顺铂在肝内被高度摄取。在一些病例中曾报告会引起谷草转氨酶(GOT)升高,故成人剂量必须小心应用,肝功能必须定期监测。

2. 肾功能不良者 顺铂在肾中显示高度组织摄取。主要由肾排泄,可出现与剂量相关性的累积性肾脏毒性,在肾功能上最常见的改变是肾小球滤过率下降。这点可由血清肌酐上升来反映,故在开始顺铂治疗前或下一疗程之前,必须测量血中尿素氮(BUN)、血清肌酐、肌酐清除率,肾功能必须恢复到可接受的限度。

3. 耳毒性 顺铂的耳毒性是累积性的,应进行听力计测试,尤其是如果发生了耳鸣或听力不良等临床症状。耳鸣或偶见对正常会话的听力减低是耳毒性的指征,是通常可观察到的。听力试验异常更为常见,听力丧失可以是单侧或双侧的,反复用药可使发生频率及严重性增加,可能是不可逆的,最常发生于 4 000~8 000 赫兹范围。

4. 骨髓抑制 顺铂治疗的患者可以发生骨髓抑制。血中血小板及白细胞下降的最低点一般发生于 18~32 日(范围 7.3~45 日),多数患者在第 39 日(范围 13~62 日)恢复。白细胞减少及血小板减少在剂量 >50mg/m² 更为显著,贫血发生率约与白细胞减少及血小板减少相似,但一般发生得较晚。直至血小板处于 >10 万 /mm² 及白细胞 >4 000/mm³ 水平之前,不得开始后一疗程的顺铂治疗。接受含顺铂的联合化疗的患者中,曾见较高的严重贫血发生率,要求输入压缩的红细胞。

5. 过敏反应　过去接触过顺铂的患者,再次用顺铂治疗时,偶有报告发生过敏反应。有过敏史或家族史的患者,尤其有发生过敏反应的危险。面部水肿、喷嚏、心动过速、低血压及荨麻疹样非特异性斑丘疹型皮疹可在注药后几分钟之内发生。严重反应可用肾上腺素、肾上皮质激素及抗组胺药静脉注射控制。

6. 神经毒性及惊厥　应用顺铂时出现外周神经病、直立性低血压及惊厥,这种现象似乎在延长用药后较为常见,出现明显临床症状者一般应禁止进一步应用顺铂。

【不良反应】

1. 用顺铂的患者必须小心观察,以防止过敏样反应,必须准备支持性设备及药物以治疗这种合并症。过敏样反应主要表现为面部水肿、喷嚏、心动过速及低血压,均在过去接触过顺铂的患者中有报告。此反应可被静脉注射肾上腺素、皮质激素及或抗组胺药等所控制。

2. 积累性及剂量相关性肾功能不良是顺铂的主要限量性毒性。如反复多疗程给药,肾毒性会变得更严重。可采用静脉水化及甘露醇利尿及顺铂输注 6~8 小时等方式,用以降低肾毒性的发生率与严重程度。

3. 耳鸣和 / 或高音听力丧失,曾见于用顺铂治疗的 31% 患者中,耳毒性在儿童中可能较严重,而反复用药可使之更为严重。

4. 神经毒性多见于总量超过 $300mg/m^2$ 的患者,周围神经损伤多见,表现为运动失调、肌痛、上下肢感觉异常等;少数患者可能出现大脑功能障碍,亦可出现癫痫、球后视神经炎等。

5. 血液毒性表现为白细胞和 / 或血小板的减少,一般与用药剂量有关,骨髓抑制一般在 3 周左右达高峰,4~6 周恢复。

6. 顺铂几乎对所有患者都能引起严重的恶心、呕吐。恶心及呕吐一般在治疗后 1~4 小时开始,并可维持到治疗后一周。

7. 用顺铂的患者可发生高尿酸血症。主要是由药物的肾毒性所导致。剂量 $>50mg/m^2$ 者高尿酸血症更为显著,用药后 3~5 日到达峰水平。可用别嘌醇以减少血清尿酸水平。低镁血症及低钙血症可在顺铂治疗或停药后发生。低镁血症和 / 或低钙血症表现为肌肉刺激性或抽搐、阵疼、震颤、掌足痉挛或强直抽搐。定期监测血清电解质水平并给补充是必要的。

【过量解救】当发生过量或毒性反应时,必须采取症状性或支持性措施。

患者必须监测 3~4 周,以防延迟性毒性发生。

奥 沙 利 铂

【中文名称】注射用奥沙利铂。

【英文名称】Oxaliplatin for Injection。

【性状】白色或类白色的疏松块状或粉末。

【辅料】水合乳糖、注射用水。

【pH 值】4.0~7.0。

【储存及稳定性】制备完成的输注液应存储在 2~8℃环境中,理化性质的稳定性可保持 24 个小时。

【药理作用】奥沙利铂为左旋反式二氨环己烷草酸铂,在体液中通过非酶反应取代不稳定的草酸盐配体,转化为具有生物活性的一水合和二水合 1,2-二氨基环己烷铂衍生物。这些衍生物可以与 DNA 形成链内和链间交联,抑制 DNA 的复制和转录。奥沙利铂属于非周期特异性抗肿瘤药。

【适应证】用于转移性直肠癌的一线治疗,原发肿瘤完全切除后的Ⅲ期结肠癌的辅助治疗。

【剂量】

1. 通用剂量 辅助治疗结肠癌时,奥沙利铂的推荐剂量为 85mg/m²,静脉滴注,每 2 周重复 1 次,共 12 个周期。治疗转移性结肠癌时,奥沙利铂的推荐剂量为 85mg/m² 或 130mg/m²,每 3 周重复 1 次,直至疾病进展或出现不可接受的毒性反应,或遵医嘱使用。目前为止奥沙利铂单次注射给药的最大剂量为 825mg。

2. 剂量调整 对重度肾功能不全患者应用尚缺乏足够的安全性研究资料。因此,此类患者用药前应该权衡利弊。此种情况下,必须密切监测肾功能,并且奥沙利铂推荐起始剂量为 65mg/m²。如果患者出现神经系统症状,那么依据症状持续的时间和严重程度推荐以下方法调整奥沙利铂的剂量:①如果症状持续 7 日以上而且较严重,应将奥沙利铂的剂量从 85mg/m² 减至 65mg/m²(晚期肿瘤化疗)或至 75mg/m²(辅助化疗);②如果无功能损害的感觉异常一直持续到下一周期,奥沙利铂的剂量从 85mg/m² 减至 65mg/m²(晚期肿瘤化疗)或至 75mg/m²(辅助化疗);③如果出现功能不全的感觉异常一直持续到下一周期,应停止应用奥沙利铂。

【加药调配】

1. 药物溶解 必须在使用前调配和进一步稀释。

2. 药物稀释 必须用规定的溶液来溶解或稀释冻干粉制剂。配制溶液时应使用注射用水或 5% 葡萄糖溶液,不得用盐溶液配制和稀释本品。

3. 成品输液外观检查　使用前检查其透明度,只有澄清而无杂质的溶液才能使用。

4. 成品输液的储存　应贮存在 2~8℃ 之间,不超过 24 小时。

5. 成品输液的稳定性　从微生物学角度看,输注液应立即使用。如果不立即使用,应贮存在 2~8℃。贮藏时间不应长于 24 小时,除非稀释是在无菌的条件下进行。

【用法】

1. 操作指导

(1)细胞毒药物注射液的配制必须由经过专业训练、并有药学知识的专业人士来进行,以确保环境的安全,尤其是配制者自身的安全。为达到这一目的,需要一个专用的区域。在这一区域内禁止吸烟、吃东西和喝水。配制者必须有良好的装备。要有长袖的工作服、防护面具、帽子、防护眼镜、一次性消毒手套,工作台要有防护罩,废弃物应有专门的置放容器。

(2)患者的排泄物和呕吐物必须妥善处理。

(3)孕妇应避免接触细胞毒药物。

(4)如果奥沙利铂粉末、复溶物或溶液接触到皮肤或黏膜,应立即用大量的水冲洗。

2. 给药途径　外周或中央静脉滴注。

3. 滴速　持续静脉滴注 2~6 小时。

4. 冲管　输注奥沙利铂后,需冲洗输液管。

5. 废弃物处理　任何打破的容器,必须当作污染物同样小心地处理。污染的废物应在贴有标签的硬质容器中焚烧掉。任何剩余药品,以及用于配制、稀释和注射用的所有物品,必须按照细胞毒药物的标准医院程序和毒性废弃物处理的现行法律规定进行销毁。

【相容性】不相容药物:不得使用含有铝的注射材料。

【药物相互作用】在每周给药的患者中观察到 85mg/m² 奥沙利铂和输注氟尿嘧啶之间没有药代动力学相互作用,但在每周给予 130mg/m² 奥沙利铂剂量的患者中观察到氟尿嘧啶的血浆水平约增加 20%。

【禁忌证】已知对奥沙利铂过敏或对其他铂类化合物过敏者及哺乳期妇女禁用。

【注意事项】

1. 对中度肾功能不全患者应用尚缺乏足够的安全性研究的资料。因此,此类患者用药前应该权衡利弊。此种情况下,必须密切监测肾功能,并按照毒性大小调整剂量。

2. 对于有铂类化合物过敏史的患者,应严密监测过敏症状。一旦发生任何过敏样反应,应立即停止给药,并给予积极的对症治疗,并禁止在这些患者中再用奥沙利铂。

3. 如有外渗发生,应立即终止滴注并采取局部处理措施以改善症状。

4. 应仔细监测奥沙利铂的神经系统毒性,特别是与其他有神经系统毒性的药物合用时。每次治疗前都要进行神经系统检查,以后定期复查。

【不良反应】奥沙利铂与氟尿嘧啶/亚叶酸联合使用期间,可观察到的最常见的不良反应为胃肠道(腹泻、恶心、呕吐以及黏膜炎)、血液系统(中性粒细胞减少、血小板减少),以及神经系统反应(急性、剂量累积性、外周感觉神经病变)。总体上,这些不良反应在奥沙利铂和氟尿嘧啶/亚叶酸联合使用时比单独使用氟尿嘧啶/亚叶酸时更常见、更严重。

卡　铂

【中文名称】卡铂注射液。

【英文名称】Carboplatin Injection。

【性状】本品为无色至微黄色的澄明液体。

【辅料】注射用水。

【pH 值】4.5~7.0。

【储存】室温(15~30℃)避光保存。

【药理作用】本品为周期非特异性抗肿瘤药,直接作用于 DNA,从而能抑制分裂旺盛的肿瘤细胞。

【适应证】本品适用于治疗晚期上皮来源的卵巢癌(一线治疗及其他治疗失败后的二线治疗)。本品还适用于治疗小细胞肺癌和头颈部鳞癌。

【剂量】

1. 通用剂量

(1) 进口药品:肾功能正常的成人初治患者,推荐剂量为 400mg/m^2,单剂静脉滴注 15~60 分钟。两次用药间隔 4 周和/或中性粒细胞计数≥2 000/mm^3、血小板计数≥100 000/mm^3 方可进行下一疗程治疗。

(2) 国产药品:推荐剂量为 0.3~0.4g/m^2,静脉滴注,一次给药,或分 5 次、5 天给药。4 周重复给药 1 次,每 2~4 周期为一疗程。

2. 儿科剂量　尚无足够的资料用于确定儿童用药的推荐剂量和方法。本品尚没有在儿童中进行系统的安全性和有效性临床试验。

3. 剂量调整

(1) 存在危险因素的患者:如以往有过骨髓抑制治疗史、一般状况差(ECOG-Zubrod 2~4,卡氏计分 <80)的患者,建议减少本品初治剂量的 20%~25%。对 65 岁以上的患者,应根据患者的体质情况,调整初剂量及其后的剂

量。建议在初始疗程中,每周测定外周血细胞计数,判断血细胞减少的最低点,以便调整下一疗程的剂量。

(2)肾功能损害患者:肌酐清除率 <60ml/min 患者发生严重骨髓抑制的危险性增加,使用表 13-11 卡铂推荐剂量时,严重的白细胞减少、中性粒细胞减少或血小板减少的发生率一般在 25% 左右;肌酐清除率 <15ml/min 的患者尚无足够的资料允许使用推荐剂量。

表 13-11　卡铂的推荐剂量

肌酐清除率基线值 /(ml/min)	初始计量(第 1 天)/(mg/m², iv.)
41~59	250
16~40	200

表 13-11 推荐剂量均用于初始疗程,以后的剂量应根据患者的耐受性、骨髓抑制可接受程度加以调整。

(3)联合治疗:卡铂与其他骨髓抑制剂联合使用时,应根据治疗方案和计划调整剂量。

【加药调配】

1. 药物稀释

(1)进口药品:可用 5% 葡萄糖注射液或 0.9% 氯化钠注射液稀释。

(2)国产药品:药品说明书指导用 5% 葡萄糖注射液稀释。

稀释到浓度为 0.5mg/ml 的溶液。在稀释或给药时,本品不能接触含铝的针头或其他器械。铝与本品会产生沉淀反应和 / 或降低效价。

2. 成品输液的储存　因制剂中无抗菌成分,按规定稀释后的药液应在 8 小时以内用完,滴注及存放时应避免直接日晒。

【用法】给药途径:静脉滴注,单剂静脉输注 15~60 分钟。

【药物相互作用】

1. 卡铂会改变肾功能,尽管还没有文献证明氨基糖苷类及其他肾毒性药物与卡铂同时用,会加重肾毒性,但还是建议卡铂不与以上药物联合使用。

2. 与各种骨髓抑制剂或放射治疗合用,可增加骨髓抑制的毒副作用,此时卡铂应作剂量调整。

3. 与其他抗肿瘤药物合并用药,应注意其毒性的增加。

4. 用顺铂造成听力损伤的患者,用卡铂治疗后,耳毒性还会持续或加重。

5. 用顺铂治疗过的患者,再用卡铂治疗,神经毒性发生率和强度都增加。

【禁忌证】

1. 禁用于严重肾功能不全者及严重骨髓抑制患者。

2. 禁用于对本品和其他含铂类化合物曾有过敏史的患者。

3. 禁用于出血性肿瘤患者。

4. 禁用于妊娠期和哺乳期妇女,一般禁用于儿童患者。

【注意事项】

1. 应用前后检查血象及肝肾功能,治疗期间,应每周检查血细胞、血小板1~2次,全身肌酸酐廓清率低于 60ml/min 的患者,卡铂的肾清除下降,这时应适当降低卡铂用量。

2. 用药前后,严密监视患者的肾功能。

3. 由于卡铂对骨髓有明显的抑制作用,在用药后 3~4 周内不应重复给药,若出现严重的骨髓抑制的病例,有必要输血治疗。

4. 与其他抗肿瘤方式联合治疗,应注意适当调整剂量。

5. 卡铂可能引起血浆中电解质的下降(如镁、钾、钠、钙等),使用期间注意监测。

6. 对水痘、带状疱疹、感染、肾功能减退患者慎用。

【不良反应】

1. 血液毒性 骨髓抑制是卡铂剂量限制性毒性。注射后 14~24 日白细胞和血小板降至最低,一般在 35~41 可恢复正常水平。

2. 胃肠毒性 用卡铂治疗后约 15% 的患者出现恶心,65% 出现呕吐,其中有三分之一患者呕吐严重,恶心和呕吐通常在治疗后 24 小时消失。

3. 肾毒性 一般卡铂的肾毒性无剂量依赖性。当肾功能衰竭时,无论水化是否能阻止肾毒性,应先降低卡铂用量或停药。

4. 过敏反应 一旦发生对卡铂的过敏反应,应立即采取适当的治疗措施。

5. 耳毒性 首先发生无临床症状的高频率的听觉丧失,只有 1% 发展为有症状的耳毒性。

6. 神经毒性 周围神经病发生率较低,如感觉异常或深部腱的反射减少。之前有感觉异常的患者,特别是用顺铂导致的感觉异常,用卡铂治疗期间,这种症状会持续或者加重。

【过量解救】还没有解毒剂治疗卡铂过量。卡铂过量会引起骨髓抑制和肝、肾功能损伤有关的并发症;极少数高剂量的卡铂会导致失明发生。

亚 砷 酸

【中文名称】亚砷酸氯化钠注射液。

【英文名称】Arsenious Acid And Sodium Chloride Injection。

【**性状**】无色澄明液体。

【**储存**】避光、密闭保存,避免冰冻。

【**药理作用**】亚砷酸的作用机制目前尚不十分清楚。在体外试验中,亚砷酸能够引起人急性早幼粒细胞白血病的形态学变化、DNA 断裂和凋亡。亚叶酸也可以引起早幼粒细胞白血病 / 维 A 酸受体融合和蛋白(PML/RAR-a)的损伤和退化。

【**适应证**】本品为抗肿瘤药物,适用于急性早幼粒细胞白血病、原发性肝癌晚期的治疗。

【**剂量**】

1. 通用剂量

(1)治疗白血病的用法用量:成人每日 1 次,每次 10mg(或按体表面积每次 7mg/m²),用 500ml 5% 葡萄糖注射液或 0.9% 氯化钠注射液稀释后静脉滴注 3~4 小时。4 周为一疗程,间歇 1~2 周,也可连续用药。

(2)治疗肝癌的用法用量:每日 1 次,每次 7~8mg/m²,用 500ml 5% 葡萄糖注射液或 0.9% 氯化钠注射液稀释后静脉滴注 3~4 小时。2 周为一疗程,间歇 1~2 周可进行下一疗程。

2. 儿科剂量　儿童每次 0.16mg/kg,用法同成人。

【**加药调配**】药物稀释:用 500ml 5% 葡萄糖注射液或 0.9% 氯化钠注射液稀释。

【**用法**】

1. 给药途径　静脉滴注。

2. 滴速　2.0~2.7ml/min。

3. 废弃物处理　本品开瓶后一次未使用完的药液应予以丢弃,不得再次使用。

【**药物相互作用**】在本品的使用过程中,避免使用含硒药品及食用含硒食品。

【**禁忌证**】非白血病所致的严重肝、肾功能损害,孕妇及长期接触砷或有砷中毒者禁用。

【**注意事项**】

1. 本品为医疗用毒性药品,请在专科医师指导下观察使用。

2. 用药期间出现外周血白细胞过高时,可酌情选用白细胞单采分离,或应用羟基脲、高三尖杉酯碱、阿糖胞苷等化疗药物。

3. 使用过程中如出现肝、肾功能异常,应及时针对治疗,密切观察病情,必要时停药。

4. 如出现其他不良反应时,可对症治疗,严重可停药观察。

【不良反应】本品的不良反应与患者个体对砷化物的解毒和排泄功能以及对砷的敏感性有关。临床观察表明本品毒副作用轻,较少出现骨髓抑制和外周血象(主要是白细胞)的下降。较常见的不良反应为:

1. 食欲减退、腹胀或腹部不适、恶心、呕吐及腹泻等。

2. 皮肤干燥、红斑或色素沉着。

3. 肝功能改变(GOT、GPT、γ-GT 及血清胆红素升高等)。

4. 关节或肌肉酸痛、浮肿、轻度心电图异常、尿素氮增高、头痛等,极少见精神及神经症状等。

5. 由于本品在肝癌患者中的半衰期延长,因此,临床应用中应关注砷蓄积及相关不良反应。

【过量解救】遇未按规定用法用量用药而发生急性中毒者,可用二巯基丙磺酸钠类药物解救。

门冬酰胺酶

【中文名称】注射用门冬酰胺酶。

【英文名称】Asparaginase(Escherichia)for Injection。

【性状】本品为白色冻干块状物或粉末。

【辅料】甘露醇。

【pH 值】取本品加水溶解并稀释制成每 1ml 中含门冬酰胺酶 10mg 的溶液,pH 值为 6.5~7.5。

【储存】遮光、密闭、冷处(2~10℃)保存。

【药理作用】本品为取自大肠埃希菌的酶制剂类抗肿瘤药物,能将血清中的门冬酰胺水解为门冬氨酸和氨,而门冬酰胺是细胞合成蛋白质及增殖生长所必须的氨基酸,从而干扰其蛋白质合成,起到抑制细胞生长作用。它亦能干扰细胞 DNA、RNA 的合成,可能作用于细胞 G_1 增殖周期中,为抑制该期细胞分裂的细胞周期特异性药。

【适应证】适用于治疗急性淋巴细胞白血病(简称急淋)、急性粒细胞白血病、急性单核细胞白血病、慢性淋巴细胞白血病、霍奇金及非霍奇金淋巴瘤、黑色素瘤等。

【剂量】根据不同病种选择不同的治疗方案,本品用量有较大差异。以急淋的诱导缓解方案为例,剂量可根据体表面积计,日剂量 500U/m² 或 1 000U/m²,最高可达 2 000U/m²,以 10~20 日为一疗程。

【加药调配】

1. 药物溶解 静脉注射前必须用灭菌注射用水或 0.9% 氯化钠注射液加以稀释,每 10 000 单位的小瓶稀释液量为 5ml。

2. 药物稀释　本品要先用等渗液如 0.9% 氯化钠或 5% 葡萄糖注射液稀释,然后加入 0.9% 氯化钠注射液或 5% 葡萄糖注射液中滴入。

3. 成品输液外观检查　稀释液一定要呈澄清才能使用。

4. 成品输液的稳定性　要在稀释后 8 小时内应用。

【用法】

1. 操作指导　凡首次采用本品或已用过本品但已停药一周或一周以上的患者,在注射本品前须做皮试。

2. 给药途径　本品可经静脉滴注、静脉注射或肌内注射给药。

3. 水化　应从静脉大量补充液体,碱化尿液,口服别嘌醇,以预防白血病或淋巴瘤患者发生高尿酸血症和尿酸性肾病。

4. 滴速　静脉注射给药时,本品应经正在输注的氯化钠或葡萄糖注射液的侧管注入,静脉注射的时间不得短于 30 分钟。

【药物相互作用】

1. 泼尼松、促皮质素、长春新碱与本品同用时,会增强本品致高血糖的作用,并可能增加本品引起神经病变及红细胞生成紊乱的危险性。

2. 由于本品可增高血尿酸的浓度,故当与别嘌醇或秋水仙碱、磺吡酮等抗痛风药合用时,要调节上述抗痛风药的剂量以控制高尿酸血症及痛风。一般抗痛风药选用别嘌醇,因该药可阻止或逆转门冬酰胺酶引起的高尿酸血症。

3. 糖尿病患者用本品时及治疗后,均须注意调节口服降血糖药或胰岛素的剂量。

4. 本品与硫唑嘌呤、苯丁酸氮芥、环磷酰胺、环孢素、巯嘌呤、单克隆抗体 CD_3 或放射疗法合用时,可提高疗效,因而应考虑减少化疗药物、免疫抑制剂或放射疗法的剂量。

5. 本品与甲氨蝶呤同用时,可通过抑制细胞复制的作用而阻断甲氨蝶呤的抗肿瘤作用。

【禁忌证】

1. 对本品有过敏史或皮试阳性者禁用。

2. 有胰腺炎病史或现患胰腺炎者禁用。

3. 现患水痘、广泛带状疱疹等严重感染者禁用。

【注意事项】

1. 源于大肠埃希菌与来源于欧文菌族 *Erwiniacarotora* 的门冬酰胺酶间偶有交叉敏感反应。

2. 对诊断的干扰　①甲状腺功能试验,首次注射本品的 2 日内,患者血清中的甲状腺结合蛋白浓度下降,直至最后一次注射本品后的 4 周内,浓度才恢复正常;②由于门冬酰胺的分解,血氨及尿素氮浓度可能增加;③血糖、血尿酸及尿尿酸可能增加；④在治疗的最初3周内，部分凝血活酶时间、凝血酶原时间、凝血酶时间等可能延长，血小板计数可能增加；⑤由于本品抑制血浆蛋白的合成，患者的血浆纤维蛋白原、抗凝血酶、纤维蛋白溶酶原、血清白蛋白的浓度可能降低；⑥如有肝功能异常，提示为肝毒性、肝损害的征兆；⑦血清钙可能降低。

3. 下列情况慎用　①糖尿病；②痛风或肾尿酸盐结石史；③肝功能不全、感染等；④以往曾用细胞毒或放射治疗的患者。

4. 在治疗开始前及治疗期间随访下列检测　周围血象、血浆凝血因子、血糖、血清淀粉酶、血尿酸、肝功能、肾功能、骨髓涂片分类、血清钙、中枢神经系统功能等。

5. 由于本品能进一步抑制患者的免疫机制，并增加所接种病毒的增殖能力、毒性及不良反应，故在接受本品治疗的3个月内不宜接种活病毒疫苗，另与患者密切接触者的口服脊髓灰质炎疫苗时间亦应推迟。

6. 由于使用本品后会很快产生抗药性，故本品不宜用作急淋等患者缓解后的维持治疗方案。

【不良反应】成人似较儿童多见。较常见的有过敏反应，肝损害，胰腺炎，食欲减退，凝血因子Ⅴ、Ⅶ、Ⅷ、Ⅸ及纤维蛋白原减少等。过敏反应的主要表现为突然发作的呼吸困难、关节肿痛、皮疹、皮肤瘙痒、面部水肿，严重者可发生呼吸窘迫、休克甚至致死。肝脏损害通常在开始治疗的2周内发生，可能出现多种肝功能异常，包括血清谷丙转氨酶（GPT）、谷草转氨酶（GOT）、胆红素等升高，血清白蛋白等降低。其他尚有恶心、呕吐、腹泻等症状。

亚 叶 酸 钙

【中文名称】亚叶酸钙注射液。

【英文名称】Calcium Folinate Injection。

【性状】本品为淡黄色至黄色的澄明液体。

【辅料】氯化钠、氢氧化钠及盐酸。

【pH值】6.5~8.5。

【储存】遮光、冷处（2~10℃）保存，不得冷冻。

【药理作用】亚叶酸是四氢叶酸（THF，叶酸的活性形式）的5-甲酰衍生物。亚叶酸作为协同因素参与很多代谢反应，包括嘌呤合成、嘧啶合成及氨基酸转化。亚叶酸钙在细胞毒治疗中用作叶酸拮抗剂（如甲氨蝶呤）的解毒剂，叶酸拮抗剂通过与二氢叶酸还原酶结合阻断叶酸转化成四氢叶酸。

【适应证】

1. 用于高剂量甲氨蝶呤治疗的后续治疗以减少毒性（亚叶酸钙解救），也用于治疗因疏忽造成的甲氨蝶呤过量及甲氨蝶呤排泄受损的患者。

2. 与氟尿嘧啶合用,可提高氟尿嘧啶的疗效,临床上常用于结直肠癌与胃癌的治疗。

3. 用于口炎性腹泻、营养不良、妊娠期或婴儿期引起的巨幼细胞性贫血,当口服叶酸疗效不佳时,对维生素 B_{12} 缺乏性贫血并不适用。

【剂量】

1. 通用剂量

(1)进口药品①用于氟尿嘧啶合用增效:每次 20~500mg/m²,静脉滴注,每日 1 次,连用 5 日。②作为甲氨蝶呤的解救疗法:剂量根据血药浓度测定,一般采用的剂量为按体表面积 9~15mg/m²,肌内注射或静脉注射,每 6 小时 1 次,共用 12 次,表 13-12 为甲氨蝶呤解救亚叶酸钙时的给药剂量。③作为乙胺嘧啶或甲氧苄啶等的解毒剂,每次剂量为肌内注射 9~15mg,视中毒情况而定。

表 13-12　甲氨蝶呤解救

临床状态	实验室检查结果	亚叶酸钙给药剂量
甲氨蝶呤排泄正常	给药 24h 后 MTX 约 10μm,48h 后 约 为 1μm,72h 后 <0.2μm,72h 后 <0.2μm	60h 内,每 6 小时给药 15mg(10 次)
甲氨蝶呤后期排泄延迟	给药 72h 后 MTX>0.2μm,96h 后 >0.05μm	每 6 小时给药 15mg,直至 MTX<0.05μm
甲氨蝶呤早期排泄延迟和 / 或有证据表明肾脏急性损伤	给药 24h 后 MTX≥50μm,或 48h 后 ≥5μm,或 24h creat 增加≥100%	每 3 小时静脉注射 150mg,直至 MTX<1μm,然后每 3 小时静脉注射 15mg 直至 MTX<0.05μm

注:MTX= 血浆甲氨蝶呤浓度,creat= 血浆肌酐浓度。

(2)国产药品①用于氟尿嘧啶合用增效:每次 20~500mg/m²,静脉滴注,每日 1 次,连用 5 日。②高剂量甲氨蝶呤治疗后的亚叶酸解救:本品需要的剂量取决于甲氨蝶呤给药量及是否有甲氨蝶呤排泄受损。本品在甲氨蝶呤开始给药的 24 小时后给药。发生意外的甲氨蝶呤过量后,应尽快的开始亚叶酸钙治疗。推荐剂量是 10mg/m²,每 6 小时静脉注射或肌内注射,直至血浆中甲氨蝶呤浓度低于 0.01μm。

2. 剂量调整　每 24 小时间隔应测定尿中肌酸酐和甲氨蝶呤浓度。如果 24 小时尿中肌酸酐浓度已经增加超过基线 50%,或 24 小时甲氨蝶呤浓度大于 5μm 或 48 小时浓度大于 0.9μm,亚叶酸钙注射液剂量应增加至每 3 小时 100mg/m²,直至甲氨蝶呤浓度小于 0.01μm。

【加药调配】

1. 药物稀释 对于静脉滴注,本品可用 5% 葡萄糖注射液或 0.9% 氯化钠注射液稀释。

2. 成品输液外观检查 在使用前,如果溶液与容器许可,应目测检验注射给药的混合溶液是否有微粒或污染。若溶液出现絮状物或沉淀,不要使用。

3. 成品输液的储存 稀释后的亚叶酸钙在 2~8℃ 保存。为了避免微生物污染的危险,输注液在配制后应尽快使用。

4. 成品输液的稳定性 2~8℃ 保存时可保持 24 小时稳定。

【用法】

1. 给药途径 本品可通过肌内注射或静脉注射给药。亚叶酸钙不能通过鞘内给药。

2. 水化 应同时进行水化治疗(3L/d)与用碳酸氢钠碱化尿液。

3. 滴速 由于亚叶酸钙注射液含有钙,所以每分钟静脉内注入不得超过 160mg(16ml)。

【相容性】不相容药物 有报道亚叶酸钙注射液与甲氨蝶呤、氟尿嘧啶、氟哌利多和膦甲酸注射液不相容。

【药物相互作用】

1. 亚叶酸钙可以加强氟尿嘧啶的毒性。

2. 亚叶酸钙可以抵消苯巴比妥、苯妥英、扑米酮和丁二酰亚胺类药物的抗癫痫作用,增加痫性发作频率。在亚叶酸钙给药期间和停止给药后,建议实施临床监测(例如测定血浆浓度)并调整抗癫痫药物的剂量。

3. 亚叶酸钙大剂量静脉内或肌内注射给药,可能会降低甲氨蝶呤鞘内给药的疗效。

4. 当亚叶酸钙与叶酸拮抗剂(如复方磺胺甲基异噁唑和乙胺嘧啶)同时使用时,可能会降低或中和叶酸拮抗剂的疗效。

【禁忌证】亚叶酸钙不得用于治疗恶性贫血或由维生素 B_{12} 缺乏引起的巨幼红细胞性贫血。

【注意事项】

1. 亚叶酸钙只能与叶酸拮抗剂(如甲氨蝶呤)或者氟尿嘧啶一起使用,并在具有使用肿瘤化疗药物经验的临床医师的直接监督指导下进行。

2. 亚叶酸钙可能会增加氟尿嘧啶的毒性反应。有一些患者会并发粒细胞减少和发热症状。

3. 不推荐与叶酸拮抗剂同时治疗,因为会降低或抑制叶酸拮抗剂的疗效。

4. 亚叶酸钙对甲氨蝶呤引起的非血液学毒性反应没有疗效,例如因药物和/或代谢产物在肾脏沉积引起的肾毒性。

5. 亚叶酸钙不适合用于恶性贫血或者其他因维生素 B_{12} 缺乏引起的贫血。

6. 在甲氨蝶呤排泄减慢的情况下,亚叶酸钙的治疗需要延长。

【不良反应】

1. 胃肠外途径给药后可能会发生变应性致敏,包括过敏样反应、发热和荨麻疹。

2. 血液系统不良反应,例如白细胞减少和血小板减少。这些不良反应是剂量依赖性的,一般通过降低细胞毒药物的剂量可以减少这些不良反应的发生。

【过量解救】大剂量给药没有发生明显的副作用,显示该药是相对安全的。如果发生过量反应,应对症治疗。过量的亚叶酸钙可使叶酸拮抗剂的化疗作用失效。

(六) 抗肿瘤辅助药

美 司 钠

【中文名称】美司钠注射液。

【英文名称】Mesna Injection。

【性状】本品为无色的澄明液体,具有类似蒜的特臭。

【辅料】依地酸二钠、碳酸氢钠、注射用水。

【pH 值】6.5~8.5。

【储存】遮光、密闭保存。

【药理作用】本品为含有半胱氨酸的化合物,能与重复活化的环磷酰胺或异环磷酰胺的毒性代谢产物相结合,形成非毒性产物自尿中迅速排出体外,预防在使用上述抗肿瘤药物时引起的出血性膀胱炎等泌尿系统的损伤。因本品排泄速度较环磷酰胺、异环磷酰胺及其代谢产物快,故应重复用药。

【适应证】用于预防环磷酰胺、异环磷酰胺、氯磷酰胺等药物的泌尿道毒性。

【剂量】

1. 通用剂量

(1) 成人常用量为环磷酰胺、异环磷酰胺、氯磷酰胺剂量的 20%,时间为 0 时段(即应用抗肿瘤制剂的同一时间)、4 小时后及 8 小时后的时段。

(2) 氧氮磷环类药物剂量为按体重 40mg/kg 给药,美司钠剂量为按体重 8mg/kg 给药。当使用极高剂量的氧氮磷环时(例如在骨髓移植前),美司钠的剂量可相应地提高到氧氮磷环剂量的 120% 和 160%。给药方式是在 0 时段给予氧氮磷环总剂量的 20%,而后将余下的已计算剂量的美司钠做 24 小时静脉滴注。另一给药方式是间断性注射药物,成人以 3 次 ×40% 氧氮磷环总剂量(在 0 时段、4 时段、8 时段)或 4 次 ×40% 氧氮磷环总剂量(在 0 时段、3 时段、6 时段、9 时段)的方式给药。

(3)使用连续性静脉滴注方式给予异环磷酰胺时,美司钠可以在 0 时段给予 20% 的异环磷酰胺剂量,而后该药可按照异环磷酰胺剂量的 100% 与其同步输注,最后应再加 6~10 小时的美司钠(达到异环磷酰胺剂量的 50%)输注,以更好地保护泌尿道。

2. 儿科剂量　儿童用药时,可以缩短给药间隔或增加给药次数。药物用于儿童肿瘤的治疗经验表明用药间隔短(例如 3 小时)为佳。美司钠总剂量是氧氮磷环剂量的 60%。

【用法】给药途径:静脉注射。

【禁忌证】对美司钠或其他巯醇化合物有过敏者禁用。

【注意事项】自身免疫功能紊乱的患者使用美司钠发生过敏性反应的病例较肿瘤患者多。过敏反应可能出现皮肤及黏膜反应(皮疹、风疹、黏膜疹)、肝脏转氨酶升高、发热、疲乏、恶心、呕吐等。美司钠的保护作用只限于泌尿系统的损伤。其他抗肿瘤药物的治疗不应因使用美司钠而有所影响。

【不良反应】偶尔有轻微的过敏反应,如不同程度的皮肤及黏膜反应(瘙痒、红斑、水疱)、局部肿胀(风疹样水肿)。极少情形下可能会出现由急性过敏反应诱发的低血压、心跳加快(>100 次 /min 或短暂的肝转氨酶升高等现象。极少数病例在注射部位出现静脉刺激。在高剂量静脉注射及口服药物的耐受性试验中,当一次使用剂量超过 60mg/kg 时,可出现下列反应,即恶心、呕吐、腹泻、头痛、肢体痛、血压降低、心动过速、皮肤反应、疲倦及虚弱等,在治疗期间这些症状常常难于区分其是来自 oxazaphosphrine 类药物、美司钠或其他药物。

【过量解救】美司钠的副作用与剂量呈相关性,因而药物过量时其副作用也会出现。针对其副作用无特异的解毒剂,患者应进行全身对症支持疗法。

△重组人血管内皮抑制素

【中文名称】重组人血管内皮抑制素注射液。

【英文名称】Recombinant Human Endostatin Injection。

【性状】本品为无色澄明液体。

【辅料】醋酸钠、冰醋酸、甘露醇。

【pH 值】5.5 ± 0.5。

【储存及稳定性】于 2~8℃避光保存和运输。贮运时冷藏温度如间断,在不超过 20℃的情况下不可超过 7 日,应避免冻结、光照和受热。

【药理作用】重组人血管内皮抑制素为血管抑制类新生物制品,其作用机理是通过抑制形成血管的内皮细胞迁移来达到抑制肿瘤新生血管的生成,从而阻断了肿瘤的营养供给,从而达到抑制肿瘤增殖或转移的目的。

【适应证】本品联合 NP 化疗方案用于治疗初治或复治的Ⅲ/Ⅳ期非小细胞肺癌患者。

【剂量】

1. 通用剂量 与 NP 化疗方案联合给药时,本品在治疗周期的第1~14日,每日给药 1 次,每次 7.5mg/m²(1.2 × 10⁵U/m²),连续给药 14 日,休息一周,再继续下一周期治疗。通常可进行 2~4 个周期的治疗。临床推荐医师在患者能耐受的情况下可适当延长本品的使用时间。

2. 儿科剂量 本品尚无儿童患者用药研究资料,确实需要用药时,应在医师指导下使用。

【加药调配】

1. 药物稀释 临用时将本品加入 500ml 0.9% 氯化钠注射液中。

2. 成品输液外观检查 本品为无色澄明液体,如遇有混浊、沉淀等异常现象,则不得使用。包装瓶有损坏、过期失效不能使用。

【用法】

1. 给药途径 静脉给药。

2. 滴速 匀速静脉点滴,滴注时间为 3~4 小时,滴速为 2.08~2.77ml/min。

【药物相互作用】未系统研究过本品与其他药物的相互作用。在临床使用时,应注意勿与可能影响本品酸碱度的其他药物或溶液混合使用。

【禁忌证】心、肾功能不全者慎用。

【注意事项】

1. 过敏体质或对蛋白类生物制品有过敏史者慎用。

2. 有严重心脏病或病史者,包括有记录的充血性心力衰竭病史、高危性不能控制的心律失常、需药物治疗的心绞痛、临床明确诊断心瓣膜疾病、心电图严重心肌梗死病史以及顽固性高血压者慎用。本品临床使用过程中应定期进行心电检测,出现心脏不良反应时应进行心电监护。

【不良反应】

1. 心脏反应 用药初期少数患者可出现轻度疲乏、胸闷、心慌,绝大多数不良反应经对症处理后可以好转,不影响继续用药,极个别病例因持续存在上述症状而停止用药。常见的心脏不良反应症状有窦性心动过速、轻度 ST-T 改变、房室传导阻滞、房性早搏、偶发室性早搏等,常见于有冠心病、高血压病史患者。为确保患者安全,建议在临床应用过程中定期检测心电图,对有心脏不良反应的患者使用心电监护,对有严重心脏病史疾病未控者应在医嘱指导下使用。

2. 消化系统反应　偶见腹泻、肝功能异常,主要包括无症状性轻或中度转氨酶升高、黄疸,主要为轻度及中度,罕见重度。此不良反应均可逆,轻度患者无须对症处理,中度、重度经减缓滴注速度或暂停药物使用后适当对症处理可缓解,仅有少数病例需对症治疗,但通常不影响药物的继续使用。

3. 皮肤及附件　过敏反应表现为全身斑丘疹,伴瘙痒。此不良反应可逆,暂停使用药物后可缓解。发热、乏力,多为轻中度不良反应。

【过量解救】本品临床研究中,单次静脉滴注给药量达到 $30\sim210mg/m^2$ ($4.8\times10^5\sim33.6\times10^5U/m^2$)或连续 28 日静脉滴注 $7.5\sim30mg/m^2$($1.2\times10^5\sim4.8\times10^5U/m^2$)时出现的人体反应见【不良反应】项下描述的情况,尚无更大使用剂量的临床使用数据资料。尚无药物过量解救相关经验。

(七) 抗肿瘤靶向药

利妥昔单抗

【中文名称】利妥昔单抗注射液。

【英文名称】Rituximab Injection。

【性状】澄清至乳光,无色至淡黄色液体。

【辅料】枸橼酸钠、聚山梨酯 80、氯化钠和注射用水。

【pH 值】6.5。

【储存】瓶装制剂保存在 2~8℃,未稀释的瓶装制剂应避光保存。

【药理作用】利妥昔单抗与 B 细胞上的 CD20 抗原结合后,启动介导 B 细胞溶解的免疫反应。B 细胞溶解的可能机制包括补体依赖的细胞毒作用(CDC)、抗体依赖的细胞毒作用(ADCC)。尚不清楚乳汁中是否有利妥昔单抗排出。已知母体的 IgG 可进入乳汁,因此,利妥昔单抗不得用于哺乳期妇女。

【适应证】复发或耐药的滤泡性中央型淋巴瘤(国际工作分类 B、C 和 D 亚型的 B 细胞非霍奇金淋巴瘤)的治疗。先前未经治疗的 CD20 阳性Ⅲ~Ⅳ期滤泡性非霍奇金淋巴瘤,患者应与标准 CVP 化疗(环磷酰胺、长春新碱和泼尼松)8 个周期联合治疗。CD20 阳性弥漫大 B 细胞性非霍奇金淋巴瘤(DLBCL)应与标准 CHOP 化疗(环磷酰胺、多柔比星、长春新碱、泼尼松)8 个周期联合治疗。

【剂量】

1. 通用剂量

(1)滤泡性非霍奇金淋巴瘤①初始治疗:作为成年患者的单一治疗药,推荐剂量为 375mg/m² BSA(体表面积),静脉给药,每周 1 次,22 日的疗程内共给药 4 次。结合 CVP 方案化疗时,利妥昔单抗的推荐剂量是 375mg/m²BSA,连续 8 个周期(21 日/周期)。每次先口服皮质类固醇,然后在化疗周期的第 1 日给药。②复发后的再治疗:首次治疗后复发的患者,再治疗的剂量是 375mg/m²BSA,静脉滴注 4 周,每周 1 次。

(2)弥漫大 B 细胞性非霍奇金淋巴瘤:利妥昔单抗应与 CHOP 化疗联合使用。推荐剂量为 375mg/m²BSA,每个化疗周期的第一日使用。化疗的其他组分应在利妥昔单抗应用后使用。

2. 剂量调整　不推荐利妥昔单抗减量使用。利妥昔单抗与标准化疗合用时,标准化疗药剂量可以减少。

【加药调配】

1. 药物稀释　在无菌条件下抽取所需剂量的利妥昔单抗,置于无菌无致热源的含 0.9% 氯化钠注射液或 5% 葡萄糖溶液的输液袋中,稀释到利妥昔单抗的浓度为 1mg/ml。轻柔地颠倒注射袋使溶液混合并避免产生泡沫。由于本品不含抗微生物的防腐剂或抑菌制剂,必须检查无菌技术。

2. 成品输液外观检查　静脉使用前应观察注射液有无微粒或变色。

3. 成品输液的储存　可在室温或冰箱中(2~8℃)保存。

4. 成品输液的稳定性　配制好的本品注射液在室温下保持稳定 12 小时。如配制好的溶液不能立即应用,在未受室温影响的条件下,在冰箱中(2~8℃)可保存 24 小时。

【用法】

1. 给药途径　静脉滴注。

2. 给药顺序　每次滴注利妥昔单抗前应预先使用止痛剂(例如扑热息痛)和抗组胺药(例如苯海拉明)(开始滴注前 30~60 分钟)。如果所使用的治疗方案不包括皮质激素,应该预先使用皮质激素。

3. 滴速　①初次滴注:推荐起始滴注速度为 50mg/h,最初 60 分钟过后,可每 30 分钟增加 50mg/h,直至最大速度为 400mg/h。②以后的滴注:利妥昔单抗滴注的开始速度可为 100mg/h,每 30 分钟增加 100mg/h,直至最大速度为 400mg/h。

【药物相互作用】具有人抗鼠抗体(HAMA)或人抗嵌合抗体(HACA)效价的患者在使用其他诊断或治疗性单克隆抗体治疗时可能发生过敏或超敏反应。

【禁忌证】

1. 已知对本品的任何组分和鼠蛋白过敏的患者禁用利妥昔单抗。

2. 严重活动性感染或免疫应答严重损害(如低 γ 球蛋白血症、CD4 或 CD8 细胞计数严重下降)的患者不应使用利妥昔单抗治疗。

3. 严重心力衰竭（NYHA 分类Ⅳ）患者不应使用利妥昔单抗治疗。

4. 妊娠期间禁止使用利妥昔单抗与甲氨蝶呤联合用药。

【注意事项】

1. 非霍奇金淋巴瘤患者和慢性淋巴细胞白血病患者需注意输注相关反应、肺部事件、快速的肿瘤溶解、心血管、血细胞计数检测、感染、乙型肝炎病毒感染、进行性多发性脑白质病等情况。

2. 免疫接种时，不建议使用活病毒疫苗进行接种。

3. 类风湿性关节炎患者需注意输注相关反应、心血管、感染、进行性多灶性脑白质脑病、免疫等情况。

【不良反应】

1. 非霍奇金淋巴瘤患者和慢性淋巴细胞白血病

（1）心血管系统：主要在有心脏病史和 / 或使用有心脏毒性的化疗患者中观察到心力衰竭、心肌梗死等严重心脏事件，其中多数伴有输注相关性反应。

（2）呼吸系统：非输注相关反应性肺浸润和间质性肺炎。

（3）中枢神经系统：体征和症状包括伴或不伴相关高血压的视力障碍、头痛、癫痫和精神状态改变。诊断 PRES/RPLS 需要由脑显像确认。利妥昔单抗治疗结束后的不同时间，乃至几个月后发生颅脑神经病变的症状和体征，如严重的视力丧失、听力丧失，其他感觉丧失和面瘫。

（4）感染和侵袭：在接受利妥昔单抗和细胞增殖抑制药化疗的患者中，已报告发生乙型肝炎再激活的病例，包括暴发性肝炎。其他的严重病毒感染，在接受利妥昔单抗的治疗中已有报道，包括新感染、再激活或者感染加重，其中有些为致命性感染。大多数患者是在使用利妥昔单抗的同时联合使用化疗药物，或者作为造血干细胞移植治疗的一部分。这些严重的病毒感染可由疱疹病毒（巨细胞病毒 CMV、水痘 - 带状疱疹病毒和单纯疱疹病毒），JC 病毒（进行性多灶性脑白质脑病 PML）及丙型肝炎病毒等引起。有卡波西肉瘤肿瘤史的患者使用利妥昔单抗后曾观察到卡波西肉瘤肿瘤进展。这些病例是在未批准适应证中观察到的，大多数患者都是 HIV 阳性。

（5）胃肠道：在接受利妥昔单抗联合化疗的非霍奇金淋巴瘤患者中，观察到有胃肠穿孔发生，某些情况下甚至导致死亡。

2. 类风湿性关节炎　输注相关综合征为低血压、发热、畏寒、寒战、荨麻疹、支气管痉挛、舌或喉部肿胀感（血管性水肿）、恶心、疲乏、头痛、瘙痒、呼吸困难、鼻炎、呕吐、颜面潮红和病变部位疼痛等与利妥昔单抗输注有关。

【过量解救】发生利妥昔单抗相关的超敏反应时，应当立即使用肾上腺素、抗组胺药和糖皮质激素。

曲妥珠单抗

【中文名称】注射用曲妥珠单抗。

【英文名称】Trastuzumab Injection。

【性状】每瓶含浓缩曲妥珠单抗粉末 440mg,为白色至淡黄色块状疏松体。溶解后为无色至淡黄色,澄清至微乳光溶液,供静脉滴注用。

【辅料】L-盐酸组氨酸、L-组氨酸、α,α-双羧海藻糖、聚山梨醇酯20。

【pH值】6.0。

【储存】2~8℃避光保存

【药理作用】特异性地作用于人表皮生长因子受体-2（HER-2）的细胞外部位。此抗体含人 IgG 1 亚型框架,互补决定区源自鼠抗 p185 HER-2 抗体,能够与人 HER-2 蛋白结合。

【适应证】

1. 本品适用于 HER-2 阳性转移性乳腺癌　作为单一药物治疗已经接受过 1 个或多个化疗方案的转移性乳腺癌;与紫杉醇或多西他赛联合,用于未接受化疗的转移性乳腺癌患者。

2. 乳腺癌的辅助治疗　本品单药适用于接受了手术、含蒽环类药抗生素辅助化疗和放疗（如果适用）后的 HER-2 阳性乳腺癌的辅助治疗。

3. 转移性胃癌　本品联合卡培他滨或氟尿嘧啶和顺铂适用于既往未接受过针对转移性疾病治疗的 HER-2 阳性的转移性胃腺癌或胃食管交界腺癌患者。曲妥珠单抗只能用于 HER-2 阳性的转移性胃癌患者,HER-2 阳性的定义为使用已验证的检测方法得到的 IHC^{3+} 或 IHC^{2+}/$FISH^+$ 结果。

【剂量】

1. 通用剂量　初次负荷剂量,建议曲妥珠单抗初次负荷量为 4mg/kg,静脉滴注。维持剂量,建议每周曲妥珠单抗用量为 2mg/kg。

2. 儿科剂量　小于 18 岁患者使用本品的安全性和疗效尚未确立。本品使用苯甲醇作为溶媒,禁止用于儿童肌内注射。

3. 剂量调整

（1）对发生轻至中度输注反应患者应降低输注速率。

（2）对呼吸困难或临床明显低血压患者应中断输注。

（3）对发生严重和危及生命的输注反应患者,强烈建议永久停止曲妥珠单抗的输注。

（4）曲妥珠单抗开始治疗前应进行左室射血分数（LVEF）的检测,治疗期间也须经常密切监测 LVEF。出现下列情况时,应停止曲妥珠单抗治疗至少 4 周,并每 4 周检测 1 次 LVEF。① LVEF 较治疗前绝对数值下降≥16%;

② LVEF 低于该检测中心正常范围并且 LVEF 较治疗前绝对数值下降 ≥10%。
③ 4~8 周内 LVEF 回升至正常范围或 LVEF 较治疗前绝对数值下降 ≤15%,可恢复使用曲妥珠单抗。④ LVEF 持续下降(>8 周),或者 3 次以上因心肌病而停止曲妥珠单抗治疗,应永久停止使用曲妥珠单抗。

(5)如果患者漏用曲妥珠单抗未超过一周,应尽快对其给予常规维持剂量的曲妥珠单抗,不需等待至下一治疗周期。此后应按照原给药方案给予维持剂量的曲妥珠单抗。如果患者漏用曲妥珠单抗已超过一周,应重新给予初始负荷剂量的曲妥珠单抗。此后应按照原给药方案给予维持剂量的曲妥珠单抗。

【加药调配】

1. 药物溶解 应采用正确的无菌操作。每瓶注射用曲妥珠单抗应由同时配送的稀释液稀释,配好的溶液可多次使用,曲妥珠单抗的浓度为 21mg/ml,pH 值约为 6.0。溶解后的溶液可稳定保存 28 天。配好的溶液中含有防腐剂,因此可多次使用,28 天后剩余的溶液应弃去。不得冷冻。注射用水也可以用于单剂量输液准备。对苯甲醇过敏的患者,曲妥珠单抗必须使用无菌注射用水配制。

2. 药物稀释 根据曲妥珠单抗用药剂量计算所需溶液的体积,所需溶液的体积 = 用药剂量(mg)/21(mg/ml,溶解好的溶液浓度)。从药瓶中吸出所需溶液体积加入 250ml 0.9% 氯化钠注射液输液袋中,不可使用 5% 葡萄糖注射液。输液袋轻轻翻转混匀,防止气泡产生。

3. 成品输液外观检查 配制成的溶液为无色至淡黄色的透明液体。

4. 成品输液的储存及稳定性 含有 0.9% 氯化钠注射液的曲妥珠单抗输液,可在聚氯乙烯、聚乙烯或聚丙烯袋中在 2~8℃ 条件下稳定保存 24 小时。30℃ 条件下,稀释后的本品最长可稳定保存 24 小时。为控制微生物污染,输注液应马上使用。除非稀释是在严格控制和证实为无菌条件下进行的,否则稀释后的溶液不能保存。

【用法】

1. 操作指导 用无菌注射器将 20ml 自备稀释剂或注射用水在装有曲妥珠单抗冻干粉的西林瓶中缓慢注入,直接注射在冻干药饼中。轻轻旋动药瓶以帮助复溶,不得震摇。配制好的溶液可能会有少量泡沫,将西林瓶静止大约 5 分钟。

2. 给药途径 静脉滴注给药。

3. 滴速 90 分钟内静脉输入,约 60 滴/min。

【药物相互作用】

尚未在人体中进行曲妥珠单抗的药物相互作用研究。临床试验显示本品与其他药物合并用药后，未发现有临床意义的相互作用。

【禁忌证】

1. 禁用于已知对曲妥珠单抗过敏或者对任何本品其他组分过敏的患者。

2. 本品使用苯甲醇作为溶媒，禁止用于儿童肌内注射。

【注意事项】

1. 注意事项

（1）曲妥珠单抗可引起左心室功能不全、心律失常、高血压、症状性心力衰竭、心肌病和心源性死亡，也可引起有症状的左心室射血分数（LVEF）降低。

（2）若在曲妥珠单抗治疗期间发生有症状的心力衰竭，则患者应按此类疾病的标准治疗方案进行治疗。对于有临床意义的心力衰竭患者，强烈建议停止曲妥珠单抗用药，除非患者个体获益大于风险。

（3）对于已出现心脏毒性的患者继续或重新开始使用曲妥珠单抗的安全性，目前尚无前瞻性研究，但是在关键性试验中，大多数发生心力衰竭的患者给予标准治疗后症状得到了改善。

（4）孕妇使用曲妥珠单抗会对胎儿造成伤害。

（5）在曲妥珠单抗联合化疗治疗转移性乳腺癌的随机、对照临床试验中，联合骨髓抑制化疗药物治疗组中 NCICTC 3~4 级中性粒细胞减少症和发热性中性粒细胞减少症的发生率比单纯化疗组高。

（6）检测 HER-2 蛋白过度表达是筛选适合接受曲妥珠单抗治疗的患者所必须的，因为只有 HER-2 过表达的患者被证明能从治疗中受益。

2. 特殊警示

（1）心功能不全：曲妥珠单抗会导致亚临床和临床心力衰竭，其发生率和严重程度在曲妥珠单抗合并蒽环类抗生素治疗的患者中最高。在给予曲妥珠单抗治疗前以及治疗过程中需对左心室功能进行评估。在临床显著的左心室功能下降的转移性乳腺癌患者和辅助治疗患者中，应停止曲妥珠单抗治疗。

（2）输注反应和肺部反应：曲妥珠单抗会导致严重的输注反应和肺部反应。有报道发生致命的输注反应。大多数情况下，症状发生在曲妥珠单抗输注过程中或 24 小时内。对于发生呼吸困难或临床显著的低血压患者，应当立即停止输注曲妥珠单抗，并对患者进行监控直至症状完全消失。发生过敏、血管性水肿、间质性肺炎或者急性呼吸窘迫综合征的患者应停止输注。

（3）胚胎毒性：孕期使用曲妥珠单抗会导致羊水过少及造成肺发育不全、骨骼异常和新生儿死亡。

【不良反应】曲妥珠单抗最常见的不良反应是发热、恶心、呕吐、输注反应、腹泻、感染、咳嗽加重、头痛、乏力、呼吸困难、皮疹、中性粒细胞减少症、贫血和肌痛。需要中断或停止曲妥珠单抗治疗的不良反应包括充血性心力衰竭、左心室功能明显下降、严重的输注反应和肺毒性。

培 美 曲 塞

【中文名称】注射用培美曲塞二钠。

【英文名称】Pemetrexed Disodium for Injection。

【性状】本品为白色至淡黄色或绿黄色冷冻干燥固体。

【辅料】甘露醇、盐酸、氢氧化钠。

【pH 值】6.6~7.8。

【储存】本品应室温保存,没有光敏性。

【药理作用】培美曲塞是一种结构上含有吡咯嘧啶基团为核心的抗叶酸制剂,通过破坏细胞内叶酸依赖性的正常代谢过程,抑制细胞复制,从而抑制肿瘤的生长。

【适应证】

1. 非小细胞肺癌

(1)本品与顺铂联合,适用于局部晚期或者转移性非鳞状细胞型非小细胞肺癌患者的一线化疗。

(2)本品单药适用于经 4 个周期以铂类为基础的一线化疗后出现进展的局部晚期或转移性的非鳞状细胞型非小细胞肺癌患者的维持治疗。

(3)本品单药适用于既往接受一线化疗后出现进展的局部晚期或转移性非鳞状细胞型非小细胞肺癌患者的治疗。

(4)不推荐本品在以组织学为鳞状细胞癌为主的患者中使用。

2. 恶性胸膜间皮瘤 本品联合顺铂用于治疗无法手术的恶性胸膜间皮瘤。

【剂量】

1. 通用剂量

(1)联合顺铂治疗非鳞状细胞型非小细胞肺癌和恶性胸膜间皮瘤:本品的推荐剂量为 $500mg/m^2$ 体表面积,静脉滴注 10 分钟以上。每 21 日为一周期,在每周期的第一日给药。顺铂的推荐剂量为 $75mg/m^2$,滴注超过 2 小时,应在本品给药结束 30 分钟后再给予顺铂滴注。具体可参见顺铂药品说明书。

(2)本品单独用药治疗非鳞状细胞型非小细胞肺癌:对于既往接受过化疗的非小细胞肺癌患者,本品的推荐剂量为 $500mg/m^2$ BSA,静脉滴注 10 分钟以上,每 21 日为一周期。

2. 剂量调整

(1)监测:所有准备接受本品治疗的患者,患者必须在中性粒细胞 ≥ 1 500/mm³、血小板 ≥ 100 000/mm³、肌酐清除率 ≥ 45ml/min 时,才能开始本品治疗。每个周期治疗需进行肝功能和肾功能的生化检查。

（2）推荐剂量调整方法：根据既往周期血细胞最低计数和最严重的非血液学毒性进行剂量调整。患者如果 21 日周期仍未从不良反应中恢复，治疗应延迟进行。等待患者恢复后，按照表 13-13、表 13-14、表 13-15 的要求进行治疗。

如果患者发生≥3 度的非血液学毒性（不包括神经毒性）时（不包括 3 度转氨酶上升），应停止本品治疗，直至恢复到疗前水平或稍低于疗前水平。再次开始治疗，按照表 13-13 的要求进行治疗。

表 13-13　血液学毒性所致本品（单药或联合用药）和顺铂的剂量调整

中性粒细胞最低值 <500/mm³ 和血小板最低值≥50 000/mm³	原剂量的 75%（两药）
血小板最低值≤50 000/mm³ 无论中性粒细胞最低值如何	调为原剂量的 50%（两药）

出现神经毒性，本品和顺铂的剂量调整见表 13-14。如果出现 3 度或 4 度神经毒性，应停止治疗。

表 13-14　非血液学毒性所致本品（单药或联合用药）和顺铂的剂量调整 [a,b]

	本品剂量 /（mg/m²）	顺铂剂量 /（mg/m²）
除黏膜炎之外的任何 3 度或 4 度非血液学毒性	原剂量的 75%	原剂量的 75%
需要住院的腹泻（不分级别）或 3 度、4 度腹泻	原剂量的 75%	原剂量的 75%
3 度或 4 度黏膜炎	原剂量的 50%	原剂量的 100%

a：NCI 的 CTC 标准；b：不包括神经毒性、不包括 3 度转氨酶升高。

表 13-15　神经毒性所致本品（单药或联合用药）和顺铂的剂量调整

CTC 分级	本品剂量 /（mg/m²）	顺铂剂量 /（mg/m²）
0~1	原剂量的 100%	原剂量的 100%
2	原剂量的 100%	原剂量的 50%

如果患者经历 2 次剂量调整后，再次出现 3 度或 4 度血液学或非血液学毒性（不包括 3 度转氨酶升高），应停止本品治疗，如果出现 3 度或 4 度神经毒性，应立即停止治疗。

（3）肾功能不全患者：只要患者肌酐清除率≥45ml/min，按照所有患者的剂量调整方法进行，无特殊剂量调整方法。肌酐清除率低于 45ml/min 的剂量调整方法尚未确定。因此,当按照 Cockcroft-Gault 公式计算或 Tc99m-DPTA 血清清除方法计算肾小球滤过率后,算得的肌酐清除率 <45ml/min 时,不应给予本品治疗。

男性:$\dfrac{(140-\text{年龄})\times\text{实际体重}(\text{kg})}{72\times\text{血清肌酐}(\text{mg/dl})}=\text{ml/min}$

女性:男性肌酐清除率 $\times 0.85$。

肌酐清除率 <80ml/min 的患者,如果本品同时合并非甾体类抗炎药应用,应提高警惕密切监测。

(4)肝功能不全患者:本品不经肝脏代谢。肝功能不全的剂量调整参见表 13-14。

【加药调配】

1. 药物溶解

(1)配制过程应无菌操作。

(2)计算本品用药剂量及用药瓶数。每瓶含有 100mg 培美曲塞。每瓶中实际所含培美曲塞大于 100mg 以保证静脉滴注时能达到标示量。

(3)进口药品每瓶 100mg 药品用 4.2ml 0.9% 的氯化钠注射液溶解,浓度为 25mg/ml。国产药品,每瓶 100mg 药品用 4ml 0.9% 的氯化钠注射液溶解,浓度为 25mg/ml,慢慢旋转直至粉末完全溶解。

(4)重新溶解的本品溶液应用 0.9% 氯化钠注射液(不含防腐剂)进一步稀释至 100ml,静脉滴注超过 10 分钟。

(5)按上述要求配制的培美曲塞适用于聚氯乙烯(PVC)给药装置和静脉输液袋。

2. 药物稀释　在静脉滴注前,仅推荐使用 0.9% 的氯化钠注射液(不含防腐剂)用于重新溶解及静脉滴注前的进一步稀释。本品不能溶于含有钙的稀释剂,包括美国药典乳酸盐林格注射液和美国药典林格注射液。其他稀释液和其他药物与本品能否混合尚未确定,因此,不推荐使用。

3. 成品输液外观检查　完全溶解后的溶液应澄清,颜色为无色至黄色或黄绿色都是正常的。静脉滴注前观察药液有无沉淀及颜色变化。如果有异样,不能滴注。

4. 成品输液的储存　配好的本品溶液,置于冰箱冷藏或置于室温(15~30℃),无须避光。

5. 成品输液的稳定性　配好的本品溶液可置于冰箱冷藏(2~8℃)或室温保存(15~30℃),无须避光,其物理、化学特性在 24 小时内保持稳定。

【用法】

1. 操作指导　培美曲塞是一种抗肿瘤药物,与其他有潜在毒性的抗肿瘤药一样,处置与配制培美曲塞静脉滴注溶液时要特别小心,建议使用手套。如果培美曲塞注射液接触到皮肤,立即用肥皂和水彻底清洗。如果本品注射液接触到黏膜,应用水彻底冲洗。培美曲塞不是起疱剂,对本品外渗无特别解毒剂。本品外渗处理可按照对非起疱剂处理的常规方法进行。

2. 给药途径　静脉滴注。

3. 给药顺序　与顺铂联合使用时,应在本品给药结束 30 分钟后再给予顺铂滴注。

4. 滴速　大于 10ml/min。

【相容性】不相容药物:尚未研究培美曲塞与其他药物和稀释剂的联合使用,因此,不推荐使用培美曲塞与其他药物和稀释剂联用。

【药物相互作用】

1. 化疗药物　顺铂不改变培美曲塞的药代动力学,培美曲塞也对所有铂类药物的药代动力学无影响。

2. 维生素　同时给予口服叶酸和肌内注射维生素 B_{12} 不改变培美曲塞的药代动力学。

3. 细胞色素 P450 酶对药物代谢　体外肝脏微球蛋白预测研究结果显示,培美曲塞未导致通过 CYP3A 酶、CYP2D6 酶、CYP2C9 酶和 CYP1A2 酶代谢的药物清除率降低。

4. 阿司匹林　给予低到中等剂量(每 6 小时 325mg)的阿司匹林,未影响培美曲塞的药代动力学,高剂量的阿司匹林对培美曲塞药代动力学影响目前还不清楚。

5. 布洛芬　肾功能正常患者,布洛芬每日剂量为 400mg,4 次 /d 时,可使培美曲塞的清除率降低 20%(AUC 增加 20%)。更高剂量的布洛芬对培美曲塞药代动力学影响目前还不清楚。但是对于有轻到中度肾功能不全(肌酐清除率在 45~79ml/min 之间)的患者,本品与布洛芬同时使用要小心。有轻到中度肾功能不全的患者,在应用本品治疗前 2 天、用药当天和用药后 2 天,不要使用半衰期短的非甾体类抗炎药。

6. 长半衰期的非甾体类抗炎药与本品有潜在相互作用,目前还不确定。但在应用本品治疗前 5 天、用药当天和用药后 2 天,也要中断非甾体类抗炎药的治疗。如果一定要应用非甾体类抗炎药,一定要密切监测毒性反应,特别是骨髓抑制、肾脏及胃肠道的毒性。

【禁忌证】本品禁用于对培美曲塞或药品其他成分有严重过敏史的患者。

【注意事项】

1. 注意事项

(1)一般注意事项:本品应在有抗肿瘤药物应用经验的合格医师指导下

使用。应在有足够诊断与治疗技术的医疗机构进行本品治疗,这也可以保证并发症的及时处理。临床研究中看到的治疗相关不良反应均是可以恢复的。给药前未给予类皮质激素预处理的患者易出现皮疹。地塞米松(或相似药物)预处理可以降低皮肤反应的发生率及严重程度。

(2) 实验室检查:所有准备接受本品治疗的患者,用药时需完成包括血小板计数在内的血细胞检查和血生化检查,给药后需监测血细胞最低点及恢复情况,临床研究时每周期的开始、第 8 天和第 15 天需检查上述项目。患者需在中性粒细胞≥1 500/mm^3、血小板≥100 000/mm^3、肌酐清除率≥45ml/min 时,才能开始本品治疗。

2. 特殊警示 本品主要通过尿路以原型形式排出体外。如果患者肌酐清除率≥45ml/min,本品无须调整剂量。对于肌酐清除率 <45ml/min 的患者,无足够患者的研究资料来给予推荐剂量。因此,对于肌酐清除率 <45ml/min 的患者,不应给予本品治疗。

【不良反应】

1. 胃肠道 接受培美曲塞治疗的患者非常罕见有结肠炎的报告。

2. 一般异常和给药部位症状 接受培美曲塞治疗的患者非常罕见有水肿的报告。

3. 损伤、中毒和操作程序相关并发症 对于以前接受过放疗的患者非常罕见有放疗回忆性损伤的报告。

4. 呼吸系统 接受培美曲塞治疗的患者非常罕见有间质性肺炎的报告。

注:非常罕见为接受培美曲塞治疗的患者中发生率≤0.1%。

【过量解救】一旦发生药物过量,应立即在医师指导下采取合适的医疗措施。

△西妥昔单抗

【中文名称】西妥昔单抗注射液。

【英文名称】Cetuximab Solution for Infusion。

【性状】本品为注射用无色、澄清、透明溶液。

【辅料】磷酸二氢钠、磷酸氢二钠、氯化钠、注射用水。

【pH 值】7.0~7.4。

【储存】本品应贮藏在冰箱中(2~8℃),禁止冰冻。

【药理作用】西妥昔单抗属于嵌合型 IgG 1 单克隆抗体,分子靶点为表皮生长因子受体(EGFR)。EGFR 信号途径参与控制细胞的存活、增殖、血管生成、细胞迁移、细胞侵袭及转移等。西妥昔单抗与 EGFR 结合的亲和力为其内源性配体的 5~10 倍。西妥昔单抗阻碍 EGFR 与其内源性配体的结合,从而抑制受体功能,进一步诱导 EGFR 的细胞内化从而导致受体数量的下调。西妥昔单抗还可以靶向诱导细胞毒免疫效应细胞作用于表达 EGFR 的肿瘤细胞(抗体依赖的细胞介导的细胞毒作用,ADCC)。

【适应证】西妥昔单抗与伊立替康联合用药治疗表达表皮生长因子受体(EGFR)、经含伊立替康细胞毒治疗失败后的转移性结直肠癌。

【剂量】

1. 通用剂量　本品每周给药 1 次,静脉滴注。初始剂量为 $400mg/m^2$ 体表面积,其后每周的给药剂量为 $250mg/m^2$ 体表面积。

2. 儿科剂量　尚无儿童患者使用西妥昔单抗的安全性和有效性数据。

3. 剂量调整　患者发生严重的(3 级)皮肤反应,必须中断西妥昔单抗的治疗。只有当反应缓解到 2 级,才能重新进行治疗。如严重的皮肤反应属首次发生,不须调整本品的剂量。如严重的皮肤反应为第 2 次或第 3 次出现,必须再次中断使用本品。只有当反应缓解到 2 级,才能重新开始以较低剂量(第 2 次发生,$200mg/m^2$ 体表面积;第 3 次发生,$150mg/m^2$ 体表面积)。如严重的皮肤反应为第 4 次发生,或停药后皮肤反应无法缓解至 2 级,则须永久停止应用本品进行治疗。

【加药调配】

1. 药物转移

(1)与输液泵或重力滴注串联过滤:取一支适当的无菌注射器(最小 50ml)并装上匹配的针头。从药瓶中抽取所需体积的西妥昔单抗,转入真空容器或塑料袋中,并重复该操作直至达到所需体积。输液管上串联一上述过滤器,并在滴注前向过滤器中注入本品,然后开始给药。

(2)与注射器泵串联过滤:取一支适当的无菌注射器(最小体积 50ml)并装上匹配的针头,从药瓶中抽取所需体积的西妥昔单抗,除去针头后将注射器放入注射器泵,注射器泵上再串联一上述过滤器,并在滴注前向过滤器中注入本品,然后开始给药。

西妥昔单抗可通过输液泵、重力滴注或注射器泵给药,必须使用单独的输液管。滴注快结束时必须使用 9mg/ml(0.9%)的无菌氯化钠溶液冲洗输液管。重复该操作直至到达所需体积。在滴注期间,过滤器可能会偶尔发生堵塞。如发生堵塞,必须更换过滤器。

2. 成品输液的储存　应立即使用。

3. 成品输液的稳定性　应立即使用。

【用法】

1. 操作指导　西妥昔单抗可通过输液泵、重力滴注或注射器泵给药,必须使用单独的输液管。

2. 给药途径　静脉滴注。

3. 滴速　初次给药时,建议滴注时间为 120 分钟,随后每周给药的滴注时间为 60 分钟,最大滴注速率不得超过 5ml/min。

4. 冲管　滴注快结束时必须使用 9mg/ml(0.9%)的无菌氯化钠溶液冲洗输液管。

【药物相互作用】伊立替康不会影响西妥昔单抗的安全性,反之亦然。一项正式的药物相互作用研究显示,单剂量(350mg/m² 体表面积)伊立替康不会影响本品的药代动力学特性。同样,本品也不会影响伊立替康的药代动力学特性。

尚未进行本品与其他药物相互作用的人体研究。

【禁忌证】已知对西妥昔单抗有严重超敏反应(3 级或 4 级)的患者禁用本品。

【注意事项】

1. 注意事项

(1)超敏反应:如患者出现轻至中度输液反应,应减慢西妥昔单抗的滴注速率,建议在此后的所有滴注过程均采用该调整后的速率。有报道使用本品会发生严重的超敏反应(3 级或 4 级),症状多发于初次滴注过程中或初次滴注结束 1 小时以内,也可能在结束后数小时发生。建议医师告知患者这种超敏反应延迟发生的可能性,并要求患者出现反应症状时立即联系医师。一旦发生严重的输液相关反应,应立即并永久停用本品,并进行紧急处理。建议体能状况低下或伴有心肺疾病的患者应特别注意。

(2)呼吸困难:呼吸困难为输液相关反应的一部分,给药当时可能与本品密切相关。但如果在治疗数周后发生呼吸困难,则可能与患者本身所患疾病有关。老年患者、体能状况低下或伴有肺部疾病的患者,可能存在更高的与呼吸困难相关的风险,这种风险可能更严重和 / 或持续时间更长。使用本品治疗过程中患者如发生呼吸困难,建议医师观察患者的肺部疾病进展情况。此外,个别患者使用本品时发生间质性肺炎,但尚未确定与本品的因果关系。

(3)皮肤反应:患者发生严重的(3 级)皮肤反应,必须中断西妥昔单抗的治疗。只有当反应缓解到 2 级,才能重新进行治疗。如严重的皮肤反应属首次发生,不须调整本品的剂量。如严重的皮肤反应为第 2 次或第 3 次出现,必须再次中断使用本品。只有当反应缓解到 2 级,才能重新开始以较低剂量(第 2 次发生,200mg/m² 体表面积;第 3 次发生,150mg/m² 体表面积)。如严重的皮肤反应为第 4 次发生,或停药后皮肤反应无法缓解至 2 级,则须永久停止应用本品进行治疗。

(4)其他:建议检测血清中镁的水平,需要时应补充镁。

2. 特殊警示 因本品目前尚缺乏中国人应用的安全性、有效性数据,故必须在有相关产品应用经验的三级以上医院内(建议国家临床肿瘤研究基地使用),与伊立替康联合用药适用于治疗表达表皮生长因子受体(EGFR)、经含伊立替康细胞毒治疗失败后的转移性结合直肠癌。本品必须在有经验医师的指导下使用。

【不良反应】西妥昔单抗的安全性不会受到伊立替康的影响,反之亦然。与伊立替康合用时,本品的其他一些不良反应为已知的伊立替康的不良反应(包括腹泻 72%、恶心 55%、呕吐 41%、黏膜炎如口腔炎等 26%、发热 33%、白细胞减少症 25% 和脱发 22%)。输液反应,非常常见,轻度至中度的输液反应,包括发热、寒战、头晕或者呼吸困难等症状,主要发生在首次滴注期间。轻度至中度黏膜炎,可能导致鼻衄。常见重度输液反应为疲乏。重度输液反应在极罕见的情况下会导致致命的结果。一般发生在首次滴注期间或者滴注后 1小时内,但也有可能发生在输液结束以后的几个小时或者后续的输液治疗中。虽然潜在的作用机制尚未确定,但其中的一些反应可能实际上就是过敏反应,可能导致的症状包括支气管痉挛、荨麻疹、低血压、意识障碍或休克。在极少数情况下会出现心绞痛、心肌梗死或者心搏骤停。

【过量解救】目前对于单次剂量超过体表面积 $400mg/m^2$,或者每周给药剂量超过体表面积 $250mg/m^2$ 的经验有限。在临床研究中,每 2 周给药最高剂量体表面积 $700mg/m^2$ 条件下的安全性情况与【不良反应】中所述一致。

△贝伐珠单抗

【中文名称】贝伐珠单抗注射液。

【英文名称】Bevacizumab Injection。

【性状】本品为静脉注射用无菌溶液,澄清至微带乳光、无色至浅棕色液体。

【辅料】α,α- 双羧海藻糖、磷酸二氢钠一水合物、无水磷酸氢二钠、吐温 20 和无菌注射用水。

【pH 值】5.9~6.3。

【储存及稳定性】避光,2~8℃在原包装中保存和运输。不要冷冻保存。不要摇动。贝伐珠单抗中不含有任何抗菌防腐剂,因此,必须小心地保证制备溶液的无菌性。

【药理作用】贝伐珠单抗可与 VEGF 结合,阻止 VEGF 与内皮细胞表面VEGF 受体(Flt-1 和 KDR)相互作用。在体外血管生成模型中,VEGF 与其受体的相互作用可导致内皮细胞增殖和新生血管形成。在裸鼠(无胸腺)结肠癌异种移植模型中给予贝伐珠单抗,可减少微血管生长和抑制转移性疾病的进展。

【适应证】贝伐珠单抗联合以氟尿嘧啶为基础的化疗适用于转移性结直肠癌患者的治疗。贝伐珠单抗联合卡铂与紫杉醇用于不可切除的晚期、转移性或复发性非鳞状细胞非小细胞肺癌患者的一线治疗。

【剂量】

1. 通用剂量

（1）转移性结直肠癌（mCRC）：贝伐珠单抗静脉输注的推荐剂量为联合化疗方案时，按体重 5mg/kg，每两周给药 1 次，或按体重 7.5mg/kg，每 3 周给药 1 次。

（2）晚期、转移性或复发性非小细胞肺癌（NSCLC）：贝伐珠单抗联合以铂类为基础的化疗最多 6 个周期，随后给予贝伐珠单抗单药治疗，直至疾病进展或出现不可耐受的毒性。贝伐珠单抗推荐剂量为按体重 15mg/kg，每 3 周给药 1 次（15mg/kg/q3w），静脉滴注。

2. 儿科剂量　本品未被批准用于 18 岁以下人群。

3. 剂量调整　不推荐减少贝伐珠单抗的使用剂量。出现以下情况，停止使用贝伐珠单抗：①胃肠道穿孔（胃肠道穿孔、胃肠道瘘形成、腹腔脓肿），涉及到内脏瘘形成；②需要干预治疗的伤口裂开以及伤口愈合并发症；③重度出血（例如，需要干预治疗）；④重度动脉血栓事件；⑤危及生命（4 级）的静脉血栓栓塞事件，包括肺栓塞；⑥高血压危象或高血压脑病；⑦可逆性后部白质脑病综合征（RPLS）；⑧肾病综合征。如果出现以下状况，需暂停使用贝伐珠单抗：择期手术前至少 4 周、药物控制不良的重度高血压、中度到重度的蛋白尿需要进一步评估、重度输液反应。

【加药调配】

1. 药物稀释　应该由专业技术人员采用无菌技术来配制贝伐珠单抗。抽取所需数量的贝伐珠单抗，用 0.9% 的氯化钠溶液稀释到需要的给药容积。

2. 成品输液的储存　已经证实了在 2~30℃条件下，在 0.9% 的氯化钠溶液中，贝伐珠单抗在使用过程中的化学和物理稳定性可以保持 48 个小时。从微生物学角度，产品配制后应该立即使用。如果不能立即使用，使用者有责任保证使用过程中的贮存时间和条件，严格控制和确认在无菌的条件下进行稀释，正常情况下，在 2~8℃条件下的保存时间不宜超过 24 个小时。

3. 成品输液的稳定性　在 2~30℃条件下，在 0.9% 的氯化钠溶液中，贝伐珠单抗在使用过程中的化学和物理稳定性可以保持 48 个小时，配制后在 2~8℃条件下的保存时间不宜超过 24 个小时。

【用法】

1. 操作指导　贝伐珠单抗溶液的终浓度应该保持在 1.4~16.5mg/ml 之间。

2. 给药途径　静脉滴注。

3. 滴速 首次静脉滴注时间需持续 90 分钟。如果第一次滴注耐受性良好，则第二次滴注的时间可以缩短到 60 分钟。如果患者对 60 分钟的滴注也具有良好的耐受性，那么随后进行的所有滴注都可以用 30 分钟的时间完成。

4. 废弃物处理 尽量避免药品在环境中的释放。药品不应经废水处置，应避免经生活垃圾方式处置。如果当地有条件的话，可使用有效的收集系统处置。

【相容性】不相容药物：没有观察到贝伐珠单抗与聚氯乙烯和聚烯烃袋之间存在不相容性。采用右旋糖溶液（5%）稀释时，观察到贝伐珠单抗发生具有浓度依赖性的降解。

【药物相互作用】

1. 抗肿瘤药物对贝伐珠单抗药代动力学的影响 根据群体 PK 分析的结果，没有观察到合用的化疗与贝伐珠单抗代谢之间存在具有临床意义的相互作用。贝伐珠单抗单药治疗与贝伐珠单抗联合 α-2a 干扰素或者其他化疗（IFL、5-FU/LV、卡铂 / 紫杉醇、卡培他滨或多柔比星、顺铂 / 吉西他滨）相比，对贝伐珠单抗清除率的影响既不具有统计学意义，也不具有临床方面的相关差异。

2. 贝伐珠单抗对其他抗肿瘤药物的药代动力学的影响 药物间相互作用研究 AVF3135g 的结果显示，贝伐珠单抗对伊立替康及其活性代谢产物 SN38 的药代动力学没有明显影响。研究 NP18587 的结果表明，贝伐珠单抗对卡培他滨及其代谢产物的药代动力学没有明显影响，同时通过测定游离铂和总铂确定对奥沙利铂的药代动力学也没有显著性影响。研究 BO17705 的结果证实，贝伐珠单抗对 α-2a 干扰素的药代动力学没有显著性影响。研究 BO17704 的结果表明，贝伐珠单抗对顺铂的药代动力学没有产生明显影响。由于患者之间存在高变异性，而且样本量有限，因此，根据 BO17704 的结果无法得出有关贝伐珠单抗对吉西他滨药代动力学影响的确切结论。

3. 贝伐珠单抗与苹果酸舒尼替尼联合使用 在两项转移性肾细胞癌的临床研究中，贝伐珠单抗（每 2 周 10mg/kg）与苹果酸舒尼替尼（每日 50mg）联合使用治疗的 19 名患者中有 7 名患者报告发生了微血管溶血性贫血（MAHA）。MAHA 是一种溶血性疾患，表现为红细胞破碎、贫血和血小板减少。此外，在一些患者上观察到高血压（包括高血压危象）、肌酐升高和神经病学症状。所有这些发现随着贝伐珠单抗和舒尼替尼的停用而恢复，均为可逆性的。

【禁忌证】贝伐珠单抗禁用于已知对下列物质过敏的患者：产品中的任何一种组分、中国仓鼠卵巢细胞产物或者其他重组人类或人源化抗体。

【注意事项】

1. 注意事项

（1）胃肠道穿孔和瘘：在采用贝伐珠单抗治疗时，患者发生胃肠道穿孔和胆囊穿孔的风险可能增加。在发生了胃肠道穿孔的患者中,应该永久性地停用贝伐珠单抗。接受贝伐珠单抗治疗的持续性、复发性或转移性宫颈癌患者出现阴道和胃肠道的任何部分间瘘管形成(胃肠道-阴道瘘)的风险可能增加。

(2)非胃肠道瘘:在采用贝伐珠单抗治疗时,患者发生瘘的风险可能增加。发生了气管食管(TE)瘘或任何一种4级瘘的患者,应该永久性地停用贝伐珠单抗。发生了其他瘘而继续使用贝伐珠单抗的信息有限。对发生了胃肠道以外的内瘘的患者,应该考虑停用贝伐珠单抗。

(3)出血:采用贝伐珠单抗治疗的患者出血的风险加大,特别是与肿瘤有关的出血。在采用贝伐珠单抗治疗过程中发生了3级或4级出血的患者,应该永久性地停用贝伐珠单抗。

(4)肺出血/咯血:采用贝伐珠单抗治疗的非小细胞肺癌患者可能面临着发生严重的、在某些病例中甚至是致命的肺出血/咯血的风险(参见出血)。最近发生过肺出血/咯血(>1/2茶匙的鲜红血液)的患者不应该采用贝伐珠单抗进行治疗。

(5)高血压:在采用贝伐珠单抗治疗的患者中,观察到高血压的发生率有所升高。临床安全性数据表明高血压的发生可能具有剂量依赖性。对于有高血压病史的患者,在开始贝伐珠单抗治疗之前,应该对先前所患有的高血压给予充分地控制。在开始贝伐珠单抗治疗时血压尚未控制的患者中,还没有贝伐珠单抗影响的信息。建议在采用贝伐珠单抗治疗的过程中,对血压进行监测。

(6)动脉血栓栓塞:在临床试验中观察到,接受贝伐珠单抗联合化疗的患者中,包括脑血管意外、短暂性脑缺血发作(TIA)和心肌梗死(MI)在内的动脉血栓栓塞的发生率高于那些只接受化疗的患者。对于已经发生了动脉血栓栓塞的患者,应该永久性地停用贝伐珠单抗。有动脉血栓栓塞史或者年龄大于65岁的接受贝伐珠单抗与化疗联合治疗的患者,在贝伐珠单抗治疗过程中发生动脉血栓栓塞的风险增高。在采用贝伐珠单抗对此类患者进行治疗时,应该慎重。

(7)静脉血栓栓塞:在采用贝伐珠单抗治疗时,患者可能面临着发生包括肺栓塞在内的静脉血栓栓塞性事件的风险。使用贝伐珠单抗治疗持续性、复发性或转移性宫颈癌可能会增加静脉血栓栓塞事件的风险。如果患者发生了威胁生命(4级)的静脉栓塞事件,包括肺栓塞,应该停用贝伐珠单抗。对于栓塞事件≤3级的患者需要进行密切的监测。

(8)充血性心力衰竭:在使用本品治疗有临床重度心血管病的患者(如有冠心病史或充血性心力衰竭)时应谨慎。大部分发生CHF的患者都患有转移性乳腺癌,并且在此之前接受过蒽环类药物的治疗,或者之前左胸壁接受过放射治疗,或者具有其他发生 CHF 的危险因素。

（9）中性粒细胞减少症:已经观察到与单独采用化疗的患者相比较,在某些骨髓毒性化疗方案联合贝伐珠单抗治疗的患者中,严重的中性粒细胞减少、中性粒细胞减少性发热或者伴有严重中性粒细胞减少的感染（其中某些病例甚至发生了死亡）的发生率有所增加。

（10）伤口愈合并发症:贝伐珠单抗可能对伤口愈合产生不良影响。已报告具有致死性结局的严重伤口愈合并发症。重大手术后至少 28 天之内不应该开始进行贝伐珠单抗治疗,或者应该等到手术伤口完全愈合之后再开始贝伐珠单抗的治疗。贝伐珠单抗治疗过程中发生了伤口愈合并发症的患者,应该暂停贝伐珠单抗治疗,直到伤口完全愈合。需要进行择期手术的患者也应该暂停贝伐珠单抗治疗。

（11）蛋白尿:临床试验结果显示在接受贝伐珠单抗与化疗联合治疗的患者中,蛋白尿的发生率高于那些只接受化疗的患者。在采用贝伐珠单抗进行治疗的患者中,4 级蛋白尿（肾病综合征）的发生率达到了 1.4%。如果出现了肾病综合征,就应该永久性地终止贝伐珠单抗治疗。

（12）超敏反应和输液反应:患者可能处于发生超敏反应或输液反应的高风险。建议应当与所有治疗用人源化单抗输注时一样,在贝伐珠单抗给药期间和给药后密切观察患者。如发生反应,应中止输注,并采取适当的治疗。全身性预防给药不能防止此类反应发生。

（13）卵巢衰竭 / 生育力:贝伐珠单抗可能损害女性生育力。因此,在使用贝伐珠单抗治疗前,应当与有潜在生育力的妇女讨论生育力的保护方法。

2. **特殊警示** 胃肠道穿孔、手术和伤口愈合并发症、以及出血需要特别注意。

（1）胃肠道穿孔:使用贝伐珠单抗可能出现胃肠道穿孔,其发生率为 0.3%~3.2%,有些可导致死亡。对于发生了胃肠道穿孔的患者,应永久停用贝伐珠单抗。

（2）手术和伤口愈合并发症:使用贝伐珠单抗可能出现手术及伤口愈合并发症（包括严重及致死性的）的几率会增加。出现伤口愈合并发症的患者应暂停贝伐珠单抗直至伤口完全痊愈。预计进行择期手术时应暂停贝伐珠单抗治疗。为了避免出现影响伤口愈合 / 伤口开裂的风险,在贝伐珠单抗治疗停止后和进行择期手术之间的最适当的间隔时间,目前还没有定论。手术前至少停药 28 天。手术后至少 28 天及伤口完全恢复之前不能使用贝伐珠单抗。

（3）出血:接受化疗联合贝伐珠单抗治疗的患者出现重度或致死性出血,包括咯血、胃肠道出血、中枢神经系统（CNS）出血、鼻出血以及阴道出血的几率增高,最多可达 5 倍。有严重出血或者近期曾有咯血的患者不应该接受贝伐珠单抗治疗。

【不良反应】最严重的药物不良反应是胃肠道穿孔；出血，包括较多见于 NSCLC（非小细胞肺癌）患者的肺出血/咯血；动脉血栓栓塞。

【过量解救】在人类测试的最高剂量（按体重 20mg/kg，每 2 周 1 次，静脉内给药）可能在某些患者中引起严重的偏头痛。尚无过量解救经验报道。

△尼妥珠单抗

【中文名称】尼妥珠单抗注射液。

【英文名称】Nimotuzumab Injection。

【性状】本品为无色澄明液体。

【辅料】5mg 磷酸二氢钠、18.0mg 磷酸氢二钠、86.0mg 氯化钠、2.0mg 聚山梨醇酯 80。

【储存】本品在 2~8℃储存和运输，严禁冷冻。

【药理作用】表皮生长因子受体（EGFR）是一种跨膜糖蛋白，分子量为 170KD，其胞内区具有特殊的酪氨酸激酶活性。体内和体外研究显示，尼妥珠单抗可阻断 EGFR 与其配体的结合，并对 EGFR 过度表达的肿瘤具有抗血管生成、抗细胞增殖和促凋亡作用。

【适应证】适用于与放疗联合治疗表皮生长因子受体（EGFR）表达阳性的 Ⅲ/Ⅳ 期鼻咽癌。

【剂量】将两瓶（100mg）尼妥珠单抗注射液稀释到 250ml 0.9% 氯化钠注射液中，静脉输液给药，给药过程应持续 60 分钟以上。在给药过程中及给药结束后 60 分钟以内，需密切监测患者的状况。首次给药应在放射治疗的第一天，并在放射治疗开始前完成。之后每周给药 1 次，共 8 周，患者同时接受标准的放射治疗。

【加药调配】

1. 成品输液的储存　本品稀释于 0.9% 氯化钠注射液后，在 2~8℃可保持稳定 12 小时，在室温下可保持 8 小时。储存时间超过上述时间，则应弃去不宜继续使用。

2. 成品输液的稳定性　在 2~8℃可保持稳定 12 小时，在室温下可保持 8 小时。

【用法】

1. 给药途径　静脉滴注。

2. 滴速　<250ml/h。

【药物相互作用】尚缺乏本品与其他药物相互作用的数据。

【禁忌证】对本品或其任一组分过敏者禁止使用。

【注意事项】

1. 本品应在具有同类药品使用经验的临床医师指导下使用,并具备相应抢救措施。

2. 冻融后抗体的大部分活性丧失,故本品在储存和运输过程中严禁冷冻。本品稀释于 0.9% 氯化钠注射液后,在 2~8℃ 可保持稳定 12 小时,在室温下可保持稳定 8 小时。如稀释后储存超过上述时间,不宜使用。

3. 应由熟练掌握 EGFR 检测技术的专职人员进行 EGFR 表达水平的检验。检验中若出现组织样本质量较差、操作不规范、对照使用不当等情况,均可导致结果偏差。

【不良反应】 该药物的不良反应主要表现为发热、血压下降、恶心、头晕、皮疹。在 70 例晚期鼻咽癌患者中进行的 Ⅱ 期临床试验中发现,用药后发热的发生率为 4.28%,最高体温 39℃,对症处理后缓解,不影响治疗;血压下降,最低达 80/50mmHg,休息后缓解,不影响治疗;恶心发生率为 1.43%,轻度,可自行缓解,不影响治疗;头晕发生率为 2.86%,时有头晕,可自行缓解,不影响治疗;皮疹发生率为 1.43%,轻度,可自行缓解,不影响治疗。

【过量解救】 在每人每次 200~400mg 剂量下可以耐受,目前尚未确立使用超过 400mg 剂量时的安全性结论。

十四、维生素、矿物质、肠外营养药

(一) 维生素

维生素 B_6

【中文名称】 维生素 B_6 注射液。

【英文名称】 Vitamin B_6 Injection。

【性状】 无色至淡黄色的澄明液体。

【辅料】 氯化钠、依地酸二钠、注射用水。

【pH 值】 2.5~4.0。

【储存】 遮光、密闭保存。

【药理作用】 本品为维生素类药。维生素 B_6 在红细胞内转化为磷酸吡哆醛,作为辅酶对蛋白质、碳水化合物、脂类的各种代谢功能起作用,同时还参与色氨酸转化成烟酸或 5- 羟色胺。

【适应证】

1. 适用于维生素 B_6 缺乏的预防和治疗,防治异烟肼中毒;也可用于妊娠、放射病及抗癌药所致的呕吐、脂溢性皮炎等。

2. 适用于胃肠道外营养及因摄入不足所致营养不良、进行性体重下降时维生素 B_6 的补充。

3. 下列情况对维生素 B_6 需要量增加：妊娠期及哺乳期、甲状腺功能亢进、烧伤、长期慢性感染、发热、先天性代谢障碍病（胱硫醚尿症、高草酸盐尿症、高胱氨酸尿症、黄嘌呤酸尿症）、充血性心力衰竭、长期血液透析、吸收不良综合征伴肝胆系统疾病（如酒精中毒伴肝硬化）、肠道疾病（乳糜泻、热带口炎性肠炎、局限性肠炎、持续腹泻）、胃切除术后。

4. 适用于新生儿遗传性维生素 B_6 依赖综合征。

【剂量】皮下注射、肌内注射或静脉注射，1 次 50~100mg，每日 1 次。用于环丝氨酸中毒的解毒时，每日 300mg 或 300mg 以上。用于异烟肼中毒解毒时，每 1g 异烟肼给 1g 维生素 B_6 静脉注射。

【用法】给药途径：皮下注射、肌内注射、静脉注射。

【药物相互作用】

1. 氯霉素、环丝氨酸、乙硫异烟胺、盐酸肼酞嗪、免疫抑制剂包括肾上腺皮质激素、环磷酰胺、环孢素、异胭肼、青霉胺等药物可拮抗维生素 B_6 或增加维生素 B_6 经肾排泄，可引起贫血或周围神经炎。

2. 服用雌激素时应增加维生素 B_6 用量。

3. 左旋多巴与小剂量维生素 B_6（每日 5mg）合用，即可拮抗左旋多巴的抗震颤作用。

【禁忌证】对本品中任何成分过敏者禁用。

【注意事项】

1. 维生素 B_6 对下列情况未能证实有确实疗效，如痤疮及其他皮肤病、酒精中毒、哮喘、肾结石、精神病、偏头痛、经前期紧张、刺激乳汁分泌、食欲缺乏。不宜应用大剂量维生素 B_6 治疗未经证实有效的疾病。

2. 维生素 B_6 影响左旋多巴治疗帕金森病的疗效，但对卡比多巴的疗效无影响。

3. 对诊断的干扰，尿胆原试验呈假阳性。

4. 使用本品期间，如出现任何不良事件和 / 或不良反应，请咨询医师。

5. 同时使用其他药品，请告知医师。

6. 请放置于儿童不能够触及的地方。

【不良反应】维生素 B_6 在肾功能正常时几乎不产生毒性。若每日应用 200mg，持续 30 日以上，可致依赖综合征。

【过量解救】每日应用 2~6g，持续几个月，可引起严重神经感觉异常、进行性步态不稳至足麻木、手不灵活，停药后可缓解，但仍软弱无力。

维 生 素 C

【中文名称】维生素 C 注射液。

【英文名称】Vitamin C Injection。

【性状】本品为无色至微黄色的澄明液体。

【辅料】碳酸钠或无水碳酸钠、胱氨酸、亚硫酸钠、注射用水。

【pH 值】5.0~7.0。

【储存】遮光、密闭保存。

【药理作用】本品为维生素类药物。维生素 C 参与氨基酸代谢和神经递质的合成、胶原蛋白和组织细胞间质的合成,可降低毛细血管的通透性,加速血液的凝固,刺激凝血功能,促进铁在肠内吸收,促使血脂下降,增加对感染的抵抗力,参与解毒功能,且有抗组胺的作用及阻止致癌物质(亚硝胺)生成的作用。

本品可通过胎盘分泌入乳汁。

【适应证】

1. 用于治疗坏血病,也可用于各种急性、慢性传染性疾病及紫癜的辅助治疗。

2. 用于慢性铁中毒的治疗,维生素 C 促进去铁胺对铁的螯合,使铁排出加速。

3. 用于特发性高铁血红蛋白血症的治疗。

【剂量】

1. 通用剂量　静脉注射,成人每次 100~250mg,每日 1~3 次;必要时,成人每次 2~4g,每日 1~2 次,或遵医嘱。

2. 儿科剂量　小儿每日 100~300mg,分次静脉注射。

3. 剂量调整　下列情况对维生素 C 的需要量增加:①患者接受慢性血液透析、胃肠道疾病(长期腹泻、胃或回肠切除术后)、结核病、癌症、溃疡病、甲状腺功能亢进、发热、感染、创伤、烧伤、手术等。②因严格控制或选择饮食,接受肠道外营养的患者;因营养不良、体重骤降者;以及妊娠期和哺乳期妇女。③应用巴比妥类、四环素类、水杨酸类,或以维生素 C 作为泌尿系统酸化药时。

【用法】静脉注射。

【加药调配】成品输液外观检查:制剂色泽变黄后不可应用。

【药物相互作用】

1. 大剂量维生素 C 可干扰抗凝药的抗凝效果。

2. 与巴比妥或扑米酮等合用,可促使维生素 C 的排泄增加。

3. 纤维素磷酸钠可促使维生素 C 代谢为草酸盐。

4. 长期或大量应用维生素 C 时,能干扰双硫仑对乙醇的作用。

5. 水杨酸类能增加维生素 C 的排泄。

6. 不宜与碱性药物(如氨茶碱、碳酸氢钠、谷氨酸钠等)、核黄素、三氯叔丁醇、铜、铁离子(微量)的溶液配伍,以免影响疗效。

7. 与维生素 K_3 配伍,因后者有氧化性,可产生氧化还原反应,使两者疗效减弱或消失。

【禁忌证】尚不明确。

【注意事项】

1. 对诊断的干扰　大量应用将影响以下诊断性试验的结果:大便隐血可致假阳性;能干扰血清乳酸脱氢酶和血清转氨酶浓度的自动分析结果;尿糖(硫酸铜法)、葡萄糖(氧化酶法)均可致假阳性;尿中草酸盐、尿酸盐和半胱氨酸等浓度增高;血清胆红素浓度下降;尿 pH 下降。

2. 下列情况应慎用　半胱氨酸尿症、痛风、高草酸盐尿症、草酸盐沉积症、尿酸盐性肾结石、糖尿病(因维生素 C 可能干扰血糖定量)、葡萄糖 -6- 磷酸脱氢酶缺乏症、血色病、铁粒幼细胞贫血或地中海贫血、镰状细胞贫血。

3. 长期大量服用突然停药,有可能出现坏血病症状,故宜逐渐减量停药。

【不良反应】

1. 长期应用每日 2~3g 可引起停药后坏血病。

2. 长期应用大量维生素 C 偶可引起尿酸盐、半胱氨酸盐或草酸盐结石。

3. 快速静脉注射可引起头晕、昏厥。

(二) 矿物质

葡萄糖酸钙

【中文名称】葡萄糖酸钙注射液。

【英文名称】Calcium Gluconate Injection。

【性状】本品为无色澄明液体。

【辅料】氢氧化钙、乳酸、注射用水。

【pH 值】4.0~7.5。

【储存】密闭保存。

【药理作用】本品为钙补充剂。血浆中约 45% 钙与血浆蛋白结合,正常人血清钙浓度为 2.25~2.50mmol/L(9~11mg/100ml),甲状旁腺素和降钙素、维生素 D 的活性代谢物维持血钙含量的稳定性。钙主要自粪便排出(约 80%),部分(20%~30%)自尿排出。维生素 D 可促进钙的吸收,钙可分泌入汗液、胆汁、唾液、乳汁、尿、粪等。血钙过低则肌肉兴奋性升高,发生抽搐;血钙过高则肌肉兴奋性降低,出现软弱无力等。

【适应证】用于治疗钙缺乏、急性血钙过低、碱中毒及甲状旁腺功能低下所致的手足搐搦症。用于治疗过敏性疾患,镁中毒时的解救、氟中毒的解救及心脏复苏。

【剂量】

1. 通用剂量 用 10% 葡萄糖注射液稀释后缓慢注射,每分钟不超过 5ml。成人用于低钙血症,一次 1g,需要时可重复;用于高镁血症,一次 1~2g;用于氟中毒解救,静脉注射本品 1g,1 小时后重复。如有搐搦可静脉注射本品 3g;如有皮肤组织氟化物损伤,每平方厘米受损面积应用 10% 葡萄糖酸钙 50mg。

2. 儿科剂量 小儿用于低钙血症,按体重 25mg/kg(6.8mg 钙)缓慢静脉注射。但因刺激性较大,本品一般情况下不用于小儿。

【加药调配】药物稀释:用 10% 的葡萄糖注射液稀释。

【用法】

1. 给药途径 静脉注射、静脉滴注。

2. 滴速 ≤5ml/min。

【药物相互作用】

1. 禁与氧化剂、枸橼酸盐、可溶性碳酸盐、磷酸盐及硫酸盐配伍。

2. 与噻嗪类利尿药同用,可增加肾脏对钙的重吸收而致高钙血症。

【禁忌证】

1. 对本品中任何成分过敏者禁用。

2. 应用强心苷期间禁止使用本品。

3. 高钙血症患者禁用。

4. 不宜用于肾功能不全患者与呼吸性酸中毒患者。

【注意事项】

1. 静脉注射时如漏出血管外,可致注射部位皮肤发红、皮疹和疼痛,并可随后出现脱皮和组织坏死。若发现药液漏出血管外,应立即停止注射,并用氯化钠注射液作局部冲洗注射,局部给予氢化可的松、1% 利多卡因和透明质酸,并抬高局部肢体及热敷。

2. 对诊断的干扰 可使血清淀粉酶增高,血清羟基皮质醇浓度短暂升高。长期或大量应用本品,血清磷酸盐浓度降低。

3. 葡萄糖酸钙在水中的溶解度为 3.3%,故本品为过饱和溶液,可能会出现结晶现象。国外同品种药品说明书提出如有结晶,水浴加热复溶后可使用。但目前暂不推荐结晶后使用。

【不良反应】静脉注射可引起全身发热,静脉注射过快可产生心律失常甚至心脏停搏、呕吐、恶心。可致高钙血症,早期可表现为便秘、倦睡、持续头痛、食欲缺乏、口中有金属味、异常口干等,晚期征象表现为精神错乱、高血压、眼和皮肤对光敏感、恶心、呕吐、心律失常等。

复合磷酸氢钾

【中文名称】复合磷酸氢钾注射液。

【英文名称】Potassium Phosphate Injection。

【性状】无色澄明液体。

【储存】避光、密闭保存。

【药理作用】磷参与糖代谢中的糖磷酸化,构成膜成分中的磷脂质,是组成细胞内 RNA、DNA 及许多辅酶的重要成分之一。磷还参与能量的贮藏转换、输送及体液缓冲机能的调节。

【适应证】主要用于胃肠外营养疗法中作为磷的补充剂,如中等以上手术或其他创伤需禁食 5 日以上患者的磷补充剂。本品亦可用于某些疾病所致的低磷血症。

【剂量】对长期不能进食的患者,根据病情、检测结果由医师决定用量。将本品稀释 200 倍以上,供静脉滴注。一般在全胃肠外营养疗法中,每 1 000kcal 热量加入本品 2.5ml,并控制滴注速度。

【加药调配】

1. 药物溶解　将适量的 0.9% 氯化钠注射液加入瓶内配制成注射溶液。

2. 药物稀释　将本品稀释 200 倍以上,供静脉滴注。

【用法】给药途径:静脉滴注。

【药物相互作用】尚不明确。

【注意事项】

1. 本品严禁直接注射,必须在医师指导下稀释 200 倍以上,方可经静脉滴注,并须注意控制滴注速度。

2. 本品仅限于不能进食的患者使用。

3. 肾功能衰竭患者不宜应用。

4. 本品与含钙注射液配伍时易析出沉淀,不宜使用。

5. 本品每支含 K^+ 346mg,限钾患者慎用。

【不良反应】如过量使用本品可出现高磷血症、低钙血症、肌肉颤搐、痉挛、胃肠道不适等,出现中毒症状,应立即停药。

(三) 肠外营养药

复方氨基酸 18AA

【中文名称】复方氨基酸注射液(18AA-Ⅱ)。

【英文名称】Compound Amino Acid Injection（18AA-Ⅱ）。

【性状】本品为无色至微黄色的澄明液体。

【辅料】焦亚硫酸和注射用水。

【储存】置 5~25℃遮光、密闭保存。

【药理作用】本品可提供完全、平衡的 18 种必需和非必需氨基酸,包括酪氨酸和胱氨酸,用以满足机体合成蛋白质的需要,改善氮平衡。

【适应证】对于不能口服或经肠道补给营养,以及营养不能满足需要的患者,可静脉滴注本品以满足机体合成蛋白质的需要。

【剂量】通用剂量:根据患者的需要,每 24 小时可输注本品 500~2 000ml。每日最大剂量为按体重给药,5% 为一日 50ml/kg,8.5% 为一日 29ml/kg,11.4% 为一日 23ml/kg,约合一日输入 0.4g 氮 /kg。一般剂量为一日输入 0.15~0.2g 氮 /kg。为使氨基酸在体内被充分利用并合成蛋白质,应同时给予足够的能量(如脂肪乳注射液和葡萄糖注射液)、适量的电解质和微量元素以及维生素。一般情况下推荐的非氮热卡和氮之比为 150∶1。

【加药调配】

本品 5% 与 8.5% 可经中心静脉或周围静脉滴注,11.4% 单独使用须经中心静脉滴注,但与其他营养制剂混合使用也可经周围静脉滴注。使用本品时滴注速度应缓慢。一般本品 5% 1 000ml 的适宜滴注时间为 5~7 个小时,约每分钟 35~50 滴;本品 8.5% 或 11.4% 1 000ml 的适宜滴注时间为至少 8 个小时,每分钟 30~40 滴。

【用法】

1. 给药途径　本品 5% 与 8.5% 可经中心静脉或周围静脉滴注,11.4% 单独使用须经中心静脉滴注,但与其他营养制剂混合使用也可经周围静脉滴注。

2. 滴速　一般本品 5% 1 000ml 的适宜滴注时间为 5~7 小时,每分钟 35~50 滴;本品 8.5% 或 11.4% 1 000ml 的适宜滴注时间为至少 8 小时,每分钟 30~40 滴。

3. 废弃物处理　开瓶后一次未使用完的药液应予丢弃,不得再次使用。

【药物相互作用】尚不明确。

【相容性】相容药物:本品和脂肪乳注射液可通过 Y 型管混合后输入体内,两种输液通过同一输液管输入静脉时,可降低本品的渗透压,从而减少经周围静脉滴注而可能发生的血栓性静脉炎,同时应根据需要调整各溶液的滴速。

【禁忌证】肝昏迷和无条件透析的尿毒症患者以及对本品过敏者禁用。

【注意事项】肝肾功能不全者慎用。

【不良反应】

1. 全身性反应　寒战、发冷、发热。

2. 胃肠系统 恶心、呕吐。

3. 呼吸系统 胸闷、呼吸困难。

4. 中枢及外周神经系统 头晕、头痛。

5. 过敏反应 由于含有抗氧化剂焦亚硫酸钠或亚硫酸氢钠,因此,可能会诱发过敏反应(尤其对于哮喘患者),表现为皮疹、瘙痒等,严重者可发生过敏性休克,如发生应立即停药。

6. 其他 心悸、面部潮红、多汗等。

7. 同所有的高渗溶液一样,从周围静脉滴注时(尤其本品 11.4%)有可能导致血栓性静脉炎。

8. 本品输注过快或给肝、肾功能不全患者使用时,有可能导致高氨血症和血浆尿素氮的升高。

9. 由于含有抗氧化剂焦亚硫酸钠,因此,偶有可能会诱发过敏反应(尤其哮喘患者)。

脂肪乳氨基酸葡萄糖

【中文名称】脂肪乳氨基酸(17)葡萄糖(11%)注射液。

【英文名称】Fat Emulsion,Amino Acids(17)and Glucose(11%)Injection。

【性状】葡萄糖注射液、氨基酸注射液为无色 / 微黄色的澄明液体,脂肪乳注射液为白色乳状液体。

【辅料】碳酸钠或无水碳酸钠、胱氨酸、亚硫酸钠、注射用水。

【pH 值】约 5.6。

【储存】25℃下保存,不得冰冻。

【适应证】本品用于不能或功能不全或被禁忌经口 / 肠道摄取营养的成人患者。

【剂量】

1. 通用剂量 维持机体氮平衡所需的氮量应根据患者实际情况(如营养状况与代谢应激等)决定。一般营养状况或轻度应激的患者,其氮的需要量为按体重一日 0.10~0.15g/kg,有中度或重度代谢应激(无论有无营养不良)的患者,其氮需要量为按体重一日 0.15~0.3g/kg(相当于氨基酸量一日 1.0~2.0g/kg),静脉滴注。而葡萄糖与脂肪一般推荐需要量分别为按体重一日 2.6~6.0g/kg 与 1.0~2.0g/kg。患者总的能量需要量由其实际临床状况决定,通常情况下为按体重一日 20~30kcal/kg。肥胖患者则根据其理想体重决定。三个规格是根据患者代谢中度增加、轻度增加以及基础值设计的。为满足患者全部的营养需求,应考虑添加微量元素以及维生素。按患者体重计,葡萄糖的最大输注速率为按体重一小时 0.25g/kg,氨基酸的输注速率按体重不宜超过一小时 0.1g/kg,

脂肪输注速率的按体重则不超过一小时 0.15g/kg。本品输注速率按患者体重不宜超过一小时 3.7ml/kg(相当于 0.25g 葡萄糖、0.09g 氨基酸、0.13g 脂肪 /kg)。推荐输注时间为 12~24 个小时。为避免可能发生的静脉炎,建议每日更换输液针刺入的位置。

2. 儿科剂量　本品不适宜新生儿与 2 岁以下婴幼儿使用。

【加药调配】

1. 药物溶解　使用前须将三腔内液体互相混合,当开通剥离封条,三腔内液体混合均匀后使用。

2. 成品输液的储存　混合液可在 25℃下放置 24 个小时。

3. 成品输液的稳定性　从用药的安全性出发,添加药物后的混合液应立即使用,如需存放,2~8℃下混合液的放置时间不宜超过 24 个小时。

【用法】滴速:静脉滴注,推荐输注时间为 12~24 个小时,输注速率为 60~160ml/h。

【药物相互作用】只有在相容性得到证实的前提下,且所有的添加操作在严格无菌条件下,其他治疗药物或营养药物方可加入到本品中。

【禁忌证】对鸡蛋或大豆蛋白或处方中任一成分过敏者、重度高脂血症患者、严重肝功能不全者、严重凝血功能障碍者、先天性氨基酸代谢异常者、严重肾功能不全且无法进行腹膜透析与血液透析者、急性休克患者、高糖血症患者(胰岛素治疗超过 6U/h)、血电解质(指本品处方中所含有的)水平出现异常升高者禁用。

其他禁止使用的情况有一般禁忌(如急性肺水肿、水潴留、失代偿性心功能不全、低渗性脱水)、吞噬血细胞综合征、疾病状态处于非稳定期(如严重创伤后期、失代偿性糖尿病、急性心肌梗死、代谢性酸中毒、严重败血症、高渗性昏迷等)。

【注意事项】

1. 须经常检测脂肪和廓清能力　推荐检测方法是在输结束 5~6 个小时后进行,输注期间血清甘油三酯不宜超过 3mmol/L。水、电解质代谢紊乱(如异常高或低的血清电解质水平)的患者在使用本品前须对有关指标予以纠正。

2. 中心静脉滴注　由于中心静脉滴注可能会增加感染的机会,因此,应注意在无菌条件下进行静脉插管,并且一旦输注过程出现任何异常现象,应立即停止滴注。

3. 对脂质代谢受损的影响　如肾功能不全、失代偿性糖尿病、胰腺炎、肝功能损害、甲状腺功能低下(伴有高脂血症)以及败血症患者,应谨慎使用本品,如需使用则密切观察血清甘油三酯浓度。另外,应监测血糖、血电解质、血浆渗透压、水和电解质平衡与酸碱平衡,以及肝功能酶(如碱性磷酸酶、GPT、

GOT)的情况。长期输注脂肪,还应检测血细胞计数和凝血状况。当患者伴有肾功能不全则应密切监测磷与钾的摄入以防产生高磷血症与高钾血症。根据患者电解质实际水平,可另补充电解质,但应密切监测血电解质变化情况。对代谢性酸中毒、乳酸酸中毒、细胞供氧不足、血浆渗透压增高的患者应谨慎给予肠外营养。对有电解质潴留的患者,应谨慎使用本品。

4. 出现过敏性反应(如发热、寒战、皮疹、呼吸困难)的患者应立即停止输注。由于本品含有脂肪,故在血清脂肪被廓清之前采血监测可能会出现干扰某些实验室指标的现象(如胆红素、乳酸脱氢酶、氧饱和度、血红蛋白)。对需要进行长期静脉营养的患者应注意微量元素的补充。对营养不良患者开始进行营养支持时由于体液的变化,可能会诱发肺水肿、充血性心力衰竭,还可能在24~48个小时内出现血钾、血磷、血镁及血中水溶性维生素浓度的降低。因此,在给予静脉营养初期应小心,密切观察并调整液体、电解质、矿物质与维生素的用量。

5. 禁止本品与输血 / 血制品同用一根(套)输液管(器)。如患者出现高糖血症需另外补充胰岛素。

6. 只有在氨基酸溶液与葡萄糖溶液澄清且无色 / 微黄、脂肪乳溶液呈现白色均质状态方可使用本品,使用前需将本品充分混匀。

7. 周围静脉滴注　如有用周围静脉滴注溶液有可能发生静脉炎,影响静脉炎的因素很多,包括输液管类型、直径与长度、输注时间长短、溶液 pH 与渗透压。感染以及静脉本身操作次数多少,建议已进行营养支持的静脉不再用于其他输液或添加剂注射使用。

中 / 长链脂肪乳(C_{6-24})

【中文名称】中 / 长链脂肪乳注射液(C_{6-24})。

【英文名称】Medium and Long Chain Fat Emulsion Injection(C_{6-24})。

【性状】白色乳状液体。

【辅料】精制蛋黄卵磷脂、甘油、油酸钠、氢氧化钠和注射用水。

【pH 值】6.5~8.8。

【储存】25℃以下,不得冰冻。

【药理作用】通过胃肠外营养,长链甘油三酯(LCT)和可快速转换的中链甘油三酸酯(MCT)满足机体能量的需要,其中长链甘油三酯(LCT)还可保证必需脂肪酸的需要。

【适应证】用于需要接受胃肠外营养和 / 或必需脂肪酸缺乏的患者。

【剂量】

1. 通用剂量　除非另外规定或根据能量需要而定,建议剂量为按体重一日静脉滴注本品 10% 10~20ml/kg 或本品 20% 5~10ml/kg,相当于 1~2g(2g 为最大推荐剂量)脂肪 /kg。

2. 剂量调整　如果出现不良反应,或输入脂肪乳时血清甘油三酯浓度高于 3mmol/L,应停止输注,如果需要,应减少剂量后再输注。

【加药调配】

1. 成品输液的储存　本品开瓶后未使用完的药液应予以丢弃,不得再次使用。

2. 成品输液的稳定性　本品在加入其他成分后不能继续贮存。

【用法】

1. 给药途径　静脉滴注。

2. 滴速　最大速度为按体重一小时静脉滴注本品 10% 1.25ml/kg 或 20% 0.625ml/kg(相当于 0.125g 脂肪 /kg)。在开始使用本品进行肠外营养治疗时,建议用较慢的速度,即按体重一小时 0.05g 脂肪 /kg 进行滴注。

【相容性】不相容药物:加入多价阳离子(如钙)可能发生不相容,特别当钙与肝素结合时更是如此。只有当可配伍性得到证实时,本品才能与其他注射液、电解质浓缩液或药物混合。

【药物相互作用】尚未发现与其他药品的相互作用。

【禁忌证】

1. 下列情况应当禁忌　严重凝血功能障碍、休克和虚脱、妊娠期、急性血栓栓塞、伴有酸中毒和缺氧的严重脓毒血症、脂肪栓塞、急性心肌梗死和中风、酮症酸中毒昏迷和糖尿病性前期昏迷。

2. 输液过程中出现甘油三酯蓄积时,以下情况也将禁忌　脂类代谢障碍、肝功能不全、肾功能不全、网状内皮系统障碍、急性出血坏死性胰腺炎。

3. 胃肠外营养的一般禁忌　各种原因引起的酸中毒、未治疗的水和电解质代谢紊乱(低渗性脱水、低血钾、水潴留)、代谢不稳定、肝内胆汁淤积。

【注意事项】

1. 注意事项

(1)应定期检查血清甘油三酯、血糖、酸碱平衡、血电解质、液体出入量及血常规、脂肪乳输注过程的情况,血清甘油三酯浓度不应超过 3mmol/L。

(2)加入多价阳离子(如钙)可能发生不相容现象,特别当钙与肝素结合时更是如此。只有当可配伍性得到证实时,本品才能与其他注射液、电解质浓缩液或药物混合。

(3)对大豆或其他蛋白质高度敏感的患者慎用。

(4)只有在溶液均匀和容器未损坏时使用。

2. 特殊警示　如果有显著的反应性血糖升高,应停止输注。如果有严重的超剂量情况,并且没有同时给予碳水化合物,可能会发生代谢性酸中毒。要密切注意过量综合征发生的可能性。过量综合征可能由于不同病例的遗传因素导致代谢不同而引起,发生的快慢也不同;而且由于所患疾病的不同,发生的剂量也不同。

【不良反应】

1. 使用本品后可能发生的早期不良反应有体温轻度升高、发热感、寒冷感、寒战、不正常的热感(红晕)或发绀、食欲下降、恶心、呕吐、呼吸困难、头痛、背痛、骨痛、胸痛、腰痛、阴茎异常勃起(少见)、血压升高或降低(高血压、低血压)、过敏反应(例如过敏性样反应、皮疹)。

2. 过量综合征表现为肝肿大、可能伴有或不伴有黄疸、脾肿大、肝功能异常、贫血、白细胞减少、血小板减少、出血倾向和出血、凝血指标的改变或下降(如出血时间、凝血时间、凝血酶原时间等)、体温升高、血脂升高、头痛、胃痛、疲倦。

十五、调节水、电解质及酸碱平衡药

(一) 水、电解质平衡调节药

氯 化 钠

【中文名称】浓氯化钠溶液。

【英文名称】Concentrated Sodium Chloride Solution。

【性状】本品为无色的澄明液体,味咸。

【pH 值】4.5~7.0。

【储存】密闭保存。

【药理作用】氯化钠是一种电解质补充药物。钠离子和氯离子是机体重要的电解质,主要存在于细胞外液,对维持正常的血液和细胞外液的容量和渗透压起着非常重要的作用。正常血清钠离子浓度为 135~145mmol/L,占血浆阳离子的 92%,总渗透压的 90%,故血浆钠量对渗透压起着决定性作用。正常血清氯离子浓度为 98~106mmol/L。人体中钠离子、氯离子主要通过下丘脑、垂体后叶和肾脏进行调节,维持体液容量和渗透压的稳定。

【适应证】各种原因所致的水中毒及严重的低钠血症。本品能迅速提高细胞外液的渗透压,从而使细胞内液的水分移向细胞外。在增加细胞外液容量的同时,可提高细胞内液的渗透压。

【剂量】当血钠低于 120mmol/L 时,治疗使血钠上升速度在每小时 0.5mmol/L,不得超过每小时 1.5mmol/L。当血钠低于 120mmol/L 或出现中枢神经系统症状时,可给予 3%~5% 氯化钠注射液缓慢滴注。一般要求在 6 小时内将血钠浓度提高至 120mmol/L 以上。

补钠量(mmol)=[142−实际血钠浓度(mmol/L)]×体重(kg)×0.2。

待血钠回升至 120~125mmol/L,可改用等渗溶液或于等渗溶液中酌情加入高渗葡萄糖注射液或 10% 氯化钠注射液。

【用法】给药途径:静脉滴注。

【药物相互作用】尚未发现与其他药品的相互作用。

【禁忌证】水肿性疾病,如肾病综合征、肝硬化腹水、充血性心力衰竭、急性左心力衰竭、脑水肿及特发性水肿等禁用。急性肾功能衰竭少尿期、慢性肾功能衰竭尿量减少而对利尿药反应不佳者禁用。高血压、低钾血症、高渗或等渗性失水时禁用。妊娠高血压综合征禁用。

【注意事项】

1. 根据临床需要检查血清中钠离子、钾离子、氯离子浓度,血液中酸碱浓度平衡指标、肾功能及血压和心肺功能。

2. 儿童、老年患者用药,补液量和速度应严格控制。

3. 过量可致高钠血症和低钾血症,并能引起碳酸氢盐丢失。

【不良反应】

1. 输液过多、过快,可致水钠潴留,引起水肿、血压升高、心率加快、胸闷、呼吸困难症状。

2. 不适当地给予高渗氯化钠可致高钠血症,甚至出现急性左心力衰竭。

氯 化 钾

【中文名称】氯化钾注射液。

【英文名称】Potassium Chloride Injection。

【性状】本品为无色的澄明液体。

【pH 值】5.0~7.0。

【储存】密闭保存。

【药理作用】钾是细胞内的主要阳离子,其浓度为 150~160mmol/L,而细胞外的主要阳离子是钠离子,血清钾浓度仅为 3.5~5.0mmol/L。机体主要依靠细胞膜上的 Na^+、K^+-ATP 酶来维持细胞内外的 K^+、Na^+ 浓度差。体内的酸碱平衡状态对钾代谢有影响,如酸中毒时 H^+ 进入细胞内,为了维持细胞内外的电位差,K^+ 释放到细胞外,引起或加重高钾血症。而代谢紊乱也会影响酸碱平衡,正常的细胞内外钾离子浓度及浓度差与细胞的某些功能有着密切的关系,如碳水化合物代谢,糖原贮存和蛋白质代谢,神经、肌肉包括心肌的兴奋性和传导性等。钾 90% 由肾脏排泄,10% 由肠道排泄。

【适应证】

1. 治疗各种原因引起的低钾血症,如进食不足、呕吐、严重腹泻、应用排钾性利尿药、低钾性家族周期性麻痹、长期应用糖皮质激素和补充高渗葡萄糖后引起的低钾血症等。

2. 预防低钾血症,当患者存在失钾情况,尤其是如果发生低钾血症对患者危害较大时(如使用洋地黄类药物的患者),需预防性补充钾盐,如进食很少、严重或慢性腹泻、长期服用肾上腺皮质激素、失钾性肾病、Bartter 综合征等。

3. 用于治疗洋地黄中毒引起的频发性、多源性早搏或快速心律失常。

【剂量】

1. 通用剂量　每 1g 氯化钾的含钾量为 13.4mmol。用于严重低钾血症或不能口服者。一般用法为将 10% 氯化钾注射液 10~15ml 加入 500ml 5% 葡萄糖注射液中滴注。钾浓度不超过 3.4g/L(45mmol/L),每日补钾量为 3~4.5g(40~60mmol)。在体内缺钾引起严重快速室性异位心律失常时,如尖端扭转型心室性心动过速和短阵、反复发作多行性室性心动过速、心室扑动等威胁生命的严重心律失常时,钾盐浓度要高(0.5%,甚至 1%),滴速要快,1.5g/h(20mmol/h),补钾量可达每日 10g 或 10g 以上。

2. 儿科剂量　小儿剂量每日按体重 0.22g/kg(3mmol/kg)或按体表面积 $3g/m^2$ 计算。

3. 剂量调整　补钾剂量、浓度和速度应根据临床病情和血钾浓度及心电图缺钾改善而定。如病情危急,补钾浓度和速度可超过上述规定。但需严格动态观察血钾及心电图等,防止高钾血症发生。

【加药调配】 药物稀释:钾浓度不超过 3.4g/L(45mmol/L)。

【用法】

1. 给药途径　静脉滴注。

2. 滴速　补钾速度不超过 0.75g/h(10mmol/h),在体内缺钾引起严重快速室性异位心律失常时,滴速要快,1.5g/h(20mmol/h)。

【药物相互作用】

1. 肾上腺糖皮质激素类药,尤其是具有较明显盐皮质激素、肾上腺盐皮质激素和促肾上腺皮质激素(ACTH)作用者,因能促进尿钾排泄,与其合用时降低钾盐疗效。

2. 抗胆碱药物能加重口服钾盐尤其是氯化钾的胃肠道刺激作用。

3. 非甾体抗炎镇痛药加重口服钾盐的胃肠道反应。

4. 与库存血(库存 10 日以下含钾 30mmol/L,库存 10 日以上含钾 65mmol/L)、含钾药物和保钾利尿药合用时,发生高钾血症的机会增多,尤其是肾损害者。

5. 血管紧张素转换酶抑制剂和环孢素能抑制醛固酮分泌,尿钾排泄减少,故合用时易发生高钾血症。

6. 肝素能抑制醛固酮的合成,尿钾排泄减少,合用时易发生高钾血症。另外,肝素可使胃肠道出血机会增多。

【禁忌证】高钾血症患者禁用。急性肾功能不全、慢性肾功能不全者禁用。

【注意事项】

1. 本品不得直接静脉注射,未经稀释不得进行静脉滴注。

2. 下列情况慎用 代谢性酸中毒伴有少尿时;肾上腺皮质功能减弱者;急慢性肾功能衰竭;急性脱水,因严重时可致尿量减少,尿 K$^+$ 排泄减少;家族性周期性麻痹、低钾性麻痹应给予补钾,但需鉴别高钾性或正常血钾性周期性麻痹;慢性或严重腹泻可致低钾血症,但同时可致脱水和低钠血症,引起肾前性少尿;胃肠道梗阻、慢性胃炎、溃疡病、食道狭窄、憩室、肠张力缺乏、溃疡性肠炎者、不宜口服补钾,因此,血钾对胃肠道的刺激增加,可加重病情;传导阻滞性心律失常,尤其当应用洋地黄类药物时;大面积烧伤、肌肉创伤、严重感染、大手术后 24 小时和严重溶血,上述情况本身可引起高钾血症;肾上腺性异常综合征伴盐皮质激素分泌不足时慎用。

3. 用药期间需作以下随访检查 血钾、心电图、血镁、血钠、血钙、酸碱平衡指标,肾功能和尿量。

4. 老年人肾脏清除 K$^+$ 功能下降,应用钾盐时较易发生高钾血症。

【不良反应】

1. 静脉滴注浓度较高,速度较快或静脉较细时,易刺激静脉内膜引起疼痛,甚至发生静脉炎。

2. 高钾血症。应用过量、滴注速度较快或原有肾功能损害时易发生。表现为软弱、乏力、手足口唇麻木、不明原因的焦虑、意识模糊、呼吸困难、心律减慢、心律失常、传导阻滞、甚至心搏骤停。心电图表现为高而尖的 T 波,并逐渐出现 P-R 期间延长。P 波消失、QRS 波变宽,出现正弦波。

【过量解救】应用过量易发生高钾血症。一旦出现高钾血症,应及时处理。

1. 立即停止补钾,避免应用含钾饮食、药物及保钾利尿药。

2. 静脉滴注高浓度葡萄糖注射液和胰岛素,以促进 K$^+$ 进入细胞内,静脉滴注 10%~25% 葡萄糖注射液每小时 300~500ml,每 20g 葡萄糖加正规胰岛素 10iu。

3. 若存在代谢性酸中毒,应立即使用 5% 碳酸氢钠注射液,无酸中毒者可使用 11.2% 乳酸钠注射液,特别是 QRS 波增宽者。

4. 应用钙剂对抗 K$^+$ 的心脏毒性,当心电图提示 P 波缺乏、QRS 波变宽、心律失常,而不应用洋地黄类药物时,给予 10ml 10% 葡萄糖酸钙静脉注射 2 分钟,必要时间隔 2 分钟重复使用。

5. 口服降钾树脂以阻断肠道 K^+ 的吸收,促进肠道排 K^+。

6. 伴有肾功能衰竭的严重高钾血症,可行血液透析或腹膜透析,而以血液透析清除 K^+ 效果好,速度快。

7. 应用袢利尿药,必要时同时补充 0.9% 氯化钠注射液。

(二) 酸碱平衡调节药

碳 酸 氢 钠

【中文名称】碳酸氢钠注射液。

【英文名称】Sodium Bicarbonate Injection。

【性状】无色澄明液体。

【辅料】乙二胺四乙酸二钠。

【pH 值】7.5~8.5。

【储存】密闭保存。

【药理作用】本品经静脉滴注后直接进入血液循环。血中碳酸氢钠经肾小球滤过,进入尿液排出。部分碳酸氢根离子与尿液中氢离子结合生成碳酸,再分解成二氧化碳和水。前者可弥散进入肾小管细胞,与胞内水结合,生成碳酸,解离后的碳酸氢根离子被重吸收进入血循环。血中碳酸氢根离子与血中氢离子结合生成碳酸,进而分解成二氧化碳和水,前者经肺呼出。

【适应证】

1. 治疗代谢性酸中毒　治疗轻度至中度代谢性酸中毒,以口服为宜。重度代谢性酸中毒则应静脉滴注,如严重肾脏病、循环衰竭、心肺复苏、体外循环及严重的原发性乳酸性酸中毒、糖尿病酮症酸中毒等。

2. 用于碱化尿液　用于尿酸性肾结石的预防,减少磺胺类药物的肾毒性,及急性溶血防止血红蛋白沉积在肾小管。

3. 作为制酸药　治疗胃酸过多引起的症状。

4. 解毒作用　静脉滴注对某些药物中毒有非特异性的治疗作用,如巴比妥类、水杨酸类药物及甲醇等中毒。但本品禁用于吞食强酸中毒时的洗胃,因本品与强酸反应产生大量二氧化碳,导致急性胃扩张甚至胃破裂。

【剂量】

1. 治疗代谢性酸中毒,静脉滴注,所需剂量按公式计算:补碱量(mmol)＝(-2.3- 实际测得的 BE 值) × 0.25 × 体重(kg),或补碱量(mmol)＝ 正常的 CO_2CP- 实际测得的 $CO_2CP(mmol) × 0.25 × 体重(kg)。除非体内丢失碳酸氢盐,一般先给计算剂量的 1/3~1/2,4~8 个小时内滴注完毕。

2. 心肺复苏抢救时,首次 1mmol/kg,静脉滴注,以后根据血气分析结果调整用量(每 1g 碳酸氢钠相当于 12mmol 碳酸氢根)。

3. 碱化尿液,成人:静脉滴注,2~5mmol/kg,4~8 个小时内滴注完毕。

【用法】1. 给药途径　静脉滴注。

2. 滴速　4~8 个小时内滴注完毕。

【药物相互作用】

1. 合用肾上腺皮质激素(尤其是具有较强盐皮质激素作用者)、促肾上腺皮质激素、雄激素时,易发生高钠血症和水肿。

2. 与苯丙胺、奎尼丁合用,后两者经肾排泄减少,易出现毒性作用。

3. 与抗凝药如华法林和 M 胆碱酯酶药等合用,使后者吸收减少。

4. 与含钙药物、乳及乳制品合用,可致乳碱综合征。

5. 与西咪替丁、雷尼替丁等 H_2 受体拮抗剂合用,使后者的吸收减少。

6. 与排钾利尿药合用,增加发生低氯性碱中毒的危险性。

7. 本品可使尿液碱化,影响肾对麻黄碱的排泄,故合用时麻黄碱剂量应减小。

8. 钠负荷增加使肾脏排泄锂增多,故与锂制剂合用时,锂制剂的用量应酌情调整。

9. 碱化尿液能抑制乌洛托品转化成甲醛,从而抑制后者治疗作用,故不主张两药合用。

10. 本品碱化尿液可增加肾脏对水杨酸制剂的排泄。

【禁忌证】

低钙血症时禁用,因本品引起碱中毒可加重低钙血症表现。

【注意事项】

1. 对诊断的干扰　对胃酸分泌试验或血、尿 pH 测定结果有明显影响。

2. 下列情况慎用　少尿或无尿,因能增加钠负荷;钠潴留并有水肿时,如肝硬化、充血性心力衰竭、肾功能不全;原发性高血压,因钠负荷增加可能加重病情。

3. 下列情况不作静脉内用药　代谢性或呼吸性碱中毒;因呕吐或持续胃肠负压吸引导致大量氯丢失,而极有可能发生代谢性碱中毒;低钙血症时,因本品引起碱中毒可加重低钙血症表现。

4. 长期或大量应用可致代谢性碱中毒、妊娠高血压综合征,并且钠负荷过高引起水肿等,孕妇应慎用。

5. 静脉用药还应注意下列问题　静脉应用的浓度范围为 1.5%(等渗)至 8.4%;应从小剂量开始,根据血中 pH 值、碳酸氢根浓度变化决定追加剂量;短时期大量静脉输注可致严重碱中毒、低钾血症、低钙血症。当用量超过每分钟 10ml 高渗溶液时,可导致高钠血症、脑脊液压力下降甚至颅内出血,此新生儿及 2 岁以下小儿更易发生。故以 5% 溶液滴注时,速度不能超过每分钟 8mmol 钠。但在心肺复苏时因存在致命的酸中毒,应快速静脉滴注。

【不良反应】

1. 大量静脉注射时可出现心律失常、肌肉痉挛、疼痛、异常疲倦虚弱等,主要由于代谢性碱中毒引起低钾血症所致。

2. 剂量偏大或存在肾功能不全时,可出现水肿、精神症状、肌肉疼痛或抽搐、呼吸减慢、口内异味、异常疲倦虚弱等,主要由代谢性碱中毒所致。

3. 长期应用时可引起尿频、尿急、持续性头痛、食欲减退、恶心呕吐、异常疲倦虚弱等。

(三)其他

葡 萄 糖

【中文名称】葡萄糖注射液。

【英文名称】Glucose Injection。

【性状】本品为无色或几乎无色的澄明液体;味甜。

【pH 值】3.2~6.5。

【储存】密闭保存。

【药理作用】葡萄糖是人体主要的热量来源之一,每 1g 葡萄糖可产生 4 大卡(16.7kJ)热能,故被用来补充热量。治疗低血糖症。当葡萄糖和胰岛素一起静脉滴注,糖原的合成需钾离子参与,从而钾离子进入细胞内,血钾浓度下降,故被用来治疗高钾血症。高渗葡萄糖注射液快速静脉推注有组织脱水作用,可用作组织脱水剂。另外,葡萄糖是维持和调节腹膜透析液渗透压的主要物质。

【适应证】

1. 补充能量和体液,用于各种原因引起的进食不足或大量体液丢失(如呕吐、腹泻等)、全静脉内营养、饥饿性酮症。

2. 低血糖症。

3. 高钾血症。

4. 高渗溶液用作组织脱水剂。

5. 配制腹膜透析液。

6. 药物稀释剂。

7. 静脉法葡萄糖耐量试验。

8. 供配制极化液用。

【剂量】

1. 补充热能 患者因某些原因进食减少或不能进食时,一般可予 25% 葡萄糖注射液静脉注射,并同时补充体液。葡萄糖用量根据所需热能计算。

2. 全静脉营养疗法　葡萄糖是此疗法最重要的能量供给物质。在非蛋白质热能中,葡萄糖与脂肪供给热量之比为 2∶1,具体用量依据临床热量需要而定。根据补液量的需要,葡萄糖可配制为 25%~50% 的不同浓度,必要时加入胰岛素,每 5~10g 葡萄糖加入正规胰岛素 1 单位。由于正常应用高渗葡萄糖溶液,对静脉刺激性较大,并需输注脂肪乳剂,故一般选用大静脉滴注。

3. 低血糖症　重者可先予用 20~40ml 50% 葡萄糖注射液静脉推注。

4. 饥饿性酮症　严重者应用 5%~25% 葡萄糖注射液静脉滴注,每日 100g 葡萄糖可基本控制病情。

5. 失水　等渗性失水给予 5% 葡萄糖注射液静脉滴注。

6. 高钾血症　应用 10%~25% 注射液,每 2~4g 葡萄糖加 1 单位正规胰岛素输注,可降低血清钾浓度。但此疗法仅使细胞外钾离子进入细胞内,体内总钾含量不变。如不采取排钾措施,仍有再次出现高钾血症的可能。

7. 组织脱水　20~50ml 高渗溶液(一般采用 50% 葡萄糖注射液)快速静脉注射,但作用短暂。临床上应注意防止高血糖,目前少用。用于调节腹膜透析液渗透压时,20ml 50% 葡萄糖注射液即 10g 葡萄糖可使 1L 腹膜透析液渗透压提高 55mOsm/kgH$_2$O。

【禁忌证】糖尿病酮症酸中毒未控制者禁用。高血糖非酮症性高渗状态禁用。

【注意事项】

1. 用前检查,如有药液混浊、变色、铝盖松动切勿使用。

2. 分娩时注意过多葡萄糖可刺激胎儿胰岛素分泌,发生产后婴儿低血糖。

3. 儿童、老年患者补液过快、过多,可致心悸、心律失常,甚至急性左心力衰竭。

4. 下列情况慎用　胃大部分切除患者作口服糖耐量试验时易出现倾倒综合征及低血糖反应,应改为静脉葡萄糖试验;周期性麻痹、低钾血症患者;应激状态或应用糖皮质激素时容易诱发高血糖;水肿及严重心、肾功能不全,肝硬化腹水者,易致水潴留,应控制输液量;心功能不全者尤应控制滴速。

【不良反应】

1. 静脉炎　发生于高渗葡萄糖注射液滴注时。如用大静脉滴注,静脉炎发生率下降。

2. 局部肿痛　高浓度葡萄糖注射液外渗可致局部肿痛。

3. 反应性低血糖　合并使用胰岛素过量,原有低血糖倾向及全静脉营养疗法突然停止时易发生。

4. 高血糖非酮症昏迷　多见于糖尿病、应激状态、使用大量的糖皮质激素、尿毒症腹膜透析患者腹腔内给予高渗葡萄糖溶液及全静脉营养疗法时。

5. 电解质紊乱 长期单纯补给葡萄糖时易出现低钾血症、低钠血症及低磷血症。

6. 原有心功能不全者,小儿及老年人补液过快过多,可致心悸、心律失常,甚至急性左心衰竭。

7. 高钾血症 1 型糖尿病患者应用高浓度葡萄糖时偶有发生。

十六、解 毒 药

(一)亚硝酸盐中毒解毒药

亚 甲 蓝

【中文名称】亚甲蓝注射液。

【英文名称】Methylthioninium Chloride Injection。

【性状】本品为深蓝色的澄明液体。

【辅料】葡萄糖。

【pH 值】3.5~5.0。

【储存】遮光、密闭保存。

【药理作用】亚甲蓝本身系氧化剂,根据其在体内的浓度不同,对血红蛋白有两种不同的作用。低浓度时 6- 磷酸 - 葡萄糖脱氢过程中的氢离子经还原型三磷酸吡啶核苷传递给亚甲蓝,使其转变为还原型的白色亚甲蓝;白色亚甲蓝又将氢离子传递给带三价铁的高铁血红蛋白,使其还原为带二价铁的正常血红蛋白,而白色亚甲蓝又被氧化为亚甲蓝。亚甲蓝的还原 - 氧化过程可反复进行。高浓度时,亚甲蓝不能被完全还原为白色亚甲蓝,因而起氧化作用,将正常血红蛋白氧化为高铁血红蛋白。由于高铁血红蛋白易与 CN^- 结合形成氰化高铁血红蛋白,但数分钟后二者又离解,故仅能暂时抑制 CN^- 对组织中毒的毒性。

【适应证】本品对化学物亚硝酸盐、硝酸盐、苯胺、硝基苯、三硝基甲苯、苯醌、苯肼等和含有或产生芳香胺的药物(乙酰苯胺、对乙酰氨基酚、非那西丁、苯佐卡因等)引起的高铁血红蛋白血症有效。对先天性还原型二磷酸吡啶核苷高铁血红蛋白还原酶缺乏引起的高铁血红蛋白血症效果较差。对异常血红蛋白 M 伴有高铁血红蛋白血症无效。对急性氰化物中毒,能暂时延迟其毒性。

【剂量】

1. 通用剂量 静脉注射。亚硝酸盐中毒,一次按体重 1~2mg/kg;氰化物中毒,一次按体重 5~10mg/kg,最大剂量为 20mg/kg。

2. 儿科剂量　氰化物中毒,每次 10mg/kg,加 5% 葡萄糖注射液 20~40ml,缓慢静脉注射。至口周发绀消失,再给硫代硫酸钠。硝酸、亚硝酸盐中毒,每次 1~2mg/kg,缓慢静脉注射(5~10 分钟)。

【加药调配】药物稀释:本品为 1% 溶液,应用时需用 40ml 25% 葡萄糖注射液稀释,静脉缓慢注射(10 分钟注射完毕)。

【用法】

1. 给药途径　静脉注射。

2. 滴速　4ml/min。

【注意事项】本品不能经皮下、肌肉或鞘内注射,前者引起坏死,后者引起瘫痪。6- 磷酸 - 葡萄糖脱氢酶缺乏患者和小儿应用本品剂量过大可引起溶血。对肾功能不全患者应慎用。

【不良反应】本品静脉注射过速,可引起头晕、恶心、呕吐、胸闷、腹痛、剂量过大,除上述症状加剧外,还出现头痛、血压降低、心率增快伴心律失常、大汗淋漓和意识障碍。用药后尿呈蓝色,排尿时可有尿道口刺痛。

(二) 其他

氟 马 西 尼

【中文名称】氟马西尼注射液。

【英文名称】Flumazenil Injection。

【性状】无色的澄明液体。

【辅料】依地酸二钠。

【pH 值】3.5~4.2。

【储存】避光、密闭保存。

【药理作用】本品为有选择性的苯二氮䓬类拮抗药。其化学结构与苯二氮䓬类近似,作用于中枢的苯二氮䓬(BZD)受体,能阻断受体而无 BZD 样作用。它还能部分地拮抗丙戊酸钠的抗惊厥作用。抗精神药物多能增加人体催乳素的分泌水平,而 BZD 类抗焦虑药则可使其降低,本品能拮抗 BZD 类的降低效应。对地西泮、劳拉西泮或三唑仑等所形成的耐受性及有躯体依赖的动物,使用本品有可产生戒断症状。本品为弱亲脂性碱,血浆蛋白结合率约为 50%,且多为白蛋白。

【适应证】

1. 用于逆转苯二氮䓬类药物所致的中枢镇静作用。

2. 终止用苯二氮䓬类药物诱导及维持的全身麻醉。

3. 作为苯二氮䓬类药物过量时中枢作用的特效逆转剂。

4. 用于鉴别诊断苯二氮䓬类、其他药物或脑损伤所致的不明原因的昏迷。

【剂量】终止用苯二氮䓬类药物诱导及维持的全身麻醉,推荐的初始剂量为 15 秒内静脉注射 0.2mg。

【加药调配】

1. 药物稀释　可用 5% 的葡萄糖乳酸林格注射液或普通 0.9% 氯化钠注射液稀释后注射,稀释后应在 24 小时内使用。

2. 成品输液的稳定性　稀释后应在 24 小时内使用

【用法】首次剂量:在 15 秒内将氟马西尼 0.2mg(2ml)静脉注射,60 秒后唤醒患者,如达到目的,可不再用药。

追加剂量:首次剂量后 60 秒,如不能唤醒患者,可追加 0.1mg(1ml),再等 60 秒,再唤醒。每次追加 0.1mg(1ml),总量不超过 1mg。

【药物相互作用】氟马西尼可阻断经由苯二氮䓬类受体作用的非苯二氮䓬类药物如佐匹克隆和三唑并哒嗪的作用。

【注意事项】

1. 注意事项　不推荐用于长期接受苯二氮䓬类药物治疗的癫痫患者。使用本品时,应对再次镇静呼吸抑制及其他苯二氮䓬类反应进行监控,监控的时间根据苯二氮䓬类的作用量和作用时间来确定。

2. 特殊警示　应用此类药物患者不得进行精细操作、高空作业或驾驶。

【不良反应】麻醉后使用,偶有潮红、恶心、呕吐等。快速注射后可见焦虑、心悸、恐惧等反应。

十七、妇产科用药

缩 宫 素

【中文名称】缩宫素注射剂;注射用缩宫素。

【英文名称】Oxytocin(for)Injection。

【性状】水针剂:本品为无色澄明或几乎澄明的液体;粉针剂:本品为白色或类白色冻干疏松块状物或粉末。

【pH 值】水针剂:3.0~4.5;粉针剂:3.0~5.0(2% 水溶液)。

【储存】遮光、密闭,在凉暗处保存。

【药理作用】本品为多肽类激素子宫收缩药。刺激子宫平滑肌收缩,模拟正常分娩的子宫收缩作用,导致子宫颈扩张,子宫对缩宫素的反应在妊娠过程中逐渐增加,足月时达高峰。刺激乳腺的平滑肌收缩,有助于乳汁自乳房排出,但并不增加乳腺的乳汁分泌量。

静脉滴注立即起效,15~60 分钟内子宫收缩的频率与强度逐渐增加,然后稳定。滴注完毕后 20 分钟,其效应逐渐减退。$t_{1/2}$ 一般为 1~6 分钟。本品经肝、肾代谢,经肾排泄,极少量是原型物。

【适应证】用于引产、催产、产后及流产后因宫缩无力或缩复不良而引起的子宫出血。用于了解胎盘储备功能(催产素激惹试验)。

【剂量】

1. 通用剂量　引产或催产,一次 2.5~5U 静脉滴注。控制产后出血一次 5U 静脉滴注。

2. 儿科剂量　未进行该项实验且无可靠参考文献。

【加药调配】

1. 药物溶解　2ml 灭菌注射用水溶解。

2. 药物稀释　用氯化钠注射液稀释至每 1ml 溶液中含有 0.01U 本品。

3. 成品输液外观检查　本品为无色澄明或几乎澄明的液体。

【用法】

1. 给药途径　静脉滴注。

2. 滴速　引产或催产,静脉滴注开始时每分钟不超过 0.001~0.002U,每 15~30 分钟增加 0.001~0.002U,至达到宫缩与正常分娩期相似,最快每分钟不超过 0.02U(如妊娠早期或宫内死胎的引产),通常为每分钟 0.002~0.005U。控制产后出血,每分钟静脉滴注 0.02~0.04U。

【相容性】相容药物:电解质溶液,如 0.9% 氯化钠溶液。

【药物相互作用】

1. 环丙烷等碳氢化合物吸入全麻时,使用缩宫素可导致产妇出现低血压、窦性心动过缓或 / 和房室节律失常。恩氟烷浓度 >1.5%,氟烷浓度 >1.0% 吸入全麻时,子宫对缩宫素的效应减弱。恩氟烷浓度 >3.0% 可消除反应,并可导致子宫出血。

2. 其他宫缩药与缩宫素同时使用,可使子宫张力过高,产生子宫破裂或 / 和宫颈撕裂。

【禁忌证】

1. 骨盆过窄、产道受阻、明显头盆不称及胎位异常、有剖宫产史、子宫肌瘤剔除术史者及脐带先露或脱垂、前置胎盘、胎儿窘迫、宫缩过强、子宫收缩乏力长期用药无效、产前出血(包括胎盘早剥)、多胎妊娠、子宫过大(包括羊水过多)、严重的妊娠高血压综合征患者禁用。

2. 对本品过敏者禁用。

3. 如果有服用过前列腺素类的药物,由于两种药物的作用会增强,在阴道用前列腺素类药物的 6 个小时内禁用。

【注意事项】

1. 下列情况应慎用 心脏病、临界性头盆不称、曾有宫腔内感染史、宫颈曾经手术治疗、宫颈癌、早产、胎头未衔接、孕妇年龄已超过 35 岁者,用药时应警惕胎儿异常及子宫破裂的可能。

2. 骶管阻滞时用缩宫素,可发生严重的高血压,甚至脑血管破裂。

3. 用药前及用药时需检查及监护子宫收缩的频率、持续时间及强度;孕妇脉搏及血压;胎儿心率;静止期间子宫肌张力;胎儿成熟度;骨盆大小及胎先露下降情况;出入液量的平衡(尤其是长时间使用者)情况。

4. 本品只能在医院有医护监测时才能给药。产前使用时禁止快速静脉注射。用于催产时必须明确指征并在密切监测下进行,以免产妇和胎儿发生危险。

5. 药物过量可引起高血压、子宫强烈收缩、子宫破裂。长期大剂量给药可引起水中毒伴抽搐。因此需注意药物剂量的使用。

【不良反应】偶有恶心、呕吐、心率加快或心律失常。大剂量应用时可引起高血压或水滞留。使用后因宫缩过强可引起相关并发症,如子宫破裂、胎儿窘迫等。

麦 角 新 碱

【中文名称】马来酸麦角新碱注射液。

【英文名称】Ergometrine Maleate Injection。

【性状】本品为无色或几乎无色的澄明液体,微显蓝色荧光。

【pH 值】3.0~5.0。

【储存】遮光、密闭,在冷处保存。

【药理作用】本品为子宫收缩药。可直接作用于子宫平滑肌,作用强而持久。大剂量可使子宫肌强直收缩,能使胎盘种植处子宫肌内血管受到压迫而止血,在妊娠后期子宫对缩宫药的敏感性增加。

静脉注射立即见效,作用约为 45 分钟,节律性的收缩可持续达 3 个小时。本品在肝内代谢,经肾脏随尿排出。本品能经乳汁排出。

【适应证】主要用在产后或流产后预防和治疗由于子宫收缩无力或缩复不良所至的子宫出血。用于产后子宫复原不全,加速子宫复原。

【剂量】静脉注射一次 0.2mg,必要时可 2~4 个小时重复注射 1 次,最多 5 次。

【加药调配】

1. 药物稀释 静脉注射:0.1~0.2mg 本品稀释于 20ml 25% 葡萄糖注射液;静脉滴注:0.1~0.2mg 本品稀释于 500ml 5% 葡萄糖注射液。

2. 成品输液外观检查 无色或几乎无色的澄明液体。

3. 成品输液的稳定性 麦角新碱注射液在热带高温地区易破坏和降解，潮湿是主要的不利因素。

【用法】

1. 给药途径 静脉注射、静脉滴注。

2. 滴速 静脉注射时需缓慢注入，至少 1 分钟；静脉滴注的时间为 20~30 分钟。

【相容性】

1. 相容药物 相容药物包括 5% 或 10% 葡萄糖注射液、0.9% 氯化钠注射液、葡萄糖氯化钠注射液、10% 氯化钾注射液、3% 或 5% 氯化钙注射液、10% 葡萄糖酸钙注射液。

2. 不相容药物 10% 或 25% 硫酸镁注射液。

【药物相互作用】

1. 避免与其他麦角碱同用。

2. 不得与血管收缩药（包括局麻药液中含有的血管收缩成分）同用。

3. 与升血压药同用，有出现严重高血压甚至脑血管破裂的危险。

4. 禁止吸烟过多，可致血管收缩或挛缩。

【禁忌证】

1. 胎儿娩出前使用本品可能发生子宫强直性收缩，以致胎儿缺氧或颅内出血。

2. 胎盘未剥离娩出前使用本品可使胎盘嵌留宫腔内。

【注意事项】

1. 下列情况应慎用 冠心病、血管痉挛时可造成心肌梗死；肝功能损害；严重的高血压，包括妊娠高血压综合征；低血钙，可能加重闭塞性周围血管病；肾功能损害；脓毒症。

2. 交叉过敏反应 患者如不能耐受其他麦角制剂，同样也不能耐受本品。

3. 本品能经乳汁排出，又有可能抑制泌乳。婴儿可出现麦角样毒性反应。虽临床上尚未发现多大危害，但哺乳期妇女应用时应权衡利弊。

4. 用量不得过大和时间不得过长，超量时可发生麦角样中毒及麦角性坏疽。

【不良反应】

1. 由于产后或流产后子宫出血的用药时间较短，药物的某些不良反应较其他麦角生物碱少见。但静脉给药时，可出现头痛、头晕、耳鸣、腹痛、恶心、呕吐、胸痛、心悸、呼吸困难、心率过缓现象；也有可能突然发生严重高血压，在用氯丙嗪后可有所改善或消失。

2. 如使用不当，可能发生麦角样中毒，表现为持久腹泻、手足和下肢皮肤苍白发冷、心跳弱、持续呕吐、惊厥。

垂体后叶

【中文名称】垂体后叶注射液。

【英文名称】Posterior Pituitary Injection。

【性状】本品为无色或几乎无色的澄明液体。

【pH 值】3.0~4.0。

【储存】密闭、遮光,在冷处保存。

【药理作用】垂体后叶注射液对平滑肌有强烈收缩作用,尤以对血管及子宫的基层作用更强,由于剂量不同,可引起子宫节律性收缩至强直收缩。对于肠道及膀胱亦能增加张力而使其收缩。此外,垂体后叶尚能抑制排尿。

本品因能被消化液破坏,不宜口服;注射或静脉滴注给药,药理作用快而维持时间短(半小时)。

【适应证】用于治疗肺、支气管出血(如咯血)、消化道出血(呕血、便血),并适用于产科催产及产后收缩子宫、止血等。对于腹腔手术后肠道麻痹等亦有功效。本品尚对尿崩症有减少排尿量的作用。

【剂量】

1. 引产或催产　一次 2.5~5U 静脉滴注。

2. 控制产后出血　一次 3~6U 静脉滴注。

3. 呼吸道或消化道出血　一次 6~12U 静脉滴注。

【加药调配】

1. 药物稀释　用 0.9% 氯化钠注射液稀释至每 1ml 中含有 0.01U。

2. 成品输液外观检查　本品为无色或几乎无色的澄明液体。

3. 成品输液的储存　药液稀释后宜立即使用,否则置于冷处储存,并避免冻结。

4. 成品输液的稳定性　药液稀释后宜立即使用,否则置于冷处储存,并避免冻结。本品与 PVC 器具接触会被吸附而损耗。

【用法】

1. 给药途径　静脉滴注。

2. 滴速　①引产或催产,静脉滴注开始时每分钟不超过 0.001~0.002U,每15~30 分钟增加 0.001~0.002U,至达到宫缩与正常分娩期相似,最快每分钟不超过 0.02U,通常为每分钟 0.002~0.005U。②控制产后出血,控制产后出血时每分钟静脉滴注 0.02~0.04U。

【药物相互作用】

1. 环丙烷等碳氢化合物吸入全麻时,使用本品可导致产妇出现低血压,

窦性心动过缓或 / 和房室节律失常。恩氟烷浓度 >1.5%、氟烷浓度 >1.0% 吸入全麻时,子宫对本品的效应减弱。恩氟烷浓度 >3.0% 可消除反应,并可导致子宫出血。

2. 其他宫缩药与本品同时用,可使子宫张力过高,产生子宫破裂或 / 和宫颈撕裂。

【禁忌证】

1. 本品对患有肾脏炎、心肌炎、血管硬化、骨盆过窄、双胎、羊水过多、子宫膨胀过度等患者不宜应用。

2. 在子宫颈尚未完全扩大时亦不宜采用本品。

【注意事项】

1. 用药后如出现面色苍白、出汗、心悸、胸闷、腹痛、过敏性休克等,应立即停药。

2. 高血压成冠状动脉病患者慎用。

3. 用于催产时必须明确指征,在密切监视下进行。

【不良反应】 偶可出现腹痛、腹泻。极少有过敏反应休克。

十八、儿 科 用 药

咖 啡 因

【中文名称】 枸橼酸咖啡因注射液。

【英文名称】 Caffeine Citrate Injection。

【性状】 本品为无色的澄明液体。

【储存】 30℃以下遮光、密闭保存。

【药理作用】 咖啡因结构上类似于甲基黄嘌呤类药物茶碱和可可碱,主要是作为中枢神经系统刺激剂而发挥作用,这是咖啡因治疗早产新生儿呼吸暂停的基础,可能的集中作用机制包括刺激呼吸中枢,增加每分通气量,提高机体对血 CO_2 升高的敏感性,提高机体对血 CO_2 升高的反应,增强骨骼肌张力,减轻膈肌疲劳,增加代谢率,增加耗氧量。

枸橼酸咖啡因中咖啡因起效发生在滴注开始的几分钟内,早产新生儿在口服给予咖啡因 10mg/kg 体重后,血浆咖啡因峰浓度(C_{max})为 6~10mg/L,达峰平均时间(t_{max})为 30 分钟 ~2 小时,吸收程度不受配方乳喂养方式影响,但 t_{max} 可能延长。枸橼酸咖啡因给药后,咖啡因快速分布进入脑部,早产新生儿脑脊液中的咖啡因浓度接近于血浆中的浓度,新生儿的咖啡因平均分布容积(V_d)为 0.8~0.9L/kg,稍高于成人(0.6L/kg)。目前尚无新生儿或婴儿的血浆蛋白结合率数据,成人的体外血浆蛋白结合率平均值约为 36%。咖啡因容易通过胎盘进入胎儿血液循环,并分泌进入乳汁。由于肝脏和 / 或肾脏功能不成熟,相对于成年人,咖啡因在婴幼儿体内的清除缓慢,新生儿体内咖啡因的清除几乎完全通过肾脏排泄完成,新生儿体内的咖啡因平均半衰期($t_{1/2}$)和尿内以为代谢分子形式排泄的比例(A)与胎龄 / 矫正胎龄成反比。新生儿 $t_{1/2}$ 为 3~4 天,A 约为 86%(6 天内)。至 9 个月内,婴儿对咖啡因的代谢接近于成人($t_{1/2}$=5h,A=1%)。

【适应证】用于治疗早产新生儿原发性呼吸暂停。

【剂量】

1. 儿科剂量　对于之前未经过相关治疗的新生儿推荐给药方案:负荷剂量为枸橼酸咖啡因 20mg/kg 体重,使用输液泵或其他定量输液装置,缓慢静脉滴注(30 分钟),间隔 24 小时后,给予 5mg/kg 体重的维持剂量,给药方式为每 24 小时进行一次缓慢静脉滴注(10 分钟)。

如早产新生儿对推荐的负荷剂量的临床应答不充分,可在 24 小时后给予最大 10~20mg/kg 体重的第二次负荷剂量。虽然咖啡因在早产新生儿体内半衰期较长,存在药物蓄积的可能,但随着矫正胎龄的增加,新生儿的咖啡因代谢能力日益增强,因此,应答不充分的患者可考虑采用较高的维持剂量 10mg/kg 体重。

如临床需要,应监测血浆中的咖啡因浓度水平,如患者对第二次负荷剂量或维持剂量 10mg/(kg·d)的应答仍然不充分,应重新考虑早产新生儿呼吸暂停的诊断。

2. 剂量调整　在严重肾脏功能受损的情况下,考虑到药物可能存在蓄积,应减少咖啡因日维持剂量,其剂量调整应依据血液咖啡因测定结果,观察到患有胆汁淤积型肝炎的早产新生儿咖啡因清除半衰期延长,血浆药物浓度超过正常范围,提示应谨慎地设定这些患者的剂量。

【加药调配】

1. 药物稀释　本品可不经稀释直接使用,也可经无菌溶液稀释后给药,稀释溶液可选用 5% 葡萄糖溶液、0.9% 氯化钠溶液或 10% 葡萄糖酸钙溶液。

2. 成品输液外观检查　无色的澄明液体,无可见异物和存在变色现象。

3. 成品输液的储存　可在 25℃和 2~8℃条件下储存。

4. 成品输液的稳定性　稀释后溶液的理化特性在 25℃和 2~8℃条件下可维持 24 小时。

【用法】

1. 给药途径　枸橼酸咖啡因的给药途径为静脉滴注,本品不得经肌肉、皮下、椎管内或腹腔注射给药。

2. 滴速　参照【剂量】中标准。

3. 操作指导　因为本品不含防腐剂,所以在处理本品的整个操作中应严格保证无菌。本品严禁与其他药品在同一条静脉给药通道内混合或同时使用。

【药物相互作用】

1. 咖啡因和茶碱可在早产儿体内发生相互转化,所以不应同时使用这些活性物质。

2. 对早产新生儿体内咖啡因和其他活性物质的相互作用研究的数据很少,如果同时使用已有报导的可减缓咖啡因在成人体内清除的活性物质(如西咪替丁),则有必要降低枸橼酸咖啡因的用量;如果同时使用可增强咖啡因清除的活性物质(如苯巴比妥和苯妥英),则有必要增加枸橼酸咖啡因的用量。如不能确定可能发生的相互作用,则应测定血浆咖啡因浓度。

3. 由于坏死性小肠结肠炎的发生与肠道内细菌过度生长有关,如果枸橼酸咖啡因与能抑制胃酸分泌的药物(如 H_2 受体拮抗剂或质子泵抑制剂)同时使用,理论上可增加坏死性小肠结肠炎发生的风险。

4. 咖啡因和多沙普仑同时使用可能增强其对心肺和中枢神经系统的刺激作用,如需要同时使用,应严格监测患者的心率和血压。

【禁忌证】对本品中任何成分过敏者禁用。

【注意事项】

1. 本品应在具备新生儿重症监护经验的医师指导下使用。

2. 本品应在配备适当监测和监护设备的新生儿重症监护病房内使用。

3. 早产新生儿呼吸暂停的诊断是排除性的,应排出其他原因引起的呼吸暂停(例如中枢神经系统障碍、原发性肺部疾病、贫血、败血症、代谢紊乱、心血管异常或阻塞性呼吸暂停),或给予适当治疗后再开始给予枸橼酸咖啡因治疗。当给予枸橼酸咖啡因治疗无应答时(必要时,可通过测定血浆浓度确定),提示可能是其他原因引起的呼吸暂停。

4. 咖啡因容易通过胎盘进入胎儿血液循环系统,如果新生儿母亲分娩前曾摄入过大量咖啡因,则应在给予枸橼酸咖啡因治疗前测定该新生儿血浆咖啡因基线浓度。

5. 咖啡因可通过乳汁分泌,如果接受枸橼酸咖啡因治疗的新生儿采用母乳喂养的方式,则其母亲不得食用或饮用含咖啡因的食物和饮料,亦不应使用含咖啡因的药物。

6. 由于茶碱可在早产新生儿体内代谢为咖啡因,对于之前已用茶碱进行过治疗的早产新生儿,应在开始给予枸橼酸咖啡因治疗前测定其血浆咖啡因基线浓度。

7. 咖啡因是一种中枢神经系统兴奋剂,曾有咖啡因给药过量时导致癫痫发作的病例报道。

8. 公开文献报道咖啡因可加快心率、增加左心室输出量以及每搏输出量,因此,已知患有心血管疾病的新生儿在给予枸橼酸咖啡因治疗时应谨慎,有迹象表明敏感个体使用咖啡因可导致心律不齐,新生儿通常是单纯性窦性心动过速。如新生儿出生前胎心宫缩监护图(CTG)显示异常的心律紊乱时,应谨慎使用枸橼酸咖啡因。

9. 坏死性小肠结肠炎是早产新生儿常见病,也是导致其死亡的直接原因。有报道显示甲基黄嘌呤类药物的使用和坏死性小肠结肠炎的发生之间存在可能相关的关系。但是咖啡因或其他甲基黄嘌呤类药物和坏死性小肠结肠炎发生之间的因果关系并未确定,应监测给予枸橼酸咖啡因治疗的早产新生儿,观察其发生坏死性小肠结肠炎的情况。

10. 患有胃食管反流的新生儿给予枸橼酸咖啡因时应谨慎,治疗可能使病情加重。

11. 枸橼酸咖啡因通常能增强新陈代谢能力,所以在治疗期间人体对能量和营养的要求较高。

12. 枸橼酸咖啡因能导致多尿和电解质流失,可能需要采取措施纠正液体和电解质紊乱。

13. 如果婴儿开始表现出胃肠道不耐受的迹象,如腹胀、呕吐或血便、无精打采,请咨询医师。

14. 在安慰剂对照临床试验中,咖啡因的含量范围为 8~40mg/L,在安慰剂对照临床试验中不能测定咖啡因的治疗血药浓度范围,在文献中已报道,当血清咖啡因含量超过 50mg/L 时产生严重的毒性。

15. 在文献报道的临床研究中,曾观察到低血糖和高血糖病例,因此,在接受本品治疗的婴儿中,如需要,应定期监测血清血糖水平。

【不良反应】
1. 中枢神经系统的刺激作用,例如易激惹、烦躁不安和颤抖。
2. 对心脏的不良影响,如心动过速、高血压和每搏输出量增加。
3. 这些不良影响与剂量相关,必要时应测定血浆药物浓度并减少剂量。

【过量解救】
公开的文献数据显示过量给药后,血浆咖啡因浓度范围为 50~350mg/L。
报道的早产新生儿过量使用咖啡因后出现的症状包括高血糖症、低钾血症、四肢微颤、烦躁不安、肌张力亢进、角弓反张、强直阵挛运动、痉挛、呼吸急促、心动过速、呕吐、胃部刺激、胃肠出血、发热、颤抖、血中尿素增加和白细胞计数增加、口唇运动异常。1 例咖啡因过量使用患者伴随脑室内出血,以及长期神经后遗症。没有与咖啡因使用过量相关的早产新生儿死亡的报告。
咖啡因给药过量,主要采取对症和支持性治疗措施。应监测血浆中钾和葡萄糖的浓度,及时纠正低钾血症和高血糖症。经血浆置换疗法后,血浆咖啡因浓度下降。可经过静脉内给予抗惊厥药物(地西泮或巴比妥酸盐,如戊巴妥钠或苯巴比妥)的方式治疗惊厥。

培 门 冬 酶

【中文名称】培门冬酶注射液。

【英文名称】Pegaspargase Injection。

【性状】本品为无色澄明液体,微有乳光。

【储存】遮光、密闭,在 2~8℃处保存,避免冷冻结冰、摇晃或者剧烈地搅动。室温保存不得超过 48 小时。

【药理作用】培门冬酶为左旋门冬酰胺酶与一定数量的活化态聚乙二醇(PEG)5000 通过共价结合而制得的酶制剂。本品通过选择性耗竭血浆中的门冬酰胺而杀伤白血病细胞。这些白血病细胞由于缺乏门冬酰胺合成酶不能合成门冬酰胺,并依赖外来的门冬酰胺存活。通过门冬酰胺酶来耗竭血液中的门冬酰胺,可以杀死白血病细胞。然而正常细胞由于含有门冬酰胺合成酶,不缺乏门冬酰胺,较少受药物的影响。

静脉注射后,培门冬酶的平均半衰期在 6~14 天,不能进入脑脊液。微量由尿排泄。

【适应证】

1. 作为多药化疗方案的组成部分,本品可用于急性淋巴细胞白血病(ALL)的一线治疗。

2. 作为多药化疗方案的组成部分,本品可用于对门冬酰胺酶过敏的急性淋巴细胞白血病患儿治疗。

【剂量】本品推荐剂量为 2 500IU/m² 静脉滴注,每 14 日给药 1 次。儿童用药方案变化大,给药剂量应遵循当地的治疗规程。

【加药调配】

1. 药物稀释　稀释于 100ml 氯化钠或 5% 葡萄糖中。

2. 成品输液外观检查　无色澄明液体。

3. 成品输液的储存　药液稀释后宜立即使用,否则置于 2~8℃处冷藏,并避免冻结。

4. 成品输液的稳定性　药液稀释后宜立即使用,否则置于 2~8℃处冷藏,并避免冻结。由配制时起至完成给药程序,稀释后的储存时间不得超过 48 小时。保护输液袋免受阳光直射。

【用法】

1. 给药途径　静脉滴注。

2. 滴速 2个小时（100ml）。

【药物相互作用】没有正式的药物相互作用研究。

【禁忌证】以下患者禁用：对培门冬酶有严重过敏史患者。既往使用左旋门冬酰胺酶治疗出现过急性血栓症者。既往使用左旋门冬酰胺酶治疗出现胰腺炎患者。既往使用左旋门冬酰胺酶治疗出现严重出血事件者。

【注意事项】

1. 如果出现严重急性过敏反应，则需立即停止使用本品。给予抗组胺药物、肾上腺素、氧气和静脉内注射类固醇等救治措施。

2. 本品必须在有肿瘤化疗经验以及对本品有使用经验的医师指导下进行治疗。应尽可能使用同一厂家生产的产品。如需更换，应慎重考虑不同产品之间可能存在的差异，请与企业联系，谨遵医嘱使用。

（1）过敏性反应和急性过敏反应：接受培门冬酶治疗的患者可能发生急性过敏反应；尤其有过左旋门冬酰胺酶过敏史的患者几率更高。给药后应在复苏装置及其他必备条件下（例如肾上腺素、氧气、静脉注射类固醇、抗组胺药）观察1小时以防发生过敏反应。患者发生严重急性过敏反应时应停止给药，给予抗组胺药物、肾上腺素、氧气和静脉内注射类固醇等救治措施。

（2）血栓严重现象：包括矢状窦血栓可能发生在培门冬酶给药患者身上。发生时应停止使用该药。

（3）胰腺炎：给予培门冬酶可发生胰腺炎，以腹部疼痛作为胰腺炎的表征，发生时停止使用该药。

（4）葡萄糖耐量降低：给予培门冬酶可发生葡萄糖耐量降低，且某些情况下是不可逆的。

（5）凝血障碍：给予培门冬酶的患者或可发生凝血酶原时间延长，部分凝血活酶时间延长，低纤维蛋白原血症等凝血相关现象。给药期及给药后应定期检测相关凝血参数是否超过基线。对于有急性凝血征兆的患者在给药前应用新鲜冷冻的血浆替代凝血因子。

（6）肝毒性、肝功能异常；肝功能异常包括谷草转氨酶（GOT）、谷丙转氨酶（GPT）、碱性磷酸酶、胆红素（直接和间接）、血清白蛋白和血浆纤维蛋白原下降，应进行适当的监测。

【不良反应】最常见的不良反应有过敏反应（包括支气管痉挛、低血压、喉水肿、局部红斑或肿胀、全身性风疹和皮疹）、高血糖症、中枢神经系统（CNS）血栓、凝血功能异常、转氨酶升高、高胆红素血症等。

【过量解救】国外文献报道，静脉注射培门冬酶10 000IU/m² 出现轻度肝酶增加或在开始注射10分钟后出现皮疹，通过使用抗组胺药物和减慢输注速度得到控制。

第二部分

中成药部分

【概述】中医药是中国医药学的重要组成部分,是国家传统文化宝库,20世纪60年代前,中药材主要是经炮制的饮片通过煎煮的汤剂治疗疾病,传统的中药制剂主要是丸剂、膏药剂、散剂等。20世纪70年代,毛主席号召中西医结合,解决缺医少药问题,医院药师响应毛主席号召,研究开发了一大批中西药剂型和品种。采用西药制药技术与工艺配制中药片剂、丸剂、合剂、颗粒剂、糖浆剂、冲剂、滴丸剂、乳剂以及肌内注射剂等剂型和制剂品种,为中药药剂学的发展、中药制剂的研究开发打下了基础,为企业化生产提供了借鉴。21世纪初期前后,有很多由中西药医院制剂转为制药企业生产的品种和剂型,其中包括中药肌内注射剂,有的品种通过企业研究加工扩展为静脉滴注途径给药品种,这大幅增加了用药风险。

中药化学成分复杂,一种中药材会含有某些作用很强的化学成分,如生物碱类、黄酮类、皂苷类、挥发油等,以及多种无效或有害物质。且有的中药静脉注射液往往是由两种或以上中药材制备而成的提取物,其化学成分就更为复杂,如清开灵注射液是由胆酸、珍珠母(粉)、猪去氧胆酸、栀子、水牛角(粉)、板蓝根、黄芩苷、金银花等中药材,通过提取工艺制备而成的静脉注射剂。实际很难论述清楚清开灵注射液究竟含有多少种化学成分,有多少种"有效成分"、多少种无效或有害成分,注入人体血液内参与代谢循环究竟又会发生什么样的作用与后果等等。实际在临床已有不少严重不良反应报告,有的甚至导致死亡。国家药品监督管理局于2018年再次发文,要求修订清开灵注射剂药品说明书,不良反应项应当包括过敏反应、全身性反应、呼吸系统、心血管系统、消化系统、神经系统以及其他系统的不良反应。禁忌项应当包括对本注射剂或其成分及所含辅料过敏或有严重不良反应病史者禁用;新生儿、婴幼儿、孕妇禁用;过敏体质者禁用;有家族过敏史者禁用;有低钾血症包括与低钾血相关的周期性麻痹病史者禁用等。注意事项还要求必须写明使用本注射液时的七项注意点。

因中药注射制剂制备过程比西药复杂得多,其原料不是明确的化学成分,而是来自于多种中药材,不但成分复杂且含有很多杂质或有害物质,要完全分离提纯其中的每一种成分,不仅工艺十分复杂、难度很大,还要求药企有较强技术力量,而且生产成本很高。因此,中药注射剂所含杂质多,不良反应发生率必然增加。据国家药品不良反应监测中心多年不良反应监测报告显示,中药注射液不良反应发生率一直高居首位。

我国现有中药注射液多属改革开放早期批准注册、且有很多都是从地方标准转为国家标准,未按照国家新药审批标准流程批准注册,多数未做Ⅰ期、Ⅱ期、Ⅲ期临床试验,大多都无药理学、毒理学以及临床试验,多无应用评价和安全性研究资料,缺乏实验或者文献依据,对有效成分、药理作用、不良反应、禁忌证等信息无法清晰表述,而常采用不科学的"尚不明确"来表达,并且这些中药注射液大多由多家药厂生产,无法评价确认原研药厂。

综上所述的各种原因,临床使用静脉、特别是静脉滴注给药的中药注射剂必须十分慎重,现有的三级甲等医院药事管理与药物治疗学委员会规定,凡静脉滴注途径给药的中药注射剂,一律停止使用。其基本用药原则是:①应当深入分析治疗方案的利弊,充分考虑中药注射剂静脉滴注用药可能产生的严重不良反应以及禁忌证与须警示注意事项,权衡患者利益与风险得失,必须确保该治疗方法是最佳方案;②二级以下医疗机构禁止使用、医疗技术力量弱的二级医院也不主张使用;③二级及以上医疗机构使用静脉滴注给药治疗时,医师、药师与护士应当做好医疗监护、时刻关注患者的用药反应和必要的防范措施;④病区应当做好应急预案,配备相应急救设备和急救药品。

参麦注射液

【中文名称】参麦注射液。

【性状】本品为微黄色至淡棕色的澄明液体。

【辅料】聚山梨酯 80,其中每瓶装 50ml 和每瓶装 100ml 两种规格内含有辅料氯化钠。

【pH 值】5.0~6.5。

【储存】密封、遮光。

【药理作用】

1. 适用于各种休克,可兴奋肾上腺皮质系统及增加网状内皮系统对休克时各种病理性物质的清除作用,可改善心、肝、脑等重要脏器的供血,改善微循环及抗凝作用。

2. 用于冠心病心绞痛、心肌梗死、病毒性心肌炎、肺源性心脏病、心力衰竭等,能强心升压,改善冠脉流量,增加机体耐缺氧能力,减少心肌耗氧量,并有保护、修复心肌细胞及一定的抗心律失常作用。

3. 对于各种癌症患者,配合化疗、放疗有明显的增效减毒作用,能改善癌症患者全身健康状况、保护骨髓造血功能,改善肿瘤患者的细胞免疫功能(提高 NK、LAK 活性及 TH/TS 值等),提高肿瘤消失、缩小率。

【适应证】益气固脱、养阴生津、生脉。用于治疗气阴两虚型之休克、冠心病、病毒性心肌炎、慢性肺心病、粒细胞减少症。能提高肿瘤患者的免疫机能,与化疗药物合用时,有一定的增效作用,并能减少化疗药物所引起的毒副作用。

【剂量】通用剂量:肌内注射,一次 2~4ml,一日 1 次。静脉滴注,一次 20~100ml(用 5% 葡萄糖注射液 250~500ml 稀释后应用)或遵医嘱。其中每瓶装 50ml、每瓶装 100ml 两种规格也可直接滴注。

【用法】给药途径：肌内注射、静脉滴注。

【药物相互作用】

1. 严禁混合配伍，谨慎联合用药。本品应单独使用，禁忌与其他药品混合配伍使用。如确需要联合使用其他药品时，应谨慎考虑与本品的间隔时间以及药物相互作用等问题。应以适量稀释液对输液管道进行冲洗，避免参麦注射液与其他药液在管道内混合的风险。

2. 本品不宜与藜芦、五灵脂及其制剂配伍使用。

3. 本品不能与甘油果糖注射液、青霉素类高敏类药物联合使用。

【禁忌证】对本品或含有红参、麦冬制剂及成分中所列辅料过敏或有严重不良反应病史者禁用。新生儿、婴幼儿禁用。孕妇、哺乳期妇女禁用。对药物有家族过敏史或过敏史者、过敏体质者禁用。

【注意事项】

1. 本品不良反应包括过敏性休克，应在有抢救条件的医疗机构使用，使用者应接受过过敏性休克抢救培训，用药后出现过敏反应或其他严重不良反应须立即停药并及时救治。

2. 严格按照药品说明书规定的功能主治使用，禁止超功能主治用药。阴盛阳衰者不宜使用。

3. 严格掌握用法用量。按照药品说明书推荐剂量使用药品，不得超剂量、过快滴注和长期连续用药。

4. 本品保存不当可能影响药品质量；用药前和配制后及使用过程中应认真检查本品及滴注液，发现药液出现混浊、沉淀、变色、结晶等药物性状改变以及瓶身有漏气、裂纹等现象时，均不得使用。

5. 用药前应仔细询问患者情况、用药史和过敏史。心脏严重疾患者、肝肾功能异常患者、老人、儿童等特殊人群以及初次使用本品的患者应慎重使用。如确需使用，应加强临床用药监护。

6. 2ml/支、5ml/支、10ml/支、15ml/支、20ml/支规格：静脉滴注需稀释以后使用，现配现用。首次用药，宜选用小剂量，慢速滴注。禁止静脉推注的给药方法。50ml/瓶和 100ml/瓶规格：静脉滴注建议稀释以后使用，现配现用。首次用药，宜选用小剂量，慢速滴注。禁止静脉推注的给药方法。

7. 加强用药监护。用药过程中，应密切观察用药反应，特别是开始 30 分钟，如发现异常，应立即停药，采用积极救治措施，救治患者。

8. **特殊警示** 严格按照《国家基本医疗保险、工伤保险和生育保险药品目录（2019 年）》规定，限二级及以上医疗机构，并有急救抢救临床证据或肿瘤放化疗证据的患者。

【不良反应】

1. 过敏反应 潮红、皮疹、瘙痒、呼吸困难、憋气、心悸、发绀、血压下降、喉水肿、过敏性休克等。

2. 全身性损害 畏寒、寒战、发热、高热、疼痛、乏力、面色苍白、胸闷、多汗、晕厥等。

3. 呼吸系统 呼吸急促、咳嗽、喷嚏、哮喘等。

4. 心血管系统 心悸、胸闷、胸痛、发绀、心律失常、心动过速、血压升高等。

5. 消化系统 口干、舌燥、呃逆、恶心、呕吐、腹痛、腹泻、便秘、胀气、肝生化指标异常等。

6. 精神及神经系统 头晕、头胀、头痛、麻木、震颤、抽搐、意识模糊、烦躁、精神紧张、失眠等。

7. 皮肤及其附件 皮疹、斑丘疹、红斑疹、荨麻疹、瘙痒、肿胀、皮炎等。

8. 用药部位 疼痛、红肿、麻木、瘙痒、皮疹、静脉炎等。

9. 其他 腰背疼痛、肌痛、视物模糊等。

清开灵注射液

【中文名称】清开灵注射液。

【性状】本品为棕黄色或棕红色的澄明液体。

【pH 值】6.8~7.5。

【储存】密闭（10~30℃）。

【适应证】清热解毒、化痰通络、醒神开窍。用于热病、神昏、中风偏瘫、神志不清；急性肝炎、上呼吸道感染、肺炎、脑血栓形成、脑出血见上述证候者。

【剂量】通用剂量：肌内注射，一日 2~4ml。重症患者静脉滴注，一日 2~4 支（20~40ml），以 10% 葡萄糖注射液 200ml 或氯化钠注射液 100ml 稀释后使用。还可用 5% 葡萄糖注射液、氯化钠注射液按每 10ml 药液加入 100ml 溶液稀释后使用。

【用法】

1. 给药途径 肌内注射、静脉滴注。

2. 滴速 注意滴速勿快，儿童以 20~40 滴 /min 为宜，成年人以 40~60 滴 /min 为宜。

【加药调配】

1. 药物稀释 一日 2~4 支（20~40ml），以 10% 葡萄糖注射液 200ml 或氯化钠注射液 100ml 稀释后使用。还可用 5% 葡萄糖注射液、氯化钠注射液按每 10ml 药液加入 100ml 溶液稀释后使用。

2. 成品输液的稳定性 清开灵注射液稀释以后，必须在 4 小时以内使用。

【药物相互作用】到目前为止,已确定清开灵注射液不能与:①氨基糖苷类:丁胺卡那、卡那霉素、硫酸庆大霉素;②青霉素类及头孢菌素类:青霉素 G 钾、头孢噻肟、头孢曲松;③喹诺酮类:诺佛环丙沙星、氧氟沙星、洛美沙星、氟罗沙星;④林可霉素、小诺新霉素、乳糖酸红霉素、阿奇霉素、肾上腺素、阿拉明、多巴胺、山梗菜碱、硫酸美芬丁胺、维生素 B_6、葡萄糖酸钙、盐酸川穹嗪注射液等药物配伍使用。

【禁忌证】

1. 对本品或胆酸、珍珠母(粉)、猪去氧胆酸、栀子、水牛角(粉)、板蓝根、黄芩苷、金银花制剂及成分中所列辅料过敏或有严重不良反应病史者禁用。

2. 新生儿、婴幼儿、孕妇禁用。

3. 过敏体质者禁用。

4. 有家族过敏史者禁用。

5. 有低钾血症包括与低钾血相关的周期性麻痹病史者禁用。

【注意事项】

1. 注意事项　有表证恶寒发热者、药物过敏史者慎用。如出现过敏反应应及时停药并做脱敏处理。本品如产生沉淀或混浊时不得使用。如经 10% 葡萄糖或氯化钠注射液稀释后,出现混浊亦不得使用。

2. 特殊警示　应当严格按照本书"中成药部分"概述的"基本用药原则"执行,并应当重视以下几点:

(1) 本品不良反应包括过敏性休克,在有抢救条件的医院才准使用,使用者应接受过过敏性休克抢救培训,用药后出现过敏反应或其他严重不良反应须立即停药并及时救治。

(2) 严格按照《国家基本医疗保险、工伤保险和生育保险药品目录(2019年)》规定,限二级及以上医疗机构、并有急性中风偏瘫患者和上呼吸道感染、肺炎导致的高热患者使用,禁止超功能主治用药。

(3) 严格按照药品说明书推荐用法用量使用,尤其注意不超剂量、过快滴注和长期连续用药。

(4) 本品保存不当可能会影响药品质量,用药前和配制后及使用过程中应认真检查本品及滴注液,发现药液出现混浊、沉淀、变色、结晶等药物性状改变以及瓶身有漏气、裂纹等现象时,均不得使用。

(5) 严禁混合配伍,谨慎联合用药。本品应单独使用,禁忌与其他药品混合配伍使用。如确需要联合使用其他药品时,应谨慎考虑与本品的间隔时间以及药物相互作用等问题,输注两种药物之间须以适量稀释液对输液管道进行冲洗。

(6) 用药前应仔细询问患者用药史和过敏史。虚寒体质者、使用洋地黄治疗者、严重心脏疾患者、肝肾功能异常者、老人、哺乳期妇女等特殊人群以及初次使用中药注射剂的患者应慎重使用并加强监测。

（7）加强用药监护：用药过程中，应密切观察用药反应，特别是开始 30 分钟。发现异常，立即停药，采用积极救治措施，救治患者。

【不良反应】

1. 过敏反应　皮肤潮红或苍白、皮疹、瘙痒、呼吸困难、心悸、发绀、血压下降、喉头水肿、过敏性休克等。

2. 全身性反应　畏寒、寒战、发热、高热、疼痛、乏力、多汗、水肿、颤抖等。

3. 呼吸系统　鼻塞、喷嚏、流涕、咽喉不适、咳嗽、喘憋、呼吸急促、呼吸困难等。

4. 心血管系统　心悸、胸闷、胸痛、发绀、血压下降或升高、心律失常等。

5. 消化系统　恶心、呕吐、腹胀、腹痛、腹泻等。

6. 神经精神系统　眩晕、头痛、烦躁、抽搐、惊厥、晕厥、震颤、意识模糊、昏迷、口舌和 / 或肢体麻木、嗜睡、失眠等。

7. 皮肤及其附件　皮肤发红、瘙痒、皮疹、斑丘疹、红斑疹、荨麻疹、局部肿胀等。

8. 血管损害和出凝血障碍　黏膜充血、紫癜、静脉炎等。

9. 用药部位　疼痛、红肿、皮疹、瘙痒等。

10. 其他　面部不适、耳鸣、流泪异常、视觉异常、眼充血、肌痛、肢体疼痛、疱疹、低钾血症、血尿等。

血栓通注射液

【中文名称】血栓通注射液。

【性状】本品为淡黄色至黄色的澄明液体。

【pH 值】5.5~7.0。

【储存】密封、遮光。

【适应证】活血祛瘀、扩张血管、改善血液循环。用于视网膜中央静脉阻塞，脑血管病后遗症、内眼病、眼前房出血等。

【剂量】静脉注射一次 2~5ml，以氯化钠注射液 20~40ml 稀释后使用，一日 1~2 次。静脉滴注一次 2~5ml，用 10% 葡萄糖注射液 250~500ml 稀释后使用，一日 1~2 次。肌内注射一次 2~5ml，一日 1~2 次。理疗一次 2ml，加注射用水 3ml，从负极导入。

【用法】给药途径：肌内注射、静脉注射。

【禁忌证】儿童禁用。

【注意事项】

1. 本品不良反应包括过敏性休克,应在有抢救条件的医疗机构使用,使用者应接受过过敏性休克抢救培训,用药后出现过敏反应或其他严重不良反应须立即停药并及时救治。

2. 严格按照药品说明书规定的功能主治使用,禁止超功能主治范围用药。

3. 严格掌握用法用量。按照药品说明书推荐剂量、调配要求用药,不得超剂量、过快滴注或长期连续用药。

4. 加强用药监护。用药过程中,应密切观察用药反应,特别是开始用药30分钟内,发现异常立即停药,采用积极救治措施,救治患者。

5. 本品保存不当可能影响药品质量。用药前和配制后及使用过程中应认真检查本品及滴注液,发现药液出现混浊、沉淀、变色、结晶等药物性状改变以及瓶身有漏气、裂纹等现象时,均不得使用。

6. 大剂量使用时,需观察血压变化,低血压者慎用,不推荐本品与其他药物在同一容器内混合使用。

7. 个别患者在使用中可能会出现局部皮肤轻度红肿,可采取冷敷患处,不必终止使用。

8. 输注过快可致个别患者出现胸闷、恶心,调慢滴速即可缓解。

9. 本品遇冷可能析出结晶,可置 50~80℃ 热水中溶解,放冷至室温即可使用。

10. **特殊警示**　严格按照《国家基本医疗保险、工伤保险和生育保险药品目录(2019 年)》规定,限二级及以上医疗机构的中风偏瘫或视网膜中央静脉阻塞的患者使用。

【不良反应】偶见过敏性皮疹。

血塞通注射液

【中文名称】血塞通注射液。

【性状】本品为淡黄色或黄色的澄明液体。

【辅料】氯化钠。

【储存】密封、避光,置阴凉处:不超过 20℃。

【药理作用】本品具有抗脑缺血、抗心肌缺血等作用。

1. 抗脑缺血作用　本品 50mg/kg、100mg/kg、150mg/kg 腹腔注射能改善多发性脑梗死大鼠的脑水肿,促进脑软化灶的胶质细胞反应,加速软化灶的吸收,可使海马区神经元病变减轻。对沙土鼠短暂性脑缺血海马迟发性神经元损伤有一定的保护作用,可降低缺血后脑组织 Ca^{2+} 含量,减少死亡神经元数量,增加神经元密度。

2. 抗心肌缺血作用　本品静脉滴注 14 天治疗冠心病心绞痛患者,可使变化的 ST-T 段恢复,调整心电的不均一性。

3. 其他作用　本品静脉滴注治疗,可见冠心病、脑梗死、2 型糖尿病、肺心病等症患者的血液流变学指标改善,全血黏度和血浆黏度降低,血细胞比容和血小板聚集率减少,血沉速度减慢,纤维蛋白原含量减少。表明本品有改善流变性作用。本品还可使脑梗死患者、原发性高血压患者甲襞微循环形态积分、流态积分、半周积分、总体积分降低;可使原发性高血压患者袢周渗出明显减少,管径缩小,流速增加,红细胞聚集性下降,袢顶淤张减轻以及管袢清晰度增加,水肿消退。表明本品有改善微循环作用。本品还可降低 2 型糖尿病患者的总胆固醇、甘油三酯,降低冠心病心绞痛、脑梗死患者血清甘油三酯、胆固醇和低密度脂蛋白含量,表明本品有降血脂作用。本品静脉滴注还可升高冠心病患者红细胞超氧化物歧化酶活性,降低血浆丙二醛含量,且可使血清蛋白激酶 C 和谷草转氨酶含量下降,表明有抗自由基损伤作用。此外,本品静脉滴注能降低重型颅脑损伤患者的颅内压;肝硬化门脉高压患者用本品治疗 3 个月,可降低血清透明质酸型前胶原肽、层黏蛋白,缩小门、脾静脉血管内径,加快血流速度,减少血流量。体外试验本品 25μg/ 孔、100μg/ 孔、400μg/ 孔对人血管平滑肌细胞(VSMCs)增殖具有抑制的作用。

【适应证】活血祛瘀、通脉活络。用于中风偏瘫、淤血阻络证;动脉粥状硬化性血栓性脑梗死、脑栓塞、视网膜中央静脉阻塞见淤血阻络证者。

【剂量】肌内注射:一次 100mg,一日 1~2 次;静脉注射:一次 200~400mg,用 5%~10% 葡萄糖注射液 250~500ml 稀释后缓缓滴注,一日 1 次。

【用法】给药途径:肌内注射、静脉注射。

【药物相互作用】尚无本品与其他药物相互作用的信息。

【禁忌证】出血性脑血管病急性期禁用;对人参、三七过敏患者禁用;儿童禁用。

【注意事项】

1. 本品不良反应包括过敏性休克,应在有抢救条件的医疗机构使用,使用者应接受过过敏性休克抢救培训,用药后出现过敏反应或其他严重不良反应须立即停药并及时救治。

2. 严格按照药品说明书规定的功能主治使用,禁止超功能主治范围用药。

3. 严格掌握用法用量。按照药品说明书推荐剂量、调配要求用药,不得超剂量、过快滴注或长期连续用药。严格掌握用法用量及疗程。按照药品说明书推荐剂量、调配要求用药,不得超剂量、过快滴注或长期连续用药。

4. 加强用药监护。用药过程中,应密切观察用药反应,特别是开始用药 30 分钟内,发现异常立即停药,采用积极救治措施,救治患者。

5. 本品保存不当可能影响药品质量。用药前和配制后及使用过程中应认真检查本品及滴注液,发现药液出现混浊、沉淀、变色、结晶等药物性状改变以及瓶身有漏气、裂纹等现象时,均不得使用。

6. 阴虚阳亢或肝阳化风者,不宜单独使用本品。

7. 心痛剧烈及持续时间长者,应作心电图及心肌酶学检查,并采取相应的医疗措施。

8. 孕妇慎用。

9. **特殊警示** 严格按照《国家基本医疗保险、工伤保险和生育保险药品目录(2019 年)》规定,限二级及以上医疗机构的中风偏瘫或视网膜中央静脉阻塞的患者使用。

【不良反应】临床报道有患者用药后产生局部或全身皮疹,另有严重者产生胸闷、心慌、哮喘、血尿、急性肾功能衰竭甚至过敏性休克。

丹参注射液

【中文名称】丹参注射液。

【性状】本品为黄棕色至棕红色的澄明液体。

【pH 值】5.0~7.0。

【储存】密封、遮光。

【适应证】活血化瘀、通脉养心。用于治疗冠心病胸闷、心绞痛。

【剂量】肌内注射,一次 2~4ml,一日 1~2 次;静脉注射,一次 4ml(用 50% 葡萄糖注射液 20ml 稀释后使用),一日 1~2 次;静脉滴注,一次 10~20ml(用 5% 葡萄糖注射液 100~500ml 稀释后使用),一日 1 次。或遵医嘱。

【用法】给药途径:肌内注射、静脉注射。

【禁忌证】对本类药物过敏或有严重不良反应病史者禁用。新生儿、婴幼儿、孕妇禁用。有出血倾向者禁用。

【注意事项】

1. 本品不良反应可见严重过敏反应(包括过敏性休克),应在有抢救条件的医疗机构使用,使用者应接受过相关抢救培训,用药后出现过敏反应或其他严重不良反应须立即停药并及时救治。

2. 严格掌握功能主治、辨证用药。严格按照药品说明书规定的功能主治使用,禁止超功能主治用药。

3. 严格掌握用法用量。按照药品说明书推荐剂量及要求用药,严格控制滴注速度和用药剂量。尤其注意不超剂量、过快滴注和长期连续用药。

4. 严禁混合配伍,谨慎联合用药。本品应单独使用,禁忌与其他药品混合配伍使用。如确需联合使用其他药品时,应谨慎考虑与本品的间隔时间以及药物相互作用等问题,输注两种药物之间须以适量稀释液对输液管道进行冲洗。

5. 用药前应仔细询问患者情况、用药史和过敏史。过敏体质者、对有其他药物过敏史者、肝肾功能异常患者、老人等特殊人群以及初次使用中药注射剂的患者应慎重使用,如确需使用,应加强监测。

6. 加强用药监护。用药过程中,应密切观察用药反应,特别是开始 30 分钟,如发现异常,应立即停药,积极救治。

7. 本品不宜与中药藜芦及其制剂同时使用。

8. 本品为纯中药制剂,保存不当可能会影响质量,若发现溶液出现混浊、沉淀、变色、漏气或瓶身细微破裂者,均不能使用。

9. **特殊警示** 严格按照《国家基本医疗保险、工伤保险和生育保险药品目录(2019 年)》规定,限二级及以上医疗机构并有明确的缺血性心脑血管疾病急性发作证据的患者使用。

【不良反应】

1. 过敏反应 皮肤潮红或苍白、皮疹、瘙痒、寒战、喉头水肿、呼吸困难、心悸、发绀、血压下降甚至休克等。

2. 皮肤及其附件 皮疹(包括红斑、丘疹、风团等)、瘙痒、多汗、局部皮肤反应等。

3. 全身性反应 畏寒、寒战、发热甚至高热、乏力、身痛、面色苍白、水肿、过敏性休克等。

4. 呼吸系统 咳嗽、咽喉不适、胸闷、憋气、呼吸困难等。

5. 心血管系统 心悸、胸闷、憋气、发绀、心律失常、血压升高或下降等。

6. 消化系统 恶心、呕吐、腹痛、腹胀、口干等。

7. 精神及神经系统 头晕、头痛、抽搐、震颤、局部或周身麻木等。

8. 用药部位 潮红、疼痛、紫癜等。

9. 其他 视觉异常、面部不适等。

脉络宁注射液

【中文名称】脉络宁注射液。

【性状】本品为黄棕色至红棕色的澄明液体。

【辅料】聚山梨酯 80。

【储存】遮光、密闭保存。

【适应证】清热养阴、活血化瘀。用于血栓闭塞性脉管炎、动脉硬化性闭塞症、脑血栓形成及后遗症、静脉血栓形成等病。

【剂量】通用剂量。静脉滴注。一次 10~20ml(1~2 支),加入 5% 葡萄糖注射液或氯化钠注射液 250~500ml 中滴注,一日 1 次,10~14 天为一个疗程,重症患者可连续使用 2~3 个疗程。

【用法】给药途径:静脉滴注。

【药物相互作用】尚无本品与其他药物相互作用的信息。

【禁忌证】孕妇、有过敏史或过敏体质者禁用。

【注意事项】

1. 本品应在医师指导下使用。

2. 静脉滴注时,初始速度应缓慢,观察 15~20 分钟,并注意巡视。

3. 临床使用发现不良反应时,应立即停药,停药后症状可自行消失或酌情给予对症治疗。

4. 本品不宜与其他药物在同一容器中混合滴注。

5. 本品出现混浊、沉淀、颜色异常加深等现象不能使用。

6. **特殊警示** 严格按照《国家基本医疗保险、工伤保险和生育保险药品目录(2019 年)》规定,限二级及以上医疗机构使用。

【不良反应】本品偶见皮肤瘙痒、皮疹、荨麻疹、面部潮红、肌肉震颤、出汗、头晕、头痛、腹痛、腹泻、恶心呕吐等,罕见呼吸困难、过敏性休克。

生脉注射液

【中文名称】生脉注射液。

【性状】本品为淡黄色或淡黄棕色的澄明液体。

【pH 值】5.0~7.0。

【储存】密封、避光,置阴凉处(不超过 20℃)。

【适应证】益气养阴、复脉固脱。用于气阴两亏、脉虚欲脱的心悸、气短、四肢厥冷、汗出、脉欲绝及心肌梗死、心源性休克、感染性休克等具有上述证候者。

【剂量】

1. 通用剂量 肌内注射:一次 2~4ml,一日 1~2 次。静脉滴注:一次 20~60ml,用 5% 葡萄糖注射液 250~500ml 稀释后使用,或遵医嘱。

2. 儿科剂量 对小于四个月的婴儿,毒性可能会增加,因此可适当减量。

【用法】给药途径:肌内注射、静脉滴注给药。

【禁忌证】

1. 对本品或含有红参、麦冬、五味子制剂及成分中所列辅料过敏或有严重不良反应病史者禁用。过敏体质者禁用。

2. 新生儿、婴幼儿禁用。

3. 孕妇禁用。

4. 对实证及暑热等病热邪尚存者,咳而尚有表证未解者禁用。

【注意事项】

1. 本品不良反应包括过敏性休克,应在有抢救条件的医疗机构使用,使用者应接受过过敏性休克抢救培训,用药后出现过敏反应或其他严重不良反应须立即停药并及时救治。

2. 严格掌握功能主治、辨证用药。严格按照药品说明书规定的功能主治使用,禁止超功能主治用药。

3. 严格掌握用法用量。按照药品说明书推荐剂量、调配要求用药,不得超剂量、高浓度、过快滴注或长期连续用药,儿童、老人应按年龄或体质情况酌情减量;不得使用静脉推注的方法给药。

4. 严禁混合配伍,谨慎联合用药。本品应单独使用,禁忌与其他药品混合配伍使用。如确需要联合使用其他药品时,应谨慎考虑与本品的间隔时间以及药物相互作用等问题。输注本品前后,应用适量稀释液对输液管道进行冲洗,避免输液的前后两种药物在管道内混合,引起不良反应。

5. 高血压患者在大剂量使用本品时需谨慎。

6. 患者用药时如出现血压不稳定,应注意观察。

7. 本品不宜与其他药物在同一容器内混合使用。

8. **特殊警示**　严格按照《国家基本医疗保险、工伤保险和生育保险药品目录(2019 年)》规定,限二级及以上医疗机构并有急救抢救临床证据的患者使用。

【不良反应】

1. 过敏反应　潮红、皮疹、瘙痒、呼吸困难、心悸、发绀、血压下降、喉水肿、过敏性休克等。

2. 全身性损害　寒战、发热、高热、畏寒、乏力、疼痛、面色苍白等。

3. 皮肤及其附件　皮疹、瘙痒、多汗、局部皮肤反应等,有剥脱性皮炎个案报告。

4. 消化系统　恶心、呕吐、腹胀、腹痛、腹泻、胃不适、口干、口麻木等。

5. 心血管系统　心悸、胸闷、胸痛、发绀、血压升高、心律失常、血压下降、心区不适等。

6. 精神及神经系统　头晕、头痛、局部麻木、抽搐、震颤、头胀、意识模糊、失眠、精神障碍等。

7. 呼吸系统　呼吸困难、呼吸急促、咳嗽、哮喘、喉水肿、咽喉不适等。

8. 用药部位　静脉炎、局部疼痛、局部麻木等。

9. 其他　腰背剧痛、肌痛、球结膜水肿、视力异常、排尿异常、眶周水肿等。

△银杏二萜内酯葡胺注射液

【中文名称】银杏二萜内酯葡胺注射液。

【性状】本品为无色至微黄色的澄明溶液

【辅料】葡甲胺、柠檬酸、氯化钠。

【储存】密闭,于冷处(0~10℃)避光保存,不得冷冻。

【药理作用】非临床药效学试验结果显示,本品能降低线栓法所致大鼠大脑中动脉闭塞模型的脑卒中评分,缩小梗死范围,降低脑组织含水量;能缩短双侧颈内、外动脉结扎—再灌所致全脑弥散性缺血大鼠模型的脑电图和翻正反射恢复时间,降低毛细血管通透性。

【适应证】活血通络。用于中风病中经络(轻中度脑梗死)恢复期痰瘀阻络证,症见半身不遂、口舌歪斜、语言謇涩、肢体麻木等。

【剂量】通用剂量。一日 1 次,一次 1 支(25mg)疗程为 14 天。

【加药调配】

1. 药物溶解　将药物缓缓加入到 0.9% 氯化钠注射液 250ml 中稀释。

2. 药物稀释　药品稀释应该严格按照药品说明书的要求配制,不得随意改变稀释液的种类、稀释浓度和稀释溶液用量,不得使用葡萄糖类溶液稀释。

3. 成品输液外观检查　用药前应认真检查药品以及配制后的滴注液,发现药液出现混浊、沉淀、变色、结晶、瓶身细微破裂者,均不得使用。

4. 成品输液的稳定性　配药后应坚持即配即用,不宜长时间放置。

【用法】

1. 操作指导　临用前,将药物缓缓加入到 0.9% 氯化钠注射液 250ml 中稀释,缓慢静脉滴注。

2. 给药途径　缓慢静脉滴注。

3. 滴速　首次使用时滴速应控制为每分钟 10~15 滴,观察 30 分钟无不适者,可适当增加滴注速度,但应逐渐提高滴注速度到不高于每分钟 30 滴。

【相容性】不相容药物:中药注射液应单独使用,禁止与其他注射剂混合滴注。

【药物相互作用】本品尚无药物相互作用相关研究,因此,严禁混合配伍,谨慎联合用药。

【禁忌证】

1. 对本品或银杏类制剂有过敏或严重不良反应病史者禁用。

2. 过敏体质者禁用。

3. 本品含有葡甲胺,对葡甲胺及葡甲胺类制剂过敏者禁用。

4. 孕妇及哺乳期妇女禁用。

5. 合并有出血性疾病或有出血倾向者、有下肢静脉血栓形成者禁用。

【注意事项】

1. 由于本品药液的 pH 值为碱性,临床应用过程中必须使用聚氯乙烯(PVC)材质输液器,以防药液与输液器发生反应,并密切注意用药过程中药液与输液器相互作用的观察。

2. 用药前应仔细询问患者用药史和过敏史,过敏体质者慎用。

3. 严格掌握用法用量及疗程。按照药品说明书推荐剂量、给药速度、疗程使用,不宜超剂量、过快滴注和超过疗程规定的连续用药。由于临床试验结果显示,部分不良反应的发生可能与药物滴注速度过快有关,因此,需要严格控制滴注速度,滴注速度不宜超过每分钟 30 滴。

4. 药品应在有抢救条件的医疗机构使用。

5. 用药过程中,应密切观察用药反应,特别是开始用药的前 30 分钟,如发现异常,应立即停药,采用积极救治措施;用药结束后应该在医疗机构至少观察 30 分钟。

6. 用药后出现轻度头晕、头昏、头痛者,可降低滴注速度,症状有可能减轻或缓解。

7. 用药后出现过敏反应或其他明显不良反应者应立即停药并及时救治。

8. 合并有严重心、肝、肾疾病者慎用。

9. 体质虚弱的老年人或及合并感染者慎用。

10. 用药期间,应注意血压的检测,应定期检查肝功能。

11. 本品未完成全部的生殖毒性试验,未观察对子代的影响,有生育要求者慎用。

12. 本品尚未在孕妇及哺乳期妇女、儿童以及 70 岁以上的老年人中进行过临床试验,因此,在孕妇及哺乳期妇女、儿童以及 70 岁以上的老年人中有效性和安全性用药无法确定。

【不良反应】

1. 部分患者用药后出现头晕、头昏、眼花、头痛、背痛、颈胀、小便量多、夜尿增多、疲倦嗜睡、睡眠增多、协调功能异常等。

2. 少数患者用药后出现寒战、发热、心慌、后枕部不适,口唇爪甲轻度发绀、下肢抖动、腹泻等,出现上述症状应立即停药,并进行相应的处理。

3. 少数患者用药后出现 GPT、GOT 升高。

4. 部分患者用药期间可出现血压波动,以降低血压为主。

△银杏内酯注射液

【中文名称】银杏内酯注射液。

【性状】本品为无色或浅黄色澄明液体。

【辅料】甘油、乙醇。

【储存】密封,置凉暗处保存。

【适应证】活血化瘀、通经活络。用于中风病中经络(轻中度脑梗死)恢复期淤血阻络证,症见半身不遂、口眼歪斜、语言謇涩、肢体麻木等。

【剂量】通用剂量。缓慢静脉,一日1次,1次5支,用药期间需严格控制滴速,疗程为14天。

【加药调配】

1. 药物稀释　一次5支,临用前将药物缓慢加于0.9%氯化钠250ml或5%葡萄糖注射液注射液250ml中稀释。

2. 成品输液外观检查　配制后的滴注液,发现药液出现混浊、沉淀、变色、结晶等现象时不能使用。

3. 成品输液的稳定性　配药后应坚持即配即用,不宜长期放置。

【用法】

1. 操作指导　药品稀释应该严格按照要求配制,不得随意改变稀释浓度和稀释溶液用量。

2. 给药途径　静脉滴注。

3. 滴速　滴注速度不高于每分钟40滴。

【药物相互作用】本品尚无药物相互作用相关研究,因此,严禁混合配伍,谨慎联合用药。

【禁忌证】对本品或银杏类制剂有过敏或严重不良反应病史者禁用。本品含有乙醇、甘油,对乙醇(酒精)、甘油过敏者禁用。孕妇及哺乳期妇女禁用。

【注意事项】

1. 注意事项

(1)用药前应仔细询问患者用药史和过敏史,过敏体质者慎用。

(2)中药注射剂应单独使用,严禁混合配伍,禁止与其他注射剂混合滴注;本品尚无与其他药物联合使用的安全性和有效性信息,谨慎联合用药。

(3)严格掌握用法用量及疗程。按照药品说明书推荐剂量、给药速度、疗程使用药品。不超剂量、过快滴注和长期连续用药,滴注速度不得超过每分钟60滴。

(4)药品应在有抢救条件的医疗机构使用。

(5)用药过程中,应密切观察用药反应,特别是开始30分钟。如发现异常,应立即停药,采用积极救治措施;用药结束后应该在医疗机构至少观察30分钟。

(6)用药后出现轻度眩晕、头痛或局部疼痛者,可降低滴注速度,症状有可能减轻或缓解。

（7）对乙醇耐性差者慎用。

（8）用药后出现过敏反应者应立即停药并及时救治。

（9）合并有严重心、肝、肾疾病者慎用。

（10）有出血倾向者慎用。

（11）现有的临床试验支持仅 14 天用药的安全性。

（12）本品尚未在妊娠期及哺乳期妇女、儿童以及 75 岁以上的老年人中进行过临床试验，因此，在妊娠期及哺乳期妇女、儿童以及 75 岁以上的老年人中有效性和安全性用药无法确定，以上的人群慎用。

2. **特殊警示**　虽然本品在上市前的临床试验中未出现过敏性休克的病例，但仍建议应在有抢救条件的医院内使用，使用医师应接受过过敏性休克抢救培训、具有治疗过敏性休克等严重不良反应的经验，用药后出现过敏反应等严重不良反应者应立即停药、并及时进行救治。

【不良反应】

1. 少数患者用药后可出现轻度眩晕、头痛、眼发涩发干、恶心、呕吐、胃脘胀满等症状。

2. 个别患者用药后可出现重度面潮红、面部发麻等症状。

△注射用黄芪多糖

【中文名称】注射用黄芪多糖。

【性状】本品为类白色无定形粉末；无臭、无味。

【储存】密闭，置室温干燥处保存。

【药理作用】药理学试验表明，本品可增加正常小鼠、免疫抑制小鼠腹腔巨噬细胞的吞噬功能；促进血清溶血素形成；提高空斑形成细胞的溶血能力及碳粒廓清能力；增强 DNFB 诱发的小鼠迟发性变态反应；增强小鼠 NK 细胞的活性和 IL-2 的产生；对受氟尿嘧啶或丝裂霉素 C 化疗或 X 光辐射的小鼠，本品可促进其骨髓造血祖细胞或脾脏前体细胞的增殖与成熟，并促进外周血白细胞、红细胞和血小板的回升。

【适应证】益气补虚。用于倦怠乏力、少气懒言、自汗、气短、食欲缺乏属气虚证因化疗后白细胞减少、生活质量降低、免疫功能低下的肿瘤患者。

【剂量】

通用剂量　一次 250mg，一日 1 次。免疫功能低下者疗程为 21 天，其他疗程为 7 天。

【加药调配】

1. 药物溶解　用注射器抽取 10ml 0.9% 氯化钠注射液加入到西林瓶

中,立即振摇至药品完全溶解,然后将其加入到 500ml 0.9% 氯化钠注射液或 5%~10% 的葡萄糖注射液中。

2. 药物稀释　将溶解后的药液加入到 500ml 0.9% 氯化钠注射液或 5%~10% 的葡萄糖注射液中。

3. 成品输液的储存　本品即配即用,不宜久置。

4. 成品输液的稳定性　本品即配即用,不宜久置。

【用法】

1. 操作指导　用注射器抽取 10ml 0.9% 氯化钠注射液加入到西林瓶中,立即振摇至药品完全溶解,然后将其加入到 500ml 0.9% 氯化钠注射液或 5%~10% 的葡萄糖注射液中。

2. 给药途径　静脉滴注。

3. 滴速　滴注时间不少于 2.5 小时。

【禁忌证】皮试阳性者禁用;孕妇禁用。

【注意事项】本品使用前需先做皮试,皮试阴性者方可使用。结果判断:

阴性(-):皮试部位无反应或皮丘直径 <3mm,不痒。

可疑(±):风团直径 3~5mm,不痒。

阳性(+):风团不明显,但局部充血伴瘙痒;或风团直径 >5mm。

强阳性(++):风团直径 >10mm,周围充血,伴伪足,有皮试部位以外的反应。过敏体质者慎用。

【不良反应】个别患者使用后可出现发热、皮肤红斑、瘙痒、荨麻疹等过敏反应,轻者可自行消失,如持续存在甚至加重者应及时处理。

附　录

1. 稀释对照表

1.1　稀释对照表（一）

所需药物量 /g	稀释量 /ml						
	1 000ml	500ml	250ml	125ml	100ml	50ml	25ml
	mg/ml	mg/ml	mg/ml	mg/ml	mg/ml	mg/ml	mg/ml
20g	20	40	80	160	200	400	800
19g	19	38	76	152	190	380	760
18g	18	36	72	144	180	360	720
17g	17	34	68	136	170	340	680
16g	16	32	64	128	160	320	640
15g	15	30	60	120	150	300	600
14g	14	28	56	112	140	280	560
13g	13	26	52	104	130	260	520
12g	12	24	48	96	120	240	480
11g	11	22	44	88	110	220	440
10g	10	20	40	80	100	200	400
9g	9	18	36	72	90	180	360
8g	8	16	32	64	80	160	320
7g	7	14	28	56	70	140	280
6g	6	12	24	48	60	120	240
5g	5	10	20	40	50	100	200
4.5g	4.5	9	18	36	45	90	180
4g	4	8	16	32	40	80	160
3.5g	3.5	7	14	28	35	70	140

通用稀释图

通用稀释图

所需药物量 /g	稀释量 /ml						
	1 000ml	500ml	250ml	125ml	100ml	50ml	25ml
	mg/ml	mg/ml	mg/ml	mg/ml	mg/ml	mg/ml	mg/ml
3g	3	6	12	24	30	60	120
2.5g	2.5	5	10	20	25	50	100
2g	2	4	8	16	20	40	80
1.5g	1.5	3	6	12	15	30	60
1g	1	2	4	8	10	20	40
0.5g	0.5	1	2	4	5	10	20
0.25g	0.25	0.5	1	2	2.5	5	10

使用图表:

1. 查找所需的 mg/ml,找到所需稀释剂的量和所需药物的克数。
2. 以 g 为单位找到所需的药物量,对应所需的稀释剂和 / 或所需的 mg/ml。
3. 查找所需的稀释剂量,找到所需的 g 和 / 或药物量的 mg/ml。

公式:　　　　　　　　　　　**用 X 代替任何数字**

Xg 稀释在 1 000ml 里 =Xmg/ml(1g 稀释在 1 000ml 里 =1mg/ml)

Xg 稀释在 500ml 里 =2Xmg/ml(1g 稀释在 500ml 里 =2mg/ml)

Xg 稀释在 250ml 里 =4Xmg/ml(1g 稀释在 250ml 里 =4mg/ml)

Xg 稀释在 125ml 里 =8Xmg/ml(1g 稀释在 125ml 里 =8mg/ml)

Xg 稀释在 100ml 里 =10Xmg/ml(1g 稀释在 100ml 里 =10mg/ml)

Xg 稀释在 50ml 里 =20Xmg/ml(1g 稀释在 50ml 里 =20mg/ml)

Xg 稀释在 25ml 里 =40Xmg/ml(1g 稀释在 25ml 里 =40mg/ml)

　　生产商的过量填充或药物变为液体形式时,会产生一些变化。如果需要绝对精度,通过从稀释剂中提取等于生产商过量的 ml 量和 / 或等于 ml 药物量的量可以避免这些变化。请向药师咨询有关相应生产商使用的输注液制造过量的具体信息。

1.2　稀释对照表(二)

所需药物量 /mg	稀释量 /ml						
通用稀释图	1 000ml	500ml	250ml	125ml	100ml	50ml	25ml
	mg/ml	mg/ml	mg/ml	mg/ml	mg/ml	mg/ml	mg/ml
20mg	20	40	80	160	200	400	800
19mg	19	38	76	152	190	380	760
18mg	18	36	72	144	180	360	720
17mg	17	34	68	136	170	340	680
16mg	16	32	64	128	160	320	640
15mg	15	30	60	120	150	300	600
14mg	14	28	56	112	140	280	560
13mg	13	26	52	104	130	260	520
12mg	12	24	48	96	120	240	480
11mg	11	22	44	88	110	220	440
10mg	10	20	40	80	100	200	400
9mg	9	18	36	72	90	180	360
8mg	8	16	32	64	80	160	320
7mg	7	14	28	56	70	140	280
6mg	6	12	24	48	60	120	240
5mg	5	10	20	40	50	100	200
4.5mg	4.5	9	18	36	45	90	180
4mg	4	8	16	32	40	80	160
3.5mg	3.5	7	14	28	35	70	140
3mg	3	6	12	24	30	60	120
2.5mg	2.5	5	10	20	25	50	100
2mg	2	4	8	16	20	40	80
1.5mg	1.5	3	6	12	15	30	60
1mg	1	2	4	8	10	20	40
0.5mg	0.5	1	2	4	5	10	20
0.25mg	0.25	0.5	1	2	2.5	5	10

使用图表：

1. 查找所需的 μg/ml，找到所需稀释剂的量和所需药物的 mg 数。

2. 以 mg 为单位找到所需的药物量，对应所需的稀释剂和/或所需的 μg/ml。

3. 查找所需的稀释剂量，找到所需的 mg 和/或药物量的 μg/ml。

公式：　　　　　　　　　　　用 X 代替任何数字

Xmg 稀释在 1 000ml 里 =Xμg/ml（1mg 稀释在 1 000ml 里 =1μg/ml）

Xmg 稀释在 500ml 里 =2Xμg/ml（1mg 稀释在 500ml 里 =2μg/ml）

Xmg 稀释在 250ml 里 =4Xμg/ml（1mg 稀释在 250ml 里 =4μg/ml）

Xmg 稀释在 125ml 里 =8Xμg/ml（1mg 稀释在 125ml 里 =8μg/ml）

Xmg 稀释在 100ml 里 =10Xμg/ml（1mg 稀释在 100ml 里 =10μg/ml）

Xmg 稀释在 50ml 里 =20Xμg/ml（1mg 稀释在 50ml 里 =20μg/ml）

Xmg 稀释在 25ml 里 =40Xμg/ml（1mg 稀释在 25ml 里 =40μg/ml）

　　生产商的过量填充或药物变为液体形式时，会产生一些变化。如果需要绝对精度，通过从稀释剂中提取等于生产商过量的毫升量和/或等于毫升药物量的量可以避免这些变化。请向药师咨询有关相应生产商使用的输注液制造过量的具体信息。

2. 静脉用药集中调配相关政策文件和技术操作规范

2.1 《静脉用药集中调配质量管理规范》

http://www.nhc.gov.cn/bgt/s10787/201004/09f4230d6bce4f53a857979112850482.shtml

2.2 《静脉用药调配中心建设与管理指南（征求意见稿）》

http://www.nhc.gov.cn/wjw/yjzj/202008/85b33093942447238b0ef9c7d281c8df.shtml

2.3 《医疗机构处方审核规范》

http://www.nhc.gov.cn/yzygj/s7659/201807/de5c7c9116b547af819f825b53741173.shtml

药品名称索引

28